"十二五"普通高等教育本科国家级规划教材

国家卫生和计划生育委员会"十二五"规划教材
全国高等医药教材建设研究会"十二五"规划教材
全国高等学校教材

供8年制及7年制("5+3"一体化)临床医学等专业用

医学遗传学
Medical Genetics

第3版

主　　编　陈　竺

副 主 编　傅松滨　张灼华　顾鸣敏

编　　者（以姓氏笔画为序）

马长艳（南京医科大学）　　　　　　　　　陈　竺（上海交通大学医学院）

王一鸣（中山大学中山医学院）　　　　　　罗泽伟（复旦大学）

王侃侃（上海交通大学医学院瑞金医院）　　赵彦艳（中国医科大学）

左　伋（复旦大学上海医学院）　　　　　　顾鸣敏（上海交通大学医学院）

孙树汉（第二军医大学）　　　　　　　　　彭鲁英（同济大学生命科学部）

吴白燕（北京大学医学部）　　　　　　　　韩　骅（第四军医大学）

张灼华（中南大学湘雅医学院）　　　　　　傅松滨（哈尔滨医科大学）

张咸宁（浙江大学医学院）

秘　　书　倪萦音（上海交通大学医学院）

人民卫生出版社

图书在版编目（CIP）数据

医学遗传学 / 陈竺主编. —3 版. —北京：人民卫生出版社，2015

ISBN 978-7-117-20596-2

Ⅰ. ①医…　Ⅱ. ①陈…　Ⅲ. ①医学遗传学－医学院校－教材　Ⅳ. ①R394

中国版本图书馆 CIP 数据核字（2015）第 073109 号

| 人卫社官网 | www.pmph.com | 出版物查询，在线购书 |
| 人卫医学网 | www.ipmph.com | 医学考试辅导，医学数据库服务，医学教育资源，大众健康资讯 |

医学遗传学
第 3 版

主　　编：陈　竺
出版发行：人民卫生出版社（中继线 010-59780011）
地　　址：北京市朝阳区潘家园南里 19 号
邮　　编：100021
E - mail：pmph @ pmph.com
购书热线：010-59787592　010-59787584　010-65264830
印　　刷：中农印务有限公司
经　　销：新华书店
开　　本：850×1168　1/16　印张：22　插页：4
字　　数：605 千字
版　　次：2005 年 8 月第 1 版　　2015 年 5 月第 3 版
　　　　　2022 年 12 月第 3 版第 7 次印刷（总第 21 次印刷）
标准书号：ISBN 978-7-117-20596-2/R·20597
定　　价：65.00 元

打击盗版举报电话：010-59787491　E-mail：WQ @ pmph.com
（凡属印装质量问题请与本社市场营销中心联系退换）

修 订 说 明

为了贯彻教育部教高函〔2004-9号〕文,在教育部、原卫生部的领导和支持下,在吴阶平、裘法祖、吴孟超、陈灏珠、刘德培等院士和知名专家的亲切关怀下,全国高等医药教材建设研究会以原有七年制教材为基础,组织编写了八年制临床医学规划教材。从第一轮的出版到第三轮的付梓,该套教材已经走过了十余个春秋。

在前两轮的编写过程中,数千名专家的笔耕不辍,使得这套教材成为了国内医药教材建设的一面旗帜,并得到了行业主管部门的认可(参与申报的教材全部被评选为“十二五”国家级规划教材),读者和社会的推崇(被视为实践的权威指南、司法的有效依据)。为了进一步适应我国卫生计生体制改革和医学教育改革全方位深入推进,以及医学科学不断发展的需要,全国高等医药教材建设研究会在深入调研、广泛论证的基础上,于2014年全面启动了第三轮的修订改版工作。

本次修订始终不渝地坚持了“精品战略,质量第一”的编写宗旨。以继承与发展为指导思想:对于主干教材,从精英教育的特点、医学模式的转变、信息社会的发展、国内外教材的对比等角度出发,在注重“三基”、“五性”的基础上,在内容、形式、装帧设计等方面力求“更新、更深、更精”,即在前一版的基础上进一步“优化”。同时,围绕主干教材加强了“立体化”建设,即在主干教材的基础上,配套编写了“学习指导及习题集”、“实验指导/实习指导”,以及数字化、富媒体的在线增值服务(如多媒体课件、在线课程)。另外,经专家提议,教材编写委员会讨论通过,本次修订新增了《皮肤性病学》。

本次修订一如既往地得到了广大医药院校的大力支持,国内所有开办临床医学专业八年制及七年制(“5+3”一体化)的院校都推荐出了本单位具有丰富临床、教学、科研和写作经验的优秀专家。最终参与修订的编写队伍很好地体现了权威性,代表性和广泛性。

修订后的第三轮教材仍以全国高等学校临床医学专业八年制及七年制(“5+3”一体化)师生为主要目标读者,并可作为研究生、住院医师等相关人员的参考用书。

全套教材共38种,将于2015年7月前全部出版。

全国高等学校八年制临床医学专业国家卫生和计划生育委员会规划教材编写委员会

	学科名称	主审	主编	副主编
1	细胞生物学（第3版）	杨　恬	左　伋　刘艳平	刘　佳　周天华　陈誉华
2	系统解剖学（第3版）	柏树令　应大君	丁文龙　王海杰	崔慧先　孙晋浩　黄文华　欧阳宏伟
3	局部解剖学（第3版）	王怀经	张绍祥　张雅芳	刘树伟　刘仁刚　徐　飞
4	组织学与胚胎学（第3版）	高英茂	李　和　李继承	曾园山　周作民　肖　岚
5	生物化学与分子生物学（第3版）	贾弘禔	冯作化　药立波	方定志　焦炳华　周春燕
6	生理学（第3版）	姚　泰	王庭槐	闫剑群　郑　煜　祁金顺
7	医学微生物学（第3版）	贾文祥	李明远　徐志凯	江丽芳　黄　敏　彭宣红　郭德银
8	人体寄生虫学（第3版）	詹希美	吴忠道　诸欣平	刘佩梅　苏　川　曾庆仁
9	医学遗传学（第3版）		陈　竺	傅松滨　张灼华　顾鸣敏
10	医学免疫学（第3版）		曹雪涛　何　维	熊思东　张利宁　吴玉章
11	病理学（第3版）	李甘地	陈　杰　周　桥	来茂德　卞修武　王国平
12	病理生理学（第3版）	李桂源	王建枝　钱睿哲	贾玉杰　王学江　高钰琪
13	药理学（第3版）	杨世杰	杨宝峰　陈建国	颜光美　臧伟进　魏敏杰　孙国平
14	临床诊断学（第3版）	欧阳钦	万学红　陈　红	吴汉妮　刘成玉　胡申江
15	实验诊断学（第3版）	王鸿利　张丽霞　洪秀华	尚　红　王兰兰	尹一兵　胡丽华　王　前　王建中
16	医学影像学（第3版）	刘玉清	金征宇　龚启勇	冯晓源　胡道予　申宝忠
17	内科学（第3版）	王吉耀　廖二元	王　辰　王建安	黄从新　徐永健　钱家鸣　余学清
18	外科学（第3版）		赵玉沛　陈孝平	杨连粤　秦新裕　张英泽　李　虹
19	妇产科学（第3版）	丰有吉	沈　铿　马　丁	狄　文　孔北华　李　力　赵　霞

	学科名称	主审	主编	副主编
20	儿科学(第3版)		桂永浩 薛辛东	杜立中 母得志 罗小平 姜玉武
21	感染病学(第3版)		李兰娟 王宇明	宁 琴 李 刚 张文宏
22	神经病学(第3版)	饶明俐	吴 江 贾建平	崔丽英 陈生弟 张杰文 罗本燕
23	精神病学(第3版)	江开达	李凌江 陆 林	王高华 许 毅 刘金同 李 涛
24	眼科学(第3版)		葛 坚 王宁利	黎晓新 姚 克 孙兴怀
25	耳鼻咽喉头颈外科学(第3版)		孔维佳 周 梁	王斌全 唐安洲 张 罗
26	核医学(第3版)	张永学	安 锐 黄 钢	匡安仁 李亚明 王荣福
27	预防医学(第3版)	孙贵范	凌文华 孙志伟	姚 华 吴小南 陈 杰
28	医学心理学(第3版)	姜乾金	马 辛 赵旭东	张 宁 洪 炜
29	医学统计学(第3版)		颜 虹 徐勇勇	赵耐青 杨土保 王 彤
30	循证医学(第3版)	王家良	康德英 许能锋	陈世耀 时景璞 李晓枫
31	医学文献信息检索(第3版)		罗爱静 于双成	马 路 王虹菲 周晓政
32	临床流行病学(第2版)	李立明	詹思延	谭红专 孙业桓
33	肿瘤学(第2版)	郝希山	魏于全 赫 捷	周云峰 张清媛
34	生物信息学(第2版)		李 霞 雷健波	李亦学 李劲松
35	实验动物学(第2版)		秦 川 魏 泓	谭 毅 张连峰 顾为望
36	医学科学研究导论(第2版)		詹启敏 王 杉	刘 强 李宗芳 钟晓妮
37	医学伦理学(第2版)	郭照江 任家顺	王明旭 尹 梅	严金海 王卫东 边 林
38	皮肤性病学	陈洪铎 廖万清	张建中 高兴华	郑 敏 郑 捷 高天文

第三版序言

经过再次打磨，备受关爱期待，八年制临床医学教材第三版面世了。怀纳前两版之精华而愈加求精，汇聚众学者之智慧而更显系统。正如医学精英人才之学识与气质，在继承中发展，新生方可更加传神；切时代之脉搏，创新始能永领潮头。

经过十年考验，本套教材的前两版在广大读者中有口皆碑。这套教材将医学科学向纵深发展且多学科交叉渗透融于一体，同时切合了环境 - 社会 - 心理 - 工程 - 生物这个新的医学模式，体现了严谨性与系统性，诠释了以人为本、协调发展的思想。

医学科学道路的复杂与简约，众多科学家的心血与精神，在这里汇集、凝结并升华。众多医学生汲取养分而成长，万千家庭从中受益而促进健康。第三版教材以更加丰富的内涵、更加旺盛的生命力，成就卓越医学人才对医学誓言的践行。

坚持符合医学精英教育的需求，"精英出精品，精品育精英"仍是第三版教材在修订之初就一直恪守的理念。主编、副主编与编委们均是各个领域内的权威知名专家学者，不仅著作立身，更是德高为范。在教材的编写过程中，他们将从医执教中积累的宝贵经验和医学精英的特质潜移默化地融入到教材中。同时，人民卫生出版社完善的教材策划机制和经验丰富的编辑队伍保障了教材"三高"（高标准、高起点、高要求）、"三严"（严肃的态度、严谨的要求、严密的方法）、"三基"（基础理论、基本知识、基本技能）、"五性"（思想性、科学性、先进性、启发性、适用性）的修订原则。

坚持以人为本、继承发展的精神，强调内容的精简、创新意识，为第三版教材的一大特色。"简洁、精练"是广大读者对教科书反馈的共同期望。本次修订过程中编者们努力做到：确定系统结构，落实详略有方；详述学科三基，概述相关要点；精选创新成果，简述发现过程；逻辑环环紧扣，语句精简凝练。关于如何在医学生阶段培养创新素质，本教材力争达到：介绍重要意义的医学成果，适当阐述创新发现过程，激发学生创新意识、创新思维，引导学生批判地看待事物、辩证地对待知识、创造性地预见未来，踏实地践行创新。

坚持学科内涵的延伸与发展，兼顾学科的交叉与融合，并构建立体化配套、数字化的格局，为第三版教材的一大亮点。此次修订在第二版的基础上新增了《皮肤性病学》。本套教材通过编写委员会的顶层设计、主编负责制下的文责自负、相关学科的协调与蹉商、同一学科内部的专家互审等机制和措施，努力做到其内容上"更新、更深、更精"，并与国际紧密接轨，以实现培养高层次的具有综合素质和发展潜能人才的目标。大部分教材配套有"学习指导及习题集"、"实验指导 / 实习指导"以及"在线增值服务（多媒体课件与在线课程等）"，以满足广大医学院校师生对教学资源多样化、数字化的需求。

本版教材也特别注意与五年制教材、研究生教材、住院医师规范化培训教材的区别与联系。①五年制教材的培养目标:理论基础扎实、专业技能熟练、掌握现代医学科学理论和技术、临床思维良好的通用型高级医学人才。②八年制教材的培养目标:科学基础宽厚、专业技能扎实、创新能力强、发展潜力大的临床医学高层次专门人才。③研究生教材的培养目标:具有创新能力的科研型和临床型研究生。其突出特点:授之以渔、评述结合、启示创新,回顾历史、剖析现状、展望未来。④住院医师规范化培训教材的培养目标:具有胜任力的合格医生。其突出特点:结合理论,注重实践,掌握临床诊疗常规,注重预防。

以吴孟超、陈灏珠为代表的老一辈医学教育家和科学家们对本版教材寄予了殷切的期望,教育部、国家卫生和计划生育委员会、国家新闻出版广电总局等领导关怀备至,使修订出版工作得以顺利进行。在这里,衷心感谢所有关心这套教材的人们! 正是你们的关爱,广大师生手中才会捧上这样一套融贯中西、汇纳百家的精品之作。

八学制医学教材的第一版是我国医学教育史上的重要创举,相信第三版仍将担负我国医学教育改革的使命和重任,为我国医疗卫生改革,提高全民族的健康水平,作出应有的贡献。诚然,修订过程中,虽力求完美,仍难尽人意,尤其值得强调的是,医学科学发展突飞猛进,人们健康需求与日俱增,教学模式更新层出不穷,给医学教育和教材撰写提出新的更高的要求。深信全国广大医药院校师生在使用过程中能够审视理解,深入剖析,多提宝贵意见,反馈使用信息,以便这套教材能够与时俱进,不断获得新生。

愿读者由此书山拾级,会当智海扬帆!

是为序。

中国工程院院士
中国医学科学院原院长　刘德培
北京协和医学院原院长

二〇一五年四月

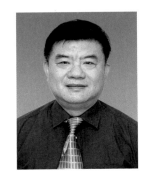

陈竺

陈竺，中国科学院院士，发展中国家科学院院士，美国科学院和美国医学科学院外籍院士，英国皇家会员外籍会员，欧洲艺术、科学和人文学院外籍院士，欧洲科学院外籍院士，法国科学院外籍院士，香港医学专科学院荣誉院士，英国医学科学院荣誉院士，德国马普学会分子遗传研究所外籍会员。现任全国人大常委会副委员长，农工党中央主席，中华医学会会长，上海交通大学教授、博导，上海血液学研究所名誉所长，上海交通大学系统生物医学研究院院长，国家人类基因组南方研究中心主任。

在人类白血病的研究中，对阐明全反式维甲酸和三氧化二砷治疗急性早幼粒细胞白血病的细胞和分子机制做出了重大贡献，他提出的白血病"靶向治疗"观点为肿瘤治疗开辟了全新的道路。在国际著名刊物如 *Nature*, *Nature Genetics*, *Science*, *Blood*, *PNAS* 和 *Leukemia* 等发表论文 300 多篇，引证数达 21 000 余次。获得国家自然科学二等奖、国家科技进步二等奖、上海市科技进步一等奖、何梁何利基金科学技术奖、长江学者成就奖一等奖和法国全国抗癌联盟卢瓦兹奖、全美癌症研究基金会圣捷尔吉癌症研究创新成就奖等多个国内外重大奖项。

副主编简介

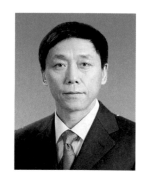

傅松滨

傅松滨，现任哈尔滨医科大学副校长，教育部《实体肿瘤双微体基因组与遗传资源》创新团队学术带头人，博士研究生导师。目前兼任中国遗传学会副秘书长和《国际遗传学杂志》主编。1998年获第六届中国青年科技奖和卫生部优秀青年科技人才，1999年入选国家"百千万"人才工程，2000年获国务院批准享受国家特殊津贴，2001年获教育部优秀青年教师和国家模范教师称号。所带领的团队2009年被评为国家优秀教学团队，团队开设的《医学遗传学》2004年被评为国家级精品课程。其中参加的《实体瘤细胞遗传学研究》获2001年度国家科技进步二等奖、《中国不同民族永生细胞库的建立和中华民族遗传多样性的研究》获2005年度国家自然科学奖二等奖。

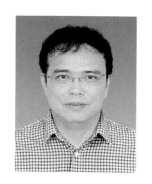

张灼华

张灼华，教授，博士生导师，中南大学副校长。主要参与本科生和研究生医学遗传学和细胞生物学教学。研究领域为神经变性疾病的遗传学和分子病理学。获得的荣誉包括：国家自然科学基金杰出青年基金（1999）；V Scholar（2001），教育部长江特聘教授（2002），中央组织部"国家千人计划"首批人选（2008），国家自然科学二等奖（2010），湖南省自然科学一等奖（2013），澳大利亚 Flinders 大学 Honorary Professor（2014），2011年作为项目首席科学家承担了国家重点基础研究发展计划（973计划）《神经变性的分子病理机制》研究。

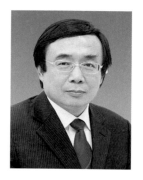

顾鸣敏

顾鸣敏，现任上海交通大学医学院遗传学教授，医学遗传学课程组组长，医学遗传与胚胎发育整合课程首席教师，基础医学实验教学中心常务副主任，上海高校模式生物 E- 研究院特聘研究员，并担任美国人类遗传学会会员和上海医学会罕见病专科分会委员。曾主持多项国家自然科学基金面上项目、上海市科学技术委员会研究项目；曾先后在国内外杂志上发表论文或综述80余篇，其中以第一作者或通讯作者发表在《美国人类遗传学杂志（Am J Hum Genet）》上的论文2篇，发现的2个新的遗传病致病基因已被收录OMIM。主编或副主编教材、专著5本；曾先后获得上海市自然科学奖三等奖和上海市高等教育教学成果一等奖各1次，曾被评为上海市第六届教育科研工作先进个人。

前　言

《医学遗传学》(第2版)自2010年7月由人民卫生出版社出版发行以来,印数已突破2万册,除作为8年制及7年制临床医学专业的教科书外,其他医学相关专业的师生也都将其作为教材和教学参考用书,在使用过程中深得广大师生的好评,这使我们备受鼓舞,也激励我们以更大的热情投入到第3版教材的编写工作中。

在第3版教材编写的过程中,我们广泛采纳广大师生的意见和建议,同时又吸取了国外同类教材的有益经验,在内容选择、编排体系等方面对原有第2版教材做了较大的改动,增加医学遗传学研究技术和免疫遗传两个章节,将原DNA与遗传信息传递和人类基因组学两个章节合并为一个章节,命名为DNA与人类基因组,还对其余各章节内容做了不同程度的修改和调整,在每个章节的最后增加了约500个字的中文小结,力求做到内容更丰富、详实,紧跟学科进展,有利于学生知识面的扩展,并熟悉常用的专业英语词汇。

自第2版教材问世以来,生命科学领域的发展突飞猛进,而作为其核心学科,遗传学的发展更为迅猛,在完成人类基因组全部序列的测定后,以基因组学为龙头,生命科学的各分支学科相互交叉,而生物医学又与物理、化学、数学、纳米、工程学及其他学科相互交叉,相互融合,极大地推动了生命科学的发展。在医学遗传学领域里,随着功能基因组学的研究进展,新的致病基因不断地被发现,极大地拓展了我们对遗传病本质的认识。而在表观遗传学研究方面也不断有新的发现,如非编码小RNA分子在调节真核基因组表达和功能中所起的关键作用等,极大地丰富了我们在遗传学研究方面的知识。此外,随着医学遗传学研究的不断深入,一些新的研究成果逐渐进入临床应用,转化医学正成为医学发展的新亮点。我们也不断面临伦理学的问题,如何在遗传学研究和遗传服务过程中正确地把握伦理的尺度始终是需要密切注意的问题。我们在新版的教材中对以上问题均有涉及,以使相应的教学能紧跟国际研究的前沿。

参加本版教材编写的15位教授、专家来自国内12所著名的大学,他们长期工作在医学遗传学教学和科研的第一线,具有很深的学术造诣和丰富的教学经验,编写过程中大家充分发扬学术民主,各抒己见,对全书的编排和内容的安排提了许多有益的意见和建议,并以认真负责的精神对待教材的编写,使本书能在规定的时间内高质量地完稿,在此对他们的敬业精神和负责态度表示衷心的感谢。

由于年龄原因,在第2版教材中分别负责生化遗传病和遗传服务的伦理问题编写的陆振虞教授和张思仲教授不再参加本版教材的编写工作,在此,谨向这二位教授表达我们崇高的敬意和衷心的感谢,感谢他们长期以来对医学遗传学教材建设的关心和支持。

因学识与水平的限制,本教材难免有不足之处,希望使用本书的师生们对教材内容、编排形式等方面多提宝贵意见,使它能更好地推动医学遗传学教学和学科发展。

陈　竺

2015年4月20日

目　录

第一章　遗传学与医学

遗传学（genetics）是研究生物的遗传和变异的学科。该学科的研究内容包括遗传物质的本质、遗传物质的传递和遗传信息的实现三个方面。遗传学研究的对象包括微生物、植物、动物和人类等四种类型，由此派生出微生物遗传学（microbiological genetics）、植物遗传学（plant genetics）、动物遗传学（animal genetics）和人类遗传学（human genetics）四大分支。人类遗传学是研究人类各种性状的遗传与变异的科学，其中专门研究人类遗传病遗传与变异的学科称为医学遗传学（medical genetics）。作为人类遗传学的分支学科，医学遗传学主要探讨人类遗传病发生、发展的规律，旨在为该类疾病的诊断、治疗和预防提供理论依据。因此，医学遗传学是遗传学与临床医学相互渗透的一门学科。

第一节　健康与疾病的遗传基础

各种生物体包括人体在内，都以其独特的代谢方式利用从周围环境获得的物质，将其改造成为自身可利用的物质，并借此取得能量，维持生命，而将代谢废物排出体外。独特的代谢方式决定于生物体独特的遗传结构。人体独特的遗传结构是进化历程的产物。那么，何谓健康与疾病呢？健康（health）是受人体遗传结构控制的代谢方式与人体的周围环境保持平衡。遗传结构的缺陷或周围环境的显著改变，都能打破这种平衡，这就意味着疾病（disease，disorder，illness）。在不同疾病的病因中，遗传因素和环境因素所占比重各有不同。外伤、中毒、营养性疾病和感染性疾病显然是由环境因素引起，但另有一些疾病则主要是遗传性的，如由突变基因引起的半乳糖血症、苯丙酮酸尿症等单基因病和由染色体畸变引起的 Down 综合征、Turner 综合征等染色体病。这些疾病只发生于有异常基因或有异常染色体数目或结构的个体。还有一些异常遗传结构虽然改变了个体的代谢，但在一般生活条件下仍可为个体所耐受，只在接触特殊环境条件时才发病，如葡萄糖 -6- 磷酸脱氢酶（G-6-PD）缺乏者在食用蚕豆或服用伯氨喹等药物后发生溶血危象。许多常见病如糖尿病、高血压、肿瘤、风湿病、消化性溃疡和先天畸形如幽门狭窄等介于两者之间，也称为多基因病或多因素病。这些疾病有一定的遗传因素，家族发病率高于人群发病率，但其发病都以一定的环境条件为其诱因，遗传因素在其中所起作用程度各异。这些疾病的遗传因素是由若干基因微小作用的累加效应所致（图 1-1）。

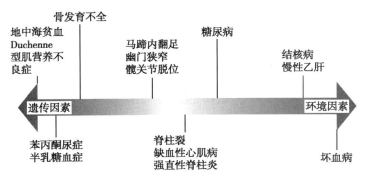

图 1-1　遗传因素和环境因素在人类疾病发生中的作用

1

因遗传因素而罹患的疾病称为遗传性疾病或简称遗传病（inherited disease，genetic disorder）。遗传因素可以是生殖细胞或受精卵内遗传物质的结构和功能的改变，也可以是体细胞内遗传物质结构和功能的改变。大多数遗传病为先天性疾病（congenital disease）。所谓先天性疾病是指婴儿出生时即显示症状，如尿黑酸尿症、Down 综合征等。但先天性疾病不一定是遗传病，如胎儿在宫内感染天花造成出生时脸上有瘢痕，母亲怀孕早期感染风疹病毒致使胎儿患有先天性心脏病，孕妇服用反应停（thalidomide）引起胎儿先天畸形。同样，有不少遗传病出生时毫无症状，要到一定年龄才发病，如肌营养不良症大多儿童期发病，Huntington 舞蹈病一般发病于 25～45 岁，痛风好发于 30～35 岁。遗传病往往表现为家族性疾病（familial disease），在亲代和子代中均有患者，或在正常父母所生同胞中出现一个以上的患者。遗传病也可能呈散发性，这是正常亲代的生殖细胞发生基因突变或染色体畸变而使子代得病。有些遗传病还可能有不外显的亲代，患者的出现也可呈散发性。但同样，家族性疾病并不一定就是遗传病。一个家族有多个成员患同一疾病（如结核病、肝炎）可能系由共同的生活环境所引起。夜盲也常有家族性，但它显然并非遗传病，而仅为维生素 A 缺乏所致。

已知群体中的遗传病有 6000～8000 种，包括一些发病率低于 1‰ 的少见病或罕见病，也包括一些发病率接近 1% 的常见病或多发病，故遗传病是严重减低人类生活质量的疾病之一。如加拿大不列颠哥伦比亚省曾历时 25 年对 100 余万活产新生儿进行了遗传流行病学调查，结果显示约 53.5‰ 的新生儿所患疾病与遗传相关。其中 3.6‰ 患有单基因病，1.8‰ 患有染色体病，46.4% 患有多因素或多基因病，而原因不明的遗传相关疾病约为 1.7%。中国虽无全国范围的遗传流行病学调查数据，但各省、市、自治区均曾开展若干遗传病的调查或新生儿筛查，获得了相关遗传病发病率的数据。如中国 580 万新生儿苯丙酮酸尿症和先天性甲状腺功能减低症的筛查结果显示，新生儿苯丙酮酸尿症的发病率为 1:11 144，先天性甲状腺功能减低症的发病率为 1:3009。广东省广州市葡萄糖 -6- 磷酸脱氢酶（G-6-PD）缺乏症的发生率约为 3.6%，湛江地区为 4.66%。上海市先天性肾上腺皮质增生症 21 羟化酶缺乏患者约为 1:16 866。此外，广西壮族自治区对地中海贫血进行了群体调查，发现 α- 地中海贫血基因携带者的频率为 26.9%，β- 地中海贫血基因携带者的频率为 19.9%。北京市在 1974—1976 年对 15 岁以下儿童的先天畸形进行了统计，结果显示先天性心脏病、大脑发育不全、消化道畸形、脊柱裂、无脑儿、脑积水、多发畸形等约占先天畸形死亡总数的 90%。可见遗传病和先天畸形已成为儿童死亡的主要原因之一。另一方面，随着中国群体平均寿命的延长，人群中老年人所占的比例快速上升，由遗传和环境因素综合作用引起的高血压、心血管疾病、关节炎、恶性肿瘤等老年性疾病的比重也在逐年增加。无疑，随着传染病得到控制，我国人群的疾病谱（disease spectrum）已经改变，在各个年龄组中，遗传病的重要性越来越显著。

还应注意的是，各种遗传病的发病率在不同人群中存在差异。如在地中海沿岸的意大利人和希腊人中，β 地中海贫血、地中海型 G-6-PD 缺乏症和家族性地中海热的发病率较高。在中国和其他东方人中，则是 α 地中海贫血、中国型 G-6-PD 缺乏症和成年型乳糖酶缺乏的发病率较高。

第二节　医学遗传学发展简史

一、遗传病的早期认识

关于遗传的概念至少可追溯到古希腊 Hippocrates 时代之前，当时人们就已经认识到某些疾病可能在家庭中传递。大约 1500 年前，犹太教法典（Talmud）就有对"易出血者"的某些男性家属免除割礼的规定，证明人们已经认识了血友病的遗传规律。18 世纪 Maupertuis 研究了多指（趾）及皮肤和毛发缺乏色素者（白化症）的家系，指出这两种症状有各自不同的遗传方式。

Notes

1914 年 Adams 发表论文,指出先天性疾病、家族性疾病和遗传性疾病之间存在差别。1859 年 Boedeker 首先确诊尿黑酸尿症,这是最早报道的先天性代谢病。

现代遗传学的奠基人是奥地利的僧侣 Mendel(1822—1884)。1866 年他发表了豌豆杂交实验,发现黄豌豆植株与绿豌豆植株杂交,子代都是黄豌豆,黄对绿是显性。子代自花授粉时,子代豌豆有黄有绿。Mendel 根据实验结果认为,遗传性状是由成对的遗传因子决定的。在生殖细胞形成时,成对的遗传因子要分开,分别进入两个生殖细胞中去。这被后人称为 Mendel 第一定律或分离律(law of segregation)。Mendel 同时认为,在生殖细胞形成时,不同对的遗传因子可以自由组合,这就是 Mendel 第二定律或自由组合律(law of independent assortment)。这两个定律是 Mendel 遗传因子学说的中心内容。此后,无数实验都证明了此学说的正确性。但是,Mendel 的工作直到 1900 年才被发现。随即有人试图把 Mendel 遗传因子学说应用于人类。Farabee(1903)指出短指(趾)为显性性状,这是人类显性遗传的第一例。1901 年 Garrod 描述了4 个尿黑酸尿症家系,共有 11 个患者,其中至少有 3 个患者的父母为表亲,他们看来都是正常的。遗传学家 Bateson 提示 Garrod,尿黑酸尿症属隐性性状。Bateson 认为,表亲由于有共同的外祖父母,他们更有可能具有同样的遗传因子,因此在具有两个隐性因子患者的父母中,预期近亲婚配的频率较高。Garrod 发现的尿黑酸尿症正是如此。此后发现人体许多遗传性状都符合 Mendel 遗传定律,但当时不少学者试图把各自的观察结果套到 Mendel 的显隐概念中去,这就显然把事情过于简单化了,以至不得不提出各种补充假设。例如 Davenport 坚信智力缺陷一般为隐性遗传性状。这显然是片面的,因为智力缺陷有多种类型,其中有些是按 Mendel 性状遗传的,但大多数属多因子效应。实际上,对大多数疾病来说,遗传因素和环境因素都有作用。

1903 年 Sutton 和 Boveri 分别注意到 Mendel 遗传因子的行为跟生殖细胞形成和受精过程中染色体的行为完全平行,于是两人分别提出,遗传因子就在染色体上,这就是染色体遗传学说。1909 年 Johannsen 将遗传因子改称为基因(gene)。

在 1905 年以前,大多数遗传学实验是在植物身上进行的。1905 年 Castle 用果蝇(Drosophila)进行了遗传学实验,这是因为果蝇容易饲养,一年可繁殖 20～25 代。此外,果蝇只有 4 对染色体,研究方便。1910 年左右,美国哥伦比亚大学的 Morgan 和他的学生 Sturtevant、Bridges 和 Muller 开始研究果蝇性状的遗传方式,发现果蝇的性状可分为 4 个遗传连锁群(linkage group),这恰和果蝇的染色体对数相一致。为此,他们提出染色体是遗传的传递单位,换言之一条染色体上的连锁基因是一起传递给子代的,这就是连锁律(law of linkage)。但是连锁不是绝对的。在生殖细胞形成过程中,同源染色体之间有时可交换一个片段,使连锁基因发生重新组合,这就是交换律(law of crossing-over)。

Johannsen 不仅首先将遗传因子改称为基因,而且还是区别基因型(genotype)和表现型(phenotype)的创始人。基因型指个体的遗传结构;表现型系指环境条件与基因型相互作用而使该个体呈现的性状。不过对于人体而言,早在 1875 年,Galton 就已区分了先天(nature)与后天环境(nurture)的影响。Galton 认为,由于一卵双生而有相同的遗传结构即有同样的基因型,但在不同的环境中生长可有不同的表现型。他对体质和才能的遗传特别感兴趣。他把回归系数这一统计概念引进遗传学,借此估计各种亲属间的相似程度。Galton 的工作为以后人类遗传学中涉及数学问题的研究奠定了基石。

二、医学遗传学的兴起与发展

医学遗传学是临床医学与遗传学相互渗透的一门边缘科学,是人类遗传学的一个组成部分。医学遗传学揭示了人类纷繁的变异库,为人类遗传学研究提供了丰富的素材。20 世纪 50 年代以来,医学遗传学有了迅猛的发展,这主要是由于生物化学、细胞遗传学、免疫学与分子遗传学实验技术的发展起了推动作用。

Notes

（一）医学遗传学与生物化学实验技术的发展

前已述及，Garrod 研究尿黑酸尿症并推测患者体内的尿黑酸是酪氨酸的降解产物，由于先天性酶缺乏而不能被进一步氧化，因而在体内累积并随尿排出。此后，La Du 等（1958）发现患者活检肝组织中缺乏尿黑酸氧化酶，从而证实了 Garrod 的假设。现已检出许多由各种遗传性酶缺乏引起的代谢病。20 世纪 50 年代以来，生化实验技术和分析方法的发展，提高了对先天性代谢病的研究和临床诊断的水平。例如由层析法检出尿液中的异常代谢产物，由电泳技术检出异常血红蛋白分子，淀粉凝胶电泳可检出包括酶在内的蛋白质的结构异常。这就使医学遗传学在理论研究和实际应用两方面都向前跨出了一大步。

在理论研究上，最引人注目的进展是对血红蛋白的研究。Pauling 等（1949）在研究镰状细胞贫血时发现患者有一种异常血红蛋白分子 Hb S，其电泳性质不同于正常的 Hb A，从而提出了分子病（molecular disease）的概念。1954 年 Ingram 创立"指纹法"，查明 Hb S 的 β 链第 6 位氨基酸是缬氨酸而不是正常的谷氨酸，由此展开了对血红蛋白分子病的深入研究。

在实际应用上，开辟了治疗某些遗传病的有效途径。苯丙酮酸尿症的治疗标志着这方面的重大进展。1953 年 Bickel 等提出，通过控制新生儿的苯丙氨酸摄入量，有效地防止苯丙酮酸尿症的发展，并取得治疗效果。此项工作对开展早期检出遗传病的研究以及寻找防治和控制先天性代谢病的有效方法起了推动作用。

20 世纪 50 年代中期，发现乙酰胆碱敏感是由于血清胆碱酯酶缺乏所致，伯氨喹引起药物性溶血是由于 G-6-PD 缺乏所致。这些发现说明，药物反应有受遗传控制的代谢基础。1959 年 Vogel 提出药物遗传学（pharmacogenetics）一词。进入 20 世纪 70 年代后，这一概念进一步扩展，不仅药物反应要考虑遗传基础，而且对一切环境因子的反应，包括食物反应在内，也必须考虑遗传基础。1971 年 Brewer 提出生态遗传学（ecogenetics）这一术语。对食物、药物和毒物的反应都必须从遗传基础加以认识。

（二）医学遗传学与细胞遗传学染色体实验技术的发展

1956 年 J.H.Tjio（蒋有兴）和 Levan 观察人胎肺组织培养细胞，首先正确地鉴定了人体体细胞的染色体数目为 46 条。同年 Ford 和 Hamerton 观察到人的精原细胞有丝分裂中期的染色体，从而证实了上述结果。但是染色体分析之所以能够普遍开展，还要归功于细胞培养和制片技术上的一系列突破。1952 年 T.C.Hsu（徐道觉）发现，分裂细胞经低渗处理，可使细胞膨胀，染色体分散，便于观察。1956 年蒋有兴等利用秋水仙碱（colchicine）阻止细胞进入分裂后期，使分裂中期图形增多。1960 年 Nowell 等应用植物血凝素（phytohaemagglutinin, PHA）使体外培养的人体淋巴细胞母细胞化而进入分裂。同年，Moorhead 等综合应用各项新技术，建立了人体外周血体外培养和染色体制片等一整套实验技术，从而有了使染色体研究简便可靠的方法。

在人体染色体数目得到正确鉴定之后，染色体分析技术即被迅速应用于临床。1959 年就有三个发现：Lejeune 等发现 Down 综合征患者有 47 条染色体，即多 1 条小型近端着丝粒染色体（第 21 号染色体）；Ford 发现 Turner 综合征妇女只有 1 条 X 染色体；Jacobs 和 Strong 发现 Klinefelter 综合征男子的性染色体是 XXY。1960 年美国费城（Philadelphia）研究小组在慢性粒细胞性白血病（chronic myeloid leukemia, CML）患者的细胞里第一次发现了特定的染色体结构畸变，称之为费城染色体或 Ph1 染色体。随后又发现了其他染色体综合征和一些肿瘤的标记染色体。20 世纪 60 年代末 Caspersson 等发现，植物染色体在用荧光染料氮芥喹吖因（quinacrine mustard）染色时，染色体的不同区域显示强弱不等荧光。1970 年再将此技术应用于人体染色体，揭示了人体各条染色体独特的荧光带型。由此提高了染色体分析的精确性，并发现了不少新的染色体综合征。

（三）医学遗传学与免疫学实验技术的发展

免疫学实验技术的发展扩大了遗传病的概念，并为疾病防治带来了新的方法。1900 年 Landsteiner 发现了 ABO 血型。在此后的半个世纪中，利用红细胞凝集试验先后发现了十几个血型系统,为临床输血配型奠定了基础。1941 年 Levine 等提出,胎儿红细胞增多症(新生儿溶血症)系由胎母红细胞抗原不相容引起同种免疫(alloimmunization)所致。1952 年,Dausset 和 Nenna 在多次输血患者的血液中发现白细胞凝集素,1958 年检出第一个人类白细胞抗原 Mac(HLA-A2 + A28)。1964 年 Terasaki 和 McClelland 设计微量淋巴细胞毒试验以取代白细胞凝集试验。此后,免疫遗传学研究揭示了人体高度多态性的 HLA 系统,使器官移植供、受体配型有了可能。1950 年 Glanzmann 和 Rinicker 描述了严重联合免疫缺乏综合征。1952 年 Bruton 报道了单纯为体液免疫缺乏的低丙种球蛋白血症。现已揭示了一系列遗传方式各异、临床表现多样的遗传性免疫缺乏病。

(四)医学遗传学与分子遗传学 DNA 实验技术的发展

20 世纪 70 年代初,随限制性内切酶的发现及 DNA 分子杂交技术的建立,分子遗传学进入基因工程阶段,并为解决临床问题提供了新的手段。Y.W.Kan(简悦威)等(1976)、Wong 等(1978)及 Dozy 等(1979)应用 DNA 实验技术,就胎儿羊水细胞 DNA 作出 α 地中海贫血出生前诊断。由于限制性内切酶在消化 DNA 时其切割部位的核苷酸顺序有严格的特异性,因此在突变导致 DNA 的核苷酸顺序发生改变时,原有的内切酶切割部位可能消失,也可能出现新的切割部位。Kan(简悦威)等(1978)据此就胎儿羊水细胞 DNA 作出镰状细胞贫血症的出生前诊断。20 世纪 80 年代始,苯丙酮酸尿症、血友病等遗传病都能在 DNA 水平上作出诊断。

综观 20 世纪 50 年代以来医学遗传学的发展,人们研究与疾病发生有关的各种生物学变异,从表现型变异,蛋白质变异,进而到 DNA 变异。历届国际人类遗传学大会清楚地反映了研究水平的不断深入。20 世纪 70 年代中期兴起的分子遗传学,极大地促进了医学遗传学的发展,揭示癌基因(oncogene)和(或)肿瘤抑制基因(tumor suppressor gene)的突变是肿瘤发生的分子基础,从而确定肿瘤是一种体细胞遗传病。体细胞突变也可能是自身免疫性疾病和衰老过程的分子基础。

随着分子遗传学的发展,20 世纪 90 年代初,基因治疗(gene therapy)进入了临床试验阶段。所谓基因治疗就是将某个正常基因导入患者体内细胞中使之表达,对患者缺乏的或异常的某种蛋白质提供其正常表达产物,从而起到治疗作用。近些年来由腺苷脱氨酶(adenosine deaminase,ADA)缺乏引起的严重联合免疫缺乏症(severe combined immunodeficiency,SCID)和由凝血 IX 因子缺乏引起的血友病 B,基因治疗的临床试验都已得到令人鼓舞的治疗效果。

分子遗传学的发展导致了反求遗传学(reverse genetics)的新趋势。这就是在不知道某种遗传病蛋白质异常的情况下,直接寻找致病的 DNA 变异,进而揭示这种 DNA 变异所导致的蛋白质异常。这就使遗传学研究从表现型到基因型这条经典路线转变成为从基因型到表现型的反求路线。20 世纪 80 年代以来,在反求遗传学思路指导下,遗传学家们对一些不明原因的遗传病进行了 DNA 标记连锁分析,使 DNA 标记逐渐逼近,最终找到致病基因。遗传学家们由此找到了 Duchenne 肌营养不良(Duchenne muscular dystrophy,DMD)的肌营养不良蛋白基因(DMD)和囊性纤维变性(cystic fibrosis,CF)的跨膜调节蛋白基因(CFTR)等。

遗传病的分子遗传学研究,正在使医学遗传学走向 21 世纪的大发展。1986 年,诺贝尔奖金获得者 Dulbecco 提出,如果我们希望对肿瘤有更多的了解,这就必须集中于细胞的基因组,最有用的是从细胞的基因组测序开始。经过学术界几年的争论,1990 年美国国会批准 15 年(1991—2005)拨款 30 亿美元的人类基因组计划(human genome project,HGP)。计划通过三部曲,即连锁图(遗传图)、物理图和基因组测序,揭示人类基因组 DNA 30 亿碱基对的全序列。HGP 是生物医学领域的阿波罗登月计划,它将给 21 世纪的生物医学科学带来一场遗传学革命。由于 HGP 意义重大而影响深远,它引起各国政府高度重视,纷纷投入大量资金推进 HGP 研究,使其研究进展一再超前。2000 年 6 月 26 日美国总统克林顿和英国首相布莱尔宣布人类基因组序列工作草图诞生。2001 年 2 月 15 日美、英、日、法、德、中六国国际人类基因组测序联合体发表了根据人类基因组 94% 序列草图作出的初步分析。2004 年 10 月 21 日,*Nature* 杂志公布了人类基因组的完成序列（表 1-1）。这个人类分子遗传学的登峰之作正在引导 21 世纪的生物医学科学结出丰硕成果，进一步造福于人类。人类基因组计划及后基因组计划详见第二章第四节。

表 1-1　医学遗传学大事记

年份	重大事件	主要学者
1900	重新发现孟德尔遗传规律	De Vries, Correns, Tschermak
1905	首报短指（趾）畸形（AD）的大家系	Farabee
1908	"先天性代谢差错"概念的提出	Garrod
1908	遗传平衡律的建立	Hardy, Weinberg
1909	基因概念的提出	Johanseen
1919	遗传距离及厘摩概念的提出	Haldane
1927	证明 X 射线可诱发基因突变	Muller
1944	证明遗传信息是 DNA 而不是蛋白质	Avery
1953	揭示 DNA 双螺旋结构	Watson, Crick
1955	LOD 积分方法的建立	Morton
1956	确定人类体细胞染色体数为 46 条	Tjio, Levan
1959	发现 21 三体可引起先天愚型	Lejeune
1962	首次证明存在 DNA 限制性内切酶	Arber
1966	阐明 DNA 遗传密码	Nirenberg, Ochoa, Khorana
1967	发现 DNA 连接酶	Gellert
1970	首例试管内合成基因	Khorana
1971	人类常染色体 Q 带技术的建立	Caspersson
1973	DNA 克隆技术的建立	Boyer, Cohen, Berg
1975	凝胶转移杂交检测特异性 DNA 序列	Southern
1975	单克隆抗体技术的建立	Kohler, Milstein
1975—1977	快速 DNA 测序技术的建立	Sanger, Barrell, Maxam, et al
1977	首例人类基因克隆	Shine
1976—1978	首例 RFLP 和首例 DNA 诊断	Kan（简悦威）
1981	人类线粒体 DNA 完成测序	Anderson
1984	首例 DNA 指纹图	Jeffreys
1985	发明聚合酶链反应（PCR）	Mullis, Saiki, Erlich
1986	提出肿瘤问题有待人类基因组测序	Dulbecco
1990	首例腺苷脱氨酶缺乏症作基因治疗	Anderson
1991	人类基因组研究规划启动	Waston, Collins
1994	人类基因组连锁图完成	Murray, Weissenbach, et al
1998	人类基因组物理图完成	Deloukas, Schuler, et al
2001	根据人类基因组 94% 序列草图作出初步分析	国际人类基因组测序联合体（6 国组成），Celara 公司
2004	人类基因组完成序列，该序列覆盖了约 99% 的常染色质区域	美、英、日、法、德、中六国国际人类基因组测序联合体

值得一提的是，自 20 世纪 90 年代以来，中国学者在遗传病研究方面取得了引人注目的成就。比如，夏家辉等率先报道了一个新发现的耳聋基因（GJB3）。贺林等不仅阐述了 A-1 型短指（趾）症发生的分子机制，而且发现 IHH 基因可能参与指骨的早期发育调控。沈岩、孔祥银等确定 DSPP 基因突变可导致遗传学乳光牙和耳聋，孔祥银等还发现 HSF4 基因突变可导致板层状白内障。陈义汉和黄薇等合作证明了 KCNQ1 基因突变与心房颤动相关。张学军等确定 CYLD1

Notes

基因突变可导致多发性毛发上皮瘤和圆柱瘤。王铸钢和顾鸣敏等先后确定 *FGF9* 基因突变可导致多发性骨性连接综合征 3 型，*DHTKD1* 基因突变可导致腓骨肌萎缩症 2Q。张学等先后确定 *HOXD13* 基因突变可导致不同类型的多指和并指，*U2HR* 基因突变可导致 Marie Unna 遗传性少毛症。陈竺、陈赛娟等首次发现并证明了急性早幼粒细胞白血病（APL）发生与 t（11；17）易位所产生 PLZF-RARa 融合基因有关；首次阐明了 APL 经典易位 t（15；17）所致 PML-RARa 变异型转录本的形成机制；揭示了三氧化二砷直接靶向结合癌蛋白 PML-RARα 的分子机制和三氧化二砷降解癌蛋白 PML-RARα 的分子机制；还利用第二代测序技术确定 DNA 甲基转移酶（*DNMT3A*）基因在急性髓细胞白血病 M5 亚型（AML-M5）中存在高频突变，研究还表明 DNMT3A 突变很可能在单核细胞系受累的急性白血病的发病机制中发挥重要作用。此外，中国学者还利用全基因组关联分析（genome-wide associated study, GWAS）法定位了精神分裂症、糖尿病等数十种多基因病的易感基因，为遗传病的防治奠定了基础。

医学遗传学发展至今，已经成为一门涉及基础与临床的综合性学科，其分支学科见表 1-2。

表 1-2　医学遗传学的分支学科

细胞遗传学（cytogenetics）	辐射遗传学（radiation genetics）
生化遗传学（biochemical genetics）	体细胞遗传学（somatic cell genetics）
分子遗传学（molecular genetics）	癌肿遗传学（cancer genetics）
药物遗传学（pharmacogenetics）	群体遗传学（population genetics）
免疫遗传学（immunogenetics）	遗传流行病学（genetic epidemiology）
行为遗传学（behavioral genetics）	临床遗传学（clinical genetics）
生态遗传学（ecogenetics）	基因组学（genomics）

第三节　遗传性疾病的分类及特征

一、遗传病的分类

遗传病的分类目前大多采用 McKusick 的分类法，即将遗传病分为五大类。在分析一种疾病的遗传基础时，首先要确定它属于这五大类中的哪一类。

（一）染色体病

人类正常体细胞具有二倍体数 46 条染色体。如果在生殖细胞发生和受精卵早期发育过程中发生了差错，就会产生整条染色体或染色体节段超过或少于二倍体数的个体，表现为种种先天发育异常。Down 综合征即由于第 21 号染色体多了 1 条，成为 21 三体性。染色体病（chromosome disorders）通常不在家系中传递，但也有可传递的。已知的染色体病有 300 多种。出生时染色体病发生率约为 7‰。在妊娠前 3 个月的自发性流产中，染色体畸变大约要占到一半。详见第五章人类染色体和染色体病。

（二）单基因遗传病

单基因遗传病（single-gene disorders）起因于突变基因。在一对同源染色体上，可能其中一条带有突变基因，也可能两条染色体对应位点都是突变基因。单基因病通常呈现特征性的家系传递格局。个别单基因病均属罕见，其发生率的上限约为 2‰。但发现的病种越来越多，从这一类疾病来说并非罕见。据加拿大不列颠哥伦比亚省的遗传流行病研究显示约 3.6‰ 的新生儿患有单基因病，其中常染色体显性遗传病约占 1.4‰，常染色体隐性遗传病约占 1.7‰，X 连锁显性或隐性遗传病约占 0.5‰。截至 2014 年 11 月 30 日，网上版人类孟德尔遗传数据库统计（www.omim.org/statistics/entry）共收录 22 676 种单基因性状或疾病（表 1-3）。详见第六章单基因遗传病。

Notes

表 1-3 在线人类孟德尔遗传数据库统计资料

类型	常染色体	X 连锁	Y 连锁	线粒体遗传	总计
已有基因描述	13 993	688	48	35	14 764
基因与表型均已知	85	2	0	2	89
表型描述,分子基础已知	3977	287	4	28	4296
表型描述,分子基础不明	1539	134	5	0	1678
其他,表型类似孟德尔遗传	1734	113	2	0	1849
总计	21 328	1224	59	65	22 676

（三）多基因遗传病

多基因遗传病（polygenic disorders）亦称复杂疾病（complex disease），起因于遗传素质和环境因素，包括一些先天性发育异常和一些常见病。多基因病有家族聚集现象，但无单基因病那样明确的家系传递格局。详见第七章多基因遗传病。

（四）线粒体遗传病

线粒体 DNA 为呼吸链部分肽链及线粒体蛋白质合成系统 rRNA 和 tRNA 编码。这些线粒体基因突变可致线粒体遗传病（mitochondrial genetic disorders），随同线粒体传递，呈细胞质遗传或母系遗传。需要强调的是，线粒体遗传病既可以由线粒体基因突变所致，也可以由核基因组异常引起的线粒体蛋白异常所致。详见第十章线粒体遗传病。

（五）体细胞遗传病

已知肿瘤起因于遗传物质的突变。癌家族可有家族性肿瘤遗传易感性，但体细胞癌肿病灶具有克隆性（clonality），其形成必以体细胞遗传物质突变为直接原因，故肿瘤属于体细胞遗传病（somatic cell genetic disorders）。详见第十三章遗传与肿瘤。此外，有些先天畸形亦属此类。

二、遗传性疾病的特征

（一）遗传病的传递方式

一般而言，显性遗传病常以"垂直传递方式"出现，不延伸至无亲缘关系的个体；隐性遗传病常出现在近亲婚配的子代中，患者要么呈水平分布格局、要么以斜行分布为特征；由线粒体基因突变所致的线粒体遗传病常呈母系遗传格局；染色体病往往是散发的、无家系传递的特征，而多基因病和体细胞遗传病虽有家族聚集倾向，但一般没有明确的传递规律。

（二）遗传病的分布格局

单基因遗传病往往为质量性状的变异，呈现多峰性的特征（包括患者、正常人和携带者）；多基因遗传病往往为数量性状的变异，呈现单峰性的特征，通过阈值可将人群分为正常与患者；由线粒体基因突变所致的线粒体遗传病的基因突变类似单基因病，但该突变需要达到一定的数量才会得病，存在阈值效应；体细胞遗传病中肿瘤的发生需要经历多个步骤的遗传损伤，最后才会癌变和转移。染色体病只是散发性的，没有明显的分布格局。

（三）遗传病的其他特征

1. 遗传病中既有少见病，也有常见病。单基因遗传病、线粒体遗传病及染色体病属于少见病或罕见病，这类遗传病的发病率大多在 1‰ 以下，但种类超过 6000 种，故群体中患病人数并不低。据估计，中国有 2000 余万这类遗传病的患者。多基因遗传病和体细胞遗传病属于常见病或多发病，患病人数更多。如 2009 年中国心血管病报告显示，中国心血管病人至少有 2.3 亿，高血压患者约 2 亿，脑卒中患者约 700 万，心肌梗死患者约 200 万，心力衰竭患者约 420 万，先天性心脏病患者约 200 万，故这类疾病是目前严重危害人类健康的重要原因之一，值得关注。

2. 染色体病患者往往有一些特征性临床表现，如智力障碍和生长发育延迟；单基因病的临

Notes

床表现往往与缺陷基因有关，但也存在基因的多效性；线粒体遗传病由于影响能量代谢故往往导致多脏器病变；

3. 在排除环境因素作用的前提下，亲属中有一定比例的患者被诊断为同一种疾病，且有特征性的发病年龄和病程变化；

4. 同卵双生的同病率明显高于异卵双生的同病率；近亲婚配子代的发病率显著高于随机婚配群体的发病率；患者亲属的发病率也显著高于群体的发病率。

第四节　医学遗传学与遗传医学的任务和展望

一、医学遗传学与遗传医学的任务

医学遗传学的任务在于揭示各种遗传性疾病的遗传规律、发病机制、诊断和防治措施。遗传医学（genetic medicine）则为遗传病患者提供临床服务，包括遗传病的诊断、治疗、筛查、预防、咨询、随访等。其最终目的在于尽可能减少遗传病患者的痛楚，使他们尽可能享有平安的幸福人生，是转化医学的组成部分之一。详见第十四章临床遗传。20 世纪 80 年代以来，中国大城市的医院结合计划生育逐步建立起婚前检查门诊和遗传咨询门诊，有的还设立了临床遗传科。临床其他科室的遗传医学服务也日益受到重视。

二、后基因组时代医学遗传学的发展方向

根据国际人类基因组测序联合体对人类基因组 DNA 完成序列的分析，人类基因组只有约 2.6 万个编码蛋白质的基因，仅占人类基因组全序列的 1.1%～1.4%，发现人类基因组有着 1.42×10^6 单核苷酸多态性（single nucleotide polymorphism，SNP）。随着全外显子组测序（whole-exome sequencing，WES）及全基因组测序（whole-genome sequencing，WGS）技术的日趋成熟，识别新的疾病基因的进度大大加快（图 1-2）。可以预计，在不久的将来，所有单基因病的致病基因将全部得到识别和鉴定。21 世纪医学遗传学研究的重点将是多基因复杂病和癌肿，它们涉及多个遗传基因和环境因素之间的相互作用。应用 WES 和 WGS 技术将大大加快多基因病易感基因和癌肿相关基因的识别，为个性化临床治疗奠定基础。此外，多基因病和癌肿无疑也涉及基因

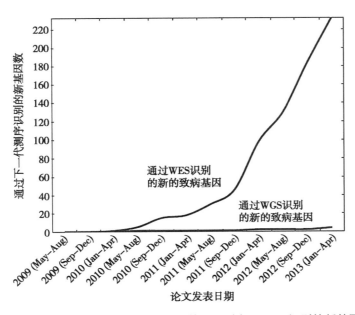

图 1-2　通过全外显子测序（WES）及全基因组测序（WGS）识别的新基因数

组的调控机制,这也是 21 世纪医学遗传学必须研究的课题。

在功能基因组时代,医学需要了解遗传、表观遗传的因素以及环境因素在生理和病理过程中的作用,并对其总体信息进行表征。蛋白编码基因序列的揭示,为利用转基因动、植物生物学反应器制备相应蛋白质提供了条件。结构基因组学(structural genomics)自然已向功能基因组学(functional genomics)和蛋白质组学(proteomics)发展。人类基因组 DNA 序列绝大多数均为非编码序列。这些非编码序列究竟有何生物学意义,也是 21 世纪人类与医学遗传学必须面对的问题。值得欣慰的是,近年来对非编码 RNA 的研究取得了较大的进展,已知的数百个微小 RNA(micro RNA, miRNA)可调节大约 30% 的人类基因的表达。同样,长片段非编码 RNA(long non-coding RNAs, lncRNA)也已成为这一领域研究的热点,这是因为 lncRNA 既能通过转录调节序列(如启动子)阻止自身的功能,还能通过顺式作用激活或沉默近邻基因的表达(详见第三章表观遗传)。

人类基因组这本生命天书的揭露,正引领着 21 世纪的医学发生革命性的变化。新世纪的医学将是循证的、个体化的系统医学,系统生物学将成为新世纪医学发展的核心驱动力。对人体健康和病理状态的充分了解,需要对人体的系统结构和动力学进行深入的研究;对重要人类疾病的控制和预防,需要发展新的、系统的模式,包括从机制性研究到临床诊断、治疗,这些正是转化医学不可或缺的内容。

高科技的基因组医学在为患者做好事的同时,无疑也存在个人遗传信息泄密或被误用的风险。因此,临床医师必须注意为患者保守机密,维护患者知情同意的权益,反对基因增强(gene enhancement)和胎儿选择以防止滑向反科学和反人道的新优生运动。详见第十五章临床服务的伦理问题。

医学正在进行一场影响深远的遗传学革命。临床医师必须掌握发展中的医学遗传学和医学伦理学,才能为患者、为社会真正做好事。

三、医学遗传学是转化医学的重要组成部分

转化医学(translational medicine)是 21 世纪国际医学科学领域出现的崭新概念,其核心是通过建立生命医学基础研究与临床医学和预防医学实践的有效联系,将从临床实践中发现的问题凝练成基础生物医学命题,组织多学科合作研究与攻关,从而建立从实验台到病床(Bedside to Bench)以及从实验室 / 病床到社区(Bench/Bedside to Community)的快速转化通道,及时把生物医学基础研究取得的理论成果转化为疾病诊断、治疗和预防的医学技术和实用方法。

日新月异的分子遗传学技术如 PCR 技术、基因芯片技术、第二代测序技术的发展为医学遗传学的研究和临床应用提供了强有力的工具。采用上述技术开展的基因组学、表观基因组学、癌症基因组学等组学研究以及大人群队列研究已积累了大量的生物学数据。而这些技术和数据也为未来基于分子遗传学的疾病诊断、分型、预后等奠定了基础。值得一提的是,第三代人工核酸内切酶——规律成簇间隔短回文重复(Clustered regularly interspaced short palindromic repeats, CRISPR)及由 CRISPR-associated(Cas)9 构成的 CRISPR/Cas9 系统,与锌指核酸内切酶(zinc finger endonuclease, ZFN)和类转录激活因子效应物核酸酶(transcription activator-like effector nuclease, TALEN)一起成功应用于人类细胞、斑马鱼和小鼠以及细菌的基因组精确修饰,修饰类型包括基因定点突变、定点敲入、两位点同时突变和小片段的缺失等。特别是 CRISPR/Cas9 所具有的突变效率高、制作简单、成本低、能在活细胞中启动任何基因等特点,已被认为是一种应用前景广阔的基因组定点改造分子工具,非常适合于遗传病的基因治疗。如美籍华人张锋教授领衔的麻省理工学院(MIT)团队就将利用这一技术校正了孤独症或阿尔茨海默病的基因(详见第四章　医学遗传学研究技术)。

此外,作为转化医学的重要组成部分,医学遗传学除了要发现各种疾病(尤其是遗传病)基

Notes

于分子发病原理的潜在药物靶点以开发新药及治疗方法外,还要开发和利用各种组学方法以及分子生物学数据库,筛选各种生物标志物,用于疾病危险度估计、疾病诊断与分型、治疗反应和预后的评估。具体而言,主要包括下列4个方面。

1. **药物靶标和疾病分子标志物的鉴定和应用**　药物靶标的确立,有助于针对性地探寻新的药物和治疗方法,提高药物筛选的成功率,并缩短药物研究从实验室到临床阶段的周期,提高研究效率;而基于各种组学方法筛选出早期诊断疾病、预测疾病(个体疾病敏感性预测)、判断药物疗效和评估患者预后的生物标志物,则将对疾病预防和诊断及治疗发挥有效的指导作用。与此相关联的产品开发也将会形成很大的产业。

2. **基于分子分型的个体化治疗**　恶性肿瘤、心脑血管病及糖尿病等慢性病是多基因疾病,其发病机制复杂且遗传异质性很大。因此,对这些疾病不能采用单一方法(如同一药物和相同的剂量)来进行诊治,而须根据患者的表型和基因型等疾病基本特征进行精细分型,并以此为基础实施个体化医疗,合理选择治疗方法和药物(包括剂量),达到有效、经济和减少毒副作用的目的。分子医学和个体化医学都是转化医学研究的核心内涵。

3. **疾病治疗反应和预后的评估与预测**　由于遗传、营养和免疫等因素的差别,同一种疾病的患者,对同一种治疗方法或同一种药物的效果和预后可表现出较大的差异。在分子遗传学研究的基础上,利用经评估有效的生物标志物(如患者的基因分型和各种生化表型指标等)对患者的药物敏感性和疗效进行预测,以选择药物或治疗方案和改善预后。

4. **疾病的预防**　人类基因组学的完成大大推动了环境基因组学与群体基因组学的发展。这两门学科相辅相成,不仅为环境易感基因与环境暴露的相互作用提供了分子机制,同时在大样本量队列研究的基础上,可能与疾病发生有关的环境因素也不断被揭示。这些信息对发现特定环境因子致病的风险人群,制定相应的预防措施和环境保护策略提供了理论基础。

总之,医学遗传学是转化医学的重要组成部分,未来将在遗传病的早期诊断、高风险人群的预警、新型药物和治疗技术的开发、药物敏感性的预测、治疗反应和预后的评估中扮演非常重要的角色。医学遗传学只有紧跟转化医学发展的步伐,才能在构建具有中国特色的医学遗传服务体系中作出应有的贡献。

本 章 小 结

健康是受人体遗传结构控制的代谢方式与人体周围环境的平衡。疾病则是由于遗传结构的缺陷或周围环境的显著改变打破上述平衡所致。分析人类疾病谱会发现一个有趣的现象,即在不同疾病的病因中,遗传因素和环境因素所占比重各有不同。

因遗传因素而罹患的疾病称为遗传性疾病或简称遗传病。遗传因素可以是生殖细胞或受精卵内遗传物质的结构和功能的改变,也可以是体细胞内遗传物质结构和功能的改变。遗传病通常分为5种类型,即染色体病、单基因遗传病、多基因遗传病、线粒体遗传病和体细胞遗传病。

医学遗传学是人类遗传学的组成部分之一,主要探讨人类遗传病发生、发展的规律,为该类疾病的诊断、治疗和预防提供理论依据。因此,医学遗传学是遗传学与临床医学相互渗透的产物。

医学正在进行一场影响深远的遗传学革命,转化医学的发展离不开医学遗传学的理论创新与技术应用。临床医师必须掌握发展中的医学遗传学和医学伦理学,才能为患者、为社会做贡献。

（陈　竺）

Notes

参考文献

1. Turnpenny PD，Ellard S. Emery's elements of medical genetics. Elsevier/Churchill：Livingstone，2011.

2. 顾学范. 新生儿疾病筛查. 上海科技文献出版社，上海：2003，8-11.

3. Baird PA，Anderson TW，Newcombe HB，et al. Genetic disorders in children and young adults：a population study. *Am J Hum Genet*，1988，42：677-693.

4. Sulakhe D，Balasubramanian S，Xie B，et al. High-throughput translational medicine：challenges and solutions. *Adv Exp Med Biol*，2014，799：39-67.

5. Zheng CG，Liu M，Du J，et al. Molecular spectrum of α- and β-globin gene mutations detected in the population of Guangxi Zhuang Autonomous Region，People's Republic of China. *Hemoglobin*，2011，35（1）：28-39.

6. Boycott KM，Dyment DA，Sawyer SL，et al. Identification of genes for childhood heritable diseases. *Annu Rev Med*，2014，65：19-31.

7. Koboldt DC，Steinberg KM，Larson DE，et al. The next-generation sequencing revolution and its impact on genomics. *Cell*，2013，155（1）：27-38.

8. Goldstein DB，Allen A，Keebler J，et al. Sequencing studies in human genetics：design and interpretation. *Nat Rev Genet*，2013，14（7）：460-470.

9. Hsu PD，Lander ES，Zhang F. Development and applications of CRISPR-Cas9 for genome engineering. *Cell*，2014，157（6）：1262-1278.

Notes

第二章　人类基因组与基因

第一节　人类基因组组成与遗传规律

在 20 世纪早期，虽然已经知道染色体决定遗传性状，其成分包括脱氧核糖核酸（deoxyribonucleic acid，DNA）和蛋白质，但倾向认为染色体的蛋白质为遗传物质。1944 年，Avery、Macleod 和 Macarty 等科学家发现，当毒性光滑型肺炎球菌死株和无毒性粗糙型肺炎球菌活株混合后，部分粗糙型菌株转化为光滑型，证明转化实验中的"转化因子"不是蛋白质，而是 DNA，从而证明了 DNA 是遗传物质。

一、DNA 分子结构

1953 年，Watson 和 Crick 应用精细的 X 射线晶体衍射实验，推测出 DNA 分子的空间结构，即双螺旋结构。如图 2-1 所示，DNA 的基本组成单位为核苷酸（nucleotide），它包括一个戊糖、一个碱基和一个磷酸基团。磷酸连接了一个戊糖的 3′ 碳原子和相邻的另一个戊糖的 5′ 碳原子，通过这样的 3′, 5′-磷酸二酯键（3′, 5′-phosphodiester bond）将核苷酸连接成一条多核苷酸链。每条多核苷酸链的一个末端为 5′ 末端（5′ end），另一个末端为 3′ 末端（3′ end）。两条多核苷酸链相互平行反向缠绕构成 DNA 双螺旋大分子，即一条链的方向为 5′→3′，另一条链的方向相反为 3′→5′。核苷酸中的碱基有嘌呤和嘧啶两种，嘌呤包括腺嘌呤（adenine，A）和鸟嘌呤（guanine，G）；

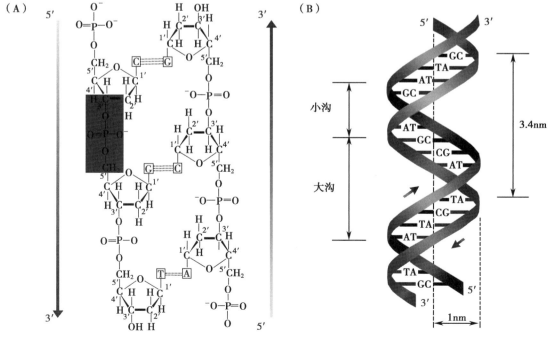

图 2-1　DNA 的双螺旋结构

嘧啶包括胞嘧啶(cytosine，C)和胸腺嘧啶(thymine，T)。嘌呤和嘧啶之间可互补配对形成氢键，但这种配对是严格的，即 A 和 T、G 和 C 相互配对，每一个称为一个碱基对(base pair，bp)。A 与 T 之间为 2 个氢键，G 与 C 之间为 3 个氢键。两条多核苷酸链即通过这样的氢键相连形成反向互补的双链。这种 A 与 T、G 与 C 的配对原则说明了特定物种 DNA 中，A 和 T 的百分率相同，G 和 C 的百分率相同；因此，可以通过碱基中 GC 的百分率推算出碱基的组分。例如，某种细胞 DNA 的 GC 含量占 42%，其碱基组分是：G，21%；C，21%；A，29%；T，29%。利用两条 DNA 链的互补(complementary)，可以从一条链的组成而获得另一条链的组成，如果一条链为 5′-CAGTTCA-3′，则另一条链为 5′-TGAACTG-3′。

遗传信息储存在 DNA 链中碱基的线性序列(一级结构，primary structure)上，即 DNA 链上 A、T、C、G 四种碱基的排列顺序。在描述一条链上的碱基序列时通常按照 5′→3′ 方向进行，此方向是 DNA 复制新 DNA 分子的方向。当描述一条 DNA 链上两个相邻碱基时，通常插入一个"p"来表示连接两个核苷酸的磷酸二酯键，例如 CpG 表示在同一条 DNA 链上一个胞苷连接到一个相邻的鸟苷上；而一个 CG 碱基对则表示一条 DNA 链上的一个胞嘧啶与互补链上的一个鸟嘌呤形成氢键。

DNA 分子的这种双螺旋结构具有如下重要的生物学意义：

1. **DNA 分子的碱基序列储存了大量遗传信息**　若一个 DNA 分子长度为 n 个碱基，就可能有 4^n 种排列序列。在 DNA 链上，三个相邻碱基构成一个遗传密码，4 种碱基以这种形式组成 $4^3 = 64$ 个遗传密码，人类的全部遗传信息就是以碱基的不同排列次序而蕴藏在全部 DNA 序列之中。

2. **DNA 分子的双螺旋碱基互补结构是 DNA 复制和修复的基础**　DNA 双链中的每条链都可作为合成一条新链的模板；因此子代 DNA 双螺旋包含一条新链和一条新合成的子链，故称为半保留复制(semi-conservative replication)。细胞中 DNA 分子受到损伤时，被破坏或缺损的碱基，可在 DNA 修复酶的作用下，以互补链为模板按碱基互补原则进行修复而替代受损的碱基。

3. **DNA 分子的双链互补性是现代分子生物学核心技术——"分子杂交"技术原理的基础**　正因为 DNA 的碱基互补这一特性，使单链 DNA 可以在复杂的 DNA 混合物中找到与其互补的 DNA 序列。Southern 印迹杂交、Northern 印迹杂交、PCR 技术、人工合成 DNA 技术、DNA 芯片技术等，都是依据碱基互补配对原理，实现分子识别，从而产生出各种检测和分析基因功能的研究方法。

4. **双螺旋结构形成的大沟是 DNA 与蛋白质相互作用的结构基础**　两条多核苷酸链相互缠绕形成的双螺旋分子包含大沟和小沟结构，基因转录时 DNA 与各种转录因子的相互作用就是转录因子的基序(motif)与大沟处的 DNA 相结合而发挥作用的。

总之，双螺旋的碱基互补配对结构的 DNA 分子作为生命物质具有重要的生物学意义。它是遗传信息的载体，蕴藏并传递着支配生命活动的指令，是构建生命的草图，也是用于研究生命和改造生命特性的元件。

二、人类基因组 DNA 序列特征

人类所有 DNA 构成了人类基因组(genome)，它包括核基因组(nuclear genome)和线粒体基因组(mitochrondrial genome)，如图 2-2 所示。核基因组是指细胞核中 24 条不同染色体(即 1～22 号常染色体和 XY 两条性染色体)所对应的 24 个不同 DNA 分子所构成的基因组，每个核基因组 DNA 约有 30 亿个碱基对(3.2×10^9bp)；线粒体基因组是指每个线粒体中包含的闭环双链 DNA 分子，即线粒体 DNA(mitochrondrial DNA，mtDNA)。基因组中 DNA 序列不同决定了其不同的功能，主要有如下特征性序列：

Notes

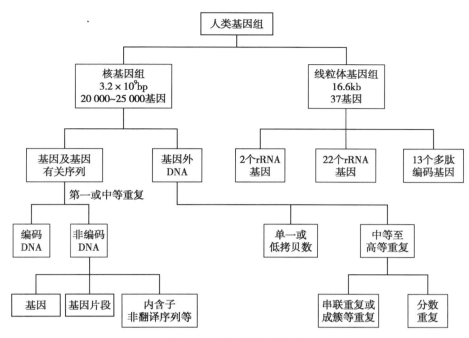

图 2-2　人类基因组的组成

（一）基因序列

经典的基因序列系基因组中决定蛋白质的 DNA 序列，它的一端有起始密码子 ATG，另一端有终止密码子（TAA、TAG 或 TGA）。在起始密码子和终止密码子之间 DNA 序列的长短因不同基因而异，这种 DNA 序列称为可读框（open reading frame，ORF）。也就是说，一个 ORF 相当于一个基因。同时人类基因组中还包含 RNA 基因，它们是非编码蛋白质的基因，其 DNA 双链可转录为非编码 RNA。非编码 RNA 包括结构 RNA，如 tRNA、rRNA、snRNA（small nuclear RNA），以及调节 RNA，如微小 RNA（microRNA）、小干扰 RNA（small interfering RNA，siRNA）、长非编码 RNA（long non-coding RNA，lncRNA）等。

人类基因组的 30 多亿核苷酸序列中约 1.5% 序列为编码蛋白质的基因序列，约 5% 序列为非编码的调控基因序列。目前预测大约有 2.3 万个蛋白质编码基因，6 千多个 RNA 基因和 1.2 万个假基因。这些基因并非像经典定义那样是一段有功能的连续 DNA 序列，有些基因位于其他基因的内含子中，还有些基因在同链或不同链 DNA 上相互重叠而共享编码序列和（或）调控元件；此外，许多基因的转录是可变剪接的，从而导致相同基因可产生不同的蛋白质产物。基因在染色体上的密度和分布随不同染色体而异，有些染色体区域或整条染色体富含基因，例如 19 和 22 号染色体；有些染色体有基因贫瘠区域称之为基因沙漠（gene deserts），但是可能存在重要的调节序列，例如 4 和 18 号染色体。非基因序列系指基因组中除基因以外的全部 DNA 序列，包括每个基因间的 DNA 序列（intergenic DNA）。

（二）重复序列

DNA 序列可以按照其在基因组中出现的次数分为单一序列（unique sequence）和重复序列（repeated sequence）。单一序列系指在基因组中只出现一次的 DNA 序列，即单拷贝 DNA 序列，占人类基因组的 50% 左右。多数基因为单一序列，非基因序列中也有单一序列；而在基因组中有些基因为多个拷贝数。重复序列系指在基因组中重复出现的 DNA 序列，占基因组至少 50%。根据重复次数分为中度重复序列（重复次数 $10^2\sim10^5$）和高度重复序列（重复次数 $>10^5$）；根据重复序列来源和分布特点又可分为串联重复序列和分散重复序列。

1. 串联重复序列（tandem repeated sequence）　这是人类基因组中一类分布特征显著的重复

Notes

序列,多集中在着丝粒、端粒、近端着丝粒染色体的短臂,是以不同长度核苷酸序列为重复单位,按头尾相接方式串联在一起的高度重复序列。一般长度为 2～200bp,根据重复单位大小可分为三个主要亚类:卫星 DNA,小卫星 DNA 和微卫星 DNA。

1)卫星 DNA(satellite DNA):由很大的串联重复 DNA 排列组成,分布在 100kb 至数个 Mb 范围内。重复单位可以是一个简单的短核苷酸序列或一个中等复杂的核苷酸序列。卫星 DNA 聚集在染色体着丝粒异染色质区,一般不转录。当 DNA 经氯化铯密度梯度离心时,卫星 DNA 可以与总基因组 DNA 分开,可以看见 DNA 主带之外还有小的卫星带,这是由于卫星 DNA 中 GC 含量少于主带所致。卫星 DNA 的确切功能尚不清楚,但是已知 α 卫星(又称 αDNA)存在于所有染色体上,它是由一个 171bp 重复单位的串联组成并构成着丝粒异染色质的主体,其重复单位通常含有一特异着丝粒蛋白的结合位点。

2)小卫星 DNA(minisatellite DNA):由重复单位在 6～64 个核苷酸的串联重复序列组成,这些序列常在 0.1～20kb 范围内,分布于所有染色体的端粒,绝大多数不转录。例如,高可变小卫星 DNA(hypervariable minisatellite DNA)的重复单位大小不同,但共享一个常见核心序列,GGGCAGGAXG(X 为任一核苷酸),其作用仍不清楚,曾报道它是人类细胞中同源重组的热点。小卫星 DNA 序列的另一主要家族是染色体的端粒 DNA,主要由 10～15kb 的串联 6 核苷酸重复单位组成,即 TTAGGG,这是由特异端粒酶加上的,这种简单的重复直接担负着端粒的功能。由于小卫星可变的串联重复次数造成许多等位基因,故又称为可变数目串联重复(variable number tandem repeats,VNTRs),多数 VNTR 只是作为遗传标记,对人体健康没有影响,某些 VNTR 可能与疾病有关。

3)微卫星 DNA(microsatellite DNA):由 2～6 个核苷酸为重复单位的串联重复序列组成,它们数量多,分散于基因组中,又称为短串重复序列(short tandem repeat,STR),一般构成染色体着丝粒、端粒和 Y 染色体长臂的染色质区,大多由复制滑动而产生的。双核苷酸重复排列是最常见的类型,约占基因组的 0.5%,出现频率依次是:CA/TG 重复为 1/36kb,AT/TA 重复为 1/50kb,AG/CT 重复为 1/125kb,CG/GC 重复为 1/10Mb,CpG 双核苷酸易于甲基化并继之去氨基。微卫星 DNA 的重要意义尚不清楚,其多态性可作遗传学研究的遗传标记。有些微卫星 DNA 位于基因的编码序列,因为易于复制滑动而常为突变热点。如(CGG)$_n$ 等三核苷酸重复的动态突变是某些神经肌肉系统疾病的原因。

2. **散在重复序列**(interspersed repeated sequence)　这类重复序列散在分布于基因组内,约占基因组的 45%,依其重复序列长短又可分为短散在核元件(short interspersed nuclear element,SINE)和长散在核元件(long interspersed nuclear element,LINE)。

SINE 长度在 100～400bp,其拷贝数可达 10^6 以上。在人基因组中 SINE 间平均距离 2.2kb,分散于基因内、基因间或基因簇内,甚至内含子中也有 SINE,但未见于编码区外显子内。Alu 序列是 SINE 的典型代表,也是人类基因组中含量最丰富的重复序列,至少占基因组的 10%,组成 Alu 家族。Alu 序列长约 282bp,不同部位的 Alu 序列有所差异,由于该序列中存在一限制性内切酶 Alu I 的识别序列 AGCT,故得此名,约有 50 万～70 万拷贝。Alu 序列存在于人类和一些灵长类基因组中,因而可作为人和这些动物基因组的重要标记。

LINE 长度为 5000～7000bp,重复拷贝数 10^2～10^4 次。如 Kpn I 家族可由限制性内切酶 Kpn I 切割,分散在基因组中。Alu 序列和 LINE 的突变会导致疾病,它们的拷贝整合到基因组可能会使重要基因失活。

这些散在重复序列构成可转座元件(transposable elements),使 DNA 可在基因组内由一条染色体转移到另一条染色体,因此又称为转座子衍生的重复(transposon-derived repeats)。有些转座元件通过外显子化(exonisation)具有编码基因序列作用,有些转座元件具有非编码基因序列作用,如调控元件、microRNA、反义转录本等。

Notes

随着人类基因组学研究的不断深入，其他类重复序列也有新的注释。片段重复或低拷贝数重复（segmental duplications or low copy number repeats）约占基因组的 5%，代表染色体内或染色体间的重复。这类重复往往是个体间拷贝数目变异（copy number variations，CNV）的频发点，通过不等交换易发生微缺失和微重复，在常见复杂疾病如孤独症、精神分裂症、癫痫中起重要作用。基因部分返座拷贝（partially retroposed copies of genes）是 RNA 转录本反转录成 cDNA后重新整合到基因组所造成的重复，可能失去正常编码蛋白质的功能，称为加工假基因或返座假基因，是形成假基因的方式之一。另外还包括简单序列重复（simple sequence repeats）。

（三）线粒体 DNA

线粒体是真核细胞的能量代谢中心，早已被人们熟知。1963 年 Nass 首次在鸡卵母细胞中发现线粒体中存在 DNA 分子，Schatz 于同年分离到完整的线粒体 DNA（mtDNA）。大部分细胞含有数千个 mtDNA，分布于几百个线粒体中。Anderson 等在 1981 年发表了完整的人线粒体DNA 序列。人 mtDNA 是一个长 16 569bp 的环型封闭双链 DNA 分子，见图 2-3。由于氯化铯密度梯度离心中浮力密度的不同，双链有重链和轻链之分。外环是重链，内环是轻链。线粒体基因组共包括 37 个基因，包括 2 个 rRNA 基因、22 个 tRNA 基因和 13 个多肽编码基因。mtDNA中基因密度大，没有内含子，也没有重复 DNA 序列。唯一的非编码区是约 1000bp 的 D-loop，它是线粒体 DNA 复制和转录的起始点。mtDNA 两条链的碱基组成差别较大，重链富含 G，是12 种多肽、12S rRNA、16S rRNA 和 14 种 tRNA 转录的模板；而轻链富含 C，它仅是 1 种多肽和8 种 tRNA 的转录模板。由于线粒体不均等分布于细胞质中，故为母系遗传。同时，mtDNA 与核 DNA 不同，其分子上无结合的蛋白质，缺少蛋白的保护，并且线粒体内缺乏 DNA 损伤修复系统，因此 mtDNA 易于突变并且这些突变容易得到保护。已发现 mtDNA 有 100 多种不同的重排和 100 多种不同的点突变引起人类疾病，常累及中枢神经系统和骨骼肌系统（参见第十章）。

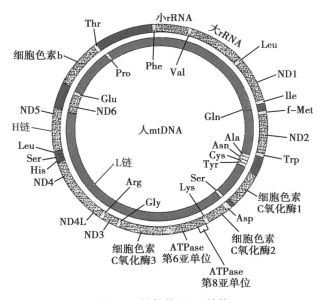

图 2-3　线粒体 DNA 结构

三、DNA 复制

DNA 复制就是 DNA 合成过程，DNA 通过复制把储存的遗传信息随着细胞的分裂传递给子细胞。DNA 复制的主要特点是：

（一）半保留复制

半保留复制（semi-conservative replication）是指 DNA 复制过程中，双链被解旋酶分成两条单链,每条单链都能指导合成一条互补链,形成两个子 DNA 双链。由于每个子 DNA 的两条核苷酸链一条来自亲代 DNA,另一条是新合成的 DNA,因此复制过程是半保留的(图 2-4)。

(二)半不连续复制

在复制过程中,DNA 以脱氧三磷酸核苷(dATP、dCTP、dGTP、dTTP,统称 dNTP)为原料,在 DNA 聚合酶催化下合成新链。由于 dNTP 原料只能连接在多核苷酸链游离的 3′ 端碳原子的羟基 OH 上,所以 DNA 复制方向按 5′→3′ 进行。DNA 复制是从特异复制起点开始,进行双向复制。以 3′→5′ DNA 链为模板,按 5′→3′ 方向连续复制,速度较快,复制较早完成,合成的链称为前导链;以 5′→3′ DNA 为模板,按 5′→3′ 方向进行复制,先合成一段 DNA 片段,约 100～1000 碱基,称为冈崎片段(Okaxaki fragment),DNA 连接酶将这些冈崎片段连接起来,形成完整单链,这个复制过程完成较晚,合成的链称为后随链。DNA 复制是一条链(前导链)为连续复制,另一条链(后随链)为不连续复制,因此复制是半不连续的(图 2-5)。

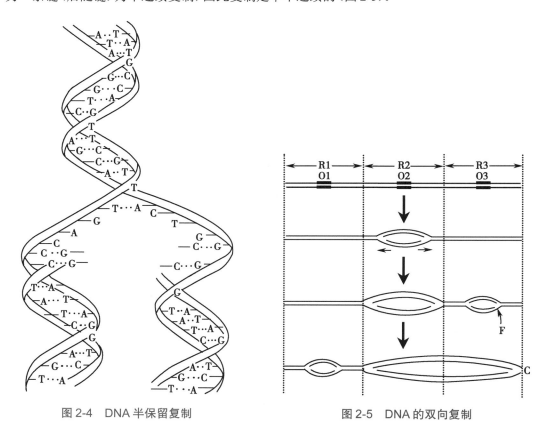

图 2-4　DNA 半保留复制　　　　图 2-5　DNA 的双向复制

(三)复制子和复制装置

真核细胞的 DNA 复制有许多复制起点,在一个复制起点上进行的 DNA 复制区段为一个复制单元称为复制子(replicon)。相邻的复制起点相距 30～50kb,在复制过程中,许多复制子同时进行复制,从起点开始双向进行,在两侧形成复制叉(replication fork),相邻复制叉移动至汇合处相连,复制终止。参与 DNA 复制的 DNA 聚合酶有多种,前导链和后随链的合成是 DNA 聚合酶 δ 和 DNA 聚合酶 α,DNA 修复是 DNA 聚合酶 β 和 ε,线粒体 DNA 复制和修复是 DNA 聚合酶 γ。此外,拓扑异构酶(topoisomerase)、引发酶(primerae)、连接酶(ligase)、单链结合蛋白(single-stranded binding protein)等都参与了在 DNA 的复制,因此 DNA 复制装置是复杂的。

四、遗传的基本规律

孟德尔(Mendel G,1822—1884)是遗传学的奠基人,他从 1857 年开始应用豌豆进行实验,通过 8 年的杂交实验研究,总结出了生物性状在杂交中传递的特点,提出遗传因子(genetic factor,即现在所称的基因)在亲代和子代之间的传递规律,于 1865 年提出了遗传因子的分离律和自由组合律;1910 年摩尔根(Morgan TH,1866—1945)在孟德尔的理论基础上,利用果蝇进行杂交实验,发现了遗传因子的连锁和交换律。孟德尔提出的分离律和自由组合律以及摩尔根提出的连锁和交换律被称为遗传学的三大基本规律,奠定了遗传学的理论基础。这三大规律不仅适合于动植物,也适用于人类。

(一)分离律

在自然状态下,豌豆是自花授粉植物,产生同型子代,因此观察到的每种性状都是纯种的。孟德尔根据豌豆这一特性,通过人工授粉,进行豌豆杂交实验,观察了 7 对相对性状在杂交后代中的传递规律。性状(trait)是指生物体所具有的形态、功能或生化的特点;相对性状指一些相互排斥的性状,即同一个体非此即彼,不能同时兼备,如 7 对性状中包括种子的性状、子叶的颜色、豆荚的性状等。

孟德尔通过杂交实验推测提出假设,并应用测交实验进行了验证,从而提出了分离律(law of segregation),即生物在生殖细胞形成过程中,同源染色体分离,分别进入不同的生殖细胞,即每个生殖细胞只有亲代成对的同源染色体中的一条;位于同源染色体上的等位基因也随之分离,生殖细胞只含有两个等位基因中的一个;对于亲代,其某一遗传性状在子代中有分离现象,这就是分离律,也称为孟德尔第一定律。生殖细胞形成时所进行的减数分裂中,同源染色体彼此分离是分离律的细胞学基础。

(二)自由组合律

孟德尔通过豌豆杂交实验,同时观察两对或两对以上性状,发现了自由组合律(law of independent assortment),并通过测交实验进行了验证,即生物在形成生殖细胞时,不同对的基因独立行动,可分可合,随机组合到一个生殖细胞中去,也被称为孟德尔第二定律。减数分裂时,非同源染色体之间完全独立,随机组合进入一个生殖细胞中,这是自由组合律的细胞学基础。

(三)连锁和交换律

20 世纪初,摩尔根及其同事通过对果蝇的杂交实验,发现了连锁和交换律,被称为遗传学第三定律。同一条染色体上的基因彼此间是连锁在一起的,构成了一个连锁群(linkage group);同源染色体上的基因连锁群并非固定不变。在生殖细胞形成过程中,同源染色体在配对联会时发生交换,使基因连锁群发生重新组合,这就是连锁和交换律。

同源染色体上的两对等位基因之间的交换和连锁与基因间的距离有关,相距愈远,发生交换的机会愈大。基因在染色体上的距离用厘摩(centiMorgan)为单位表示,交换率为 1% 时,距离为 1 厘摩。

第二节 基因及其表达与调控

一、基因的基本结构

基因是具有功能的 DNA 序列片段。大多数真核细胞的基因与原核基因不同,不是连续编码序列,而是由编码序列和非编码序列两部分构成,非编码序列将编码序列隔开,因此这种基因又称为割裂基因(split gene)。真核基因主要由外显子、内含子和侧翼序列组成(图 2-6)。

(一)外显子和内含子

外显子(exon)多数是基因内的编码序列,而内含子(intron)是基因内的非编码序列,内含子在转录成成熟的 mRNA 之前被剪切掉,因此不在 mRNA 序列中。基因一般由若干外显子和内含子组成,编码序列的外显子平均长度少于 200bp,非编码序列的内含子平均长度为 3000bp

Notes

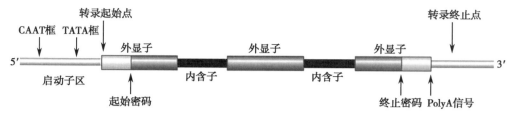

图 2-6　割裂基因结构模式图

左右，所以外显子和内含子组成的基因大小是多样的；没有内含子的基因一般较小，较大的基因一般有较大的内含子，由于内含子的长序列在转录时会耗费时间和能量，因而，对于高表达的基因来说，自然选择有利于短的内含子。在割裂基因的每个外显子与内含子的接头部位，都有一高度保守的共有序列，为剪接识别信号，即每个内含子 5′ 端的两个核苷酸都是 GT，3′ 端的两个核苷酸都是 AG，这种连接方式称为 GT-AG 法则（GT-AG rule），是真核细胞中基因表达时剪切内含子和拼接外显子的共同机制。不同基因的外显子和内含子的数目和大小各不相同，一般是基因越大，外显子越多。例如，目前已知的人类最大的基因是杜氏肌营养不良症（Duchenne muscular dystrophy，DMD）基因，DNA 全长 2.5Mb，由 80 个外显子和 79 个内含子组成，cDNA 全长约 1.1kb，其所编码的蛋白质分子量为 42.7kD，DMD 基因转录形成一条完整的 mRNA 需要大约 16 小时。

　　然而，值得一提的是割裂基因中外显子和内含子的关系并不是固定不变的，即一段 DNA 序列在作为某一多肽链编码基因的结构中是一个外显子，而在另一种多肽链编码基因的结构中则可能是一个内含子，这是由于基因不同的转录剪接方式所造成的。结果使同一基因可以产生两种或更多的基因产物，这是真核割裂基因表达的一个重要特点。割裂基因的内含子中还可能存在若干小基因，即基因内基因。例如，核仁小 RNA（small nucleolar RNA，snoRNA）即是由内含子编码的基因内基因，它已成为近年来生物学研究的热点之一，目前已发现其具有多种功能，如参与 rRNA 生物合成，指导 snRNA、tRNA 和 mRNA 转录后修饰等。

　　真核生物基因组中有很多来源相同、结构相似、功能相关的基因，称为基因家族（gene family），但基因家族各成员之间的相似程度和组织方式不同，它们可以分散分布在多条或同一染色体上，也可以成簇分布。当基因家族的成员集中的成簇分布在某染色体上的特殊区域时，称为基因簇（gene cluster）。这些基因可能同时发挥作用，或在不同发育阶段表达，合成某些蛋白。例如人 α 和 β 珠蛋白基因簇，α 珠蛋白基因和附近的 ζ 基因排列在 16 号染色体，共同组成 α 珠蛋白基因簇；β 珠蛋白基因和附近的 ε、$^Gγ$、$^Aγ$ 和 δ 四个基因排列在 11 号染色体上，共同组成 β 珠蛋白基因簇；它们在胚胎发育不同阶段表达（详见第九章生化遗传病）。有一些基因编码相似功能的蛋白，成簇地分布在几条不同的染色体上，又称为基因超家族（gene superfamily），如 HOX 基因是由 38 个相关基因组成的四个基因簇，分布在 2、7、12 和 17 号染色体上。此外，在基因家族中还存在一些假基因（pseudogene），是与某些有功能的基因结构相似而不能表达基因产物的基因；假基因起始也可能具有一定功能，有可能是在进化中由于基因在复制时，编码序列或调控元件发生突变，或插入了 mRNA 反转录的 cDNA，一般是缺少基因表达所需的启动子序列，故不能进行转录。例如 α 珠蛋白基因簇中的假基因 ψα 与 α 基因相比，只是没有内含子，可能是 cDNA 插入所致。假基因可与有功能的基因连锁，也可以通过染色体易位或作为转座子转座到新的部位。现在大多数真核生物中都发现了假基因，如干扰素、组蛋白、肌动蛋白及人的 rRNA 和 tRNA 基因家族中均存在假基因。

（二）侧翼序列

　　每个真核基因的 5′ 和 3′ 端两侧，即第一个外显子和最后一个外显子外侧都有一段不转录的 DNA 序列，称为侧翼序列（flanking sequence），包括启动子、增强子、沉默子和终止子等。启

Notes

动子在 5′ 端,终止子在 3′ 端;增强子可能在 5′ 或 3′ 端。这些 DNA 序列是与基因转录有关的重要作用元件,对基因的转录表达起重要调控作用。

1. **启动子**　启动子(promoter)是基因 5′ 端一段特异的 DNA 序列,由一组短序列元件簇集在一个基因编码序列的上游所构成一个启动子,一般位于基因转录起始点上游 100～200bp 范围;转录因子与启动子结合后,激活 RNA 聚合酶,在特定位置起始 RNA 合成。启动子中的元件可分为核心启动子元件和上游启动子元件。

核心启动子元件(core promoter element)是 RNA 聚合酶起始转录所必需的最小的 DNA 序列,包括转录起始点和 TATA 框(TATA box)。TATA 框是位于转录起始点 5′ 端上游 -25～-30bp 处的一段高度保守序列,由 7 个碱基组成,即 TATAA(T)AA(T),其中两个碱基可以变化。TATA 框能与转录因子 TFⅡ结合,再与 RNA 聚合酶Ⅱ形成复合物,准确识别转录起始点,启动基因转录。核心启动元件单独起作用时只能确定转录起始点和产生基础水平的转录。

上游启动元件(upstream promoter element)包括 CAAT 框(CAAT box)、GC 框(GC box)和距离转录起始点更远的上游元件。这些元件可与相应的蛋白质因子结合提高或改变转录效率。CAAT 框是位于转录起始点 5′ 端上游 -70～-80bp 的一段保守序列,由 9 个碱基组成,即 GGC(T)CAATCT,其中有一个碱基可以变化。CAAT 框能与转录因子 CTF 结合,提高转录效率。有一些基因没有 TATA 框和 CAAT 框,但是存在富含 G 和 C 核苷酸的序列;GC 框是由 GGCGGG 组成,能与转录因子 Sp1 结合,促进转录过程。不同基因的上游启动子元件不同,其位置也不同,从而使得不同基因的表达调控也各不相同。

2. **增强子**　增强子(enhancer)是一个短序列元件,特异性地与调节蛋白结合,在启动子和增强子之间形成 DNA 环,使得增强子的结合蛋白质与启动子的结合蛋白质相互作用、或者与 RNA 聚合酶相互作用,增强基因的转录活性。增强子通常 100～200bp 长,由若干组件构成,基本核心组件常为 8～12bp,可以单拷贝或多拷贝串联形式存在。增强子与启动子有所区别,启动子位于基因上游,起始点相对恒定;增强子可以在基因的任何位置,而且其功能与位置和序列方向无关,可以是 5′→3′ 方向,也可以是 3′→5′ 方向。但增强子必须与启动子共同存在才能发挥作用,没有启动子,增强子不能表现活性。但增强子对启动子没有严格的专一性,可以影响不同类型启动子的转录。

3. **沉默子**　沉默子(silencer)是一种负性调控顺式元件,其与增强子具有很多相似的性质,如它的作用不受序列方向的影响,也可远距离发挥作用,并可对异源基因的表达起调控作用,但其功能是同反式抑制因子结合从而阻断增强子及反式激活因子的作用,并最终抑制基因的转录活性。

4. **终止子**　终止子(terminater)是由特定序列 AATAAA 和一段回文序列组成,AATAAA 是多聚腺苷酸(PolyA)附加信号,回文序列转录后形成发夹结构,阻碍 RNA 聚合酶继续移动,转录终止。

二、基因的表达

基因表达(gene expression)是 DNA 序列的遗传信息通过转录(transcription)产生 mRNA,再经翻译(translation)最终生成蛋白质的过程。基因表达遵循共线性原理(colinearity principle),即 DNA 的线性核苷酸序列以碱基三联体(base triple)形式被转录为 RNA 的线性核苷酸序列,RNA 以密码子(codon)形式被解码形成特定多肽的线性氨基酸序列,这种 DNA→RNA→蛋白质的信息传递原则称为中心法则。由于发现了反转录酶,能够以 RNA 序列为模板合成 DNA,因此遗传信息并非单方向传递,可以是 DNA ←→RNA→蛋白质(图 2-7)。

(一) 转录

转录(transcription)是指以 DNA 双链中的一条链为模板,以 ATP、CTP、GTP、UTP 作为原

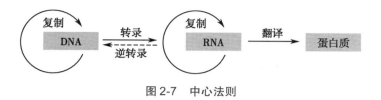

图 2-7　中心法则

料,在 RNA 聚合酶催化下,按碱基互补方式合成 RNA 单链的过程。转录发生在细胞核中,转录方向为 5′→3′,转录产物 RNA 的碱基序列与 DNA 模板链互补,同非模板链一致,只是把 T 换成了 U。因此经常把非模板链称为有义链(sense strand),模板链称为反义链(antisense strand)。

真核细胞中只有一小部分 DNA 依其需要而被转录,DNA 转录单位无规律地分布在基因组 DNA 中。转录产物有三种,信使 RNA(messager RNA,mRNA),核糖体 RNA(ribosomal RNA,rRNA)和转运 RNA(transfer RNA,tRNA),它们分别是由 RNA 聚合酶Ⅱ,RNA 聚合酶Ⅰ和 RNA 聚合酶Ⅲ催化合成的;只有 mRNA 将遗传信息传递给蛋白质。RNA 转录的过程分为识别、起始与延伸、终止三个阶段。

1. **识别**　转录是从 DNA 分子上的特定部位,即启动子开始的,这是 RNA 聚合酶识别并结合 DNA 分子的部位,即转录起始点的过程。真核生物 DNA 转录起始比原核生物复杂,其三种 RNA 聚合酶均有自己的特异性启动子类型。

2. **转录起始和延伸**　真核生物三种 RNA 聚合酶需要先分别与不同的转录因子结合形成转录起始复合物(initiation complex)才能开始转录活动。RNA 链的延伸是在核心酶的催化下进行的。转录起始复合物形成后,聚合的第一个三磷酸核苷的 3′-OH 与第二个和 DNA 模板配对的三磷酸核苷反应形成磷酸二酯键,聚合进去的核苷酸又产生一个游离的 3′-OH 与下一位的三磷酸核苷形成磷酸二酯键,这样就按照与模板 DNA 互补的原则,一个一个地加入三磷酸核苷,其合成方向按照 5′→3′ 的原则。

3. **终止**　与转录起始相似,转录终止也需根据 DNA 模板某一特定序列,即终止信号才能终止。原核生物 DNA 模板上的终止信号有两种,一种是不依赖于蛋白质因子的终止,另一类是依赖蛋白质辅助因子才能实现的终止,这种辅助因子称为释放因子,通常称 ρ 因子。然而,目前对真核生物的转录终止过程了解并不多。一个主要原因是由于转录后得到的前体 RNA 很快就被加工和修饰,因此很难确定初级转录产物的 3′ 末端在哪里。

(二)转录后加工

经过上述转录过程得到的 RNA 是初级转录本,需要经过一系列的加工形成成熟的 mRNA 才能成为合成多肽链的模板。加工一般包括剪接、加帽、加尾等过程(图 2-8)。

1. **剪接(splice)**　基因的外显子和内含子转录成的原始 RNA 转录本称为异质核 RNA(heterogenous nuclear RNA,hnRNA),剪接是将内含子的 RNA 序列切掉,将外显子的 RNA 序列拼接起来的过程。剪接发生在外显子和内含子交接处的 GT 和 AG;剪接起始的 GT 和相邻的保守序列组成了剪接供体位点(splice donor site),剪接终止的 AG 和相邻的保守序列组成了剪接受体位点(splice receptor site),在接近内含子末端有一个保守序列称分支部位(branch site),一般位于 AG 上游 40 核苷酸处,这些序列构成了剪接信号(图 2-9),被细胞核内的小核糖核蛋白(small nuclear ribonucleoprotein,snRNP)识别并结合,形成剪接体(splicesome),并切除内含子。snRNP 是由小核 RNA(共 5 种,即 $snRNAU_1$、$snRNAU_2$、$snRNAU_4$、$snRNAU_5$ 和 $snRNAU_6$)和特定蛋白质组成,snRNP 和 RNA 转录本的 RNA-RNA 碱基配对,决定了剪接反应的特异性。

2. **加帽(capping)**　是指在 RNA 转录本 5′ 端连接上一个 7- 甲基鸟苷酸,封闭 RNA 的 5′端,称为加帽。加帽的作用在于保护 RNA 转录本避免被磷酸酶和核酸酶消化,从而增强 mRNA 的稳定性,有利于 mRNA 从细胞核运送到细胞质,以及被细胞质中的核糖体所识别。

Notes

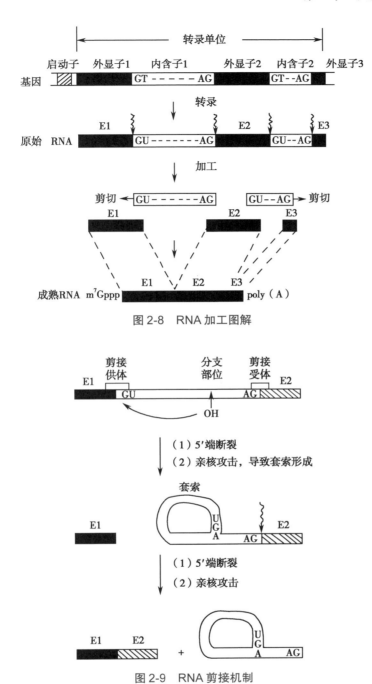

图 2-8　RNA 加工图解

图 2-9　RNA 剪接机制

3. **加尾**（tailing）　是指在加帽的同时，RNA 转录本 3′ 端在腺苷酸聚合酶作用下，经多聚腺苷酸化（polyadenylation）附加大约 200 个腺苷酸的长链，即多聚腺苷酸（polyA）尾。加尾是在 3′ 端非编码区一个 6 核苷酸信号 AAUAAA 的下游 15～30bp 的部位加上 polyA。polyA 促进 mRNA 从细胞核向细胞质的转运，稳定细胞质中 mRNA 分子，并有利于核糖体识别 mRNA 而促进翻译。

（三）翻译

翻译（translation）是指 mRNA 转译成氨基酸序列的过程。成熟的 mRNA 从细胞核进入细胞质，由核糖体阅读 mRNA 所携带的信息，指导特异的多肽合成。通常 mRNA 的中间序列被翻译成氨基酸，而 5′ 端和 3′ 端是非翻译区（5′UTR 和 3′UTR），多数为第一和最后外显子序列，其中包括 5′ 端的加帽和 3′ 的加尾序列。

Notes

1. **翻译过程**　多肽链的合成是在 mRNA、tRNA 和核糖体协同作用下进行的。核糖体是一个 rRNA-蛋白质复合物，由 60S 和 40S 两个亚基组成。核糖体的小亚基识别 mRNA 5′ 端的"帽子"，沿着 mRNA 序列移动到第一个起始密码子 AUG；然而 AUG 只有嵌入在起始密码子识别序列 GCCPuCCAUGG 时，才能够作为一个起始密码子被有效识别；此序列中最重要的是 AUG 密码子之后的 G，以及在它之前第三个核苷酸的嘌呤（Pu），最好是 A。在识别起始密码子后，多种 tRNA 携带特定的氨基酸，tRNA 上的反密码子逐一识别 mRNA 上互补的密码子，核糖体的大亚基结合小亚基开始精确地合成肽链。整个过程按进位、转肽、移位和脱落等步骤不断重复进行直到终止密码子（UAA，UAG，UGA），使多肽链从核糖体上释放出来（图 2-10）。翻译过程并非是单个核糖体在一个 mRNA 分子上进行，而是有好几个甚至几十个核糖体在同一条 mRNA 分子上进行翻译，形成多聚核糖体，可按不同进度翻译成多条的多肽链。mRNA 的 5′ 端对应于蛋白的氨基末端（NH$_2$），而其 3′ 端则对应于蛋白质的羟基末端（COOH）。初始翻译的多肽链需要进一步加工修饰，才能形成具有一定空间结构和活性的蛋白质。翻译后的修饰主要有脱甲酰

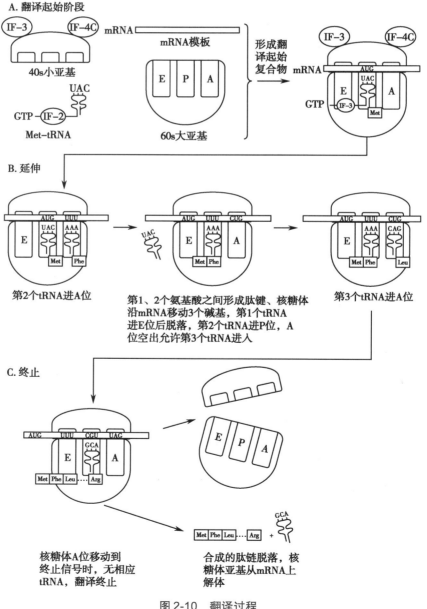

图 2-10　翻译过程

基、乙酰化、磷酸化、糖基化和链切割等，以及两条以上肽链间的连接和进一步折叠形成特定的空间构象等。

2. **遗传密码的简并性**　DNA 分子的每三个碱基组成一个遗传密码，对应于 RNA 分子的密码子。核酸分子中有 4 种碱基，可以组成 64（4^3）个密码子。而氨基酸只有 20 种，每个氨基酸平均有三个密码子编码；甲硫氨酸只有一个密码子，亮氨酸和丝氨酸分别有 6 个密码子，这种不同密码子编码同一氨基酸的特性称为遗传密码子的简并性（degeneracy）（表 2-1）。mRNA 的密码子有 64 个，而细胞质 tRNA 的反密码子有 30 个，线粒体 tRNA 的反密码子有 22 个，但是在翻译过程中 tRNA 仍然有效地运送氨基酸。关于密码子和反密码子的互补配对有一个摇摆假说（wobble hypothesis），即第一和第二碱基遵循 A-U 和 G-C 规律，第三碱基可以发生"摇摆"出现 G-U 配对。

表 2-1　遗传密码

第一个核苷酸	第二个核苷酸								第三个核苷酸
	U		C		A		G		
U	UUU	Phe 苯丙	UCU	Ser 丝	UAU	Tyr 酪	UGU	Cys 半胱	U
	UUC		UCC		UAC		UGC		C
	UUA	Leu 亮	UCA		UAA	终止密码	UGA	终止	A
	UUG		UCG		UAG		UGG	Trp 色	G
C	CUU	Leu 亮	CCU	Pro 脯	CAU	His 组	CGU	Arg 精	U
	CUC		CCC		CAC		CGC		C
	CUA		CCA		CAA	Gln 谷胺	CGA		A
	CUG		CCG		CAG		CGG		G
A	AUU	Ile 异亮	ACU	Thr 苏	AAU	Asn 天胺	AGU	Ser 丝	U
	AUC		ACC		AAC		AGC		C
	AUA		ACA		AAA	Lys 赖	AGA	Arg 精	A
	AUG 起始	Met 甲硫	ACG		AAG		AGG		G
G	GUU	Val 缬	GCU	Ala 丙	GAU	Asp 天	GGU	Gly 甘	U
	GUC		GCC		GAC		GGC		C
	GUA		GCA		GAA	Glu 谷	GGA		A
	GUG		GCG		GAG		GGG		G

三、基因表达的调控

人体所有细胞都含有完整的基因组，但在特定组织中只有部分基因表达，而不同基因是在不同的时空进行表达的。细胞类型的区别并非所含基因组的不同，而是基因表达差异所致。基因若在不当的时空表达或其产物量的异常都能引起疾病。因此，认识基因表达调控对了解人类生命本质以及疾病发生机制都是十分重要的。在多数细胞中都表达的基因称为持家基因（housekeeping gene），例如核糖体、染色体、细胞骨架的相关蛋白基因。一般来说，基因表达受如下因素影响：①基因转录成 RNA 的速率；② RNA 的加工；③ mRNA 的稳定和降解速率；④ mRNA 翻译成蛋白质的速率；⑤蛋白质翻译后修饰；⑥蛋白质的稳定和降解速率。

（一）顺式作用元件和反式作用因子

基因表达可能涉及多种调控机制，然而初始转录水平的调节是最为关键的。基因的转录调控主要是通过顺式作用元件（cis-acting element）和反式作用因子（trans-acting factor）的相互作用而实现的。

Notes

　　基因启动子中有一些保守序列能与转录因子特异性结合，调节基因转录，这些元件称为顺式作用元件。其功能的发挥限于基因 5′ 端侧翼序列的所在位置，调节邻近基因的表达。真核细胞中除了启动子中的 TATA 框，CAAT 框外，还有其他一些顺式作用元件，通过 DNA- 蛋白质相互作用，特异性地调控基因表达。例如类固醇激素对基因的表达调节是由该基因启动子中的激素反应元件与激素 - 激素受体复合体的特异性结合决定的。

　　真核细胞中的 RNA 聚合酶本身不能启动转录，必须有许多转录因子特异结合在基因上游的顺式作用元件后才激活 RNA 聚合酶，从转录起始点开始合成 RNA。通常把转录因子称为反式作用因子，"trans"意味着转录因子转移到它们作用的位置，对应于"cis"。在已知众多转录因子的结构中都有一些相似的结构域基序，这些基序就是蛋白质与 DNA 顺式作用元件特定序列相结合的部位。转录因子不仅与 DNA 靶序列相互作用，而且它们之间也相互作用，正是这些作用决定了高等生物和人类发育过程中所必须而复杂的组织特异性基因表达。对已知众多的转录因子的结构分析发现它们都有一些相似的结构域基序，这些基序就是作为转录因子与 DNA 顺式作用元件特定序列相结合的部位（图 2-11）。转录因子根据与 DNA 结合的结构域基序分为四种，最常见的是螺旋 - 转角 - 螺旋（helix-turn-helix）蛋白，由一个氨基酸短链连接两个 α 螺旋结构构成，其他三种为锌指蛋白（zinc finger）、亮氨酸拉链蛋白（leucine zipper）和螺旋 - 环 - 螺旋蛋白（helix-loop-helix）（图 2-12）。

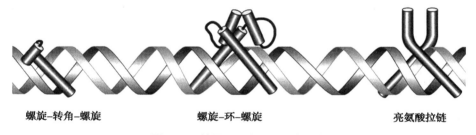

螺旋–转角–螺旋　　　　螺旋–环–螺旋　　　　亮氨酸拉链

图 2-11　转录因子与 DNA 的结合

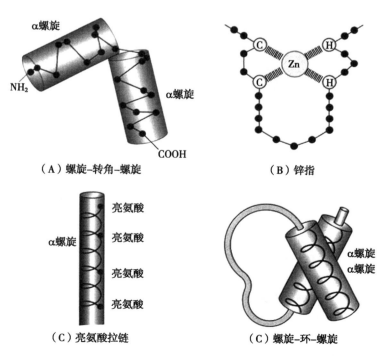

（A）螺旋–转角–螺旋　　　　　　（B）锌指

（C）亮氨酸拉链　　　　　　（C）螺旋–环–螺旋

图 2-12　转录因子与 DNA 结合的结构域基序

Notes

（二）组蛋白乙酰化和DNA甲基化

除上述顺式作用元件和转录因子间的相互作用调节基因转录外，一些表观遗传学机制（见第三章），如组蛋白的乙酰化和 DNA 甲基化等，对基因的转录水平也具有重要影响。细胞核中的染色质可以分为无转录活性和有转录活性两种，无转录活性的染色质通常呈高密度，在细胞周期的 S 期晚复制，与组蛋白紧密结合，DNA 甲基化程度高。有转录活性的染色质较松散，在 S 期早复制，与组蛋白结合较弱，组蛋白乙酰化，DNA 甲基化相对少，特别是基因启动子区域。组蛋白乙酰化的程度是影响基因转录的一个重要因素，组蛋白乙酰转移酶将乙酰基加在组蛋白 N 端的赖氨酸上，使 N 端形成一个尾巴，突出在核小体外；由于组蛋白的乙酰化可中和组蛋白的正电荷，从而降低其与带负电荷的 DNA 的亲和力，形成较为开放的染色质结构，更适合基因表达。组蛋白的去乙酰化与基因启动子中 CpG 岛的甲基化相关，抑制基因转录。当甲基化的 CpG 序列与甲基化 CpG 结合蛋白（MeCP2）结合后，可以被转录抑制因子和组蛋白去乙酰酶组成的复合体识别，使染色质呈紧密结构。

（三）剪接与多聚腺苷酸化

一个基因转录本的剪接改变可以形成许多异构蛋白，例如组织特异性的异构蛋白，膜结合的和可溶性的异构蛋白等。参与剪接调控的主要调节因子是 RNA 结合蛋白的 SR 家族（C 端含丝氨酸和精氨酸）和一些 snRNP 蛋白，这些蛋白能促进剪接体装配的每一环节结合于剪接增强子序列。在许多基因中，3′UTR 可能有两个或更多的多聚腺苷酸信号，不同多聚腺苷酸化的转录本表现了组织的特异性，例如降钙素基因（CALC）在甲状腺组织表达为降钙素，是一个与循环钙离子稳定有关的激素；但在下丘脑组织中却表达为降钙素相关肽（CGRP），具有神经调节和营养活性。

（四）mRNA的稳定性

基因表达的转录后水平调控以 mRNA 为中心。mRNA 稳定性，即 mRNA 的半衰期的微弱变化可能在短时间内使 mRNA 的丰度发生 1000 倍甚至更大的变化，因此 mRNA 的稳定性变化会对基因表达产生调控作用。mRNA 稳定性受内外环境多种因素影响，主要包括以下四类：① mRNA 自身的序列元件（5′ 端帽结构、5′ 端非翻译区、编码区、3′ 端非翻译区、poly（A）尾、5′ 和 3′ 末端的相互作用）；② mRNA 结合蛋白（5′ 端帽结合蛋白、编码区结合蛋白、3′ 端非翻译区结合蛋白、poly（A）结合蛋白）；③ mRNA 的翻译产物（自主调控）；④核酸酶、病毒等因素。

在某些真核细胞中的 mRNA 进入细胞质以后，并不立即作为模板进行蛋白质合成，而是与一些蛋白质结合形成 RNA 蛋白质（RNP）颗粒。这种状态的 mRNA 的半衰期可以延长。mRNA 的寿命越长，以它为模板进行翻译的次数越多。家蚕的丝芯蛋白基因是单拷贝的，但在几天内，一个细胞中可以合成多达 1010 个丝芯蛋白分子。这是它的 mRNA 分子和蛋白质结合成为 RNP 颗粒而延长了寿命的结果。真核细胞中 mRNA 的平均寿命通常为 3 小时，而丝芯蛋白的 mRNA 的平均寿命却长达 4 天，从这里可以看出 mRNA 的寿命控制着翻译活性。不同发育时期，mRNA 寿命的长短不同，翻译活性也不同。mRNA 的寿命除与 5′ 端帽结构和 3′ 端 poly（A）尾有关外，还与 mRNA 结合形成 RNP 的蛋白质组分有关。

（五）小分子RNA——microRNA

MicroRNAs（miRNAs）是一种大小为 21～23 个碱基的单链小分子 RNA，是由具有发夹结构的 70～90 个碱基大小的单链 RNA 前体经过 Dicer 酶加工后生成的，属于短链非编码 RNA（参见本章第五节）。miRNAs 在多个物种中被发现，而且在进化上高度保守。在线虫、果蝇、小鼠和人等物种中已经发现的数百个 miRNAs，其中多数具有和其他参与调控基因表达的分子一样的特征——在不同组织、不同发育阶段中 miRNA 的水平有显著差异，这种 miRNAs 表达模式具有分化的位相性和时序性（differential spatial and temporal expression patterns），提示 miRNAs

有可能作为参与调控基因表达的分子,因而具有重要意义。

第一个被确认的 miRNA——在线虫中首次发现的 lin-4 和 let-7,可以通过部分互补结合到目的 mRNA 靶的 3′ 非编码区(3′UTRs),通过一种未知方式诱发蛋白质翻译抑制从而抑制蛋白质合成。这种结合并不诱导 mRNA 靶的降解,就是说作为翻译抑制子本身不影响对应 mRNA 的丰度,其原因据推测是由于 miRNA 和结合位点之间不完全互补。

(六)蛋白质翻译后修饰

许多真核生物的基因表达产生的蛋白质都需要进行加工或修饰,称为蛋白质翻译后修饰,这种修饰可以发生在肽链延伸过程中或翻译后。一般情况下,翻译后修饰是为了功能上的需要或折叠成天然构象的需要。蛋白质翻译后修饰在生命体中具有十分重要的作用,它能使蛋白质的结构更为复杂,功能更为完善,调节更为精细,作用更为专一。蛋白子翻译后修饰的类型多种多样,一般分为三种:切除加工,二硫键的形成以及化学修饰。

1. 切除加工 真核细胞中蛋白质的 N- 端甲硫氨酸一般都要被切除,该过程是由氨肽酶(amino peptidase)水解来完成的。水解过程有时发生在肽链合成过程中,有时发生在肽链从核糖体上释放以后。真核细胞中有些蛋白要切除信号肽序列和部分肽段才能将无活性的前体转变为活性形式。例如胰岛素,它是一种分泌蛋白,具有信号肽。新合成的前胰岛素原(preproinsulin),在内质网中切除信号肽变成胰岛素原(proinsulin),它是单链的多肽,弯曲成复杂的环形结构。分子由 A 链(21 个氨基酸)、B 链(31 氨基酸)和 C 链(33 氨基酸)三个连续的片段构成。当转运到胰岛细胞的囊胞中,C 链被切除,生成由 A 和 B 两条链构成的胰岛素。

2. 二硫键的形成 两个半胱氨酸相距较远的硫氢基可以氧化成二硫键,产生原来 mRNA 中没有相应密码子的胱氨酸。二硫键对一些蛋白质的折叠和保持稳定性具有重要作用。二硫键通常只发现于分泌蛋白(如胰岛素)和某些膜蛋白中,细胞质中由于有各种还原性物质(如谷胱甘肽),所以细胞质蛋白很少有二硫键。在真核生物细胞中,二硫键一般是在粗面内质网内生成。

3. 化学修饰 化学修饰是蛋白质翻译后加工的重要方式,修饰的类型很多,包括糖基化(如各种糖蛋白);磷酸化(如核糖体蛋白的 Ser、Tyr 和 Trp 残基常被磷酸化),羟基化(如胶原蛋白),泛素化等。糖基化是真核细胞中特有的加工,是指在糖基转移酶作用下将糖转移至蛋白质,和蛋白质上的氨基酸残基形成糖苷键的过程。糖基化是对蛋白的重要修饰,具有调节蛋白质功能的作用,这些蛋白常和细胞信号的识别有关,如受体蛋白等。泛素化是指泛素分子在一系列酶作用下,对靶蛋白进行特异性修饰的过程。泛素 - 蛋白酶体途径是先发现的,也是较普遍的一种内源蛋白降解方式。需要降解的蛋白先被泛素化修饰,然后被蛋白酶体降解。不过后来又发现,并非所有泛素化修饰都会导致蛋白降解。有些泛素化会改变蛋白质的活性,导致其他的生物效应。

第三节 基因突变及其生物学效应

人类基因组既要保持相对稳定又要有所变化,基因组的 DNA 若一成不变,也就不会有进化,这种变化主要是 DNA 序列的突变。自然界中会发生 DNA 自发突变,但突变率很低,高等生物的自发突变率为 $1 \times 10^{-10} \sim 1 \times 10^{-5}$,即在 10 万～100 亿个配子中可能有一个突变。人类的突变率约为百万分之一,大多数会自发进行 DNA 复制和修复。通过物理、化学和生物因素损伤 DNA 称诱发突变。DNA 突变可以发生在编码序列或非编码序列;可以发生在体细胞,不传递给子代;也可以发生在配子,传递给子代。基因突变既是遗传变异的主要来源,也是进化过程中选择的对象,突变是进化的动力。有害的基因突变构成了群体的遗传负荷,是导致某种表型异常的直接原因,也可能导致个体对于疾病易感性的增加。

Notes

一、基因突变类型

常见的突变是单个碱基的替换、缺失或插入。也可出现多个碱基的变化，如大小不同片段的缺失和插入。突变类型如下（图2-13）。

正常	AGT	CAG	CAG	CAG	TTT	TTA	CGT	AAC	CCG...	DNA
	Met	Gln	Gln	Gln	Phe	Leu	Arg	Asn	Pro	氨基酸
同义突变	AGT	CAG	CAG	CAG	TTT	TT[G]	CGT	AAC	CCG...	DNA
	Met	Gln	Gln	Gln	Phe	Leu	Arg	Asn	Pro	氨基酸
错义突变	AGT	CAG	CAG	CAG	TTT	T[C]A	CGT	AAC	CCG...	DNA
	Met	Gln	Gln	Gln	Phe	Ser	Arg	Asn	Pro	氨基酸
无义突变	AGT	CAG	CAG	CAG	TTT	T[G]A	CGT	AAC	CCG...	DNA
	Met	Gln	Gln	Gln	Phe	终止	Arg	Asn	Pro	氨基酸
移码突变	AGT	CAG	CAG	CAG	TTT	TAC	GTA	ACC	CG...	DNA
（一个碱基缺失）	Met	Gln	Gln	Gln	Phe	Tyr	Val	Thr	Arg	氨基酸
动态突变	AGT	CAG	CAG	CAG	CAG	CAG	CAG	CAG	CAG...	DNA
（三核苷酸重复）	Met	Gln	Gln	Gln	Gln	Gln	Gln	Gln	Gln	氨基酸

图 2-13　突变类型

（一）点突变

点突变（point mutation）是指一个碱基被另一个碱基所替代，又称碱基替换（substitution）；这是最常见的突变。嘧啶之间或嘌呤之间的替换称为转换（transition）；嘌呤和嘧啶之间的替换称为颠换（transversion），转换突变多于颠换突变。

碱基替换可以发生在基因组 DNA 序列的任何部位。当碱基替换发生在基因外 DNA 序列时，一般不会产生效应；如果发生在基因的调控区域，如转录因子结合的顺式作用元件，可能造成基因表达的改变；如果突变发生在基因的编码序列，导致 mRNA 的密码子改变，对多肽链中氨基酸序列的影响，可能出现不同的突变效应，常见的点突变包括以下几种：

1. **同义突变**（same sense mutation）　是指碱基替换后，一个密码子变成另一个密码子，但是所编码的氨基酸没有改变，因此并不影响蛋白质的功能。这是由于遗传密码的简并性所致，同义突变常发生在密码子的第三个碱基，例如密码子 GCA、GCG、GCC 和 GCU 均编码苯丙氨酸，它们的第三碱基发生突变并不改变所编码的苯丙氨酸。

2. **错义突变**（missense mutation）　是指碱基替换后使 mRNA 的密码子变成编码另一个氨基酸的密码子，改变了氨基酸序列，影响蛋白质的功能。这种突变常发生在密码子的第一或第二碱基。例如 DNA 序列中 TCA 的 T 突变为 G，使 mRNA 的密码子 UCA 变成 GCA，结果是丝氨酸被苯丙氨酸替换，可能使产生的蛋白质无活性或活性降低。

3. **无义突变**（nonsense mutation）　是指碱基替换后，使一个编码氨基酸的密码子变为不编码任何氨基酸的终止密码子（UAG、UAA、UGA），使多肽链的合成提前终止，肽链长度缩短，而成为无活性的多肽片段。例如正常血红蛋白 β 珠蛋白基因的第 145 密码 TAT 突变为 TAA，mRNA 上 UAA 为终止密码子，其结果是翻译提前终止，产生缩短的 β 珠蛋白链而形成了异常血红蛋白 Hb Mckee-Rock。

4. **终止密码突变**（terminator codon mutation）　如果因为碱基替换的发生，而使得 DNA 分子中某一终止密码变成了具有氨基酸编码功能的遗传密码子，此种突变形式即为终止密码突变。与无义突变相反，终止密码突变会使本应终止延伸的多肽链合成，非正常地持续进行。其结果也必然形成功能异常的蛋白质分子。

（二）移码突变

移码突变（frame shift mutation）是指在 DNA 编码序列中插入或丢失一个或几个碱基，造成插入点或缺失点下游的 DNA 编码框架全部改变，其结果是突变点以后的氨基酸序列都发生改变。例如异常血红蛋白 Hb W，是由于 α 珠蛋白基因的第 138 密码子 TCC 中的 C 缺失，造成该突变点以后的编码全部改变，最终的 α 链从第 138 氨基酸以后的序列不同于正常，而且没有终止于第 141 密码子，而是延长至第 147 密码子。

（三）动态突变

人类基因组中的短串联重复序列，尤其是基因编码序列或侧翼序列的三核苷酸重复，在一代代传递过程中重复次数发生明显增加，从而导致某些遗传病的发生，称为动态突变（dynamic mutation）。例如，Huntington 病是由于 *huntingtin* 基因 5′ 端 CAG 重复序列的拷贝数增加所致。在正常人群中 CAG 拷贝数在 9～34 之间，患者拷贝数多在 36～120 之间。动态突变可能的机制是姐妹染色单体的不等交换或重复序列中的断裂错位。

二、基因突变的生物学效应

基因突变可对蛋白质的功能产生不同的影响，主要包括功能丢失、功能获得、新特性获得以及异时表达（heterochronic expression）或异位表达（ectopic expression）四种（图 2-14）。

（一）功能丢失

功能丢失的突变（loss-of-function muta-tion）是最常见的突变形式。无论是编码区突变，还是调控区突变，多数都会导致蛋白质失去正常功能或表达水平。同时，由于突变蛋白的稳定性较差，往往也使其在细胞内的含量相应下降。

（二）功能获得

在某些情况下，突变也有可能因增强了突变蛋白的活性而改变机体的生化表型，这种现象称为功能加强的突变（gain-of-function mutation）。造成突变蛋白活性增加的主要原因之一是蛋白质结构的改变使蛋白质活性增强；另一个是调节区域突变，使该蛋白质合成数量增加，活性也相应增

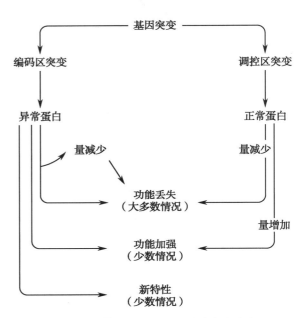

图 2-14　基因突变对蛋白质功能的效应

强。然而，蛋白功能的加强同样可以导致疾病的发生。例如，一种常染色体显性遗传病——von Willebrand 病是由于编码 von Willebrand 因子（von Willebrand factor，*vWF*）的基因突变造成的。*vWF* 基因存在多种突变，部分为表型正常的个体，部分为损伤后出血不止的患者。当突变造成 *vWF* 活性增强时，它与血小板的结合能力相应增强，也就不易于从血小板上分离。当个体因损伤而出血时，带有 *vWF* 的血小板不便于与血管内皮接触和依附而起到止血的作用。

（三）新特性获得

新特性突变（novel property mutation）是一种不常见的突变类型。这种突变使蛋白质产生新的特性，并导致疾病的发生。例如一种常染色体隐性遗传病——镰状细胞贫血是由于 β 珠蛋白链基因突变形成异常的血红蛋白 Hb S，它具有相对正常的运氧能力，但却因为在缺氧的情况下产生了相互聚集的新特性，使红细胞变形能力下降，从而易受损造成溶血性贫血的发生。

（四）异时表达或异位表达

异时表达是指基因突变导致基因在错误的时间进行表达，异位表达是指基因突变导致基因在错误的地点进行表达。最常见例子是癌症，即在正常细胞中一般不表达或低表达的癌基因发

Notes

生突变导致这种异常表达，形成恶性肿瘤。又如，某些血红蛋白调控元件的突变造成只在胎儿时期高度正常表达的γ-珠蛋白基因在成年期继续表达，由此引起遗传性胎儿血红蛋白持续症。

三、基因突变的诱变因素

根据基因突变发生的原因，可分为自发突变和诱发突变。自发突变（spontaneous mutation）是在自然条件下，没有人为干涉而发生的突变。至今对于自发突变发生的原因和机制尚不清楚，可能归因于环境中的辐射本底和其他可致诱变的物质，或者生物体的某些代谢产物对遗传物质的影响或损伤。而诱发突变（induced mutation）则是指在人为的干涉下，经过特殊的人工处理所产生的突变。然而，无论是自发突变还是诱发突变，都是一定的内外环境因素作用于遗传物质的结果。凡是能够诱发基因突变的各种内外环境因素均称为诱变剂（mutagen）。按照诱变剂的性质和对遗传物质的作用方式可分为物理因素、化学因素和生物因素三种主要类型。

（一）物理因素

辐射是诱发基因突变的主要物理因素，如紫外线辐射或电离辐射。

1. **紫外线**　紫外线有三种波长：UVA（320～400nm）、UVB（280～320nm）和UVC（200～280nm）。其中UVB容易被DNA碱基吸收，引起DNA碱基的改变，常被认为与皮肤癌的发生相关。紫外线引起的常见的DNA损伤是一条DNA链相邻嘧啶残基形成二聚体，其中最常见的是胸腺嘧啶二聚体（TT）。嘧啶二聚体的形成改变了DNA的局部结构，当DNA复制或RNA转录进行到这一区域时，造成碱基互补配对的错误。

2. **电离辐射**　电离辐射包括电磁辐射（X-射线和γ-射线）和特殊辐射（α-粒子、β-粒子、原子和中子）。它们诱变作用的原理是一定强度或剂量的射线或电磁波击中遗传物质，其被吸收的能量，引发遗传物质内部的辐射化学反应，导致染色体和DNA分子多核苷酸链的断裂性损伤；断裂的染色体或DNA序列片段发生重排，则会进而造成染色体结构的畸变。

（二）化学因素

1. **碱基类似物**　一些碱基类似物可以掺入DNA分子中而取代某些正常碱基，引起突变的发生。如5-溴尿嘧啶（5-BU）的化学结构与胸腺嘧啶（T）极为相似，在酮式结构时与A互补，烯醇式结构时与G配对。一旦其取代T，并形成了与G的配对。那么，经过DNA的一次复制，就会使原来的A-T碱基对变成突变的G-C碱基对。

2. **亚硝酸类化合物**　这是一种非常有效的诱变剂，其基本反应是氧化脱氨基作用。例如，A被脱氨基后即衍生为次黄嘌呤（H）；H将不能与胸腺嘧啶（T）正常配对，而与C的互补结合。

3. **羟胺类**　羟胺（hydroxylamine，HA）是一种还原性化合物，可引起DNA分子中胞嘧啶（C）发生化学成分的改变，因此不能与其互补碱基鸟嘌呤（G）正常配对，而与腺嘌呤（A）配对结合。

4. **烷化剂类物质**　包括甲醛、氯乙烯、氮芥等。该类物质能够将烷基基团引入多核苷酸链上的任一位置，从而造成被烷基化的核苷酸发生配对错误而导致突变的发生。

5. **芳香族化合物**　这类化合物包括吖啶及焦宁类等，能够嵌入到DNA的核苷酸组成序列中，造成碱基的插入或丢失，导致插入或丢失点之后整个编码顺序的改变。

（三）生物因素

1. **病毒**　DNA病毒和RNA病毒均具有诱发基因突变的作用，常见的生物诱变因素有流感病毒、麻疹病毒、风疹病毒、疱疹病毒等。目前DNA病毒的诱变作用机制尚不十分清楚；RNA病毒可能是通过其cDNA对宿主细胞DNA序列的插入引起突变发生的。

2. **细菌和真菌**　细菌和真菌所产生的毒素或代谢产物往往具有强烈的诱变作用。例如，花生、玉米等作物中的黄曲霉菌产生的黄曲霉素，就具有致突变作用，并被认为是肝癌发生的重要诱发因素之一。

四、DNA损伤的修复

细胞内的DNA会受到各种各样的损伤，一部分可归因于细胞外因素，但大部分是由于内源性机制，包括自发性化学水解，细胞内活性氧基团攻击嘌呤和嘧啶环以及复制与重组错误等。DNA修复（DNA repairing）指生物体可能使损伤的DNA得以复原，以维持正常的功能，这种能力对于维持生物体的稳定和生存具有重要意义。常见的DNA损伤修复包括以下几种方式。

1. 直接修复　光复活作用（photoreactivation）是DNA损伤直接修复的一个例子，它能直接逆转紫外线辐射造成的嘧啶二聚体。在这一过程中，DNA光解酶从光线中捕获能量并将其用于断开嘧啶二聚体之间的共价键，这样使受损碱基直接被修复。直接修复的另一个例子是通过O^6甲基鸟嘌呤DNA甲基转移酶除去不恰当的甲基化鸟嘌呤上的甲基，从而直接逆转DNA的损伤。

2. 碱基切除修复　清除DNA受损碱基最普遍的方法就是通过修复系统将受损的碱基切除并替换为正确的碱基。在碱基切除修复过程中，一种糖基化酶（glycosylate）识别并通过水解糖苷键除去受损的碱基；随后核酸内切酶把产生的脱碱基戊糖从DNA骨架上去除。受损核苷酸从骨架上完全去除后，DNA聚合酶和DNA连接酶用未受损的DNA链作为模板，根据碱基互补配对修复受损的链（图2-15）。目前已知人体内至少有8种不同DNA糖基化酶，每种酶负责识别和除去特定种类的碱基损伤。

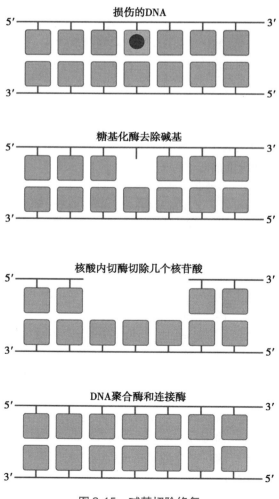

图2-15　碱基切除修复

Notes

3. **核苷酸切除修复**　核苷酸切除修复（nucletoide excision repair，NER）不能像碱基切除修复酶（即糖基化酶）那样区分不同的损伤，而是识别双螺旋结构上的扭曲，如胸腺嘧啶二聚体或碱基上存在大的化学加合物时造成的扭曲。这种扭曲在一系列蛋白质的作用下产生多种反应，从而使含有损伤的一小段单链片段被切除；随后在 DNA 上产生的单链缺口处在 DNA 聚合酶的作用下，以未受损的链为模板进行修复，从而恢复正确的核苷酸序列（图 2-16）。

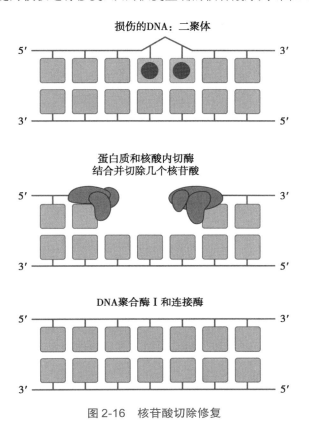

图 2-16　核苷酸切除修复

4. **复制后修复**　这是一种修复 DNA 双链断裂的方式。损伤的 DNA 链复制时，产生的 DNA 子链在受损部位会出现缺口，这时同源染色体上正常的母链 DNA 与有缺口的母链 DNA 进行重组交换，两条子链形成双链，有缺口的子链以正常子链为模板进行缺口填补；两条母链形成的双链 DNA 可以通过其他方式修复，或不经过修复而继续存在，随着 DNA 的多次复制，损伤的 DNA 所占比例逐渐降低。

5. **错配修复**　能纠正 DNA 复制错误所引起的错配的碱基对。

综上，除直接修复外，所有这些系统均需要核酸外切酶及内切酶、解旋酶、聚合酶以及连接酶，它们通常以具有共同组件的多蛋白复合体形式发挥作用。DNA 损伤修复系统的缺陷与多种人类疾病相关，例如核苷酸切除修复系统的缺陷就是一种常染色体隐性遗传病——着色性干皮病的发病原因。

第四节　人类基因组学

人类基因组学（human genomics）是研究人类基因组组成，基因组内各基因的精确结构、相互关系以及表达调控的科学。人类基因组学的研究主要源于 1990 年启动的人类基因组计划（human genome project，HGP），其宗旨在于测定人类染色体中所包含的 30 亿个碱基对组成的核苷酸序列，从而绘制人类基因组图谱，达到破译人类遗传信息的目的。随着人类基因组计划的

Notes

推进和完成，极大地推进了基因组学领域中技术和研究的发展。我们在读通了人类基因组的全序列后，仍有很多问题亟须被解答，如 DNA 如何被调控，基因遗传与环境如何共同导致疾病发生，生命的整体现象如何形成等问题。于是一系列人类基因组延伸计划应运而生。

1998 年环境基因组计划（environmental genome project，EGP）启动，其目标是推进有重要功能意义的环境应答基因的多态性研究，确定其引起环境暴露致病危险性差异的遗传因素，并开展和推动环境 - 基因相互作用对疾病发生影响的人群流行病学研究。

2002 年，人类单体型图计划（human haplotype mapping project，HapMap）启动，进一步拓展了人类基因组研究的方向，其目标是构建人类基因组中常见遗传多态位点的目录，从而将遗传多态位点和特定疾病风险联系起来。随着对基因组认知的逐步深入，科学家们认识到人类遗传信息远远不止 DNA 序列这么简单。除了 DNA 序列可以被遗传，还存在另外一类遗传现象，称为表观遗传。表观遗传指 DNA 序列不发生变化，但基因表达却发生了可遗传的改变，包括 DNA 甲基化和组蛋白修饰等。于是，2003 年人类表观基因组计划（human epigenome project，HEP）正式启动，来揭秘人类基因组中的 DNA 甲基化密码和组蛋白修饰状态对基因的表达的调控。

癌症作为临床危害最大的疾病之一，是一种基因组异常直接相关的疾病。因此，美国政府于 2005 年开始针对多种癌症开展了癌症基因组计划（The Cancer Genome Atlas，TCGA），解析癌症组织的基因异常，用于帮助临床诊断及抗肿瘤药物开发。

同样重要的还有调控基因转录的各种元件，掌握这些调控的信息是真正了解基因表达的关键。于是 2007 年 DNA 元件百科全书计划（encyclopedia of DNA elements，ENCODE）启动，旨在解析人类基因组的调控信息。近几年的研究进一步揭示，以上的这些信息仍然有限，DNA 和调控元件是处于一个细胞的三维空间中，因此 DNA 的调控不是一个线性的调控过程，而是一个立体的多因素参与的过程，基因组的三维结构是基因调控中非常关键的一个环节。为了深入认知基因的三维调控模式，2015 年将要启动人类三维核小体计划（3D nucleome project，3DN）（图 2-17）。

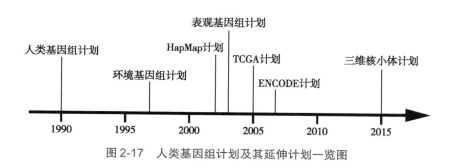

图 2-17 人类基因组计划及其延伸计划一览图

人类基因组计划及其延伸计划的实施，不仅不断地推动着我们对于遗传物质的认知，同时还促进了对疾病诊断和治疗的发展。下面将对这些计划及其主要的发现进行详细介绍。

一、人类基因组计划

人类基因组计划（HGP）由美国国家能源部和国立卫生研究院于 1990 年正式启动，计划耗时 15 年，耗费 30 亿美元完成人类基因组全部序列的测定。这是美国继曼哈顿原子弹计划、阿波罗登月计划后在科学史上的第三大科学计划，也被称为生命科学的"登月计划"。欧共体、日本、巴西、印度、中国等国家也相继加入该计划并提出了各自的基因组研究计划。由国际科学家小组建立的人类基因组组织（Human Genome Organization，HUGO）对此计划在各国实施进行协调工作。

人类基因组计划的主要目标是对组成人类基因组的三十亿对碱基序列进行测定，并鉴定出

Notes

存在于基因组内的 20 000～25 000 个基因。同时计划还将完成一些模式生物的基因组的测定，用于辅助医学研究。例如果蝇、大肠埃希菌的基因组序列等。此外，人类基因组计划把测序所得数据储存在数据库中供所有人访问。计划内容中还包括对 DNA 测序技术的开发和创新，期望通过技术的革新加速测序计划的进程。由这计划而衍生出来的道德伦理、法律及社会议题的研究也被列入到人类基因组计划的内容中。

经过 13 年的努力，科学家们于 2003 年宣布人类基因组计划正式完成。这比预期计划提早了两年。通过该计划，科学家们对人类基因组有了全新的认识，发现了人类基因组的以下特征：①人类基因组中包含 30 000～40 000 个编码蛋白质的基因，仅相当于低等生物线虫和果蝇基因数的两倍左右。但是基因还存在可变剪切，这使得基因的编码产物变复杂。②许多特征在基因组上分布不均：基因、转座子、GC 含量、CpG 岛和重组率等。③人类基因组所编码的蛋白质组要远比无脊椎动物复杂，与脊椎动物特性相关的蛋白质结构域和基本结构模块占了总量的 7% 左右。④大部分转座子活性明显下降，但是长散在核元件（LINE1）和 ALU 单元件却成为优势家族。⑤在染色体末端重组率较高，着丝粒附近则相反，重组率在不同性别之间有差别。⑥鉴定出了超过 1 400 000 个单核苷酸多态性位点。⑦科学家还发现与蛋白质合成有关的基因只占整个基因组的 2%。这些知识的更新，推动了人们对于基因组的认知，也促使科学家们更进一步去解析基因组的奥秘。

人类基因组计划的完成为医学遗传学研究奠定了极其重要的基石，并产生了一系列重大的影响。人类基因组计划鉴定了 15 000 个基因的 cDNA 序列，为研究单基因遗传病和多基因遗传病提供了最重要的素材。由于多种与疾病相关的基因被鉴定出来，一些相应的基因诊断试剂盒被陆续研发出来用于遗传性疾病的检测。基因的鉴定为其他基因变异引起的疾病研究提供了重要的资料。疾病相关基因的鉴定为药物设计提供了有效的靶点，极大地推进了靶向药物研发的进程。同时，随着人类基因组计划的推行，测序技术也有了飞跃式的发展，近年发展起来的第二代测序使得测量一个人的基因组的时间和成本得到了巨大的降低。

虽然人类基因组计划取得了重大的成果，但仍然存在很多的未知问题等待解析。随着技术和知识的革新，与人类基因组相关的多种计划正在逐步进行中。

二、人类基因组单体型图计划

人与人之间大于 99.9% 的 DNA 序列是一致的，但仍存在小于 0.1% 的 DNA 序列在不同人中存在差异，这是人与人之间差异产生的主要原因之一，也是人们罹患疾病的风险不同和对药物的不同反应的主要原因。这种不同个体的 DNA 序列上的单个碱基的差异被称作单核苷酸多态性（single nucleotide polymorphism，SNP）。人类的所有群体中大约存在一千万个 SNP 位点，其中稀有的 SNP 位点的频率至少有 1%。相邻 SNPs 的等位位点倾向于以一个整体遗传给后代。位于染色体上某一区域的一组相关联的 SNP 等位位点被称作单体型（haplotype）。

大多数疾病都是受多基因以及环境因子共同作用而发生发展的。越来越多的研究发现，不同人对于同一种风险因素的反应性差异非常大。研究还发现这些与常见疾病相关的 DNA 序列上的多态位点，是了解引起人类疾病复杂原因的最重要途径之一。为此，由日本、英国、加拿大、中国、尼日利亚和美国的科学家们共同合作完成了国际人类基因组单体型图计划（The International HapMap Project，HMP），简称 HapMap 计划。项目于 2002 年正式开始实施，旨在建立一个将帮助研究者发现人类疾病及其对药物反应的相关基因的公众资源平台。项目通过确定单体型，使单体型图成为用于进行关联研究的一个工具。在关联研究中，研究人员将患者的单体型与健康人（对照）的单体型相比较。与对照相比，如果某一种单体型在患者中经常出现，影响该疾病的基因可能就存在于这个单体型内部或附近。

历时 3 年，HapMap 计划组宣布了一个拥有数亿数据的人类基因组单体型图的成功构建，

Notes

以及一个更精细的遗传图谱即将完成。该项目共针对一百多万个 SNPs 位点构建了密度约 3.6kb 的数据库和 HapMap，其信息完全公开，用户可以通过多种工具进行查看。这一计划的完成为更新人类对于基因的认知以及人类健康研究产生了重要的影响。

首先，在计划进行过程中，提出了全新的结构差异和拷贝数变异概念。虽然 HapMap 计划的目标是对于单核苷酸多态位点的模式分析，但是在对单体型的分析时发现了基因组中同样广泛存在结构差异（structural variation，SV），包括 DNA 序列的插入、删除、倒位、易位等。这些结构差异大小很不均一，可在数十个至数百万核苷酸之间。HapMap 计划揭示出结构变异是基因组中一种常见但由于经典检测技术的缺陷而知之甚少的遗传多态性。

其次，HapMap 计划对于基因组科学和系统生物学具有极大的推动作用。如果说人类基因组计划奠定了基因组学的基础，那么 HapMap 计划则开启了群体基因组学的时代，并且在很大程度上促进了系统生物学的发展。HapMap 计划为人类基因组提供了全基因组 SNPs 的群体分布图谱并揭示了人群内的遗传结构，不但为群体基因组学（population genomics）奠定了重要基础，还为这一种研究方式建立了一种新的研究策略。这些信息的完备使自然选择和人群演化成为基因组学研究的又一热点。基于此，科学家们还获得了若干人类阳性自然选择图谱和数据库。

另外，HapMap 计划的开展揭开了通过 SNP 分型来进行病例-对照的关联分析的序幕。HapMap 计划的完成使全基因组的病例-对照关联分析在全球范围得到普及，并且促进了全基因组关联研究（genome-wide association studies，GWAS），即不考虑先验知识而是直接通过对大样品量（上千份）进行整个基因组的关联分析研究，将基因测序（或者基因芯片）得到的 SNP 信息与疾病的风险进行关联，而得到疾病相关 SNP 信息。

更重要的是，HapMap 计划不仅获得了大量的数据信息，还带动了整个基因组测序以及数据分析的发展。基因组科学发展的一个重要特点就是与先进技术手段极其紧密的相互结合和促进，正是这种密切关系产生了科学与技术共同快速发展。与早期测序技术落后的情况不同，在 2002 年以后多种高通量基因组技术得到了快速发展，从而保证了 HapMap 计划的 3 年圆满完成。HapMap 计划不但有力推动了 SNP 技术的快速发展，还大大促进了多种基因组学技术的研发。特别是多种高密度的全基因组 SNP 芯片为病例-对照研究提供了最关键的 SNP 信息，这些 SNP 信息几乎被所有大型疾病相关研究采用。在研发 SNP 杂交芯片的基础上，多种全基因组规模的其他基因芯片陆续开发出来，包括定量检测 mRNA 表达、microRNA、DNA 甲基化、染色质免疫共沉淀等检测芯片。基于微列阵芯片的比较基因组杂交（comparative genomic hybridization，Array-CGH），成为发现和研究拷贝数目差异的重要手段。

除此之外，HapMap 计划还将产生目前尚很难预料的知识上的进展。在未来可以根据患者 SNP 的信息，实现个体化医疗，从而有的放矢地进行治疗并将副作用降至最低。通过长期的研究，与长寿和抗病能力等其他健康相关的遗传变异将被确定，从而将产生具有广泛益处的新疗法。对任何新知识而言，HapMap 计划既带来了新的挑战，又将会带来不可预料的空前的机遇。

三、人类 DNA 元件百科全书计划

在进行了人类基因组计划后，科学家们发现除了 DNA 序列本身，参与调控这些过程的元件对于疾病的发生发展也发挥着至关重要的作用。在细胞中，DNA 通过转录产生 RNA，RNA 通过翻译产生蛋白质，每一个环节都是受到严密的调控来确保细胞正常的运作。而这些调控不仅仅只受到 DNA 序列的影响，更多的是 DNA 序列之外的调控元件参与到这样的过程中。因此为了能够更好的预测疾病的风险，以及加速疾病治疗和预防策略的革新，美国国家人类基因组研究所于 2003 年启动了 DNA 元件的百科全书（ENCODE）计划，该计划的目标是识别人类基因组的所有功能元件。最初，该计划只是被作为试验项目，目的是为了开发新方法和策略对人类基因组的 1% 进行研究。经过四年研究，参与的科学家们成功鉴定了一批基因组中的功能调控元

Notes

件，同时随着各种基因研究技术的快速发展，使得进一步深入挖掘基因组调控信息提供了可能。在 2007 年 9 月 ENCODE 计划扩展到了整个人类基因组。运用染色质免疫共沉淀结合第二代测序技术（chromatin immune-precipitation，ChIP-seq）、第二代 RNA 测序技术（RNA-seq）、配对末端标签测序分析染色质相互作用（chromatin interaction analysis by paired-end tag sequencing，ChIA-PET）和全基因组甲基化测序（reduced representation bisulfite sequencing，RRBS）等高通量技术手段。提供了多达 147 种不同细胞类型的多种调控元件的信息。它被认为是"人类基因组计划"之后国际科学界在基因研究领域取得的又一重大进展。

在人类基因组计划完成后，我们得到了人类基因组的序列图谱，但是 ENCODE 计划完成了解析基因组调控规律、基因功能等工作。在人类基因组计划中，科学家认为仅有 2% 的基因区域具有转录的潜能，但是通过 ENCODE 计划发现，科学家们发现基因组中 80% 的位置都是可以被转录，且这些被转录的 RNA 大部分都是非编码 RNA，这些非编码 RNA 在细胞中不编码蛋白质，但是在细胞中发挥着非常重要的调控功能。

ENCODE 计划的成功完成对生物医药等多个领域产生了重要的影响：

1. **为基因组研究提供了强大的数据库**　ENCODE 计划针对基因组的各种调控元件开展了广泛的研究，主要包括：①研究 DNA 甲基化和组蛋白修饰等表观遗传学因素对 DNA 转录成 RNA 的影响，提供了大量 RRBS 数据和组蛋白修饰相关的 ChIP-seq 数据；②研究染色质在空间的相互作用，获得了一批 ChIA-PET 等数据；③研究转录因子对基因表达的调控功能，获得了多种细胞里多种关键转录因子的 ChIP-seq 数据；④分析了 DNase I 超敏感位点，获得了多种细胞的 DNase-seq 数据；⑤对多种不同组织来源的细胞系进行 RNA 测序，获得了多种细胞系的 RNA-seq 数据。该计划提供的相关信息远远超出了人类基因组计划提供的 DNA 序列信息。

2. **更新了人们对于基因表达控制的认知**　ENCODE 计划在基因组调控层面，提出很多新的观点，识别出许多调控元件。例如 DNase I 超敏感位点（DHS）和转录因子在基因组上的结合位点。ENCODE 计划公布的信息显示，每个细胞有 20 多万个 DHS，远远超过基因组中启动子数量，而且在不同类型细胞所含的 DHS 存在非常大的差异，这提示了基因组调控的复杂性和多样性。

3. **发现了大量非编码 RNA**　以往的知识认为人类基因组的大部分 DNA 序列不编码蛋白质，仅仅只有 2% 的序列是编码蛋白质，其余的都是垃圾 DNA。但是 ENCODE 计划的研究结果显示，基因组超过 80% 的位置都是可以被转录的，而且大部分被转录出来的都是非编码 RNA。这些非编码 RNA 大多数通过与蛋白质和 RNA 分子结合，调节编码蛋白的基因的功能和表达水平。ENCODE 计划绘制了详细的非编码 RNA 序列的目录，这些研究意味着在今后的研究中，除了编码基因参与疾病的发生，很多非编码区域也可能潜在调控关键编码基因，因而在疾病发生发展过程中也发挥非常重要的作用。例如，在解释全基因组关联研究（GWAS）结果时，需要考虑非编码区域，那些只是聚焦于编码区序列的研究有可能漏掉了重要部位，从而难以识别出真正的致病变异。

4. **提供了一系列算法和数据阅读平台**　人类基因组计划、ENCODE 计划产生了前所未有的海量数据，对这些高通量数据的分析是一个重大的难题，也产生了各种计算和数据分析的挑战，这也是驱动基因组学中计算方法发展的主要动力。ENCODE 数据多而复杂，对于不同目的来源的数据的方法不尽相同，因此也促使了和基因组调控元件相关的多种高通量数据分析的发展。

四、人类表观基因组计划

在遗传研究中，除了经典的 DNA 序列信息的遗传，还有一个非常重要的领域叫做表观遗传。表观遗传指的是 DNA 序列不发生变化，但基因表达却发生了可遗传的改变。表观遗传的

Notes

现象有很多,已知的有 DNA 甲基化(DNA methylation)、基因组印记(genomic imprinting)、母体效应(maternal effects)、X 染色体失活(X chromosome inactivation)、基因沉默(gene silencing)、核仁显性(nucleolar dominance)和 RNA 编辑(RNA editing)等。众多研究也发现,表观遗传与人类健康或疾病都有着非常重要的关系。在解析了人类基因组序列的信息后,科学家们意识到表观遗传的信息解密对于更进一步了解基因遗传有着至关重要的作用。在众多表观遗传学现象中,DNA 甲基化不仅可影响细胞基因的表达,而且 DNA 甲基化的信息还可随着细胞分裂而遗传并持续下去,或受某种因素的影响而改变。DNA 甲基化是一类高于基因组序列水平的基因表达调控机制,是将基因型和表型联系起来的一条纽带。因此,人类表观基因组协会于 2003 年 10 月正式宣布开始实施人类表观基因组计划(HEP)。主要针对基因组上 DNA 甲基化信息进行研究,绘制人类基因组位点上的 DNA 甲基化可变位点图谱。通过在表观基因组层面研究正常和疾病组织 DNA 甲基化的差异,可以揭示多种遗传疾病如肿瘤表观遗传学机制。

HEP 的目标是解析人类主要组织中在基因组水平的 DNA 甲基化模式,并在基因组水平绘制不同组织类型和疾病状态下甲基化可变位点(methylation variable positions,MVP)图谱。所谓 MVP 是指不同组织类型或疾病状态下,甲基化胞嘧啶在基因组 DNA 序列中的分布和发生频率。它是在表观基因组水平上对 DNA 甲基化进行精确定量分析的表观遗传学标记,这一图谱的绘制在提高人们对疾病的了解和诊断能力具有重要的实用价值。它不仅可为肿瘤等疾病的深入研究提供新的诠释依据,而且还可为环境因素、营养和衰老研究提供新的方法。此外,与其他基因组技术联合应用,还可深入到药物研究,而且 DNA 甲基化筛选可为疾病状态提供新的表观遗传学依据,为药物研发挖掘新的靶标。

为了深入研究表观基因组,国际上在 HEP 之后还成立了一系列和表观研究相关的合作研究组织并开展了一系列相关的基因组计划。例如 2004 年,由欧洲 6 个国家 25 个研究所组成了"表观基因组学"先进研究网络。这一研究网络计划用 5 年时间,建立欧洲科研合作平台。2007 年,美国国立卫生研究院(NIH)利用由"路标计划"(Roadmap plan)启动了表观基因组学研究计划(Roadmap Epigenomics Project)。2010 年,国际人类表观遗传学合作组织成立,该组织计划在第一阶段的 10 年内标记出 1000 个参考表观基因组。2011 年 10 月,欧盟委员会(European Commission)卫生研究部门投资 3000 万欧元启动了项目名为"蓝图"(BLUEPRINT)的研究计划,用来研究表观基因影响健康及疾病的机制。

五、环境基因组计划

人体是一个复杂的开放性系统,在复杂多变的自然和社会环境中,健康受到多层次的影响。尽管人类还有很多疾病的病因尚未弄清,但普遍认为人类健康或疾病状态是由遗传因素与环境因素共同作用的结果。随着分子遗传学研究的快速发展,人们意识到人群中不同遗传背景的个体对于环境刺激的反应性存在不同。为了研究人体对于环境刺激的反应性的差异,1997 年由美国国立环境卫生科学研究所(NIEHS)首先提出并于 1998 年投资 6000 万美元正式启动了环境基因组计划(EGP)。旨在研究与环境相关疾病的遗传易感性,寻找对化学损伤易感的基因。此计划在美国人群中选择具有不同年龄、性别和种族背景的 10 个群体中 1000 个体,并应用人类基因组计划所使用的方法,鉴定与环境相关疾病易感基因的等位片段多态性(allelic polymorphism),建立这些基因多态性的中心数据库,并服务于疾病流行病学中基因与环境相互作用的人群研究。通过鉴定影响个体对环境成分反应的基因和等位片段多样性,科学家们将能准确地预测出影响人类健康的危险度和帮助政府制定出环境保护策略。

EGP 项目的目标和内容不同于 HGP,HGP 重于疾病基因的研究,而 EGP 侧重于疾病的预防。EGP 以研究环境与人类疾病的关系为核心,包含两个主要的研究目标:①推进有重要功能意义的环境应答基因的多态性的研究,确定个体在相同环境暴露下产生不同疾病危险性的差

Notes

异；②通过改进基因分析方法，优化研究设计，建立样品资源库等，推进基因 - 环境相互作用对疾病发生影响的流行病学研究。

经过五年研究，环境基因组计划取得了一系列重大的成果，得到了一批和环境相关的基因多态性位点。这些位点信息的获悉可以帮助人们对疾病进行早期预防，对环境进行早期干预。随着人们对于遗传学认知的逐步加深，人们对于环境与遗传之间关系的认知可以得到更好的拓展。因此，近年来科学家们，仍然继续在对环境和遗传的关系方面努力研究。

六、癌症基因组图谱计划

癌症是目前国际上发病率最高的疾病之一，根据发病部位和恶性程度可以分为两百多种类型。目前普遍认为癌症的发生主要和细胞的突变有着密切的关系，由于癌症的复杂性和难治性，以及其发病和基因组的异常有着非常重要的联系。2005 年由美国政府发起了癌症基因组图谱（TCGA）计划，试图通过应用基因组分析技术，特别是采用大规模的基因组测序，绘制人类全部癌症的基因组变异图谱。并通过对高通量数据分析，了解癌细胞发生、发展的机制。这一项目由美国国家癌症研究所和国家人类基因组研究所联合进行。

和人类基因组计划相似，TCGA 计划也是一项以基因组为基础的重大科学研究计划。但与人类基因组计划及延伸计划等关注于疾病的遗传因素（与生俱来）不同，TCGA 更关注于人类出生后细胞中的基因变化（后天变异）。大部分癌症的发生都需要经历体细胞突变（somatic mutations），而这些所谓的体细胞突变（又称获得性突变）是不可遗传的。TCGA 的目标是通过对多种肿瘤中多个病人的肿瘤组织和正常组织进行基因组测序，在全基因组范围绘制癌症基因组图谱。

截至目前，TCGA 计划已经对 33 种肿瘤进行了测序，获得了超过 10 000 例病人的全基因组测序（whole genome sequencing，WGS）、转录组测序（RNA-sequencing）、全外显子测序（whole exon sequencing，WES）和 DNA 甲基化芯片（DNA methylation array）数据，建立了非常庞大的癌症基因组数据库。通过生物信息学数据挖掘解析获得了多种与肿瘤发生发展相关的体细胞突变。这些突变的发现为靶向研究抗肿瘤药物提供了良好的靶标。同时，这些数据的也为深入研究肿瘤发生的分子机制提供了强大的数据支持。

七、三维核小体计划

染色质结构和功能之间的密切关系促进人们研究染色质结构的形成机制和生物学功能。真核生物的基因组都是在细胞核的三维空间中发挥功能。人类 DNA 序列连接起来的线性长度大约为 3 米，但细胞核半径仅约 3.5 微米。如何将超长的染色质存放在非常小的细胞核中是一个非常有趣的问题。在进行了人类基因组计划、ENCODE 计划等计划后，人们获得了线性的基因组序列信息和相关的注释。然而在细胞核内部，DNA 以三维立体的形式形成高度复杂的结构，离散的调控元件并不能有效地解释很多基因的调控结果和机制，正确的基因表达需要染色体折叠成复杂的三维结构，形成连接基因与增强子的染色质环、更大的染色体结构域和细胞核隔室。

在线性基因组测序过程中，我们发现很多没法解释的现象，可能是和基因组的空间构象使得调控变得复杂相关的。例如，有很多的疾病相关的多态性位点处于不重要的区域，但是它们可能在三维结构中，由于空间构象中通过折叠和交错使得它们影响了线性距离非常远但空间距离非常靠近的基因。因此，如果要全面解析细胞的内部调控，科学家们需要将基因组的研究扩展到三维结构的基因组信息解读中。

人类基因组测序已经完成十多年了，但是基因组信息是如何指导空间和时间上的基因表达，目前还处于非常初级的阶段。这一知识不仅对理解人类的发育机制至关重要，也是研究人群中表型变异和许多人类疾病病因的关键。全面绘制染色质的相互作用图谱，并了解基因组三

Notes

维图景是如何约束和促成这种作用的，将可能揭示细胞是如何存储、阅读和编译遗传信息的。因此为了进一步解密基因遗传和调控的机制，2014年美国国立卫生院提出了一个新的基因组计划叫做三维核小体计划（3DN）旨在探究细胞核结构核基因三维调控方式。预期项目指南内容包括：可探测细胞核结构和在正常与病理条件下调节基因表达的新一代工具；细胞分裂间期细胞核结构的参考图谱；可以解释基因组结构与功能关系的预测模型；通过细胞核结构的实验修饰进行模型确认。计划的实施将更新人们对于基因转录调控的认知。

第五节　基因组学研究

一、结构基因组

结构基因组研究的是关于基因组的组织结构、基因组成及基因定位等结构信息。研究结构基因组采用的技术方法是基因组测序。根据测序技术的发展，主要分为两种策略——人类基因组计划的策略和新一代测序技术的策略。

（一）人类基因组计划的策略

人类基因组计划的目的是测定人类全基因组的 DNA 序列，并鉴定其中所包含的基因。然而，人类染色体不能直接用来进行测序，故人类基因组计划的第一阶段是要将基因组这一巨大的研究对象进行分解，使之成为较易操作的小的结构区域，来确定基因或者其他 DNA 片段的相对位置，这个过程简称为作图（mapping）。

根据使用的标志和手段不同，作图可以分为两种类型：①遗传连锁图谱（genetic linkage map），即通过计算连锁的遗传标志之间的重组率确定它们的相对距离，一般用厘摩（centimorgan，cM）即每次减数分裂的重组率为 1% 来表示；②物理图谱（physical map），即确定各遗传标志之间的物理距离的图谱，以碱基对的个数来表示。

遗传图谱绘制需要应用多态性标志。20 世纪 80 年代中期最早应用的标志是限制性酶切片断长度多态性（restriction fragment length polymorphism，RFLP）。此类标志的数量较少，多态性信息也较低。20 世纪 80 年代后期发展的短串联重复序列（short tandem repeat，STR）又称微卫星（microsatellite，MS）标志，主要是二核苷酸重复序列如（CA）n，其染色体分布和信息含量明显优于 RFLP，成为遗传连锁分析极其有用的标志。1996 年，法国和美国科学家共同发表了由 5264 个 MS 标志组成的、分辨率高达 0.6cM 的遗传图谱，提前和超额完成了原定的分辨率为 2～5cM 的遗传作图计划。同时，MS 也成为物理图谱上的标志，从而促进了遗传图谱与物理图谱的整合。同年，第三代多态性标志，即 SNP 标志被大量鉴定，其意义已超出了遗传作图的范围，而成为研究基因组多样性和识别、定位疾病相关基因的一种重要手段。

物理图谱包含了两层意义，一是获得分布于整个基因组的序列标签位点（sequence tagged site，STS），其定义为染色体定位明确，而且可用 PCR 扩增的单拷贝序列，使每隔一定距离就有一个标志；二是在此基础上构建覆盖每条染色体的大片段 DNA。确定两个 STS 间的物理联系，通常用的工具是由人类家系细胞株组成的遗传作图板、人类 DNA 与啮齿类 DNA 杂交的辐射杂种（radiation hybrid，RH）细胞板和酵母人工染色体（yeast artificial chromosome，YAC）或者细菌人工染色体（bacterial artificial chromosome，BAC）。物理图构建的成功，不仅为大规模测序奠定了基础，而且还绘制出了人类基因组转录图谱（或基因图谱）的雏形。

关于全基因组的序列测定，人类基因组计划采用了两种策略。

第一种是基于图谱的方法。通过上文提到的精细物理作图，排出对应于特定染色体区域的重叠度最小的 BAC 重叠群后，就可以对其中的 BAC 逐个进行测序。这是由各国政府及非盈利机构（如英国的 Wellcome Trust 基金）所支持的公共领域测序计划在 20 世纪 90 年代中期所确定

Notes

的策略。但在人类基因组计划进行的过程中,又提出了工作草图(working draft)的概念,其定义为:通过对染色体位置明确的 BAC 重叠群 4~5 倍覆盖率的测序(在 BAC 克隆水平的覆盖率不应低于 3 倍),获得基因组 90% 以上的序列,其错误率应低于 1%。工作草图虽然离最终完成图还有相当大的距离,但是已具有很高的科学价值,对于基因组模体结构的认识、基因的识别、疾病基因的定位克隆、SNP 的发现、基因基本结构的解析等都非常有用。

另外一种方法是"全基因组鸟枪法"(whole genome shotgun)测序。这是一个十分大胆的构思,即在获得一定的遗传和物理图谱信息的基础上,绕过 BAC 克隆逐个排序的过程,直接将基因组 DNA 分解成 2kb 左右的小片段进行随机测序,辅之以一定数量的 10kb 的克隆和 BAC 克隆的末端测序,利用超级计算机进行序列组装。由 Craig Venter 领导的私营研究所 TIGR 于 1995 年首先将这一策略应用于微生物基因组的测序并获得成功,但该方法能否用于高级生物的复杂基因组测序一直有疑问。1999 年,由 TIGR 和 PE 公司组建的 Celera 公司,与加州大学伯克利果蝇计划(BDGD)合作,仅用了 4 个月时间,就用该方法完成了果蝇基因组 120Mb 的全序列测定和组装,证明了这种新的技术路线的可行性,成为采用该方法进行人类基因组全序列测定的一个成功的预实验。

（二）新一代测序技术的策略

自从人类基因组计划完成之后,测序技术也在日新月异的发展,越来越多新技术的出现使得基因组测序变得越来越便宜,越来越快速。始于 20 世纪 90 年代的人类基因组计划,花费 30 亿美金和长达 13 年的时间。到 2007 年,研究人员仅仅花费 100 万美金就完成了 James Watson 的基因组测序。到 2010 年,一个人类基因组的测序费用被降低到了 1 万美金到 10 万美金。2014 年,著名测序仪器公司 Illumina 发布的新一代测序仪 HiSeq X Ten 将基因组测序费用降到了 1 千美金以下,且如果 10 台 HiSeq X Ten 测序仪同时运行,每年可测超过 1 万 8 千个人类基因组。单个碱基测序费用降低的速度,已经远远超过了信息学上著名的摩尔定律,基因组测序正式进入了大数据时代。

基因组测序能力的大幅提升得益于近年来高通量测序技术(high-throughput sequencing),也叫做第二代测序技术(next-generation sequencing)的发展。以 Illumina 公司的 HiSeq 测序仪和 Roche 公司的 454 测序仪为代表的新一代测序仪,开发出了不同的测序技术。虽然不同的仪器有不同的方法,但是它们基本原理是边合成边测序,可以同时自动化的平行测序。随着二代技术的发展,除基因组测序外,更多的功能基因组测序得以实现,如研究转录组的 RNA-seq 技术、研究蛋白质与 DNA 相互作用的 ChIP-seq 技术、研究 DNA 甲基化的 MeDIP-seq 和 Bisulfite-seq 技术、研究 3D 基因组的 ChIA-PET 和 Hi-C 等技术。关于这些技术下面会作简要介绍。这些技术极大的丰富了基因组数据库的数据维度,可以使研究者通过多维度的数据来解析生物体运行的奥秘和发现疾病的发病原因。

目前,测序技术依然在蓬勃的发展,以美国 Pacific Biosciences 公司的 PacBio 测序仪和英国 Oxford Nanopore Technologies 公司的 Nanopore 测序仪为代表的第三代测序技术已经开发出来,三代测序与二代测序的本质区别在于无需扩增可直接对单个 DNA 分子进行测序。相信随着测序技术的不断发展,人们一定会花费更短的时间和更低的价格得到更准确的基因序列。

二、功能基因组

随着包括人类基因组计划在内的各种基因组计划的实施以及高通量测序技术的发展,人们对基因组的结构特征有了一个相对全面的认识,但是基因组所蕴含的巨大的功能信息却远远没有研究清楚。接下来面临的挑战就是解析这些包括 DNA、RNA 和氨基酸等遗传序列的功能,这就是功能基因组学的研究范畴。这一部分就将对功能基因组学的研究内容、研究手段以及基因组多样性和比较基因组学进行介绍。

Notes

（一）功能基因组的研究内容

随着人类基因组计划的完成，我们认识到在人类基因组约 30 亿碱基对中，仅有约 2% 的区域负责编码蛋白，而另外 98% 的基因序列的功能却知之甚少。通过 ENCODE 计划等功能基因组学的实施，我们进一步了解到这些非编码蛋白的基因组区域存在着大量其他的功能元件，如非编码 RNA 和顺式调控元件等，这些功能元件与蛋白编码序列一起，共同参与了细胞的生物学功能。同时，基因会由于可变剪切转录出不同的转录本。这些都使得基因组的功能调控复杂而又精密。功能基因组的研究内容主要功能基因组的研究、非编码 RNA、顺式调控元件和反式转录因子以及可变剪切等。

1. 蛋白编码基因 确定人类基因组中的全部基因是人类基因组研究的重要目标。随着人类基因组计划的发展，估算出的基因数量在不断改变。1990 年前后，大多数科学家认为人类基因组包含了 100 000 个蛋白编码基因；但在 2001 年发表的人类基因组工作草图中，科学家们认为人类基因组大概有 30 000～40 000 个蛋白编码基因；而人类基因组完成图的分析结果表明人类只有 20 000～25 000 个蛋白编码基因。目前，根据三大基因注释数据库（Refseq、UCSC、Ensembl）和 ENCODE 计划的基因注释结果（GENCODE）显示，人类大约有 20 000 个蛋白编码基因。这一数据并没有比鱼或者大米等其他生物的基因组编码基因数量多，说明基因组的复杂性并不与基因的数量成正比。同时，也说明除了蛋白质编码区域之外其他功能元件区域的重要功能。

2. 非编码 RNA 根据 ENCODE 计划的结果，超过 60% 的人类基因组会在某些细胞中被检测到发生转录，这说明除编码蛋白的 mRNA 之外，细胞内还存在着很多非编码蛋白的 RNA 序列。从广义上讲，转移 RNA（tRNA）和核糖体 RNA（rRNA）也属于非编码 RNA。按照 RNA 序列的长度，人们大致可以将非编码 RNA 分为长链非编码 RNA（200bp 以上）和短链非编码 RNA（200bp 以下）两类。需要强调，200bp 只是科学研究过程中的惯例，并没有特殊的生物学意义。其中短链非编码 RNA 又包括 microRNA、siRNA 和 piRNA 等。目前，根据 GENCODE 的注释结果显示，人类基因组存在超过 10 000 个长链非编码 RNA 和大约 10 000 个短链非编码 RNA。尽管无法确定具体有多少比例的非编码 RNA 对细胞有生物学功能，但是研究人员已经发现了众多非编码 RNA 的功能，包括对基因转录的调控，介导蛋白质与蛋白质、蛋白质与 DNA 之间的相互作用，参与表观遗传学等。目前人们已经开始针对非编码 RNA 开发新药，相信随着对非编码 RNA 的进一步研究，会有更多的生物学功能和医学应用被人们发现和实现。

3. 调控元件 在基因组的非编码区还包含了许多顺式调控元件，如启动子、增强子、绝缘子等，它们参与调控大部分基因的表达。在这些顺式调控元件上往往有反式作用因子等蛋白的结合，从而发挥基因调控功能。例如，启动子是指能起始特定基因转录的一段 DNA 序列，一般位于基因转录起始位点附近。RNA 聚合酶和细胞特异性的转录因子结合在启动子区，对基因转录进行起始和调控。研究显示，这些顺式调控元件的突变往往会导致反式转录因子无法结合，从而导致相关基因的异常表达。目前已经知道人类的某些疾病是由基因的顺式调控元件突变导致的。因此，这些顺式调控元件及与之结合的反式转录因子的研究对于理解生物体的生理功能和疾病的发生机制等是非常重要。

4. 可变剪切 虽然人类基因组含有约 20 000 个蛋白编码基因，但是由于一个基因往往可以转录出不同的 mRNA。因此，基因编码的蛋白要远远多于 20 000 个。这一过程主要是由可变剪切导致的，它是指在基因转录成 mRNA 的过程中，前体 mRNA（pre-mRNA）需要经历剪切内含子，拼接外显子的过程，这一过程就会存在不同的 mRNA 被同一基因转录出来。可变剪切包括外显子跳跃、内含子保留、转录起始位点变化等。目前，人们已经发现可变剪切是一种普遍存在的现象，而且也有证据说明在疾病和正常组织中许多基因的剪接模式或不同剪接本的比例会有差异，提示这些差异可能与疾病相关。

Notes

5. 基因组的三维结构特征　真核生物的基因组都是在细胞核的三维空间中发挥功能。掌握了基因组的一维线性结构特征后，下一个重要的研究方向就是基因组如何将超长的染色质存放在非常小的细胞核并协调转录调控。目前，人们已经获知了很多基因组的三维结构特征。例如：①基因组高维的结构会影响基因的表达，但不起决定性作用；②基因组的高维结构中存在结构基本单元，被称为拓扑结构，拓扑结构之间存在明显的界限，不同的拓扑结构之间的三维相互作用明显低于拓扑结构内的三维相互作用；③基因组上，顺式反应元件之间的三维相互作用会影响组织特异性的细胞转录表达；④顺式反应元件之间的三维相互作用由转录因子和其他蛋白（如 CTCF 蛋白、Cohesin 蛋白、Mediator 蛋白等）介导并维持。在这些研究的基础上，三维核小体计划也将于 2015 年正式启动。

（二）功能基因组的研究手段

功能基因组研究的对象或者直接编码蛋白、发挥生物学功能；或者对基因的表达进行调控，那究竟如何在全基因组的层面开展研究呢？随着基因表达谱、新一代测序等技术的飞速发展，人们开发出了众多高通量的技术和工具，具备了研究整个基因组表达 RNA 的策略，即转录组研究；同时也具备了研究整个转录组翻译的蛋白质产物的策略，即蛋白质组研究。本部分就将对功能基因组的研究手段进行介绍。

1. 基因表达谱的研究　基因表达谱，又称基因芯片，是利用碱基互补配对原理，将成千上万个已知基因的 DNA 片段固定在芯片上，每个 DNA 片段为一个探针，这些探针与细胞的 mRNA 样本或者是 cDNA 样本进行杂交，通过检测不同探针的荧光强度来检测转录组上不同基因 mRNA 的表达水平。目前，表达谱芯片在科学研究和临床检测等领域上有着广泛的应用。人们可以用来检测特定条件下细胞内基因表达的模式，帮助人们发现细胞特异性或者特定环境的表达基因。在临床上，表达谱芯片可以用来快速检测具有特定疾病分子标记功能的基因的表达量，从而在疾病预防、检测和治疗等方面有着广泛应用。表达谱芯片相比二代测序技术要更早、更成熟，然而由于探针的设计是固定的，因此没办法发现新的基因或者转录本。

2. RNA-seq 研究　RNA-seq 技术是除表达谱技术外的另一种高通量检测转录组的技术。主要步骤是将细胞中 RNA 分离出来，根据不同的研究目的，采用包括 polyA 富集或者核糖体 RNA 去除等不同的策略，来提取所要研究的 RNA，再经过反转 cDNA，长度筛选，添加接头等步骤后，加入测序仪对样本进行测序。测序得到的核酸序列可以利用生物信息的方法比对到参考基因组序列上，当更多的核酸序列比对到特定基因序列上时，就代表该基因拥有更高的表达量。尽管 RNA-seq 与基因表达谱都可同时检测蛋白编码基因和非编码 RNA，但相比于基因表达谱，RNA-seq 因不需要提前制定探针，故可以捕获转录组上更多的信息，发现新的基因或者可变剪切，还可以用于研究染色质异常所形成的融合基因、RNA-editing 等其他内容。

3. 基因的功能富集研究　由于细胞会同时表达多个基因，而且一个细胞功能往往由多个基因的表达协同完成，因此，人们需要对具有同样基因表达变化特征的一群基因进行功能富集分析。基因的功能富集研究往往需要利用现有的数据库，这些数据库会对基因的名称、编号、描述、功能等资料进行系统地整理，并统一分类。常用的数据库有基因本体论数据库（Gene Ontology，GO）和 KEGG 数据库等。GO 是一种目前已经被广泛应用的基因分类方案。GO 正在建立有序的、可控制的词汇表（vocabulary）来描述真核生物的所有基因，对每个基因分别从三个角度（即三个最高节点）进行描述：分子功能（molecular function）、生物学过程（biological process）和细胞组分（cellular component），每个节点下又包含子节点，例如分子功能节点包括催化活性、转录调控活性、信号转导活性等。这样，所有的基因都可以按照特定的规则进行归类。而 KEGG 数据库是通过信号通路的角度对基因进行归类的。另外，研究人员往往不需要自行下载或者查找这些数据库，DAVID、GSEA 等基因功能富集软件为研究人员提供了很好的接口，方便人们调用这些数据库。

Notes

4. 转录因子对基因转录调控的研究　　传统的生化试验中有多种研究 DNA 和蛋白质相互作用的方法，例如凝胶阻滞（EMSA）和染色质免疫沉淀（Chromatin IP，ChIP）实验。结合表达谱芯片技术，人们开发出了基于芯片的染色质免疫沉淀（ChIP on chip）技术。而结合高通量测序技术，人们开发出很多更加强健的鉴定调控元件的方法。如结合染色质免疫沉淀和高通量测序技术的 ChIP-seq 技术以及结合 DNaseI 酶切和高通量测序技术的 DNaseI-seq 技术等。

ChIP-seq 技术，即染色质免疫共沉淀 - 测序技术，主要步骤是将细胞中的转录因子与 DNA 先用甲醛固定，然后用超声或其他方法将 DNA 片段打断，通过特异性的抗体富集出特异性蛋白结合的 DNA 片段，解交联即可测序。获得的 DNA 片段利用生物信息学的方法，比对到参考基因组上，即可知道转录因子在全基因组上的结合位点。ChIP-seq 每次实验都采用一种抗体，研究一种蛋白的结合位点。而 DNaseI-seq 技术，主要是利用了结合转录因子的位点往往比不结合转录因子的位点更难以被 DNaseI 酶切割的原理，因此，在 DNaseI 酶切全基因组后，留下了有转录因子结合的 DNA 片段，对这些片段再进行测序，即可获得能够被转录因子结合的位点信息。虽然目前可以对获得的这些位点进行 motif 扫描，确定该结合位点的转录因子，但此种方法由于受到 motif 准确性等原因，因此 DNaseI-seq 无法准确获得结合在特定位点上的转录因子具体是哪一个。

5. 三维基因组的研究　　近年来，将染色体构象捕获技术（chromosome conformation capture，3C）及其衍生技术与二代测序相结合，人们开发了很多研究基因组三维结构的方法，其中主要有两大类：Hi-C 技术和 ChIA-PET 技术。

Hi-C 和 ChIA-PET 技术都首先使用福尔马林将细胞核内的 DNA 和蛋白质进行固定，然后将 DNA 片段打断，将同一个大分子中空间距离较近的 DNA 片段进行交联，最后上机进行双末端测序，统计所得的交互频率即反映了三维距离近而线性距离远的 DNA 片段间的情况。所不同的是，Hi-C 产生的数据是所有蛋白质参与的三维基因组的情况，而在 ChIA-PET 实验，会使用识别特异性蛋白的抗体对 DNA 片段进行富集，所以 ChIA-PET 产生的数据是某个蛋白参与的三维基因组的情况。

6. 蛋白质组学　　与基因组的概念类似，蛋白质组学（proteomics）是指在生命体或细胞的整体水平研究蛋白的表达和修饰状态的学科。尽管人们可以通过转录组的数据来间接获得蛋白质的表达量和氨基酸序列，然而由于并不是所有的 mRNA 都会翻译成蛋白质，因此蛋白质组的研究将会给我们提供更直接的证据。同时，不仅蛋白质的表达量，蛋白质的共价修饰、三维结构、定位以及与其他蛋白质之间的相互作用也会影响蛋白质的功能，这些都是蛋白质组的研究范畴。

与基因研究技术相比，蛋白质研究技术要更为复杂，其中包括四类主要的技术。

1. 二维电泳　　由于细胞中含有大量的不同种类的蛋白质，而且蛋白质的表达会受到细胞种类、细胞状态、环境等因素影响，因此将细胞中成千上万的蛋白分离是研究蛋白质的关键步骤，而这一步骤往往通过二维电泳（two-dimensional gel electrophoresis）技术来实现。该技术主要利用蛋白质在等电点和分子量上的差异，将不同等电点和不同分子量的蛋白通过电泳分开。

2. 质谱　　人们需要将对分开的凝胶点上的蛋白质进行鉴定，这就用到了第二种技术——质谱（mass spectrometry）。它是在这个领域里应用比较广泛的一项技术，可以检测多肽片段的分子量，并通过与已知蛋白质的数据库进行比对，实现对蛋白质的识别。此外质谱还可以用来研究蛋白质的测序、翻译后修饰以及表达水平差异等。目前，二维电泳——质谱技术路线已经成为蛋白质组学的常规方法。

3. 基于微阵列的蛋白质组学　　主要是把合成的多肽、抗原、抗体甚至细胞点在芯片上进行杂交的方法。这类方法可以用于研究蛋白（质）与蛋白（质）或其他分子（包括脂类、核酸和其他小分子）的相互作用，以及翻译后修饰的研究，同时它在药物发现和临床诊断上也有很好的应用前景。

Notes

4. 结构生物学　结构生物学的方法应用于蛋白质组学，包括 X 射线晶体衍射、核磁共振等技术，主要用于解析蛋白复合体的结构以及不同亚基之间的关系。

除了这几类关键技术以外，蛋白质组学的一个特点就是更加依赖生物信息学。蛋白质组学产生的大量数据需要计算机来处理，得到的结果要以数据库的方式进行存储。蛋白质组学数据库范围很广，包括蛋白序列数据库、质谱数据库、二维电泳图谱数据库、结构数据库以及相互作用数据库等。

（三）基因组多样性的研究

人类是一个具有多态性的群体。不同群体和个体在生物学性状以及在对疾病的易感性/抗性上的差别，反映了进化过程中基因组与内、外环境相互作用的结果。开展人类基因组多样性的系统研究，无论对于了解人类的起源、进化和迁徙，还是对于生物医学均会产生重大影响。已知人类基因组 DNA 序列中最常见的变异形式是 SNP，在全基因组中估计有 $(3\sim10)\times10^6$ 个。与罕见的单核苷酸变异所不同的是，SNP 等位基因的频率应不低于 1%。当 SNP 位于基因的编码序列中即称为 cSNP。若 cSNP 引起蛋白质重要部位氨基酸的变异，可导致其功能改变；位于基因调控序列中的 SNP 则可能影响基因表达的剂量。所以这两种 SNP 的生物学意义更为显著，是基因组中决定人类表型多样性的核心信息。另一方面，SNP 因连锁不平衡所形成的单倍型也可用于关联研究（association studies）来确定与之连锁的生物学性状相关序列。目前，已发展了多种自动化和批量化检测 SNP 的技术，其应用范围十分广泛，包括连锁分析与基因定位、疾病的关联研究、多基因疾病的基因定位、个体识别和亲子鉴定，发病机制的研究，以及研究生物进化、物种间相互关系等。该计划的目标是构建整个人类基因组 DNA 序列中多态位点的常见模式，对至少 100 万 SNP 进行全基因组规模的基因分型检测。

值得指出的是，目前已发现的大多数 SNP 属于全球人群中随机频率较高的变异，因而也就是人类进化早期阶段（约 10 万～20 万年前"走出非洲"的时刻）的"老"的 SNP（约占全部 SNP 的 85%），这些 SNP 的 LD 程度较低。已知不同人群间的 SNP 频率可以有相当大的差别，某些SNP 甚至呈现群体转移性（两者相加约占全部 SNP 的 15%），选择这些更为"年轻"的，具有群体特异性的 SNP，可能更适合基于 LD 的关联分析。

在基因组多样性研究方面，一个备受医学界和制药工业界关注的新领域是药物基因组学（pharmacogenomics）。药物的疗效和副作用受到机体多种因素的影响，尤其是药物代谢酶、转运体、受体和其他药物靶点蛋白，而编码这些蛋白的基因在不同个体间存在着遗传多样性，其基本形式也是 SNP。药物基因组学就是要阐明个体间在药物代谢和效应方面发生差别的遗传基础，促进新药的发现，并根据个体的遗传背景来优化药物治疗方案，亦即"个体化治疗"。这一研究同时也能使某些药物找到合适的治疗人群。本书第十章将深入论述药物基因组学的基本原理和具体应用。

（四）比较基因组学

比较基因组学（comparative genomics）是对不同物种的基因组及其表达产物进行比较研究的学科。它是对基因组进行功能注释的主要方法之一。基因组内的功能区域处于进化选择的压力之下，被标上了特殊的"记号"。例如，阴性选择（negative selection）使它们的进化速度低于平均水平；阳性选择（positive selection）使它们的进化速度高于平均水平。物种间比较基因组序列可以找到这些记号从而推测这些区域是有功能的。这种策略在编码（ENCODE）计划中受到重视。其研究的 1% 的区段已经经过了初步的比较基因组学分析，结果放在公共数据库内供世界各地的研究者参考。

比较基因预测（comparative gene prediction）是应用比较基因组学的一个例子。如前所述，通过比较基因组学进行基因预测是一种重要的基因预测方法。在进化关系比较接近的物种（例如人和小鼠）之间，蛋白编码基因的外显子的变化速率远远低于周围的内含子和其他非编码区

Notes

域，同时基因的结构也非常相似。这些规律使我们可以从基因组上确定基因的位置。相似的方法也被用来寻找顺式调控元件。很多启动子、增强子具有较高的保守性。目前已经有许多报道应用大规模的基因组比较来寻找和分析这些调控元件。其他的调控元件，如沉默子（silencer）、隔离子（insulator）或边界元件（boundary element）缺乏明确的特征，所以很少在保守区域中被发现。

在人类基因组中，大部分基因（外显子）受到阴性选择的压力而变化速度较慢（实际上，受到阴性选择影响的不仅包括基因，还包括其他功能元件；据估计，至少有 5% 的人类基因组受到阴性选择的压力，远远高于外显子的总量）。但是，仍然有少数的基因受到阳性选择的影响，它们进化的速度要快于基因组的平均水平。这些基因让人更感兴趣，因为它们可能在一定程度上代表了人类区别于其他哺乳动物的特征。IHGSC 通过对人类基因组完成图进行的比较基因组学分析找到了 1183 个这样的基因，它们在小鼠中没有直向同源物。有趣的是，这些基因中的相当一部分与免疫、嗅觉和生殖功能有关，提示人类在这些方面可能与啮齿类动物有较大差异。作者又分析了 32 个在小鼠中依然有活性的人类的假基因，又发现其中 10 个是嗅觉受体。所以在人类进化过程中嗅觉受体基因产生得多，退化得也多。但是人类的嗅觉功能似乎仍然不如小鼠，可能是因为人类有功能的嗅觉受体的数量比不上小鼠。

三、表观基因组

所谓表观遗传学是指，在 DNA 序列不变的情况下，对生物体表型产生影响的可遗传过程。例如，同卵双胞胎拥有完全相同的基因组，但是他们的表型（如性格、长相等）却不完全一致，这就是表观遗传学在起作用。而对于同一个体的不同细胞，它们都拥有同一套基因组，然而却可以分化成不同组织的细胞（如神经细胞、血细胞等），这也是表观遗传学在起作用。研究人员认为，虽然拥有相同的基因组序列，但之所以不同组织的细胞表型不同，是由于不同细胞中基因的表达不同。而表观基因组一般是指对细胞中独立于基因序列外的基因表达模式的全面系统研究，通常包括基因组上的 DNA 甲基化（DNA methylation）和组蛋白修饰（histone modification）。表观基因组代表除基因组序列之外的保持细胞特异性基因表达模式的第二维信息。有关表观遗传学的详细内容请见第三章。

四、生物信息学及生物大数据

人们利用计算机去研究生物学问题已经有很长的历史，例如研究人员利用计算机去收集、存储、分析生物实验数据，利用计算机去模拟、计算生物模型，利用计算机去比对一段 DNA、RNA 或者氨基酸序列等。然而，随着基因组学和蛋白质组学等高通量技术的发展，大量的数据被不断的产生，生物大数据时代正式到来。同时，在生命科学和计算机科学之间就产生了一门交叉学科——生物信息学。本部分介绍应用于基因组学和蛋白质组学的生物信息学分析。另外，生物大数据时代的到来同时对数据库的存储和处理提出了更高的要求，生物大数据部分将会为大家介绍目前常用的生物数据库。

（一）生物信息学

生物信息学（bioinformatics）是一门集数学，计算机科学和生物学的工具以及技术于一体的涵盖了生物信息的获取、处理、存储、分配、分析和阐述等各个方面以理解海量的生物学数据为目的的学科。

生物信息学在医学遗传学研究领域具有广泛的应用，其研究的范围涉及基因组学、蛋白质组学、代谢组学、药物设计、调控网络、分子进化、比较基因组学、系统生物学等。作为一门交叉学科，生物信息学所涉及的学科也是相当之多的，如涉及统计学、概率论等数学学科，编程、算法、机器学习、数据库建立与查询等计算机学科。拿编程语言来说，就会涉及 C、C++、Java 等

Notes

高级语言,perl、python 等脚本语言,SQL、XML 等数据库语言,matlab、R 等用于统计和画图的编程语言。

在实际的科研工作中,生物信息科研工作者可能不会完全掌握以上所提到的各个领域及学科,但是他们必须对每个领域有所了解,并保证在需要用到的时候快速掌握。同时,生物信息学工作者必须对包括医学遗传学在内的生命科学领域有所了解,这样才能更好地为生命科学的发展做出贡献。

(二)生物大数据

目前生物数据被大量地产生,大量的数据存储在公共数据库中,对科学家免费开放,因此能够深入挖掘这些生物大数据背后的生命科学问题是目前工作的重点。

所谓数据库是指大量的数据收集和存储的地方。目前大的生物数据库有很多,根据加拿大生物信息网站(http://bioinformatics.ca/)的统计,其收录的主要生物数据库有 623 个,包括基因组序列、蛋白质组序列、蛋白质三维机构、SNP 位点等诸多类型和内容。同时,还有更多的专业领域的数据库不断地被人们建立和使用着。

就 DNA 序列而言,迄今,国际上三大生物信息中心均已经建立了包含数百种生物的 DNA 序列的大型数据库。即美国的国家生物技术信息中心(National Center for Biotechnology Information,NCBI)的 GenBank 数据库、欧洲生物信息学研究所(European Bioinformatics Institute,EBI)的 EMBL(European Molecular Biology Laboratory Nucleotide Sequence Database)数据库和日本 DNA 数据库(DNA Data Bank of Japan,DDBJ)。目前,在 NCBI 数据库中,已经累积收集了超过 1000 种生物的全基因组数据。这些基因组数据既包括已经完成测序的,也包含正在进行中测序的。三种重要的生命物种(细菌,古生菌,真核生物)以及其他的序列(如病毒、噬菌体、类病毒、质粒、细胞器等)都已被覆盖。

为了使世界各地的科学工作者能够方便地浏览人类基因组的信息和抽取有价值的数据,HGP 组织还开发了各种免费供大家使用的基因组浏览器。例如位于 Santa Cruz 的加州大学开发的 UCSC 人类基因组浏览器和桑格中心(Sanger Center)创建的 Ensembl 基因组浏览器。这些基于网络的计算机工具,允许使用者浏览基因组序列和注释信息,目前的信息包括:核苷酸序列、序列重叠群、克隆重叠群、序列的覆盖度及完成的状况、局部的 GC 含量、CpG 岛、从遗传图谱和物理图谱得到的 STS 标记、重复序列、已知基因、mRNA 和 EST、预测的基因、SNP、与其他物种基因的序列相似性以及众多其他基因组计划的相关数据。而且这些浏览器随着基因组序列的修正及注释的发展而不断更新。

另外的一些著名的数据库还有,如关于氨基酸序列的 Swiss-Prot(Swiss protein database)、PIR(Protein Information Resource)、Genpept(GenBank 数据库中的 DNA 序列翻译的多肽序列)和 TrEMBL(EMBL 数据库中的 DNA 序列翻译的多肽序列)数据库,关于蛋白质三维结构的 PDB(Protein Data Bank)数据库,与基因表达相关的 GEO(Gene Expression Omnibus)数据库等。

第六节 基因组学与人类健康

一、疾病相关基因的识别

阐明人类基因组遗传信息的最直接应用就是帮助我们理解疾病产生的原因,从而利用这些信息改善人类的健康。基因组在结构、表达上的异常可能是人类大部分疾病的根本原因,因而,从结构和表达这两个层次识别疾病相关的基因就成了探寻疾病发生机制的重要途径。与此同时,疾病相关基因调控网络的研究,也为我们提供了深入了解疾病机制的思路。人类基因组计划的完成大大加速了疾病相关基因识别的进程,尤其有助于深化对癌症、代谢疾病等多基因病的认识。

Notes

（一）单基因病相关基因的识别

对于传统意义上的遗传病即单基因病，确定发病相关基因最常规的方法是遗传连锁分析，通常是用大量的 DNA 多态标志对受累家系进行连锁分析，初步定位于疾病相关的染色体区段，然后克隆出该区段的 DNA 片断，再从中寻找突变，这就是定位克隆方法。这种方法在人类基因组计划的遗传和物理作图技术的推动下迅速发展起来，推动了包括囊性纤维变性、Huntington 舞蹈病、遗传性结肠癌、乳腺癌等一大批重要疾病基因的发现（见第六章单基因遗传病）。随着人类基因组计划的进展，特别是 2003 年完成图的公布，所有人类基因很快就会被精确地定位于染色体的各个区域。因此，一旦某个疾病位点被定位，即可从局部的序列中遴选出结构、功能相关的基因进行分析，这就是"定位候选克隆"的策略。

（二）多基因病相关基因的识别

当前，多基因病已成为疾病基因组学研究的重点。由于受多种微效基因的累积效应与环境因素共同作用的影响，多基因病不完全遵循孟德尔遗传规律，因而难以用一般的家系遗传连锁分析取得突破。过去数年中，已发展了受累同胞对分析、关联分析和连锁不平衡分析、基于家系背景的连锁不平衡分析等多种方法，结合单核苷酸多态性（SNP）等高度多态性标志的应用，对家系和人群进行疾病相关位点在基因组中的定位（多基因疾病的基本原理和分析方法见第六章）。随着人类基因组序列的明确以及高通量测序技术的发展，从全基因组层面审视疾病相关基因成为可能；同时，新技术的进展也使我们能够从基因结构、转录调控、表达和表观遗传等多个层面，更全面地探讨疾病的发生机制。

1. **从基因结构层次发现疾病相关基因**　2002 年启动的单体型图（HapMap）计划有效地促进了多基因疾病的研究。该计划通过采集人群的 DNA 样本，从中测定 SNPs 基因型信息，最终绘出人类基因组的单体型谱及不同单倍型的标记 SNPs。随着人类基因组测定的完成和单体型图计划的进展，全基因组关联分析（GWAS）得以诞生，为全面系统地研究复杂疾病的遗传因素开拓了新的方法。当前，研究者借助 GWAS 方法，已在阿尔茨海默病、乳腺癌、糖尿病、冠心病等多种复杂疾病中发现了与发病相关的易感基因。

2. **从基因表达层次发现疾病相关基因**　另一类寻找疾病相关基因的方法不是基于基因序列的分析，而是通过研究疾病状态下基因表达的变化。一个基因编码的 mRNA 或蛋白在疾病和正常组织的表达有显著的差异，可以作为该基因与疾病相关的证据。基因芯片技术的应用极大促进了这一方向的研究，已经发现了许多复杂疾病（如癌症、糖尿病、精神分裂症等）中表达异常的基因。例如，生长因子受体 Her2 在乳腺癌中的过表达通常预示着预后差。转录组测序技术（RNA-seq）的发展进一步拓展了研究表达差异的策略，通过高通量测序手段对疾病样本中所有转录本进行分析，可以同时检测编码蛋白基因及非编码 RNA，从而揭示转录本的表达和疾病发病的关联。

3. **从基因转录调控层次发现疾病相关基因**　疾病相关基因的概念不应仅仅包括已知的蛋白编码基因，基因组中其他的功能元件也与疾病的发生有关。2003 年启动的 DNA 元件百科全书（ENCODE）计划大大丰富了我们对基因组中功能元件的认知，为寻找疾病相关异常提供了新的研究对象。这些功能元件的异常，通过转录调控层面影响了疾病相关基因的表达。第二代 DNA 测序技术的普遍应用大大推动了疾病相关调控元件的研究。结合了染色质免疫共沉淀和二代测序技术的 ChIP-seq 技术富集目的蛋白，并对其结合的 DNA 片段进行高通量测序，在全基因组范围内检测了组蛋白、转录因子等与 DNA 片段的相互作用，从而揭示了功能元件对疾病相关基因表达的调控机制。

4. **从表观遗传层次发现疾病相关基因**　表观遗传层次是疾病基因表达转录调控的另一个层面，指的是基因序列不发生改变的可遗传改变，主要包括 DNA 甲基化和组蛋白修饰等。人类表观基因组计划推动了我们从表观遗传学水平寻找疾病相关基因。例如：在一些癌症中，肿瘤

Notes

抑制基因（如：*p53* 或 *p16*）5′ 端的 CpG 岛甲基化，引起基因表达关闭，从而导致肿瘤抑制基因失活从而促进肿瘤发生。又如，MLL 基因编码一种组蛋白甲基转移酶，染色体易位后形成的 MLL 融合蛋白通过异常的表观调控模式引起全基因组转录表达的紊乱，从而导致白血病的发生。

二、基于基因组的诊断学

确定疾病相关基因的序列和表达模式，将极大地促进遗传病诊断技术的发展，尤其对单基因遗传病的诊断意义重大。据估计，人类单基因疾病总数大约有 3000 种，其中一半以上的疾病基因已经被识别，而且新发现的疾病基因正在以大约每周 5 个的速度增长。这些基因与疾病的关系一旦被确定，它们将很快被用于疾病诊断，尽管有一些基因专利限制了它们的使用。迅速增加的基因诊断方法，如等位基因的特异寡核苷酸探针诊断法、扩增片段长度多态性连锁分析法、单链构象多态性诊断法等使得许多疾病得以精确诊断。

许多常见病，如心血管病、糖尿病、肿瘤等，属于多基因病，其患病风险有一部分取决于遗传学因素，另外一部分则取决于环境因素，例如吸烟、饮食和锻炼。这些疾病的遗传学因素来自于多个基因共同作用的结果，每个基因对于患病风险的贡献不足 5%，所以很难用单个基因进行诊断。在这种情况下，疾病的诊断需要通过检测基因表达来进行。广泛应用的工具是基因芯片，它在产前诊断以及淋巴瘤、乳腺癌的分型中已十分成熟，现在已经广泛应用于许多其他肿瘤，包括脑癌、卵巢癌、肺癌、结肠癌、肾癌、前列腺癌、胃癌和白血病。

人类基因组计划的完成，以及二代测序技术的发展，使得越来越多与肿瘤发生相关的基因突变被发现，从而为疾病的诊断和预后奠定了基础。例如，与急性髓系白血病发病相关的基因，如 *FLT3*、*NPM1*、*IDH*、*DNMT3A* 等的突变相继被发现，其中一些突变已经与疾病的预后建立了密切联系。当前，检测上述分子遗传学特征已成为白血病精确诊断分型的重要组成部分，对于患者分型、预后判断及治疗效果评估具有很大意义。另外，蛋白质组的研究，特别是 2003 年启动的人类蛋白质组计划（HPP）为在蛋白质水平上进行疾病诊断提供了方法。蛋白质组相关技术适于分析血液、尿液等复杂液体样本，当前，前列腺癌、卵巢癌、阿尔兹海默病等疾病中均发现了特异性的蛋白标志物。

除了通过基因、蛋白来判断疾病进程，表观遗传型的检测也已在肿瘤等疾病的早期诊断中发挥着重要的作用。研究表明，肿瘤发生发展的各个阶段都伴随着表观调控的异常改变；同时，表观修饰还参与了多种免疫系统疾病、神经系统疾病、代谢病的发生。目前，甲基化特异性 PCR（methylation-specific PCR，MSP）技术已广泛应用于人类肿瘤甲基化分析，通过检测血清、血浆 DNA 样本中肿瘤分子标志物的甲基化水平对肿瘤的发生作出判断，例如，CDKN2A、CDKN2B 是肝癌、胃癌等的甲基化标志，而 APC 基因的异常甲基化则与食管癌、肺癌的发生有关。

由于遗传学因素在疾病诊断和治疗中的重要性，所有的医师都需要熟悉遗传学原理和遗传学检测，才能正确地诊断、治疗疾病以及为患者提供建议。医学遗传学，曾经作为专家的领域，现在很快变成了初级医师的必修课。目前，医学遗传学是美国执业医师资格考试（United States Medical Licensing Examination，USMLE）的重要组成科目，考查内容充分体现临床思维。此外，美国国家人类基因组研究所（NHGRI）和健康资源和服务管理局（Health Resources and Services Administration）还曾资助了一项名为"初级护理中的遗传学（Genetics in Primary Care）"的课程，来提高初级医师的遗传学水平。

三、基于基因组的靶向治疗

以疾病相关基因或蛋白作为药物靶点，是开发新药的有效手段。了解人类基因组，将会大大地扩展药物靶点的范围。人类基因组包含 20 000～25 000 个蛋白编码基因，而蛋白的数量要远多于此，就算只有很少一部分蛋白可以作为药物靶点，预期它们的数目也会有数千个。然而，

Notes

目前只有不到 500 个蛋白成为小分子药物的靶点，也就是说，还有大约 90% 的蛋白可以作为潜在的药物靶点。当然，除了蛋白以外，各种 RNA 以及基因组内的调控元件都有可能成为药物的靶点。目前，已经具备了可以大幅度加快药物开发速度的几个条件：第一，人类基因组计划以及功能基因组学研究提供了大量的潜在的药物靶点；第二，合成化学技术提供了高质量的化合物文库；第三，自动化技术和信息学的发展使得大规模、高通量的药物筛选成为可能。

人类基因组对靶向治疗的另外一个贡献是可以产生更好的药物。首先，基于疾病机制的治疗策略比原始的基于表型的治疗方法具有更好的效果。几种用于治疗肿瘤的药物就是很好的例子：转移性乳腺癌治疗药物 trastuzumab（商品名 Herceptin），作为一种重组 DNA 衍生的人源化单抗，特异性抑制过度表达的生长因子受体 Her2/Neu；Imatinib（商品名 Gleevec）是一种 Bcr-Abl 酪氨酸激酶抑制剂，广泛用于慢性粒细胞性白血病（CML）的治疗；Bortezomib（商品名 Velcade）作为一种蛋白酶体的抑制剂，在多种骨髓瘤中抑制异常激活的 NF-κB 信号通路。这几种药物在临床上都显示了明显的疗效。其次，基因芯片技术用于确定新药的特异性和作用机制，可以更为精确地评价药物在分子水平的效果。美国食品药品监督管理局（FDA）已经联合制药和生物技术公司开始制定阵列数据发布的标准，目的是加快这些数据在药物开发上的应用。

随着表观基因组学知识的不断积累，表观修饰与疾病发生发展的关系越来越受到研究者的关注。表观修饰对基因的异常调控在疾病进程中发挥着重要作用，如组蛋白乙酰化与去乙酰化平衡的失调与白血病、骨髓增生异常综合征等肿瘤关系密切。当前，组蛋白去乙酰化酶（HDAC）抑制剂如 vorinostat、panobinostat、belinostat 等已在体外和临床试验中显示出治疗皮肤癌、淋巴瘤等疾病的潜力，部分药物已经过 FDA 批准上市。

四、基于基因组的疾病预防

任何生物体都是一个开放的系统，只有与外界环境发生物质和能量的交流，才能维持自身高度有序的状态，这是基于热力学第二定律的系统生物学的观点。基于这种观点，我们很容易认识到，绝大多数人类疾病是基因组信息与环境因子相互作用的结果。例如，霉菌、空气污染、雾霾、一些食物和药物等均可以成为影响健康的环境因子，而即使暴露在相同的环境因子中，不同人患病的风险也不一样，这是由于人与人之间基因组的细微差别造成的。正因为如此，疾病的预防应当从环境因素和人类自身的基因组两个相互影响的方面来着眼。

早在 1997 年，美国就提出了环境基因组学计划（EGP），其目的是要了解环境对人类疾病的影响和意义。由于人类遗传存在多态性，不同个体对环境致病因素的易感性也有差异。近年来遗传、物理图谱的完善和测序工作的进展，大大推动了与环境中物理、化学或生物因素发生相互作用蛋白的编码基因（如 DNA 修复机制、氧化 - 还原反应及病毒受体蛋白等）的识别。例如美国环境健康研究所（NIEHS）的工作人员识别出了与孤独症、帕金森综合征等疾病发生相关的基因改变，而这些易感基因又与相应的环境因素有密切的联系：孤独症可能与母亲孕期接触空气污染有关，帕金森综合征可能与膳食营养、运动、尼古丁的接触等有关。

群体基因组学为基于基因组的疾病预防提供了另一方面的贡献。人的健康或疾病状态反映了机体对环境因子的响应。收集大样本量的基因组信息并加以分析，有助于找出群体中健康和疾病的样本在基因组水平上的差异，进而明确致病原因及潜在的发病高危人群。例如，大样本量的基因组检测发现，饮食习惯如豆制品的摄入量可能是乳腺癌在不同大洲的发病率不同的原因之一，而营养状况则是造成胰腺癌预后差异的原因之一等。

综上，环境基因组学与群体基因组学的进展相辅相成，为环境易感基因的表达产物及其与环境暴露的相互作用提供了分子机制信息，同时在大样本量的基础上揭示了可能与疾病发生有关的环境因素。这些信息将有助于发现特定环境因子致病的风险人群，并促进制定相应的预防措施和环境保护策略。

Notes

本 章 小 结

DNA 作为遗传物质储存了大量遗传信息,其双螺旋结构是 DNA 复制和修复的基础。基因是有功能的 DNA 序列片段,真核基因由编码序列和非编码序列组成,又称为割裂基因,由外显子、内含子和侧翼序列组成。基因表达是 DNA 经转录产生 mRNA,再经翻译生成蛋白质的过程,其表达在不同水平受到严格的调控,其中初始转录水平的调节最为关键,主要通过顺式作用元件和反式作用因子的相互作用而实现。基因突变包括点突变、移码突变和动态突变等不同类型,其生物学效应包括功能丢失、功能加强和新特性的获得。人类基因组包括核基因组和线粒体基因组,是人体遗传信息的总和。人类基因组计划提供了人体 30 亿个碱基对的序列信息,随后进行的全基因组水平的研究包括单倍型(HapMap)计划、DNA 元件百科全书(ENCODE)计划、表观基因组计划等。同时高通量的基因组学研究手段也日益丰富起来,例如二代和三代测序技术极大丰富了基因组数据库的数据维度;芯片、RNA-seq 及 ChIP-seq 等技术的建立提供了快速且高通量检测基因表达及其调控的手段。人类基因组学的研究对人类疾病相关基因的识别、疾病的诊断、靶向治疗和预防具有重要意义。

(赵彦艳 王侃侃)

参考文献

1. Turnpenny PD Ellard S.. Emery's Elements of Medical Genetics:The cellular and molecular basis of inheritance. 14th ed. Churchill:Livingstone,2012.
2. Strachan T. 人类分子遗传学. DNA 结构和基因表达. 孙开来,译. 北京:科学出版社,2007.
3. Naidoo N,Pawitan Y,Soong R,et al. Human Genomics. London:Henry Stewart Publications,2011,5(6),577-622.
4. Dennis C,Gallagher R. The human genome. London:Nature Publishing Group,2001.
5. Gerstein MB Kundaje A,Hariharan M,et al. Architecture of the human regulatory network derived from ENCODE data. *Nature*,2012,489:91-100.
6. Vogelstein B Papadopoulos N,Velculescu VE,et al. Cancer genome landscapes. *Science*,2013,339:1546-1558.
7. Hudson TJ Anderson W,Artez A,et al. International network of cancer genome projects. *Nature*,2010,464:993-998.
8. TCGA. The Cancer Genome Atlas,http://cancergenome.nih.gov.

Notes

第三章 表观遗传

一个多细胞生物机体不同类型细胞的基因型是完全一样的，然而它们的表型是各不相同的，这是由于不同类型的细胞之间存在着基因表达模式（gene expression pattern）的差异。也就是说，决定细胞类型的不是基因本身，而是基因表达模式。通过细胞分裂来传递和稳定地维持具有组织和细胞特异性的基因表达模式对于整个机体的结构和功能协调是至关重要的。

基因表达模式在细胞世代之间的可遗传性并不依赖细胞内 DNA 的序列信息。基因表达模式的信息标记，或者称之为表观遗传修饰（epigenetic modification）主要有两类，一是 DNA 分子的特定碱基的结构修饰（如胞嘧啶的甲基化）；二是由于组蛋白修饰引起的染色质构型重塑（chromatin remodeling）。

通过有丝分裂或减数分裂来传递非 DNA 序列信息的现象称为表观遗传（epigenetic inheritance）。表观遗传学（epigenetics）则是研究不涉及 DNA 序列改变的基因表达和调控的可遗传的变化，或者说是研究从基因演绎为表型的过程及其机制的一门新兴的遗传学分支。表观遗传的异常会引起表型的改变，机体结构和功能的异常，甚至导致疾病的发生。表观遗传学正在成为医学遗传学的一个重要组成部分。

第一节 表观遗传修饰机制

一、DNA 甲基化和组蛋白修饰

DNA 甲基化（DNA methylation）主要表现为基因组 DNA 上的胞嘧啶第 5 位碳原子和甲基间的共价结合，胞嘧啶由此被修饰为 5- 甲基胞嘧啶（5-methylcytosine，5-mC）。哺乳动物基因组 DNA 中 5-mC 约占胞嘧啶总量的 2%～7%，绝大多数 5-mC 存在于 CpG 二联核苷酸（CpG doublets）。哺乳类动物基因组中的 CpG 二联核苷酸出现的频率远低于 4 种碱基随机排列所预期的频率，但对蛋白质编码基因而言，CpG 二联核苷酸并不呈现基因组总 DNA 中的低频率。在结构基因的调控区段，CpG 二联核苷酸常常以成簇串联的形式排列。结构基因 5′ 端附近富含 CpG 二联核苷酸的区域称为 CpG 岛（CpG islands）。

在哺乳类基因启动子中，约 40% 含有 CpG 岛。CpG 岛中的 5-mC 会阻碍转录因子复合体与 DNA 的结合，所以 DNA 甲基化一般与基因沉默（gene silence）相关联；而非甲基化（non-methylatednon）一般与基因的活化（gene activation）相关联。去甲基化（demethylation）则往往与一个沉默基因的重新激活（reactivation）相关联。

基因的甲基化型（methylation pattern）通过 DNA 甲基转移酶（DNA methyltransferases，DNMTs）来维持。DNMT 将 S- 腺苷甲硫氨酸（S-adenosylmethionine，SAM）上的甲基转移至胞嘧啶核苷酸的 5 位碳原子（图 3-1A）。在哺乳动物细胞中，已经发现了三种具有催化活性的 DNMTs，即 Dnmt1、Dnmt3a 和 Dnmt3b。当一个甲基化的 DNA 序列复制时，新合成的 DNA 双链呈半甲基化（hemimethylated），即只有母链有完整的甲基化标记，而另一条链会经 Dnmt1 的催化在与母链上 5-mC 对称的位置上使相应的胞嘧啶甲基化（图 3-1B）。因此，Dnmt1 主要在 DNA 复制中维持 DNA 甲基化型的存在，Dnmt3a 和 Dnmt3b 则是不依赖半甲基化 DNA 分子中的甲基化模板链而从头开始合成 5-mC 的从头甲基化酶（de novo methylase）。这些 DNMTs 以及 DNA 去甲基化酶（DNA demethylase）在 DNA 甲基化型的建立、维持和改变中相互协调，是基因表达表观遗传学调节的重要基础之一。

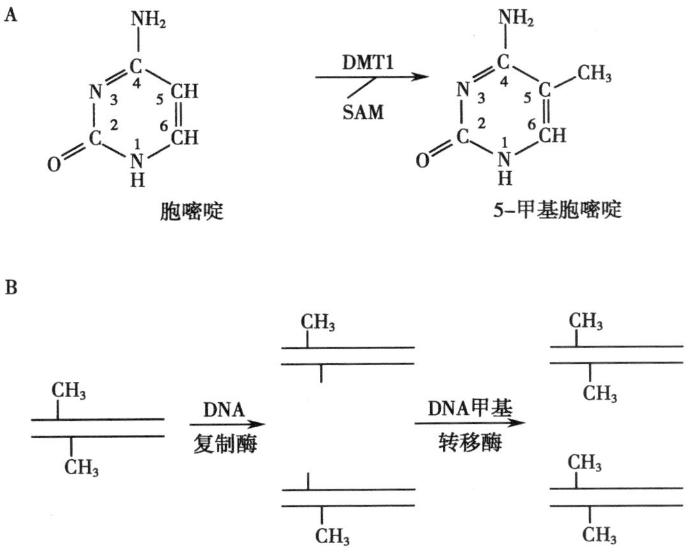

A

胞嘧啶   5-甲基胞嘧啶

B

图 3-1 胞嘧啶甲基化及甲基化型的维持机制
A. 胞嘧啶甲基化反应；B. DNA 复制后甲基化型的维持

2009 年 Rao 等人小组发现：在 DNA 甲基化和脱甲基化之间存在中间表观遗传标记，即 5-羟甲基化（5-hydroxymethylation, 5-hmC）修饰形式。5-hmC 是由 TET（ten-eleven translocation）蛋白 TET1-3 对 5-mC 羟基化修饰产生的。5- 羟基化是脱去 5-mC 级联化学反应的第一步。全基因组分析揭示 5-mC 和 5-hmC 在基因组内分布不同：5-mC 主要存在基因间和基因内区域以及大多数沉默基因中，而 5-hmC 主要局限在基因的 5′ 端，与转录密切相关。在机体内，脑组织 5-hmC 的水平最高，显示这种修饰对神经功能的重要性。在染色体分布上，5-hmC 和 5-mC 表现为相互排斥的定位模式：即着丝点及其附近区域存在高浓度的 5-mC，而 5-hmC 则在染色体臂上富集。高分辨的基因作图证明：5-mC 和 5-hmC 在调节元件存在反向相关关系。5-hmC 在 DNA 酶 I 超敏感位点富集，也即调节蛋白结合的基因组区域；而 5-mC 一般在 DNA- 蛋白质相互作用位点缺失。但是在转录活性的基因内，5-mC 和 5-hmC 均呈现富集状态。

构成核小体的组蛋白氨基端可以被多种酶进行各种修饰，如磷酸化、乙酰化、甲基化和泛素化等，组蛋白的这类修饰可以改变 DNA- 组蛋白的相互作用，使染色质的构型发生改变，称为染色质构型重塑。组蛋白中不同氨基酸残基的乙酰化通常预示着开放的常染色质（euchromatin）构型以及转录活性区域；而组蛋白的甲基化既与浓缩的异染色质（heterochromatin）以及基因转录受抑相关，也可以出现在转录活性区域。组蛋白的修饰可以相互影响，并和 DNA 甲基化相互作用。组蛋白氨基端的大量修饰形成不同的组合，构成了可被转录复合物识别的组蛋白密码（histone code）。例如，组蛋白 H3 的第 9 位赖氨酸残基（H3K9）在组蛋白乙酰化转移酶（histone acetytransferase，HAT）作用下的乙酰化修饰与基因活性表达相关联，一旦经组蛋白脱乙酰酶（histone deacetylase，HDAC）催化脱去乙酰基，再经组蛋白甲基转移酶（histone methyltransferase）作用在同一位置加上甲基，就会形成一个异染色质蛋白（heterochromatin protein 1，HP1）或其他抑制性染色质因子的结合位点。HP1 的结合会导致 DNA 分子上特定 CpG 岛的甲基化和稳定的基因沉默。但是，组蛋白 H3 第 4 位赖氨酸残基（H3K4）或第 36 位赖氨酸残基（H3K36）的甲基化修饰则与基因转录激活相关联。所以，组蛋白的修饰对基因表达的影响展示了生物系统的复杂性；染色质蛋白也并非只是一种包装蛋白，而是在 DNA 和细胞其他组分之间构筑了一个动态的功能界面。

二、染色质重塑

染色质重塑是染色质结构动态修饰过程，使得浓缩的基因组 DNA 接近转录复合物，从而控制基因表达。染色质重塑牵涉到染色质的组装和浓缩，受到 DNA 修饰（胞嘧啶甲基化和胞嘧啶羟甲基化修饰）、组蛋白翻译后修饰（包括乙酰化、甲基化、磷酸化和泛素化修饰）、组蛋白变异体的结合（H2A.Z 和 H3.3）、ATP 依赖的染色质重塑以及非编码 RNA 介导的调节等。染色质修饰和重塑在细胞许多生物过程中具有重要调节作用，其中包括 DNA 复制和修复、细胞凋亡、染色体分离、干细胞多能性、细胞分化以及发育等。

组蛋白翻译后修饰是染色质重塑调节的主要机制之一。这种修饰或直接影响染色质浓缩和组装、或为其他效应蛋白提供结合位点。例如，其他染色质修饰因子和染色质重塑复合物等，最终可以影响转录的起始和延长等。已知绝大部分组蛋白翻译后修饰是可逆的，参与修饰的酶除了 HTATs、HDACs 外，还包括赖氨酸甲基转移酶（lysine methyltransferases，KMTs）、赖氨酸脱甲基酶（lysine demethylases，KDMs）、激酶、泛素化酶（包括 E1，E2 和 E3 酶等）以及脱泛素酶（deubiquitylases，DUBs）等。这些修饰酶常以多亚基的复合物形式共存，可以特异修饰氨基端尾巴上的残基或核心组蛋白（H2A、H2B、H3 和 H4）球状域内的残基。例如，在两个抑制性多梳基团（polycomb group，PcG）蛋白复合物中，多梳抑制复合物 1（polycomb repressive complex 1，PRC1）包含环指蛋白 1A（ring finger protein 1A，RING1A）或 RING1B，两者均可催化组蛋白 H2A 第 119 位赖氨酸残基的单价泛素化（H2AK119ub1）；而 PRC2 含有 zeste2 增强子（enhancer of zeste 2，EZH2），可以催化 H3K27 三价甲基化（H3K27me3）。另外，一些含 *Trithorax* 基团的染色质调节蛋白复合物是 KMTs 的混合系谱白血病（mixed-lineage leukaemia，MLL）家族，主要催化具有转录活性的 H3K4me3 标记形成。除了受这些组蛋白翻译后修饰的调节，组蛋白浓缩还受 ATP 依赖的染色质重塑复合物的调节。这个复合物可以利用 ATP 水解的能量交换组蛋白，从而使核小体重定位或被驱除。迄今，已经在哺乳类动物鉴定了大约 30 个基因编码 ATP 依赖的染色质重塑复合物的亚基。依据序列和结构特征，这些 ATP 酶复合物分为 4 个主要家族：即 SWI/SNF（switching defective/sucrose non-fermenting）、ISWI（imitation switch）、CHD（chromodomain-helicase DNA-binding protein）/NuRD（nucleosome remodelling and deacetylation）以及 INO80（inositol requiring80）等，这些复合物在真核生物中非常保守。SWI/SNF 复合物最初是从酵母中纯化出来，由 8～14 个不同的亚基构成，其核心亚基具有 ATP 酶活性，其他保守的亚基具有广泛的染色质重塑功能，可以在多种生物过程中滑动或弹出核小体，从而正性或负性调节转录，但不参与染色质组装；重塑子 ISWI 复合物首先在果蝇胚胎中纯化，其特征是 C- 末端 SAND-SLIDE 功能域形成核小体识别模块，并与未修饰的组蛋白尾巴结合。ISWI 复合物还含有其他附属蛋白，提供了额外的功能域。ISWI 调节核小体间距和有序排列，有助于转录抑制，在染色质组装中起重要作用。

染色质重塑复合物与组蛋白修饰酶相互作用可以协同调节表观遗传过程，而染色质重塑因子类似于"守门者"，可以整合细胞信息给基因组，从而维持细胞的稳态。

染色质重塑蛋白的异常与人类疾病相关，包括癌症。目前靶向染色质重塑通路也是治疗几种肿瘤的主要策略。

三、非编码 RNA 分子的调节

在真核细胞中存在大量转录的一类 RNA 分子，这些 RNA 分子不被翻译成蛋白质，也缺乏 tRNA 和 rRNA 的功能，但能够在各个水平调节基因表达，如转录、剪接、mRNA 稳定和翻译等，

Notes

被称之为非编码 RNA（non-coding RNAs，ncRNAs）。ncRNAs 包括小 ncRNAs 和长链 ncRNAs（long ncRNAs，lncRNAs）。其中，大约由 20～30 核苷酸（nt）构成的小 ncRNAs 分子已被广泛研究。根据小 ncRNAs 分子的起源、结构、所结合的效应子蛋白以及功能作用，可以分为三类：short interfering RNAs（siRNAs）；microRNAs（miRNAs）和 piwi-interacting RNAs（piRNAs）。siRNAs 和 miRNAs 的前体是双链分子，其中 siRNA 前体是较长且完全配对的双链分子，miRNA 的前体分子呈现为不完全配对的发夹结构；而 piRNAs 的前体则是单链分子。siRNAs 和 miRNAs 主要和 Argonaute 蛋白家族 Ago 成员结合，而 piRNAs 则与 Piwi 成员结合。miRNAs 主要表现为内源性基因的调节子，siRNAs 则表现为维护基因组完整性的防卫者，主要针对外源或入侵的核酸起作用，如病毒，转座子和转基因等。piRNAs 主要存在于动物细胞中，并集中在生殖细胞中行使功能。lncRNAs 是指大于 200 个核苷酸并缺乏明显蛋白编码功能的转录子。大多数 lncRNAs 和 mRNAs 来源类似，可产生于相同的转录复合物，需要 RNA 聚合酶Ⅱ以及与转录起始和延长相关的组蛋白修饰参与。lncRNA 也具有 5′ 端的甲基化鸟苷帽，并常被剪接和多聚腺苷化修饰。此外，lncRNAs 还可以从 RNA 多聚酶Ⅲ的启动子表达或来源于剪接过程的切除和小核仁 RNA（small nucleolar RNA，snoRNA）的产生过程。因此，广义上 lncRNAs 可以来自不同类型 RNA 的转录子，包括增强子 RNAs、snoRNA、基因间转录子，同义或反义方向重叠的转录子等。lncRNAs 主要存在细胞核内，平均表达水平较蛋白编码基因低。1993 年，Ambros 和同事在线虫（caenorhabditis elegans）中首次发现了 miRNA 分子 lin-4，其功能是控制发育时程基因的内源性调节。五年后，Fire、Mello 和同事报道了外源性双链 RNA（dsRNA）可通过 RNA 干扰（RNAi）机制特异性的沉默基因。1999 年，在植物中发现基因的沉默伴随着约 20～25 nt RNAs 的出现。此后进一步发现，dsRNAs 可以直接转换成 20～23nt siRNAs。

　　Dicer 酶是特异识别 dsRNA 的核糖核酸酶Ⅲ（Ribonuclease Ⅲ，RNase Ⅲ）家族成员之一，它能以 ATP 依赖方式将内源或外源 dsRNA 前体分子加工成典型的约 21nt 长的双链分子。然后这个双链产物经过解链，其中一条链作为指导链与效应子 Ago 蛋白稳定结合，形成不同种类的 RNA 诱导沉默复合体（RNA-induced silencing complex，RISC），另一条链（过客链）则被丢失。根据 Watson-Crick 碱基配对原理，指导链识别靶向 RNA 分子，最终，RISC 可以分别通过抑制转录或翻译、促进异染色质形成以及加速 RNA 或 DNA 降解等机制，从而实现对各种靶基因的表达调控（图 3-2）。

　　迄今已知 miRNA 调节大约 30% 人类基因的表达。miRNA 可以通过靶向 DNA 或组蛋白修饰酶等表观遗传复合物而实现调节作用。例如，最初在肺癌细胞株中发现，一个包括 miR-29a、miR-29b 和 miR-29c 的 miRNA 家族（miR-29s）可以直接调节 DMNT3a 和 DMNT3b；当重新表达 miR-29s，可破坏从头 DNA 甲基化，从而导致肿瘤细胞的 DNA 普遍低甲基化。在肺癌细胞中，肿瘤抑制基因（tumor suppressor genes，TSGs）是由于启动子超甲基化而被表观沉默的。miR-29s 可使 TSGs 启动子的 CpG 岛去甲基化使其从新表达，从而诱导肿瘤细胞凋亡和生长抑制。这些发现揭示：miRNAs 可以通过直接调节表观遗传过程而间接调节基因的表达。在急性髓系白血病细胞中，miR-29b 除了直接作用于 DMNT3a 和 DMNT3b 外，还可以通过直接作用于 DNMT1 基因的转录因子 SP1，从而间接沉默该基因。此外，miR-148a 和 miR-148b 也参与调控 DNMT3b 的表达：通过结合到 DNMT3b 基因 mRNA 编码区域的一个特异位点，miR-148 家族可以调节这个从头开始合成的 DNMT，并与 DNMT3b 几个不同剪切变异子的形成密切相关。另一方面，由于 miR-148a 本身也受表观遗传的调控，其启动子在不同的肿瘤组织中表现为超甲基化状态。这些证据说明，靶向表观遗传复合物的 miRNA 还存在着自我扩增的表观遗传环路。

　　miRNAs 也调节 HDACs 以及多梳抑制复合物（polycomb repressive complex，PRC）基因的表达。HDAC4 是 miR-1 和 miR-140 调节的直接靶点，而 miR-449a 可与 HDAC1 的 3′-UTR 区域结合。HDAC1 在几类肿瘤细胞中被上调，miR-449a 在前列腺癌细胞中重新表达，可使 HDAC1

Notes

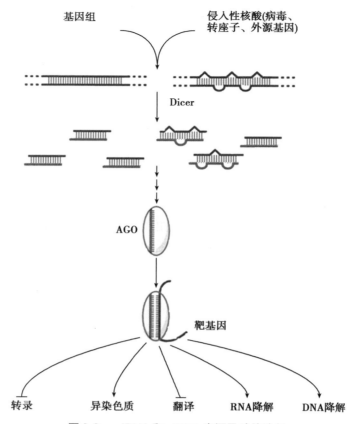

图 3-2　miRNA 和 siRNA 来源及功能途径

水平降低,诱导细胞周期阻滞,细胞凋亡以及衰老表型。EZH2 是 PRC2 的催化亚基,通过使组蛋白 H3 第 27 位赖氨酸残基三甲基化(H3K27me3)可促使异染色质形成,导致几个 TSGs 沉默。在前列腺癌细胞株和原发肿瘤组织中,miR-101 在肿瘤发展中表达下调,与 EZH2 的增加逆向相关。进一步证据表明 miR-101 的确可以在前列腺和膀胱癌模型中直接靶向 EZH2。miR-101 介导的 EZH2 抑制阻止了肿瘤细胞的增殖和克隆形成。也揭示 miR-101 通过对肿瘤表观基因组的调节而具有的肿瘤抑制作用。

　　miRNA 对表观遗传的调节存在细胞或种间特异性。例如,在小鼠胚胎干细胞中,miR-290 簇直接作用于 DNMT3 基因的抑制子 RBL2。在 Dicer 缺失的胚胎干细胞中,miR-290 簇不表达,而 RBL2 却过表达,从而导致端粒重组和异常的端粒延长。若 miR-290 簇重新表达,则可以逆转这种现象。然而,在 Dicer 被抑制的人胚肾(HEK293)细胞中,miR-290 簇缺乏对从头 DNMTs 的调节作用。

　　siRNA 通过诱导异染色质的形成,也可以实现对基因表达的调控。在裂殖酵母 Schizosaccharomyce pombe 中,含 Ago1 的效应子构成了 RNA 诱导转录沉默(RNA-induced transcription silencing, RITS)复合物,通过结合的 siRNAs 可被导向特异的染色体位点,例如着丝点重复序列。RITS 复合物与 RNA 多聚酶Ⅱ的直接相互作用可加速新生转录物对 siRNA 的识别。在组蛋白甲基转移酶(HMTs)介导下,RITS 复合物的结合可促进组蛋白 H3 第 9 位氨基酸残基赖氨酸的甲基化(H3K9),进而诱导募集具有染色质结构域的 Swi6 蛋白(HP1 在酵母中的同源蛋白),最终导致染色质浓缩。RITS 对新生转录物结合也可激活 RNA 依赖的 RNA 聚合酶复合物(RDRC),RDRC 利用其 RdRP 亚基(Rdp1)产生次级 siRNAs,进而加强和扩散沉默效应。

　　piRNA 以限定模式在哺乳类睾丸中表达,主要表现为在配子形成过程中对转座子元件的沉默作用,是生殖细胞发育所必需的。2008 年,K.Miyagawa 等人证实:缺失 piRNA 相互作用蛋白

Notes

MIL1 和 MIWI2 可导致雄性生殖细胞逆转座子从头 DNA 甲基化丧失。提示在哺乳动物生殖细胞中存在着 RNA 指导的 DNA 甲基化机制，为基因表达的表观遗传调节通路提供了新的证据。这一系列实验揭示：真核细胞中存在着一个由小 RNA 分子调节，组蛋白结构修饰和 DNA 甲基化系统组成的一个表观遗传修饰网络，动态地调控着具有组织和细胞特异性的基因表达模式。机体的表观遗传模式的变化在整个发育过程中是高度有序并严格受控的。

lncRNA 通过几种方式对基因进行调节。第一，自我转录干扰调节。即 lncRNA 通过转录调节序列（如启动子）阻止自身的功能。例如，在哺乳类基因印记过程中，Air lncRNA 从父本染色体表达，然后可以沉默父本多个基因的等位基因。其中之一的 *Igf2r* 基因启动子可与 Air 转录子单位重叠，因此通过转录干扰实现对该基因的沉默。第二，lncRNA 通过顺式（cis）作用激活或沉默近邻基因的表达。lncRNAs 可以进行等位基因特异的基因调节来差异控制一个细胞内同一个基因的两个拷贝。这种 lncRNAs 可以与募集的组蛋白修饰复合物相互作用进行基因调控，例如，Xist 可募集 PRC2 对 H3K27me3 进行修饰；RYBP-PRC1 则对 H2A 进行泛素化修饰。第三，是 lncRNAs 反式调控远距离基因染色质状态去激活或沉默基因，这些 lncRNAs 可结合相同的效应子染色质重塑复合物的其中一部分蛋白，但是可以靶向全基因组范围的位点。例如，人类的 HOTAIR lncRNA 结合 PRC2 和 LSD1 复合物，并耦合 H3K27 甲基化和 H3K4 脱甲基化活性到基因组几百个位点，从而影响基因的表达。lncRNAs 这些调节潜能以及丰富的表达量提示其是参与广泛表观遗传调节网络的重要组成部分。

哺乳类细胞利用各种类型的 ncRNA 分子改变基因启动子的结合状态，从而调节基因的表达。这些机制可实现对目的基因表达的精细调节，以应对细胞环境条件的变化；此外，这种微调也可以作为一个发育程序的一部分，最终实现对一个相关基因的沉默。

四、基因组印迹

基因组印迹（genomic imprinting）是表观遗传调节的一种形式，是指两个亲本等位基因的差异性甲基化造成了一个亲本等位基因的沉默，另一个亲本等位基因保持单等位基因活性（monoallelic activity）。1956 年 A.Prader 和 H.Willi 等医师报道了一种因父源染色体 15q11-q13 区段缺失而引起的一种儿童早期发育畸形，特征是肥胖、矮小，并伴有中度智力低下，称为 Prader-Willi 综合征（Prader-Willi Syndrome，PWS）。1968 年 H.Angelman 医师又报道了因母源染色体同一区段缺失引起的一种在儿童期以共济失调，智力严重低下和失语等为特征的综合征，称为 Angelman 综合征（Angelman Syndrome，AS）。PWS 和 AS 这一对综合征表明父亲和母亲的基因组在个体发育中有着不同的影响，这种现象是典型的基因组印迹。在有些 PWS 和 AS 患者中也观察到了该区段的多种微小染色体缺失，通过对小缺失的分析发现这段缺失集中的区域有成簇排列的富含 CpG 岛的基因表达调控元件，称为印迹中心（imprinting centers，ICs），也称为印迹控制区（imprinting control regions，ICRs）或印迹控制元件（imprinting control elements，ICEs）。在父源和母源染色体上，这些调控元件的 CpG 岛呈现甲基化型的明显差异，即父源和母源染色体上的 ICs 的甲基化呈现出分化状态，或者叫差异甲基化（differential methylation）。例如，在 15q11-q13 区有一段定名为 SNRPN 的长度为 430bp 的调整区段，它含有 23 个 CpG 二联核苷酸。在遗传自母源染色体上的 23 个 CpG 二联核苷酸完全被甲基化，而遗传自父源的染色体的则全都为非甲基化。实验进一步表明，这种呈差异甲基化的 ICs 也是该区段邻接基因的表达调控元件。1997 年 T.Kishino 等的研究证实位于该区段的泛素 - 蛋白连接酶（ubiquitin-protein ligase）的编码基因 *UBE3A* 突变或失表达（loss of expression）可以引起 AS。AS 患者中该基因的失表达是由于母源染色体上包括 ICs 在内的染色体片段缺失所致，而 PWS 患者是由于该区段的多个父源印迹基因的错误表达（misexpression）所致。这种错误表达的后果是邻近基因启动子的从头甲基化和随后产生的基因沉默。PWS 和 AS 模型研究证实，这些疾病显示印记基因表达剂量在一个方向的改变（如完全丧失表达）能够导致异常的脑功能；值得关注的是当印记基因表达剂量细微的改变，特别是增加剂量的情况下，或许有助于改善行为和精神疾病。

Beckwith-Wiedemann 综合征（Beckwith-Wiedemann Syndrome，BWS）是一种过度生长综合征（overgrowth syndrome）常伴有肥胖和先天性脐疝等症状，并有儿童期肿瘤易患倾向。它起源于染色体 11p15.5 区段的多种能造成该区段印迹基因表达失衡的遗传学和表观遗传学调节机制异常。在该区段的一个长约 1Mb（相当于 1000kb）的片段中至少有 12 个成簇排列的印迹基因（imprinted genes），其中有些呈父源等位基因表达模式，另一些呈母源等位基因表达模式，这些基因分属两个印迹域（imprinted domain），它们的印迹状态分别受控于两个 ICs。在第一个 IC 中，主要有胰岛素样生长因子（insulin-like growth factor 2，IGF2）基因、H19 基因和一个富含 CpG 岛的差异甲基化区域（differentially methylated region，DMR），三者的排列次序是：5'-IGF2-DMR-H19-3'。IGF2 是一种父源等位基因表达的胚胎生长因子，它的表达上调对 BWS 的病理过程非常重要。H19 是一种母源等位基因表达的 polⅡ转录子，它的转移物是丰度很高但功能不详的非编码 RNA，并不翻译为蛋白质。DMR 是一个印迹调控区，它借助差异甲基化，以及它特有的染色体屏障调节蛋白 CTCF 结合位点，对 IGF2 和 H19 进行交互式的印迹调节（reciprocal imprinting regulation）（图 3-3）。H19 和 IGF2 的表达要竞争位于 H19 3' 下游的一个增强子。在母源染色体上，DMR1 是非甲基化的，它允许锌指蛋白 CTCF 与它相结合，从而隔断了 IGF2 和位于 H19 下游的增强子，所以该增强子只活化 H19 的转录。在父源染色体上，DMR1 是甲基化的，它不仅使 H19 基因沉默，CTCF 也因此不能与之结合，结果是父源 IGF2 基因在增强子作用下活化表达。在这个印迹调控区，相对增强子作用而言，DMR1 起了一个染色质屏障作用，被称为隔离子（insulator），在印迹中起关键调控作用。此外，该区段的第 2 个印迹调控区也对包括编码细胞周期素依赖的激酶抑制蛋白的基因 CDKNIC（p57^{KIP2}）在内的多个与细胞分裂周期相关的基因进行类似的调节。这个印迹调控区内基因的印迹失调会导致细胞的恶性生长。此外，比较基因组学分析表明，在人染色体 14q32 区也有一个与 11p15 区的 IGF2/H19 印迹域非常类似的印迹基因 DLK1/GTL2 印迹域。DLK1 编码一个含 6 个表皮生长因子重复基序（motif）的跨膜蛋白，也呈父源等位基因表达模式，位于 DLK1 下游的 GTL2 也编码不被翻译的 RNA，两者之间也有 CTCF 特异结合位点。所以 BWS 提供了一个具有一定典型意义的研究印迹机制的模型，尽管印迹的机制还有多种模式，如正义和反义 RNA 竞争模式，启动子特异性的交互印迹模式和双印迹中心模式等。但 IGF2/H19 模式或者说增强子 / 染色体屏障调控模式的确有助于了解基因表达的协调机制，及其在生长发育和抑制肿瘤发生中的重要作用。

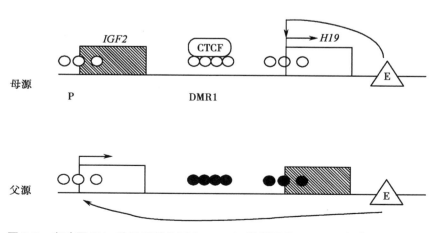

图 3-3　启动子（P）、差异甲基化区（DMR1）、锌指蛋白（CTCF）和增强子（E）对 IGF2 和 H19 的交互易换式印迹调节模式示意图
注：○为非甲基化 CpG 岛；●为甲基化 CpG 岛

Notes

迄今已发现的印迹基因约有 80 个，大多成簇排列。虽多数印迹基因的作用机制尚不清楚，然而几乎都与 DNA 甲基化型的异常相关联。值得注意的是，涉及不同亲本来源的印迹基因的 DNA 甲基化型都是在生殖细胞成熟过程中建立的（图 3-4）。也就是说，基因组印迹是性细胞系的一种表观遗传修饰，这种修饰由一整套分布于染色体不同部位的印迹中心来协调，印迹中心直接介导了印迹标记的建立及其在发育全过程中的维持和传递，并导致以亲本来源特异性方式优先表达两个亲本等位基因中的一个，而使另一个沉默。研究表明，在哺乳动物中相当数量的印迹基因是与胎儿的生长发育和胎盘的功能密切相关的。这对于胚胎发育中胚胎和胎盘组织的基因表达调控非常关键。哺乳动物孤雌生殖的不可能，以及通过哺乳动物体细胞核移植来克隆动物的实验频频失败的原因之一，很可能是缺乏来自精子和卵细胞的大量印迹基因之间的协调表达。

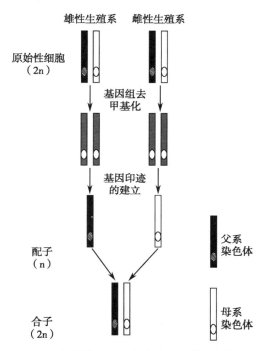

图 3-4　亲代基因组印迹在生殖系的重新编程

五、基因表达的重新编程

发育是一个高度有序的生物学过程，是从一个全能的受精卵开始到建成一个由 200 多种具有组织和细胞特异性的、结构和功能各异的细胞组成的整体的过程。组成机体的各个组分互相协同能执行精细、复杂且相互协调的功能，如物质和能量代谢，对病原生物的抵御和免疫能力的获得，高级神经系统功能网络的建立，两性生殖细胞的发生、成熟和受精后的新生命孕育，以及与复杂多变环境之间的相互作用等。对于一个生物机体来讲，所有结构和功能各不相同的细胞虽具有完全一样的基因组，却有着很不一样的基因表达模式。与建立和维持组织和细胞特异性基因表达模式的相关细胞信息，必须是可以通过细胞分裂而遗传的，同时也应该具备被删除和重建的可能性。表观遗传修饰，如 DNA 甲基化和与 DNA 相结合的蛋白质复合物，对于稳定且可遗传的染色质构型的维持和基因表达的调控起着重要的作用。

1997 年 I.Wilmut 和 K.H.Campbell 等通过一只 6 岁的成年母羊的乳腺上皮细胞核的移植实验，经过 277 次实验，终于获得了哺乳动物体细胞克隆的第一次成功，迎来了名为"多利"（Dolly）的克隆绵羊的诞生。2006 年，S.Yamanaka 小组成功利用四个转录因子（Oct4、Sox2、Klf4 和

cMyc）从成熟的体细胞制备成诱导型多潜能干细胞（induced pluipotent stem cells, iPSCs）。这些事实雄辩地证明：在哺乳动物中，一个来自高度分化的体细胞仍然保持发育成为完整个体的能力；也就是说在分化过程中，施加在基因组的发育限制并不是永久的遗传改变，而是可逆的表观遗传修饰。哺乳动物细胞的分化是通过基因表达水平的一系列有序演化，以及细胞核和细胞质内环境的相互作用来实现的。

在自然条件下，早期原始生殖细胞（primordial germ cells, PGC）携有体细胞样的表观遗传型，在 PGC 进入性腺前后，原有的表观基因组开始被删除，随之在两性生殖细胞中建立性别特异性和序列特异性的表观遗传型。在受精过程中，精子进入成熟的卵细胞后，精卵融合形成的受精卵基因组在卵细胞质的生理环境中，会启动与胚胎发育相关且有严格时空特异性的基因表达程序，即删除在生殖细胞成熟过程中建立的，除印迹基因以外的全部表观遗传修饰标记，重新建立胚胎发育特有的表观基因组（epigenome），见图 3-5。也就是通过系统重建表观遗传修饰为胚胎发育中的基因表达重新编程（reprogramming）。只有经过重新编程的表观基因组才具有发育的全能性，满足胚胎所有细胞发育和专一性分化的需要，才能为胚胎发育和分化发出正确的指令。小鼠胚胎的重新编程在着床前就完成了。胚胎发育中表观基因组重新编程的误差将会导致多种表观遗传缺陷性疾病。然而，克隆动物的表观基因组更接近于来自成年动物的供核细胞，这很可能是体细胞核移植克隆实验成功率极低的主要原因，也就是说体细胞核的重新编程往往难以成功。

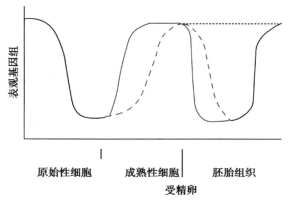

图 3-5 个体发育过程中表观基因组的重新编程

注：早期原始生殖细胞在沿着生殖系统管腔移行时，原属体细胞型的表观遗传修饰（包括基因组印迹）会被删除。在生殖细胞发生与成熟过程中表观遗传标记重新建立（有色实线表示精子分化，有色虚线表示卵细胞分化）。受精后会进行除印迹基因（由黑色虚线表示）以外的表观遗传修饰的删除与重建，重建后的表观基因组在组织特异性定型后被稳定地维持

另一个值得注意的问题是表观遗传修饰的重新编程对环境变化非常敏感。例如，在动物实验中，改变胚胎培养液不但会引起异常甲基化和印迹基因 *IGF2* 和 *H19* 的表达失调，甚至造成印迹性疾病。基于此观点有人检查了人工辅助生育后代的情况。因为辅助生育是在配子生成和胚胎发育早期干预了生殖，而这个时期正是表观遗传编程获得和维持的关键时期。K.H.Orstavik 等曾报道经卵细胞胞质精子注射（intracytoplasmic sperm injection, ICSI.）辅助后出生的儿童中，存在 PWS/AS 和 BWS 发生率增高的现象，并在患儿中检测到包括 *H19*、*IGF2* 在内的多个印迹基因的表达异常。这些结果提示有必要对经辅助生育技术孕育的孩子进行表观遗传学监测。

1992 年，Q.Jaenish 运用基因工程小鼠较为全面地探讨了重新编程问题。他发现如果敲除

Notes

小鼠的 DNA 甲基转移酶基因,突变小鼠的胚胎会出现多个器官的一系列异常表型,并都在胚胎发育早期夭折。实验有力地证明甲基化对于胚胎存活的重要性。

六、X 染色体失活

1961 年,M.F.Lyon 就提出了关于雌性哺乳动物体细胞的两条 X 染色体中会有一条发生随机失活的假说,并认为这是一种基因剂量补偿的机制。但 X 失活的机制一直未搞清楚。近年来的研究表明,X 失活是典型的表观遗传现象,而且是以整条染色体为靶标的表观遗传修饰的一个特例。

1996 年 G.D.Penny 等发现 X 染色体的 Xq13.3 区段有一个 X 失活中心(X-inaction center,Xic),X 染色体失活从 Xic 区段开始启动,然后扩展到整条染色体。Xic 长约 1Mb,包括 4 个已知基因:*Xist*、*Xce*、*Tsix* 和 *DXPas34*。X 染色体失活特异性转录因子(X-inactive specific transcript,*Xist*)基因,是 X 染色体上启动转录最早的基因,但它的转录产物没有开放阅读框(ORF)。两条 X 染色体的 *Xist* 基因都能从上游启动子启动 *Xist* RNA 的稳定转录,但随后只有一条 X 染色体产生的 *Xist* RNA 将这条染色体自身整体包裹,并启动异染色质化和失活过程,而另一条 X 染色体转录的 *Xist* RNA 会很快裂解,这条 X 染色质则呈常染色质状态,整条染色体上的基因都具有表达活性。值得注意的是 *Xist* RNA 在失活的 X 染色体表面呈现锚钉样排列,提示它可能与染色体上特定的蛋白质相结合而形成稳定的结构(图 3-6)。

Xce(X-chromosome controlling element)基因主要影响 X 染色体随机失活的选择,当 *Xce* 处于纯合状态时,在体细胞中的 X 染色体的失活是完全随机的,而在杂合状态时,失活就不是完全随机的。*Tsix* 基因是位于 *Xist* 下游的顺式调控元件,其中包含 CTCF 的结合位点,提示 CTCF 与 *Tsix* 可能协同起着 *Xist* 外源开关的功能。*DXPas34* 基因富含 CpG,包括一个 15kb 的微卫星重复序列,提示对 X 染色体失活有一定调控作用。失活 X 染色体有两个显著特点,一是组蛋白 H4 不被乙酰化;二是 CpG 岛的高度甲基化。

雌性体细胞 X 染色体的随机失活始于对 X 染色体的计数和对未来活性或失活 X 染色体的选择,并以即将失活 X 染色体的 *Xist* 基因转录上调为标志。任何 X 染色体被失活的概率随着 X 染色体对常染色体的比率增加而增加,提示 X 染色体编码的激活子参与了 X 染色体随机失活的计数过程。为了启动 X 染色体失活,*Xist* 必须超越 *Tsix* 参与设定的阈值。在抵消 *Tsix* 过程中,X 染色体编码的激活子对 *Xist* 表达具有剂量依赖性激活作用;常染色体编码的抑制子则表现为对 *Xist* 的剂量依赖性抑制作用。已有证据表明:在细胞核内,X 染色体编码的激活子浓度确实可以触发 X 染色体失活。2009 年,J.Gribnaul 等人发现:X 连锁基因 *Rnf12* 编码的 E3 泛素连接酶 RLIM 能依剂量依赖的特点反式激活 *Xist*。因此,雌性体细胞可以通过调节 RLIM 蛋白表达量去失活其中一条 X 染色体(图 3-6A/ 文末彩图 3-6)。*Rnf 12* 位于 *Xist* 上游 550kb 处。作为激活子,RLIM 蛋白可以通过直接激活 *Xist* 或者间接干扰 *Tsix* 顺式调节位点以及其他调控元件(如 *Xce*)而起作用。当激活作用超越抑制作用时,*Xist* 的 RNA 被转录,从而启动 X 染色体失活,因此也顺式关闭 *Rnf12* 的一个等位基因。

在小鼠胚胎干细胞分化过程中(图 3-6B),正负信号必须在 Xist 位点被整合,只有信号强度达到刺激阈(虚线)时 *Xist* 才能表达。在未分化的细胞中,Oct4 和 Nanog 等多潜能因子可以阻止 *Xist* 的表达;在分化早期阶段,多潜能因子被下调,整合的 *Xist* 刺激逐渐增强并仅在雌性细胞中超过激活阈值;此外,与雄性体细胞相比,雌性体细胞中还包含较多的 X 染色体连锁的 *Xist* 激活子;加之在该阶段发生的同源配对(灰色箭头)打破了 *Xist* 之间的对称。因此,阻止了 *Xist* 两个等位基因同时被激活的趋势。在分化晚期,*Xist* RNA 介导的顺式沉默下调 X 染色体连锁的激活子,导致刺激信号减弱,最终使得 X 染色体活性在雌雄个体细胞内达到平衡。尽管 X 染色体失活的分子机制还有待于进一步阐明,但无疑会成为今后表观遗传学研究的重要内容。

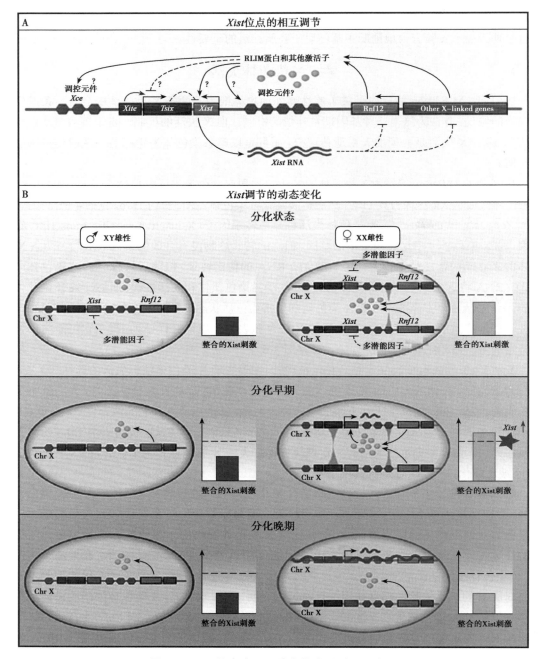

图 3-6 Xist 位点介导 X 染色体失活过程示意图

第二节 表观遗传与疾病

表观遗传调控取决于多层次表观遗传修饰的互相作用。由表观遗传修饰异常引起的疾病主要可分为两大类,一类是在发育的重新编程过程中造成的特定基因表观遗传修饰的异常,有人称之为表观突变(epimutation);另一类与表观遗传修饰的分子结构与功能相关的蛋白质编码基因有关,如 DNA 甲基转移酶基因或差异甲基化 CpG 岛结合蛋白 *CTCF* 基因的突变或表观突变。

表观修饰遗传对于控制基因转录和染色体稳定是十分重要的。表观遗传信号甚至可以通过阻遏特定基因转录的双链 RNA 分子在细胞间的传递来影响其他细胞的基因表达。虽然对于

Notes

表观遗传修饰在疾病发生中作用的认识还很不全面，但 R.Holliday 等人已经提出了表观遗传病（epigenetic diseases）的概念，其中包括多种复杂的遗传性综合征、免疫性疾病和中枢神经系统发育紊乱等，还包括衰老和癌症。

一、遗传性综合征和表观遗传

1983 年，B.Hagberg 等报道了一种遗传性进行性神经系统疾病——Rett 综合征，患者均为女性，在出生后 7～18 个月就出现发育停滞，随后出现高级脑功能的迅速恶化和严重痴呆等症状，家系分析显示 Rett 综合征是一种 X 连锁基因突变所致的遗传病。近年来的研究表明，Rett 综合征的致病基因是 X 染色体上编码 McCP2 蛋白质的基因。McCP2 是一种甲基结合蛋白（methyl-binding proteins，MBPs），能专一性地识别甲基化 CpG 岛并与之结合，其功能是作为分子榫头将染色质修饰复合物（chromatin-modifying complex，CMCs）和 DNA 甲基化区域连接在一起以阻遏基因转录。Rett 综合征患者的 *McCP2* 基因突变集中在甲基化 CpG 结合域和转录阻遏域。显而易见，这类突变会严重干扰表观遗传修饰的正常功能。值得注意的是，*McCP2* 基因的表达谱比较广泛，所以突变所造成的病理作用为什么只局限于脑内神经细胞的机制还有待于研究。

1981 年 D.J.Weathrall 等报道了地中海贫血和智力低下的联系，随后证实这并非患者同时患有两种疾病，而是一种 X 连锁疾病，称为 X 连锁 α- 地中海贫血 / 智力发育迟滞综合征（X-linked alpha-thalassemia/mental retardation syndrome，ATR-X）。*ATR-X* 基因突变会引起特征性的发育异常，如严重的智力低下、面部变形、α- 地中海贫血、泌尿生殖道畸形，甚至出现性反转表型。现已证实 *ATR-X* 基因编码一个含有植物的发育同源结构域（plant hemeodomain，PHD）的蛋白质，是一种转录调节因子，通过修饰染色质的局部结构来调节转录，该蛋白质的 C 末端还含有解旋酶 SNF-2 家族成员的标志性结构域。在细胞分裂间期和中期，该蛋白质定位在着丝粒附近的异染色质区。在 ATR-X 患者中发现一些高度重复序列的甲基化型发生了改变，包括编码核糖体 RNA 的 rDNA 重复序列，Y 染色体特异的卫星 DNA 和亚端粒区重复序列等。这些重复序列区域甲基化的严重减少，加上染色质重塑解旋酶 SNF-2 结构域的存在，提示 ATR-X 编码的蛋白质功能可能起着将 DNA 甲基化和染色质重塑这两类表观遗传修饰连接在一起的作用。一些植物和哺乳动物的实验观察也证实 SNF-2 样蛋白的突变会导致基因组甲基化的急剧丢失。

脆性 X 染色体综合征（fragile X syndrome）是一种以智力低下为主要症状的遗传性智力障碍综合征，致病基因是位于 Xq27.3 的脆性 X 智障基因（fragile X mental retardation-1，*FMR1*）。该基因最常见的突变是 5′ 端非翻译区中 CCG 三核苷酸重复序列的扩展。正常人的（CCG）n 重复序列为 6～50 拷贝，扩增至 52～200 拷贝时称为前突变（permutation），扩展至 200～2000 拷贝时称为全突变（full mutation），这种（CCG）n 拷贝数的扩展是随着世代而不断进行的，又被称为动态突变（dynamic mutation）。分析表明（CCG）n 重复序列扩展会引起 CCG 中 CpG 二联核苷酸的甲基化，从而使 FMR1 基因沉默，这种沉默还涉及染色质构型的改变，而染色质的浓缩进一步使扩展的（CCG）n 重复序列的遗传稳定性增加。

D.Wohrle 等人进行了鼠源胚胎肿瘤细胞 FMR1 转基因实验，进一步为 CCG 重复序列甲基化在脆性 X 染色体综合征发生中的分子病理学作用提供了新的线索。当将携有 CCG 重复序列并甲基化的脆性 X 染色体转入肿瘤细胞后，会导致去甲基化和 *FMR1* 基因转录的重新激活，并增加（CCG）n 重复序列的遗传不稳定性。为了证实肿瘤细胞中确实发生了去甲基化反应，利用能诱导去甲基化反应的 5- 氮脱氧胞苷（5-aza-2′-deoxycytidine）处理脆性 X 细胞，结果使 *FMR1* 基因和乙酰化组蛋白 H3 和 H4 重新联结，转录也重新被激活。这表明脆性 X 综合征患者的 FMR1 基因沉默最初起因于延伸重复序列的甲基化，这也是研究得最清楚的一种因特定 DNA 序列表观遗传修饰异常而导致的一种疾病表型。

Notes

ICF 综合征（immunodeficiency, centromeric region instability and facial anomalies syndrome）是一种罕见的常染色体隐性遗传病，它是一种变异性免疫缺陷，主要病症是不同程度的免疫缺陷，并伴以面部畸形和智力低下。在分子水平上，患者有典型随体序列Ⅱ和Ⅲ的低甲基化。多个研究小组独立发现，该病是能催化 DNA 从头甲基化的 *DNMT3B* 编码基因的突变所致。患者至少有两种同型免疫球蛋白的减少或缺失，并造成细胞免疫缺陷。此外，淋巴细胞分裂中 1 号、9 号和 16 号等多条染色体的环着丝粒区域的不稳定性也明显增高。这些区域含一种通常被甲基化的卫星 DNA 序列，但在 ICF 患者中几乎完全是非甲基化的。这些序列被认为与着丝粒的功能和动基体（kinetochore）的装配有关。还有人发现 ICF 患者失活 X 染色体的 CpG 岛和两个重复序列家族 D4Z4 和 NBL2 的去甲基化。这些变化与基因组中 5-mC 水平降低和某些染色体着丝粒周围区域重复序列的低甲基化相互吻合。基因芯片的表达分析还显示，患者淋巴细胞中部分与免疫功能调节相关的基因表达水平下调，但未观察到这些基因启动子区甲基化型的变化，提示 ICF 综合征中 *DNMT3B* 基因的突变可能通过降低转甲基活性而减少了对基因转录的阻遏作用，从而间接影响了淋巴细胞部分基因的表达模式。

二、免疫性疾病与表观遗传

早期研究显示：类风湿关节炎（rheumatoid arthritis，RA）滑模成纤维细胞中存在普遍的低甲基化状态，其中包括 *CXCL12* 基因启动子和反转座子 LINE1 的低甲基化修饰。在此种条件下，丧失了抑制性 DNA 甲基化信号将导致基因表达。全基因组研究也揭示：RA 滑膜成纤维细胞存在许多高或低甲基化基因组区域。大多数受累基因涉及炎症、基质重塑、白细胞招募和免疫反应等过程。此外，关节炎组织中 HAT/HDAC 活性比例转至 HAT 为主导，有利于组蛋白乙酰化，最终导致基因转录增强。在适应性免疫系统也出现表观遗传改变。例如，在一种全基因组 DNA 的甲基化分析研究中发现：周围血单核细胞中的主要组织相容复合物基因座可呈现差异的甲基化区域，使易患 RA 的遗传风险显著增加。一项结合 RA 病人和模式动物的研究对外周血单核细胞中的 B 细胞和 T 细胞的各种染色质修饰酶家族进行了观察分析，发现其中编码 Aurora 激酶 A 和 B 的基因表达显著上调，同时伴有 H3K10 的磷酸化修饰。这种类型的组蛋白磷酸化是招募转录因子核因子 -kappa B（transcription factor nuclear factor-kappa B，NF-κB）至细胞因子启动子的关键表观遗传信号，从而引起一种细胞因子驱动的促炎反应。此外，HAT 家族的几个成员在 RA 患者和关节炎小鼠中也显著上调，其中编码 *Esco2* 的基因表达最强。Esco2 可建立姐妹染色单体连接，并促进与 DNA 复制耦合，从而确保只有姐妹染色单体可以相互配对。因此，可以推定 Esco2 是特定靶基因的选择性激活子。

由于 NF-κB 是炎症相关基因转录的主要调节因子，而表观基因组的修饰子可直接或间接的影响其活性，对于自身免疫和免疫疾病如 RA 而言，当有利于抑制信号的表观遗传因子下调，促进转录的表观因子上调，这些活性的组合最终决定了免疫细胞促炎途径的加强和抗炎机制的弱化。

三、中枢神经疾病与表观遗传

亨廷顿病（HD）是一种中年发病的致命性遗传性神经退行性疾病，其特征是舞蹈症，情绪困扰，并伴有进行性认知下降。实验表明：HD 与表观遗传的"组蛋白密码"异常，进而诱导染色质重塑和神经元基因转录的失调有关。其中 DNA 甲基化异常改变是 HD 的致病机制之一。例如，腺苷 A2A 受体（adenosine A 2A receptor，A2AR）表达在 HD 病人显著降低，原因是其编码基因 ADORA2A 的 5′-UTR 区的 5-mc 水平在纹状体中明显增加；利用转基因小鼠也证实了类似现象。此外，在 HD 病人、HD 动物模型以及 HD 细胞模型中均观察到组蛋白低乙酰化和高甲基化修饰水平的变化。例如，环磷酸腺苷反应元件结合蛋白（cyclic adenosine monophosphate

Notes

response element-binding protein，CREB）结合蛋白（binding protein，CBP）具有 HAT 的功能，也是转录辅助因子。利用转基因小鼠证实：表达缺乏 HAT 活性的 CBP 将损害短期的稳定记忆转化为长期记忆，而采集新的信息和短期记忆的能力却不受影响；类似的研究也发现，缺乏羧基末端 HAT 活性域的 P300（CBP 同源体）突变小鼠损坏了长期识别记忆以及语言恐惧记忆。因此，CBP 分子功能的失调可能是 HD 患者认知功能障碍的病理表观机制。

脑源神经营养因子（brain-derived neurotrophic factor，BDNF）在维持神经元存活、发育和突触可塑性方面起着重要作用。BDNF 的表观遗传修饰与精神分裂症和情感障碍的病理生理密切相关。例如，精神分裂症患者脑内 *BDNF* 基因启动子甲基化水平升高，而 *BDNF* 表达降低。由于这种甲基化水平改变是包括脑和周围血液的整体性变化，因此，可以作为这类疾病的生物标志物。最初，在培养的大鼠神经元观察到甲基化修饰对 BDNF 表达的重要性。用氯化钾人工诱导膜去极化可导致 BDNF 第 VI 启动子 DNA 甲基化水平降低，增加该启动子的转录；进一步用小鼠皮层神经元发现：膜去极化可同时在启动子 I 和 IV 导致 *Dnmt1* 和 *Dnmt3a* 基因表达水平降低；同样，DNA 甲基转移酶抑制剂 5- 氮杂 -2- 脱氧胞苷可诱导小鼠神经元 2A 细胞的 BDNF 启动子 I 脱甲基化，从而上调 *Bdnf* 基因的表达。动物实验也证实，脑内 DNA 甲基化和 BDNF 表达的相关性在脊椎动物中呈现进化保守。

第三节　表观遗传与肿瘤

肿瘤既是遗传病，也是表观遗传病。经典的遗传突变可以诱导肿瘤的发生，而表观遗传结合经典遗传的改变则协同决定着肿瘤的发展。DNA 甲基化的丢失是肿瘤组织中最早观察到的表观遗传改变之一。DNA 甲基化异常既可以影响基因组的稳定性，又可以通过 DNA 甲基转移酶表达和关键基因 CpG 岛甲基化异常而诱导肿瘤的发生发展。

一、DNA 甲基化与肿瘤

在机体内，重复元件构成了基因组的 50%，正常时处于高度甲基化状态。而在肿瘤发生时，这些基因组区域，包括着丝粒串联重复序列、Alu 序列以及 LINE-1 序列等均处于低甲基化水平（5-mC 缺失）。已知这些在着丝粒附近的串联元件维持着 DNA 包装成异染色质，从而保证了染色体的稳定性。这些区域的低甲基化则可导致染色质解浓缩，并通过易位使染色体重排，进而诱导广泛的基因组不稳定。例如，体外实验显示：在小鼠胚胎干细胞中敲除 DNA 甲基转移酶 DNMT1，可以增加染色体易位；此外，异染色质的丢失可以影响与肿瘤发生相关的基因拷贝数。作为逆转座子，Alu 和 LINE-1 元件可以通过 RNA 中间体进行扩增，构成了基因组的 30%。这两种元件具有启动子序列，显示具有基因转录的能力。在正常组织中，Alu 和 LINE-1 均通过 DNA 甲基化被沉默，而在肿瘤中表现为低甲基化状态。例如，在结肠肿瘤发生早期，LINE-1 表现为低甲基化水平，阻断了基因表达的正常模式。Alu 和 LINE-1 还被发现在非小细胞肺癌早期的低甲基化水平与基因组不稳定密切相关，提示了在肺肿瘤发生中的潜在作用。这些元件的低甲基化和随后的激活可以促进肿瘤发生，因为低甲基化的元件能够诱导插入突变，即 L1 反转录酶可以通过对剪接的 mRNA 进行反转录，并重新插入到基因组中，从而潜在地形成假基因。当 LINE-1 元件分别启动其 3′ 和 5′ 端时，即可导致元件本身的移动，并插入到新的基因组位点，并潜在地导致基因组缺失和倒位，从而诱导重排的发生。这些结果最终可引起染色体异常、基因表达异常以及整个基因组的不稳定。

尽管整个肿瘤基因组显示低甲基化水平，但是基因组的某些区域仍处于高甲基化状态，其机制与 DNMT 过表达相关。已知 DNA 甲基化是由 DNMT 将供体的甲基基团转移到胞嘧啶上实现的。目前发现的 DNMT 家族有五个成员，但仅 DNMT1、DNMT3a 和 DNMT3b 参与胞嘧啶

Notes

整体甲基化模式的建立。其中 DNMT1 被归类为维持型蛋白,参与新合成的子链 CpG 位点的甲基化修饰,以匹配母链的甲基化模式;此外,它还直接与组蛋白去乙酰化酶结合,促进异染色质的形成和沉默基因活性。DNMT3a 和 DNMT3b 作为从头合成酶则在胚胎发生和胚层发育过程中发挥作用,即建立哺乳类发育的甲基化模式。DNMT 的过表达是肿瘤的常见特征。其机制被认为是由于这些酶可以在肿瘤细胞中相互配合起始和维持新建立的甲基化模式。DNMT1 和 DNMT3b 可与癌基因的转录因子形成复合体,在启动子区域的 CpG 岛诱导从头合成的甲基化修饰。例如,患急性粒性白血病患者伴随 DNMT3a 突变与恶性预后密切相关。因此,DNMTs 在肿瘤细胞中 CpG 岛的超甲基化状修饰和后续下游作用中非常关键。

　　CpG 岛占据了人类基因启动子的约 60%,其中大多数属于构成表达的基因。一个 CpG 岛大约长 1kb,包含大于 50% 的 GC 含量。近年发现 CpG 岛正常的低甲基化模式在不同组织中是一致的,说明这些 CpG 岛 DNA 甲基化并不参与基因表达的调节。在肿瘤细胞基因组中,启动子区域的 CpG 岛则以超甲基化状态为特征。相比较而言,肿瘤组织基因间 CpG 位点的低甲基化水平常诱导基因组不稳定,CpG 岛的超甲基化则通过沉默肿瘤抑制基因的表达而促进肿瘤的发生和发展。例如,PTAN 是一种防止快速增殖的蛋白,在甲状腺肿瘤中处于高度甲基化状态;而涉及细胞周期调节、细胞黏附和细胞移动的蛋白 APC 则在肺癌、乳腺癌、结肠癌中通过超甲基化被抑制。细胞周期调节子 p16 在几乎所有的人类肿瘤中均处于抑制状态。这些肿瘤抑制因子的活性抑制使得细胞生物过程缺乏调控而直接促进肿瘤发生。

　　除了肿瘤抑制基因,其他类型的基因,诸如 DNA 修复基因和转录因子等的超甲基化状态可通过沉默下游靶子或集聚遗传错误而间接地诱导肿瘤发生。例如,GATA-4 和 GATA-5 即是在大肠癌和胃癌中被沉默的转录因子;而 DNA 修复基因 O-6-methylguanine-DNMT 则常见于原发肿瘤中。因此,CpG 岛的超甲基化状态可以通过影响多种通路而促进肿瘤发生。

　　肿瘤中超甲基化和低甲基化似乎是两种相反的力量,但这种模式确实可同一肿瘤组织中共存,仅是发生在基因组不同区域而已。由于低甲基化或超甲基化引起的表观遗传异常以多种方式相互作用,从而产生不同亚型的肿瘤。这种模式是稳定的,但是并不是不可逆转,而是随着细胞环境的变化而改变,归咎于肿瘤细胞表观基因组的复杂性。

　　肿瘤中 DNA 甲基化模式的失调不会发生于独立于表观遗传的改变。甲基化 DNA 结合蛋白可以被吸引结合到甲基化的胞嘧啶残基上,有助于基因沉默。这些蛋白还可以与许多其他参与表观遗传调节的伴侣分子相互作用。尤其是甲基化 DNA 结合蛋白被发现可以与参与调控 DNA 和组蛋白行互作用以及参与 DNA 包装的蛋白发生相互作用。

二、组蛋白修饰与肿瘤

　　除了 DNA 甲基化修饰,受各种修饰的组蛋白结构在基因表达和肿瘤中也起着重要的作用。染色质构型主要受到组蛋白 N 端尾巴化学共价修饰的调控。这种组蛋白修饰可以影响组蛋白与 DNA 的相互作用以及邻近组蛋白之间的相互作用。组蛋白修饰是一个动态过程,牵涉到酶催化的共价修饰添加、修饰的去除以及对已有修饰标记的识别。这一类酶的每一个失调都与各种肿瘤的发生相关。

　　组蛋白的甲基化修饰调节着基因的转录。在组蛋白尾巴特殊位点的甲基化修饰关系到转录的激活或抑制。组蛋白修饰主要发生在 H3 和 H4 尾巴的精氨酸和赖氨酸残基上。赖氨酸甲基化由赖氨酸甲级转移酶(histone-lysine-*N*-methyltransferases,或 K-methyltransferases)催化,牵涉到将辅因子的甲基基团进行转移的过程。涉及调控干细胞维持和分化的一个关键蛋白 EZH2(Enhancer of Zeste 2)即是赖氨酸甲基转移酶,可以催化 H3K27 三甲基化。EZH2 属于多梳抑制复合物 2(PCR2)的一个成员,而 PCR2 既可以转移甲基基团,又可以识别 H3K27me3。H3K27me3 标记一般正常沉默与发育和干细胞分化有关的基因,其中包括 Hox 基因簇。然而

Notes

在许多肿瘤中，EZH2 在转录和蛋白水平均呈现过表达状态。研究发现 EZH2 的过表达的重要性在前列腺癌中显而易见，表现为细胞核中的 EZH2 蛋白的染色从良性到转移逐渐增加。目前，EZH2 的过表达已经被认定为乳腺癌、淋巴瘤、胶质细胞瘤和其他肿瘤的关键特征。在癌细胞中，H3K27me3 可以不依赖基因启动子甲基化抑制基因表达，而正常细胞中，EZH2 通过与 DNMT 相互作用调控 DNA 甲基化。与沉默组蛋白修饰的 H3K27me3 相比，组蛋白甲基化也是转录激活的标记。混合系白血病（MML）表现为一个催化 H3K4 的赖氨酸甲基转移酶。MML 对 PRC 蛋白起着相反的作用，可以激活与发育和分化有关的基因。MLL 涉及的基因融合和过度扩增等遗传改变是白血病的重要特征。利用同源重组构建的 MLL-AF9 小鼠实验模型显示，所有嵌合体均可以发展成急性白血病。与传统的 B 前体淋巴急性白血病比较，携有 MLL 移位的急性淋巴白血病患者具有独特的基因表达模式。尤其是具有多谱系表达的 MLL 移位病人显示出与造血早期的异常高表达基因。

　　组蛋白甲基化标志可以被作用在组蛋白尾巴特异赖氨酸残基上不同的组蛋白去甲基化酶去除。JMJD2C 就是将基因抑制相关标记 H3K9 甲基化去除的特异组蛋白赖氨酸去甲基化酶。目前发现其可以影响许多肿瘤的发生，如乳腺癌和食道癌等。靶向 H3K4 和 H3K9 的甲基化的赖氨酸特异的去甲基化酶 1 可在雌激素受体阴性的乳腺癌、间充质肿瘤和膀胱癌中高表达。

　　根据甲基修饰残基的位置，组蛋白甲基化既可以与转录激活相关，又可以与转录抑制相关。但是组蛋白乙酰化修饰具有很强的转录激活作用。发生在赖氨酸上的乙酰化修饰可以通过中和组蛋白的阳电荷，降低与带阴电荷的 DNA 磷酸骨架相互作用，增强转录效率。组蛋白乙酰化标记和染色质构型动态的维持主要由组蛋白乙酰转移酶（HATs）和组蛋白去乙酰化酶（HDACs）调控。HATs 存在三个不同的家族，即 Gcn5 家族、p300/CBP 家族和 MYST 家族。来自每个家族的 HAT 均可通过异常靶基因激活或靶基因抑制而促进肿瘤发生。已知 Wnt 信号通路的失调与肿瘤发生有关，尤其与干细胞表型有关的 Wnt 通路在乳腺癌中通过 HAT Gcn5 介导而异常增强。CBP（cyclic AMP response element-binding［CREB］protein）和 p300 可以乙酰化修饰所有四种核心组蛋白以及其他许多非组蛋白蛋白质，包括 P53、Rb、E2F 和 myb 等。在许多肿瘤细胞株存在着大比例的 p300 或 CBP 的杂合性缺失，可分别达到 51% 或 35%，提示 p300 和 CBP 是重要的肿瘤抑制基因，由于杂合缺失可以存在许多不同的肿瘤中。MYST 家族的 HAT 具有重要的造血作用，已经发现其在急性髓细胞白血病中调节异常。在白血病 M4/M5 亚型病例中，一个稳定和复发的染色体移位 t（8；16）（p11；p13）可导致一个 MYST 家族乙酰转移酶 *MOZ* 基因与 CBP 发生融合，从而诱发异常的染色质乙酰化修饰。在急性单核白血病例中，随着 t（8；22）（p11；q13）移位的发生，也可以诱导 *MOZ* 与 p300 融合。HDACs 是催化去除组蛋白乙酰化基团的酶，主要与转录抑制相关。和 HATs 类似，HDACs 也可以将许多非组蛋白蛋白质作为潜在的底物，催化许多在肿瘤发生起重要作用的相关蛋白的去乙酰化，包括 p53、YY1 和 STAT3 等。

三、染色体重塑与肿瘤

　　研究已经证实：核小体移动导致的染色质重塑在肿瘤抑制和原癌基因转化中具有关键作用。例如，Snf5（Ini1/Baf47/Smarcb1）是 Swi/Snf ATP 酶依赖的染色质重塑复合物的一个核心成员，也是一个潜在的肿瘤抑制因子，但在致死性儿童肿瘤中被特异灭活。正常情况下，Snf5 和 Swi/Snf 复合物可以调节细胞周期，并与 p53 相互作用而防止原癌基因的转化。这些复合物可以利用 ATP 水解提供能量去重定位核小体，因此可调控特异基因进入到转录复合物中。此外，染色质重塑复合物还参与染色质结构改变必须的其他过程，包括 DNA 修复、DNA 合成、有丝分裂和基因组稳定等。目前已知 ATP 酶依赖的染色质重塑复合物有 Swi/Snf，ISWI，CHD/Mi-2，和 INO80 等。其中 Swi/Snf 是从酵母到人类进化保守的复合物，由 8-12 个蛋白亚基构成，包含 ATP 酶、BRG1 和 BRM 等亚基。目前发现，在部分肺癌以及乳腺癌亚型、前列腺癌和胰腺癌中，

Notes

均存在 Brg1 亚基被沉默。从原癌基因转化的角度出发，Swi/Snf 复合物涉及多个癌症相关通路。这个复合物可以直接与 Rb 结合，其亚基 Brg1 和 Brm 则是 Rb 介导细胞周期停滞所必须的。

四、非编码 RNA 与肿瘤

在基因组中存在多种非编码 RNA 分子，其中包括 miRNA、piRNAs 以及 lncRNAs 等。这些 RNA 分子参与 DNA 甲基化修饰、染色质重组以及转录和翻译的调节，在生理和病理过程中具有重要的功能。在人类肿瘤中，miRNA 表达谱不同于正常组织，即使在不同类型的肿瘤之间也表现为特异的表达谱。miRNA 既可以行使原癌基因的作用，又可具有肿瘤抑制子的作用，体现了在肿瘤发生中的关键潜在功能。例如，miR-200 启动子 CpG 岛的超甲基化使得 miR-200 沉默，导致锌指 ZEB1（E-box-binding homeobox（HOX）1）和 ZEB2 转录抑制子上调，进而诱导 ECDH1（E-cadherin）下调，从而可以促进了肿瘤细胞上皮 - 间质转化。此外，一些遗传改变可以影响初级 miRNA 转录子的产生和成熟加工过程以及与靶向 mRNA 的相互作用，诱导肿瘤发生。例如，由于染色体 13q14 缺失导致 miR-15 和 miR-16 调节失常常见于大多数 B 细胞慢性淋巴细胞白血病。值得注意的是位于染色体脆性部位的 miRNA 常与诱发卵巢癌、乳腺癌和黑色素瘤等有关。最近的研究证实，涉及 miRNA 加工机器的肿瘤特异的遗传缺陷与细胞转化通路密切相关，提示相关 miRNA 在肿瘤中的失调。例如编码 TARBP2、DICER1 和 exportin 5（XPO5）的基因等。尽管特异的 miRNA 可以行使原癌基因或肿瘤抑制子的作用，总体而言，由于 mirRNA 合成缺乏，人类肿瘤中 miRNA 表达谱呈现为下调趋势。

piRNA 和 piRNAs 样转录子主要涉及睾丸组织和其他类型的肿瘤。PIWI 蛋白也与肿瘤的发展相关。PIWIL1 和 PIWIL2 可在许多体细胞瘤中过表达，可能分别与细胞周期停滞以及抗凋亡信号和细胞增殖有关。此外，PIWI 蛋白可以参与干细胞的自我更新，其在癌前干细胞重表达可以潜在地诱导恶性分化。在有些肿瘤中，PIWIL2 的过表达还使染色质浓缩，妨碍了正常的 DNA 修复过程，导致肿瘤细胞对化疗药物产生抗性。

从基因组超保守区域转录（transcribed from ultraconserved regions，T-UCRs）的 lncRNA 异常表达也涉及肿瘤的发生。许多人类肿瘤可以根据 T-UCR 异常表达谱进行区分。目前已经获得了慢性淋巴细胞白血病、结直肠癌以及肝癌的 T-UCR 表达谱。在肿瘤组织中，不同的 T-UCRs 既可以上调，也可以下调。类似于 miRNAs，在特异肿瘤中分化表达的 T-UCR 常常位于与此肿瘤相关的肿瘤基因组区域，例如：脆性位点、HOX 基因簇、微小杂和丢失域以及微小扩增域等。迄今发现 T-UCR 在肿瘤中表达的异常调节机制主要涉及两个途径，即改变与 miRNA 的相互作用和启动子 CpG 岛的超甲基化修饰。许多 T-UCRs 显示与 miRNAs 良好的互补性，提示可以像 miRNA 进行靶向调节。例如，将 miR-155 转染到白血病细胞中，可以显著降低 T-UCR uc.160＋ 的表达。此外，在上皮癌细胞中，lncRNA-HOTAIR 表达增加可诱导基因组范围的多梳蛋白 PRC2 重新占位，并使 H3K27me3 涉及的靶基因沉默（如，编码 HOX 蛋白的 HOXD），这种改变进而增加肿瘤细胞的侵袭和转移。而当 HOTAIR 表达被抑制，癌症细胞的侵袭能力也降低。说明 HOTAIR 具有调节癌细胞表观遗传组和介导细胞转换的激活作用。最初在人类白血病鉴定的 p15 反义 lncRNA-p15AS 则可通过诱导基因位点异染色质形成，从而促使 p15 肿瘤抑制子的沉默。

第四节　表观遗传与衰老

分化细胞的稳定性是高等生物的基本特征之一，无论是神经元这类特化的分裂后细胞（post-mitotic cells），还是成纤维细胞或成骨细胞这样处于不断分裂的细胞（dividing cells），都具有稳定的特征性表型。然而，在衰老的过程中某些细胞会发生年龄相关的变化，例如某个 CpG

Notes

岛的从头甲基化会关闭一个基因,丧失与这个基因相关的生理功能;同样,甲基化的丢失也会激活正常情况下沉默的基因,造成不恰当的异位表达(ectopic expression)。虽然在一个组织中发生异常甲基化的细胞只占少数或极少数,但却能使组织或器官呈现出表观遗传上的异质性和镶嵌性,这种在衰老过程中获得的表观遗传镶嵌性正是许多年龄相关的局灶性疾病的一个重要病因。

动脉粥样硬化和肿瘤一样也是一种局灶性增殖疾病,有遗传学病因,也有表观遗传学病因。失控的平滑肌细胞增殖会使血管变窄,最终导致心脏缺血或脑缺血。在动脉粥样硬化患者的心肌组织、动脉粥样斑块和长期在体外培养的血管平滑肌细胞中,都曾观察到雌激素受体 α 基因(estrogen receptor alpha gene,ERα)的启动子区域出现年龄相关的甲基化。同样的变化会不会影响血管组织其他基因尚待研究。然而,从理论上讲,年龄相关的表观遗传镶嵌性在血管上皮细胞和平滑肌细胞中有可能促进动脉粥样硬化的发展。

随着基因组 5-mC 检测技术的进步,年龄相关的获得性疾病受到启动子甲基化影响的实验证据越来越多。例如在结肠成纤维细胞中,曾观察到 ERα、MLH1(DNA 错配修复蛋白 1)、MYOD(生肌性转录调节因子)、PAX6(发育相关的成对框基因 6)、RARβ2(视黄素受体 β2)和 IGF2(胰岛素样生长因子 2)等基因启动子甲基化和随后的基因功能下降。又如,伴有胰岛素抵抗症状的糖尿病,也是由于表观遗传异常等原因导致胰岛素受体信号传导相关的一系列基因功能下降,造成不同基因启动子的甲基化发生在同一组织的不同细胞中,大大增加了局灶性疾病的异质性,也反映了老年化组织的镶嵌性。实际上,类似的分析已经成为发现疾病相关基因的一条新途径。

认识到表观基因组在发育、生长和衰老过程中存在着一个动态变化的过程,以及体细胞的表观基因组有重新编程的可能性,不仅有助于我们以新的观点来探索老年病的病理机制,发展和建立新的诊断方法和药物干预的新途径,以及更加确切地评估老年病的发病危险性,还为通过环境和生活方式的改变来延缓老年病的发生和减轻老年病的严重程度提供了理论依据。将这些概念付诸于实践之前还必须解决三个问题:一是确定表观遗传修饰与特定生理或病理指标的相关性;二是证实将这些指标作为鉴别诊断的潜在可能性和技术可行性;三是通过一定规模的流行病学调查来验证实验室内的表观遗传病理发现在人群中的真实性。

第五节　表观遗传的生物学意义

2003 年,L.Jirtle 和 R.A.Waterland 用 Agouti 小鼠做了一个表观遗传学的经典实验。*Agouti* 基因(A)编码一种旁分泌的信号分子使毛囊黑色素细胞转为合成黄色素。在鼠毛生长的中间阶段,*A* 基因一过性的短暂表达在每根鼠毛的毛尖下方形成黄色条带,使野生型 Agouti 小鼠呈现特征性的棕褐色。实验者在 A 基因 5′端上游插入了一个源自逆转座子(retrotransposon)的 IAP(intracisternal A particle)序列,使 A 基因受隐含在 IAP 中的启动子调控而持续异位表达,造成毛色变黄,插入了 IAP 的 A 基因称为 AVY(Agouti viable yellow gene allele)。然而,IAP 启动子区域 CpG 岛的甲基化又会使有些细胞中的 AVY 基因表达受抑,甚至沉默。这种表观遗传差异往往发生在胚胎发育早期,所以,即使在近交系同窝仔鼠中,AVY 小鼠也会出现不同的表型,从以黄色为主到混杂大小不等的棕褐色斑块。在造成毛色广泛变异的同时,还造成同窝仔鼠在脂肪代谢、葡萄糖耐受和肿瘤易感性等方面的差异。

实验的对象是基因型为 a/a 的母鼠及其孕育的基因型为 A^VY/a 的仔鼠。孕鼠分为两组,实验组孕鼠除喂以标准饲料外,从受孕前两周起还增加富含甲基的叶酸、乙酰胆碱等补充饲料,而对照组孕鼠仅喂饲标准饲料。结果实验组孕鼠产下的仔鼠大多数在身体的不同部位出现了大小不等的棕色斑块,甚至出现了以棕褐色为主要毛色的小鼠(图 3-7/文末彩图 3-7)。而对照组

Notes

孕鼠的仔鼠大多数为黄色，并对肥胖、糖尿病和肿瘤易感。分析表明喂以富甲基饲料的孕鼠所产仔鼠的 IAP 所含 CpG 岛的甲基化平均水平远高于对照组，转录调控区的高甲基化使原来呈异位表达的基因趋于沉默，毛色也趋于棕褐色。当然，由于种间差异，小鼠实验不能简单地外推到人，但这并不能降低这个实验的理论价值：即诸如营养这样的环境因素并不会引起 DNA 序列的改变，却可以通过改变基因的甲基化型而改变其表观遗传型，造成明显的、可遗传的表型效应。

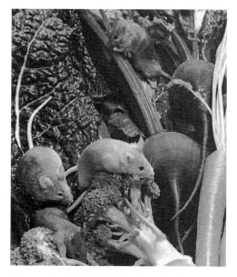

图 3-7　富甲基饲料对孕鼠后代表型的影响

Agouti 小鼠的实验有着深刻的启示：①表观遗传修饰的环境因子敏感性也许可以解释遗传学上完全一样的个体（如双生子）在不同的环境中可以产生明显的表型差异，也提示表观遗传修饰的可遗传性在基因和环境的相互作用中起着重要的作用；②小鼠基因组转座子插入位点的异常甲基化，会引起小鼠在细胞水平上的表观遗传镶嵌性，扩大了表型变化的范围。这一点对人类来讲也有深刻意义，因为转座子这类在进化过程中由外来 DNA 演化而来的所谓"寄生因子"，占了人类基因组的 35% 以上组分。这些寄生 DNA 序列大多数是被甲基化的，被沉默的。但也有一些处于低甲基化或非甲基化状态。现已在约 4% 的人类蛋白质编码基因中发现了转座子序列，甚至还发现不少基因的转录也像 A^{VY}/IAP 的异位表达那样起始于转座子隐含的启动子区域。所有这些都在暗示哺乳动物基因组中的转座子可能赋予机体相当大的表型可变性，也就是说，每一个哺乳动物个体都可能因此成为表观遗传的镶嵌体，也因此更容易在保持基因组稳定的前提下，提高机体对环境的适应能力。这对于个体发育和物种进化都具有十分重要的生物学意义。

人类基因组和多种模式生物基因组测序计划的完成为诠释基因组功能奠定了基础，也为对基因功能表达中起着某种决定作用的表观遗传学研究开拓了广阔空间。与高度稳定的基因组相比，表观基因组是可遗传的，在一定条件下又是可逆的，处于亚稳定或准稳定状态，在个体发育和生殖细胞形成过程中是需要经历重新编程的，即使高度分化的成年哺乳动物体细胞也有重分化或再分化的潜在可能。在表观遗传研究过程中，还形成了表观遗传修饰、表观遗传突变、表观等位基因（epialleles）、表观基因组、表观基因组学（epigenomics）、表观遗传病和表观基因治疗（epigenetic therapy）等一系列科学概念。这些概念和思想已经成为哺乳动物克隆技术的进步和干细胞移植技术用于临床等应用性研究的理论先导。从技术上讲，表观遗传研究促进了一大批分析和监控技术的发展，如利用亚硫酸氢盐能选择性地使胞嘧啶核苷脱氨，而不作用于 5 甲基胞嘧啶的性质，发展和建立了基因组 DNA 的 5mC 测序技术和限制性标记基因组筛选技术（restriction landmark genomic scanning，RLGS）、还有甲基化敏感的任意引物 PCR 技术（methylation sensitive arbitrarily-primed PCR，MS-AP-PCR）、差异甲基化杂交（differetial methylation hybridization，DMH）以及专门分析单个 DNA 分子上若干个 CpG 岛上呈串联状时完全甲基化的"甲光"（Methy Light）技术。甲光技术的最大优势是能够以万分之一的灵敏度在大量非甲基化和部分甲基化 DNA 序列的背景上检测出一连串 CpG 岛全甲基化的 DNA。值得一提的是，甲基化型分析有两大优势可能发展为理想的检测或诊断对象。第一，甲基化型既能反映有关基因功能状态及与之相关的多种疾病相关的丰富信息，又具有简单的"二元化"性质，即令甲基化为"0"，非甲基化为"1"，就可以进行数字化处理，便于开展大规模和自动化监测分析。第二，DNA 分子十分稳定，有可能将它和 DNA 的 SNP 分析等置于同一个技术平台。同时它又比 RNA 和蛋白质更便于保

Notes

存和运输，并可对已经石蜡、甲醛或乙醇预处理的样本进行分析，可以开发历史上贮备的大量病理学资源。此外，基于染色质免疫共沉淀（chromatin immunoprecipitation，ChIP）技术以及与基因组芯片串联使用的 ChIP-on-chip 技术也已开始用于染色质修饰因子和结合因子的高通量检测，发展和建立了以组蛋白结构重塑为靶标的表观遗传修饰分析系统。然而，表观遗传修饰相关酶系的发现、鉴定和功能研究仍是今后取得突破的关键。

最后必须指出，表观遗传研究丝毫没有降低遗传学或基因组学的重要性。恰恰相反，表观遗传学是在以孟德尔式遗传为理论基石的经典遗传学和分子遗传学母体中孕育而生的、专门研究基因功能实现的一种特殊机制的遗传学分子学科。

本 章 小 结

由于许多重要的生物过程不仅受经典遗传学的影响，而且受 DNA 甲基化和组蛋白修饰等表观遗传的调节，因此，表观遗传学是一门新的分子和医学遗传学分支。表观遗传过程涉及 DNA 甲基化、组蛋白修饰、染色质重塑、基因表达的重编程以及非编码 RNA 的调节等多个环节，可发生在各种组织器官和重要的发育阶段，调控机体许多重要的生物功能，例如，组织器官再生、X-染色体失活、干细胞分化、基因组印迹以及细胞衰老等。表观遗传的异常则诱发许多疾病，包括肿瘤、免疫性疾病、内分泌疾病以及神经系统疾病等。随着相关机制的阐明，表观遗传治疗策略为治疗这些疾病提供了巨大的潜能。

（李　丽　彭鲁英）

参考文献

1. Lewin B. Genes Ⅶ. New York：Oxford University Press，2000.
2. Trygve Tollefsbol. Handbook of Epigenetics. The New Molecular and Medical Genetics. London：Academic Press，2011.
3. Carthew RW，Sontheimer EJ. Origins and mechanisms of miRNAs and siRNAs. Cell，2009，136：642-655.
4. Hochedlinger K，Plath K. Epigenetic reprogramming and induced pluripotency. Development，2009，136：509-523.
5. Nora EP，Heard E. X chromosome inactivation：when dosage counts. Cell，2009，139：865-867.
6. Waterland RA，Jirtle RA. Transposable elements：targets for early nutritional effects on epigenetic gene regulation. Mol Cell Biol，2003，23（15）：5293-5300.

Notes

第四章　医学遗传学研究技术

第一节　染色体分析技术

一、人淋巴细胞染色体制备和核型分析

染色体（chromosome）是遗传物质—基因的载体。人体细胞染色体数目为46条。其中22对为男女所共有，称为常染色体（autosome）；另外一对为决定性别的染色体，男女不同，称为性染色体（sex chromosome），女性为XX，男性为XY。为了更好、更准确地表达人体细胞的染色体组成，1960年，在美国丹佛（Denver）市召开了第一届国际细胞遗传学会议，讨论并确立了世界通用的细胞内染色体组成的描述体系——Denver体制。这个体制按照各对染色体的大小和着丝粒位置的不同将22对染色体由大到小依次编为1至22号，并分为A、B、C、D、E、F、G共7个组，X和Y染色体分别归入C组和G组。用Giemsa常规染色的染色体标本，由于染色体着色均匀，不能把各染色体本身的细微特征完全显现出来。即使是最熟练的细胞遗传学家也只能根据各染色体的大致特征（大小、着丝粒位置）较准确地识别出第1、2、3、16号和Y等这几条染色体，对B、C、D、F和G组的染色体，则只能鉴别出属于那一组，而对组内各条染色体，特别是相邻号序的染色体，一般都难以区分。并且，对所有各染色体发生的微小结构畸变，例如缺失、易位等均不能检出。对许多染色体异常，特别是结构畸变的研究与临床应用都受到极大限制。60年代后期发现荧光染料可使染色体显示明暗相间的结构。这种显示明暗条纹的染色体标本被称为显带染色体（banded chromosome）。后来发现用其他方法亦可使染色体显带。染色体显带技术不仅能使我们准确地识别常规染色所不易认清的B、C、D、E、F、G组的个别染色体，而且对某些染色体结构改变的确认也有重要作用（详见第五章人类染色体和染色体病）。

（一）实验原理

外周血中的淋巴细胞几乎都是处在G0期或G1期，一般情况下是不分裂的。在植物血凝素（phytohemagglutinin，PHA）的作用下，小淋巴细胞转化为淋巴母细胞，进入有丝分裂。短期培养后，用秋水仙素处理使有丝分裂期细胞停留在分裂中期，制片后获得可以观察与分析的染色体。染色体的化学成分是核酸和蛋白质两部分。核酸以DNA为主，蛋白质有组蛋白和非组蛋白两种。经特定蛋白水解酶类物质处理后，蛋白质被水解而使DNA分子中碱基暴露。DNA中碱基G/C和A/T组合的比例不同，对染料结合的程度不一。Giemsa染料易与A/T碱基含量高的DNA结合导致深染。相反，G/C碱基含量高的DNA，Giemsa染料结合度低，形成淡染。由于不同染色体上A/T和G/C的分布不同，Giemsa染色后染色体上呈现出深浅不一的条纹或者称带纹。这一Giemsa染色体显带技术，其带型称为G带。

（二）实验步骤

脐带血由临床医师B超引导下抽取。外周血于肘静脉采血。全血在人体外周血淋巴细胞培养基中培养66～72小时。培养终止前3～4小时加入秋水仙素。培养淋巴细胞离心收集。然后低渗溶液处理、固定、制片、显带染色。常用显带技术包括G显带、Q显带和C显带。最后在显微镜下分析。

（三）核型分析

染色体是物种的标志，各种生物染色体数目和形态都是恒定的。核型是一个体细胞全部染色体所构成的图像。核型分析是将待测细胞的染色体按照该生物固有的染色体形态特征和规定，进行配对、编号和分组的分析过程。G 显带是现今最常用的染色体显带技术（图 4-1）。由于G 显带方法简单、廉价、易行、带纹清晰易辨，在普通显微镜下可以分辨，标本可以长期保存，通过 G 显带可以准确的识别每一号染色体，而且也可以发现染色体上微小的结构特征，为基因定位、区域制图、临床染色体病精确诊断和病因研究创造了必要的前提。

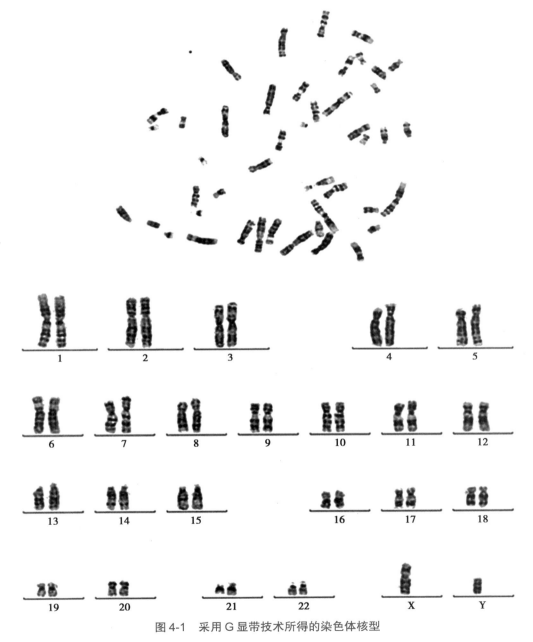

图 4-1　采用 G 显带技术所得的染色体核型

二、荧光原位杂交技术

荧光原位杂交（fluorescence in situ hybridization，FISH）是在 20 世纪 80 年代末在放射性原位杂交技术的基础上发展起来的一种非放射性分子细胞遗传技术，该技术以荧光标记取代同位素标记。FISH 的基本原理是将作为探针的 DNA（或 RNA）用生物素分子标记，然后将探针直接杂交到染色体或 DNA 纤维切片上，再用与荧光素分子偶联的单克隆抗体与探针的生物素分子特异性结合来检测特定 DNA 序列在染色体或 DNA 纤维切片上的定性、定位、相对定量分析。FISH 具有安全、快速、灵敏度高、探针能长期保存、能同时显示多种颜色等优点。同时，探针分子不仅能与中期分裂相杂交，而且能与间期核中 DNA 分子杂交（图 4-2/ 文末彩图 4-2）。同时在荧光原位杂交基础上又发展了多彩色荧光原位杂交技术和染色质纤维荧光原位杂交技术。FISH 技术不仅用于细胞遗传学分析，而且广泛应用于肿瘤学研究、病理学诊断和传染病学研究。

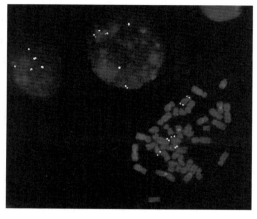

图 4-2 荧光原位杂交技术

（一）实验原理

荧光原位杂交技术的原理是将荧光素直接标记或生物素（biotin）、地高辛（digoxigenin）等标记的核酸探针与标本中的靶核酸序列按照碱基互补配对原则进行杂交，经洗涤去除非特异性杂交后直接或通过免疫荧光信号扩增在荧光显微镜下检测。从而对靶目标中的待测核酸进行定性、定位或定量的研究。

（二）标本制备

外周血淋巴细胞中期染色体和间期核玻片标本的制备按前述人淋巴细胞培养及染色体制备进行。组织或其他标本根据要求制备。

（三）探针标记

1. 直接标记探针　应用荧光分子偶联的 dNTP 标记探针，杂交洗涤后即可直接在荧光显微镜下检测。直接标记探针的优点是杂交后经过简单洗涤就可显示杂交信号，简单方便；可以使用多种不同标记的探针。所以，多色 FISH，往往选择直接标记探针。缺点是荧光信号不能放大，信号相对较弱。

2. 间接标记探针　采用生物素或地高辛等分子偶联的 dNTP 标记探针，杂交洗涤后用偶联有荧光分子的高度特异性和亲和力的抗生物素或抗地高辛抗体进行免疫荧光扩增，然后在荧光显微镜下观察分析。间接标记的探针的优点是可进行多步骤信号放大，易于单拷贝信号观察。缺点是检测步骤烦琐，可引起较高背景，不能进行多种不同标记探针的分析。

（四）实验步骤

首先是根据实验的要求选择探针 DNA。标记探针、探针变性、染色体或组织标本 DNA 变性，杂交，洗脱后荧光显微镜下观察。对于间接标记探针，在洗脱后进行免疫荧光扩增，再进行洗脱后在荧光显微镜下观察。

第二节　PCR 技术和遗传病的分子诊断

一、PCR 技术

PCR 是聚合酶链式反应（polymerase chain reaction, PCR）的简称，是 80 年代中期发展出来的一种简单方便的体外核酸扩增技术。在引物指导下，DNA 聚合酶催化对特定目的模板（克隆或分析的 DNA）的扩增。PCR 可以快速、特异地扩增目的 DNA 片段。该技术在分子生物学和分子诊断中广泛应用。例如目的 DNA 克隆，特定突变 DNA 的制备，基因表达分析，突变分析，

Notes

传染病的诊断和其他分子诊断。

（一）实验原理

PCR 基本原理是以单链 DNA 为模板，4 种 dNTP 为底物，在模板 3′ 末端引物存在的情况下，用 DNA 聚合酶进行互补链的延伸，多次反复的循环能使微量的目的 DNA 得到极大程度的扩增，从而获得目的 DNA 进行下一步的克隆或分析。

（二）实验步骤

在微量离心管中加入带有目的 DNA 片段的模板，与模板 DNA 双链分别互补的两个引物、适量的缓冲液、四种 dNTP、耐热 Taq DNA 聚合酶、Mg^{2+} 等形成反应体系。反应开始时首先将反应体系加热至 95℃，使模板 DNA 在高温下变性，双链解开为单链状态；然后降低反应体系温度，使合成引物与其靶序列配对，形成部分双链，称为退火；再将温度升至合适温度，在 Taq DNA 聚合酶的催化下，以 dNTP 为原料，引物沿 5′→3′ 方向特异性延伸，形成新的 DNA 片段，该片段便是目的 DNA 片段并且可作为下一轮反应的模板，如此重复改变温度，由高温变性、低温复性和适温延伸组成一个周期，反复循环，使目的 DNA 片段得以迅速扩增（图 4-3/ 文末彩图 4-3）。

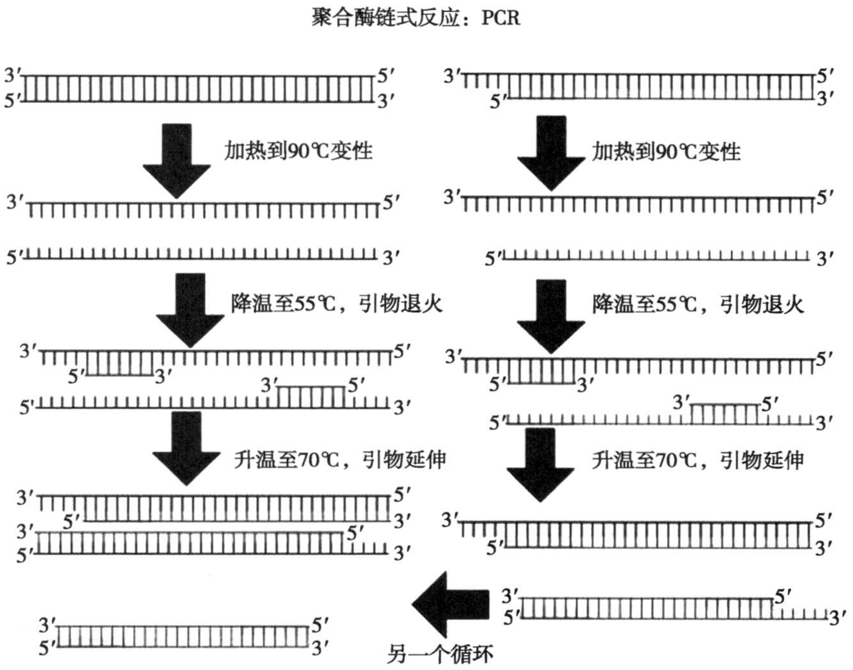

聚合酶链式反应：PCR

加热到90℃变性　　加热到90℃变性

降温至55℃，引物退火　　降温至55℃，引物退火

升温至70℃，引物延伸　　升温至70℃，引物延伸

另一个循环

图 4-3　聚合酶链式反应技术

（三）PCR 循环反应体系的关键

1. **模板**（template）　可以是单或双链 DNA。在反应体系中，模板浓度一般为 100ng DNA 模板 /100μl。模板浓度过高会导致反应的非特异性增加。

2. **引物**（primers）　引物是根据目的 DNA 片段的要求设计的与模板 DNA 互补的 DNA 片段。引物设计的基本原则是最大限度地提高扩增效率和特异性，同时尽可能抑制非特异性扩增。引物一般为 15～30bp，常用的是 18～27bp 寡核苷酸链。其 G+C 含量以 40%～60% 为宜，避免引物内部出现二级结构和引物间互补，特别避免 3′ 端的互补，否则会形成引物二聚体，使得 PCR 反应失败或产生非特异性的扩增条带等。

3. **Taq DNA 多聚酶**（Taq DNA polymerase）　是一种耐热 DNA 聚合酶，分子量为 94 000Da。具有 5′→3′ 的聚合酶活力，5′→3′ 的外切核酸酶活力，无 3′→5′ 的外切核酸酶活力，此酶的发现使 PCR 广泛的被应用。

Notes

4. DNA 合成的原料　dNTP（包括 dATP、dTTP、dCTP 和 dGTP）是 DNA 合成的原料。浓度取决于扩增片段的长度。四种 dNTP 浓度应相等，浓度过高易产生错误碱基的掺入，浓度过低则降低反应产量。

此外，Mg^{2+} 是 DNA 聚合酶的激活剂。Mg^{2+} 浓度为 1.5～2.0mmol/l 为宜，Mg^{2+} 浓度过低会使 Taq 酶活性丧失、PCR 产量下降；Mg^{2+} 过高影响反应特异性。Mg^{2+} 可与负离子结合，所以反应体系中 dNTP、EDTA 等的浓度也可能影响反应中游离的 Mg^{2+} 浓度。

二、PCR 技术在遗传性疾病诊断中的应用

遗传病的发生在分子上可以由于基因的结构，转录水平和 DNA 或 RNA 的修饰异常引起。遗传病的分子诊断主要包括 DNA 水平上的诊断和 RNA 水平上的诊断两大部分。前者分析基因的结构缺陷，后者检测基因的表达。

PCR 技术能快速、特异性在体外扩增目的基因或 DNA 片段，与其他技术结合进行基因诊断，是基因诊断中应用最广泛的技术之一。

（一）PCR/ 等位基因特异性寡核苷酸杂交

根据已知的基因突变位点的核苷酸序列，用人工合成的对应突变基因异常核苷酸序列的寡核苷酸作为探针进行分子杂交，从而检测和鉴定突变基因。对于突变类型已知的一些遗传病，应用 PCR/ 等位基因特异性寡核苷酸杂交（allele specific oligonucleotide，ASO）法可明确诊断突变的纯合子或杂合子，如 β 地中海贫血的分子诊断。

（二）PCR- 限制性片段长度多态性连锁分析

限制性片段长度多态性（restriction fragment length polymorphism，RFLP）是由于 DNA 多态性或 DNA 突变改变限制性内切酶的切割位点，导致限制性内切酶酶切后的 DNA 片段长度在不同个体的差异。基于这一 DNA 特征，在具有多态位点或突变位点的 DNA 顺序的两侧设计引物，PCR 扩增出目的 DNA 片段，目的片段经限制性内切酶酶切，大小不同的限制性内切酶酶切片段经电泳快速的识别。这一技术被广泛应用于如镰刀状细胞贫血、苯丙酮酸尿症等的分子诊断。

（三）PCR- 单链构象多态性分析

等长的不同构象的 DNA 单链在中性聚丙烯酰胺凝胶中的电泳迁移率不同，基于这一 DNA 特征可以检测基因的变异。在可能具有突变位点的 DNA 顺序的两侧设计引物，PCR 扩增出目的 DNA 片段，目的片段变性后经电泳快速识别不同迁移率的 DNA 片段，比较其与正常对照的迁移差别。PCR- 单链构象多态性（single-strand conformational polymorphism，SSCP）技术的优点在于操作简单，较高的敏感性和可同时分析多个样本；缺点是不能确定突变的部位和性质。对于小于 200 bp 的 DNA 片段中的突变几乎可以全部检出，但随着片段长度的增加，检出率下降。这一技术被广泛应用于如血友病等的分子诊断。

（四）PCR 产物变性梯度凝胶电泳分析

PCR 产物变性梯度凝胶电泳（denaturing gradient gel electrophoresis，DGGE）技术利用正常和突变 DNA 在变性梯度凝胶中电泳迁移速度的差异来检测 DNA 双链中是否存在基因突变。只要有一个碱基突变，即可用 DGGE 方法检测，单碱基检出率在 DNA 片段长度 600bp 以内可以达到 95%，较 PCR-SSCP 方法精度及可靠性均要高。方法是在可能具有突变位点的 DNA 顺序的两侧设计引物，PCR 扩增出目的 DNA 片段，目的片段变性后在变性梯度凝胶中电泳，比较其与正常对照的迁移差别。

（五）可变数目串联重复序列和短串联重复序列多态性分析

在人群中不同个体串联重复（tandem repeats）的次数不同，但却呈现出高度多态性，可用于疾病的分子诊断。短串联重复序列（short tandem repeats，STR）是由 1～4 个核苷酸串联重复序

Notes

列组成。已知 STR 在基因组中分布广泛、高度多态，形成一类分子标记。在 STR 两侧的 DNA 引物，进行 PCR 扩增，其 PCR 产物由于 STR 结构和重复数目不同在聚丙烯酰胺凝胶电泳后迁移不同。电泳后 DNA 片段在聚丙烯酰胺凝胶中迁移的带型可帮助分析 STR 的重复序列。

（六）多重连接依赖式探针扩增分析

多重连接依赖式探针扩增（multiplex ligation dependent probe amplification，MLPA）技术是一种高通量、针对待测核酸中靶序列进行定性和定量分析的新技术，利用简单的杂合、连接及 PCR 扩增反应，于单一反应管内可同时检测 40 个不同的核苷酸序列的拷贝数变化。这一技术广泛应用于如染色体数目异常、遗传性疾病基因缺失重复、基因甲基化等基因检测及基因诊断领域。

（七）PCR 产物的序列分析

DNA/RNA 序列分析（DNA/RNA sequencing）是 DNA 突变定性分析和 DNA/RNA 定性和定量分析的最有效和可靠的技术。目前使用的 DNA/RNA 序列分析包括经典的 DNA 测序和高通量的二代 DNA 测序。DNA/RNA 序列分析与 PCR 技术的结合，不仅可以对特定片段中已知突变和新突变进行鉴定，而且可以对极少样本的 DNA 或 RNA，包括单细胞中的基因突变和基因表达进行定性和定量分析。

（八）反转录 PCR 分析

反转录是以 mRNA 为模板在反转录酶的作用下合成互补的 cDNA。再以此 cDNA 为模板进行 PCR 反应称之为反转录 PCR（reverse transcription-PCR，RT-PCR）。RT-PCR 是目前 RNA 诊断的主要方法之一。RNA 诊断适合于基因表达水平，外显子的碱基变化、外显子的缺失和重复以及 RNA 剪切（RNA splicing）位点突变引起的 mRNA 加工错误等的分子诊断。RNA 诊断的其他常用方法包括差异显示 PCR（DD-PCR）、RNA 长度分析和 RNA 测序等。

第三节　核酸杂交技术

一、核酸杂交的原理

核酸杂交（hybridization）是指具有互补序列的两条单链核酸分子，包括 DNA 与 DNA、DNA 与 RNA、RNA 与 RNA，按照碱基互补配对的原则形成非共价键、稳定的同源或异源双链分子的过程。核酸杂交的基本原理就是具有互补序列的核酸分子变性和复性的过程结合形成特定的双链分子（图 4-4/ 文末彩图 4-4）。核酸杂交是一种经典的核酸定性和定量技术。

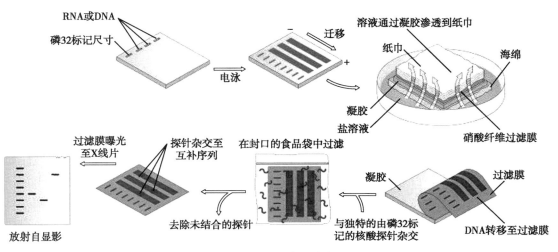

图 4-4　核酸杂交技术

核酸杂交可以分为液相杂交和固相杂交。液相杂交（solution hybridization）指使变性的待测核酸单链与探针在溶液中形成杂交复合物。液相杂交是一种研究最早且操作复杂的杂交类型，现在使用较少。其主要原因是杂交后过量的未杂交探针从溶液中除去较为困难导致误差较高。固相杂交（solid-phase hybridization）是将变性的 DNA 固定于固体基质（硝酸纤维素膜或尼龙滤膜）上，再与探针进行杂交，故也称为印迹杂交。由于固相杂交可防止靶 DNA 自我复性，未杂交的游离片段可有效地洗脱，而且可以结合限制性内切酶酶切技术，故该法最为常用。固相杂交主要包括 Southern 印迹杂交（Southern blot hybridization），Northern 印迹杂交（Northern blot hybridization）和斑点印迹杂交（dot blot hybridization），分别代表检测 DNA 片段的杂交，检测 RNA 的杂交，和 DNA 或 RNA 半定性的定量杂交。原位杂交（in situ hybridization）也是固相核酸杂交中的一种。第一节中的 FISH 就是分子诊断中最常用的一种原位杂交。这章中不再描述。

二、实验步骤

（一）探针制备

核酸杂交中的探针是已知序列的核酸片段。这些核酸片段通过一定的方法用同位素或非同位素（如生物素）进行标记以便于检测。

（二）样本制备

基于不同的实验目的，DNA 或 RNA 样本制备的方式较多。最常用的方法是将 DNA 进行限制性内切酶酶切后在琼脂糖胶（agarose gel）分离不同大小的 DNA 片段。将变性后的 DNA 片段转移到尼龙膜上。同样，RNA 分子可以在琼脂糖胶按分子大小分离后转移到尼龙膜上。这些固定在尼龙膜上的核酸样本可以用于杂交。

（三）核酸变性

核酸变性是指在物理和化学因素的作用下，双螺旋之间氢键断裂，双螺旋解开，形成单链无规则线团，从而发生一系列性质改变（如黏度下降、沉降速度增加、浮力上升、紫外吸收增加等）。变性的核酸将失去其部分或全部的生物学活性。核酸变性并不涉及磷酸二酯键的断裂，其一级结构保持不变。温度改变、pH 值改变或加入化学变性剂可使核酸变性。核酸杂交中的样本是通过化学变性，变性后固定在尼龙膜上。探针是在液体中，它可通过高温变性。

（四）核酸杂交

核酸杂交是核酸复性的一个过程。单链的核酸分子在适当的条件下互补结合形成双链分子，该过程称为核酸复性。而两条不同来源的单链核酸（DNA 或 RNA），只要它们存在可以互补的同源碱基序列，可以经复性可形成双链，完成核酸的分子杂交。影响复性速度的因素有 DNA 的浓度，DNA 片段大小，DNA 片段的复杂性，合适的复性温度以及适当的离子强度等。

（五）检测

根据探针标记的特点进行检测。如果探针为同位素标记，检测方式为放射自显影。如果探针为非同位素标记，检测方式相应地多步骤分析，包括生物素和抗体检测。

三、核酸杂交和遗传病的分子诊断

核酸分子杂交是分子诊断的基本方法之一，是对遗传病进行基因半定性和定量的诊断技术。当用一段已知基因的核酸序列作为探针，与变性后的单链基因组 DNA 或 RNA 接触时，如果两者的碱基完全匹配，它们即互补形成双链，从而表明被测基因组 DNA 中含有已知的基因序列，便可定性。探针分子结合 DNA 或 RNA 的多少通过标记探针的同位素测定，便可定量。这一技术的不足是对突变检测不灵敏。

（一）印迹杂交

主要分为 DNA 印迹杂交技术（Southern 印迹杂交）和 RNA 印迹杂交技术（Northern 印迹杂

Notes

交）。DNA 印迹技术由 Southern 博士于 1975 年创建，称为 Southern 印迹技术（Southern blotting）。Southern 印迹杂交是最经典和应用最广泛的杂交方法。该方法是指将电泳分离的待测 DNA 片段结合到固相支持物上，然后与存在于液相中标记的核酸探针进行杂交的过程。利用 Southern 印迹杂交可以进行酶谱分析、基因突变分析、限制性片段长度多态性分析（RFLP）等。RNA 印迹杂交是一种将 RNA 从琼脂糖凝胶中转印到固相支持物上的方法，又被称为 Northern 印迹。主要用于检测目的基因表达的 mRNA。一种基因表达引起的疾病可以通过对 mRNA 的检测就可以进行分析。

（二）斑点杂交

斑点杂交直接将核酸样品变性后在不进行分离的情况下直接将其固定在硝酸纤维素膜或尼龙膜上，然后与探针进行杂交的方法。斑点印迹为斑点状，狭缝印迹为线状。斑点杂交简便快捷，可做半定量分析，一张膜上可同时检测多个样品，根据杂交图谱可知目的基因是否存在，根据杂交条带的放射性或者光密度强度可估计待测基因拷贝的数量。该方法多用于病原体基因，如微生物基因的检测，一般寡聚核苷酸为探针的斑点杂交可用于检查人类基因组中突变的 DNA 序列。

（三）组织原位杂交

组织原位杂交是指将特定标记的已知序列探针与细胞或组织切片中核酸进行杂交，从而对特定核酸顺序进行精确定性、定量和定位的过程。对致密染色体 DNA 的原位杂交可用于显示特定序列的位置；对分裂期间核 DNA 的杂交可研究特定序列在染色质内的功能排布；细胞 RNA 的杂交可精确分析任何一种 RNA 在细胞中和组织中的分布；原位杂交还是显示细胞亚群分布和动向及病原微生物存在方式和部位的一种重要技术。

四、核酸杂交和基因芯片技术

基因芯片（gene chip/DNA chip）又称为 DNA 微矩阵（DNA microarray），是通过高速机器人将 DNA 片段阵列或原位合成 DNA 以一定的顺序或排列高密度地固定在固相支撑物表面。以荧光标记的 DNA/RNA 为探针，借助碱基互补杂交原理，进行大规模的基因拷贝、突变、多态、定位和表达的分析技术。微阵列技术的优势在于它可以简单快速地进行全基因组定性和定量分析。

（一）基本原理

基因芯片的基本原理是采用原位合成或显微打印手段，将大量寡核苷酸探针分子固定于支持物上，然后与标记的样品分子进行杂交，通过检测每个探针分子杂交信号的强度及分布，进而对获取样品分子的序列和数量进行分析。基因芯片的分子基础是碱基互补配对的核酸杂交技术。

（二）技术流程

基因芯片的技术流程主要包括芯片方阵构建、样本制备、核酸杂交、信号检测以及结果分析。

1. 芯片方阵构建　目前制备芯片主要以玻璃片或硅片为载体，采用原位合成和微矩阵的方法将寡核苷酸片段或 cDNA 作为探针按顺序排列在载体上。芯片的制备除了用到微加工工艺外，还需要使用机器人技术。以便能快速、准确地将探针放置到芯片上的指定位置。

2. 样本制备　核酸样本在扩增后进行荧光标记，以提高检测的灵敏度和使用的安全性。

3. 核酸杂交反应　核酸与芯片杂交是芯片检测的关键步骤。通过选择合适的反应条件使杂交反应处于最佳状况中，增加灵敏度和准确度。

4. 信号检测和结果分析　常用的芯片信号检测方法是将芯片置入芯片扫描仪中，通过扫描以获得有关生物信息。杂交反应后芯片上各个反应点的荧光位置、荧光强弱经过芯片扫描仪和相关软件进行分析并将转换成相应数据。这些数据根据和样本、芯片、实验目的等进行生物信息学分析获得结果。

Notes

（三）基因芯片的应用

在医学科学中，基因芯片技术被广泛应用于病因学研究、疾病分子诊断、药物筛选、司法鉴定、食品卫生监督和环境检测等许多领域。使人类在全基因组水平认识生命的起源、遗传、发育与进化和疾病病因变为现实。

基因芯片对高通量全基因组基因表达分析可以了解来源于不同个体、不同组织、不同细胞、不同生长、发育和分化时期、不同药物处理和治疗阶段下的基因表达特征。其结果为分析基因表达的细胞特异性、组织特异性、个体特异性、发育分化阶段特异性、疾病特异性、药物特异性提供全面信息；有效增加了人类对疾病病因、基因调控、基因相互作用以及环境因素与基因相互作用认识的能力。

基因芯片在医学分子诊断方面的应用也极其广泛。其优点在于大规模、高通量、样本量小、高灵敏性和准确性、快速简便。有的基因芯片可同时检测疾病种类可达到数十种甚至数百种。这些特点特别有利于遗传病产前诊断、病原微生物感染诊断和个体化用药分析。

第四节　核酸序列测定技术

生物个体的核酸序列蕴藏着其全部遗传信息。对人体基因组和转录组进行测序，是遗传学研究的重要方向，也是目前了解人类疾病遗传学基础和实施分子诊断最重要的方法。经典的 DNA 序列分析（DNA sequencing）技术由英国科学家 Frederick Sanger 和美国科学家 Walter Gilbert 发明。经典的 DNA 测序技术可以对特定 DNA 片段进行精确分析。新一代测序技术，又称为第二代 DNA 测序技术（the next-generation DNA sequencing）在人类基因组计划实施中诞生。这一技术可以在较短时间内完成大规模的核酸序列分析。近年来，单分子等第三代测序技术也开始兴起，使得测序技术向着阅读碱基序列更长，精度更高，通量更高，时间更短，成本更低等方向发展。

一、第一代测序技术

第一代测序技术是由 Frederick Sanger 和 Walter Gilbert 在 1975 年发明的 DNA 加减法测序，又称为 Sanger 测序法。这一技术使人们首次读出 DNA 的碱基序列。

Sanger 测序法的基本原理是 DNA 链中的核苷酸以 3′, 5′- 磷酸二酯键相连接。DNA 合成过程中，DNA 多聚酶催化 2′- 脱氧核苷三磷酸（dNTP）与 DNA 链的 5′- 磷酸基团链接形成 3′, 5′- 磷酸二酯键使得 DNA 链延伸。在 Sanger 测序体系中，掺入了 2′, 3′- 双脱氧核苷三磷酸（ddNTP）。当 ddNTP 位于链延伸末端时，由于它没有 3′-OH，不能再与其他的脱氧核苷酸形成 3′, 5′- 磷酸二酯键，DNA 合成便被终止。如果末端是一个 ddATP，则新生链的末端就是 A。依次类推可以通过掺入 ddTTP、ddCTP、ddGTP，则新生链的末端为 T、C 或 G。在 Sanger 测序法体系中，DNA 聚合酶来延伸结合在待定序列模板上的引物，每一次序列测定由一套四个单独的反应体系构成，每个反应含有所有四种脱氧核苷酸三磷酸（dNTP），并在每一反应中分别混入带一种放射性标记的双脱氧核苷三磷酸（ddNTP）。每一反应体系在 DNA 聚合酶催化的引物延伸过程中产生一系列被 ddNTP 终止的不同长度的 DNA 片段。这些 DNA 片段经高分辨率聚丙烯酰胺凝胶电泳区分开，通过放射自显影确定所测的 DNA 序列（图 4-5）。

Sanger 测序技术已实现了自动化，采用四色荧光染料代替放射性核素对 ddNTP 的标记，毛细管电泳分离 DNA 片段。在毛细管电泳中，由于 DNA 分子大小不同，其在毛细管电泳中的迁移率也不同。当每一个 DNA 分子通过毛细管读数窗口段时，激光检测器窗口中的 CCD（charge-coupled device）摄影机检测器就对荧光分子逐个进行检测，分析软件可自动将不同荧光转变为 DNA 序列，从而达到 DNA 测序的目的。测序技术的自动化大大简化了 DNA 序列分析程序，提高其安全性和序列分析通量。

Notes

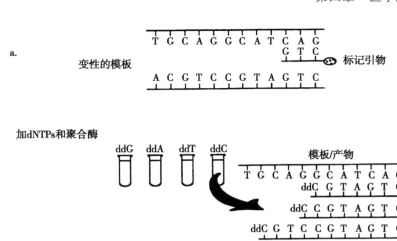

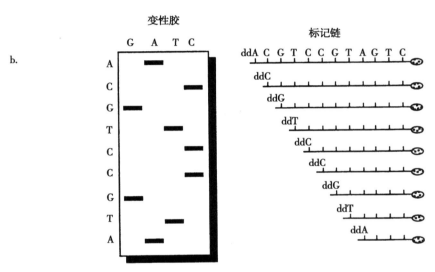

图 4-5　Sanger 测序法示意图

第一代测序技术的优点是阅读 DNA 片段长和精确度高。缺点是测序成本高和通量低。

二、第二代高通量测序技术

第二代测序技术（the next-generation sequencing，NGS）是指非 Sanger 高通量 DNA 测序技术。这一技术可以同时对数千万或数十亿的 DNA 片段进行测序分析，免去 Sanger 技术中的 DNA 片段克隆，产生宏量序列信息。NGS 让 DNA 序列分析程序进一步简化，分析速度快捷和分析成本明显降低。使得全基因组，全外显子组和全转录组分析在一般的研究和临床诊断中的应用变为现实。

第二代测序的技术平台主要包括 Roche/454 测序平台、Illumina/HiSeq 测序平台和 Applied Biosystems/SOLID 测序平台，以及 IonTorrent/Proton-PGM 测序平台。

1. Roche/454 测序平台　这是有 Roche 公司发展的一种测序技术。其主要原理是将一个 DNA 固定在支撑微珠（bead）上作为接头。约 1kb 长的待测 DNA 片段与接头 DNA 变性后退火结合。通过 PCR 将待测 DNA 片段扩增。扩增后的微珠带有多个拷贝的待测 DNA 片段。将每一个支撑微珠放到带有小孔玻片的一个小孔内与 DNA 多聚酶形成 DNA 的合成体系。在 DNA 合成体系中，每次反应仅提供 DNA 合成所需的四种脱氧核苷酸（dNTP）的一种。如果模板是其互补脱氧核苷酸，DNA 链延伸。如果不是，就要等下一个新的脱氧核苷酸。每一次反应后，对反

Notes

应结果进行光学检测。Roche/454 测序平台的优点是测序片段较长,但通量不够高,成本较高。

2. Illumina/HiSeq 测序平台   这是有 Illumina 公司目前常用的一种测序技术。基本原理类似 Roche 454 测序平台,为边合成边测序。简单说,将基因组 DNA 片段化为几百碱基或数 kb,并在 DNA 片段上加设特定接头,将带接头的 DNA 片段变性成为单链后结合在 Flow cell 上。测序反应发生在 Flow cell 中,为具有多个毛细管泳道的玻璃薄片,泳道内包被了含有与接头互补的探针,可与变性后带接头的 DNA 杂交,进而将待测片段固定在泳道内。变性的单链与测序泳道上的接头结合形成桥式结构,添加 dNTP 和 Taq 酶进行固相桥式 PCR 扩增。单链桥式片段扩增成为双链桥式片段后,通过变性可释放出互补的单链,进一步锚定到附近的固相表面。通过不断循环,最终在 Flow cell 泳道上获得上百万条成簇分布的双链待测片段。测序进行时,在 Flow cell 中加入四种荧光标记的 dNTP、DNA 聚合酶以及接头引物进行扩增,荧光标记的 dNTP 末端进行了化学基团的封闭,使其每次扩增反应仅能加上一个碱基。以 DNA 簇为模板延伸互补链,每加入一个荧光标记的 dNTP 即检测对应的荧光,测序仪通过捕获荧光信号,将光信号转化为碱基信号,该过程叫 Base Calling,而每个 DNA 簇经测序后得到的序列成为一个"read"。之后可对测出的序列与参考序列进行比对,进而进行后续分析。HiSeq 系统的测序读长最长可达到 200~300bp,随着读长的增加错误率也会随之上升,这是由于读长会受到多个引起信号衰减的因素所影响,如荧光标记的不完全切割、酶效率的下降等。Illumina/HiSeq 测序平台的优点是快速、高通量、相对低成本。其不足是分析片段相对较短。

3. Applied Biosystems/SOLID 测序平台   基本原理是 4 种荧光标记寡核苷酸的连接反应测序。测序之前,DNA 模板通过乳化 PCR 扩增,与 Roche 454 的设计基本相同,只是 Solid 的微珠更小,只有 1μm。3′ 端修饰的微珠可以沉淀在玻片上。连接测序所用的底物是 8 个碱基荧光探针混合物,根据序列的位置,样品 DNA 就可以被探针标记。DNA 连接酶优先连接和模板配对的探针,并引发该位点的荧光信号的产生。SOLID 的读长只有 50~75bp,精确度高,适于基因组重测序和 SNP 检测。

4. Ion Torrent/Proton-PGM 测序平台   这是一种由 Ion Torrent Systems 公司运用了新的基于半导体的信号检测方法。与其他测序平台的光学检测不同,这一方法是检测 DNA 合成时释放的氢离子。带有待测 DNA 的微孔中每次仅加入 DNA 合成所需的四种脱氧核苷酸(dNTP)的一种。如果模板是其互补脱氧核苷酸,DNA 链延伸。每延伸一个脱氧核苷酸将导致一个氢离子的释放而被敏感的离子感受器检测。如果模板是多个连续同一脱氧核苷酸,同一反应将有多个脱氧核苷酸参与,也导致相应数目氢离子的释放。离子感受器检测到相应增加的电子信号。

三、第二代测序技术的应用

第二代测序技术主要用于大规模的核酸测序。根据模板的不同,第二代测序技术应用可分为全基因组测序、目标序列的测序、转录组测序、甲基化测序等。此外还能进行染色体拷贝数变异(copy number variation, CNV)及染色体结构异常等的检测。

1. 全基因组测序   全基因组测序包括人类及其他物种的基因组 DNA 序列分析。在医学上,正常人和模式生物的全基因组序列已经测定。但是,疾病基因组的分析将是发现不同疾病遗传基础的重要措施。同时,全基因组序列分析也在不断的应用于疾病诊断和产前诊断。

2. 外显子组测序   外显子组包括细胞内所有基因的编码核苷酸序列。外显子组测序是针对外显子区域设计探针,在固相(如芯片)或液相(微珠)体系中对全基因组外显子区域的 DNA 序列进行捕获,将捕获到的全基因组外显子经高通量测序决定其核苷酸组成的过程叫做外显子组测序。外显子组测序技术常用于遗传病研究。由于外显子组相对全基因组较小,测序的成本低且覆盖度深,数据准确性高,可挖掘 <5% 的稀有突变,因而该技术既可用于发现罕见单基因疾病的致病基因,进而也可推广到多基因复杂性疾病的研究中。另外,外显子组测序在致病基

Notes

因的识别和分子诊断中也具有极大的优越性。外显子组测序的不足是得到的信息不完整的,如启动子区、增强子区、microRNAs编码区等区域的信息会被遗漏。

3. **目标区域捕获测序**　目标区域捕获测序是指对感兴趣的基因组区域的序列分析。其与外显子组测序的基本原理相同,即针对感兴趣的基因组区域定制探针,将片段化的基因组DNA进行芯片杂交或溶液杂交,将目标基因区域DNA富集后再利用高通量测序技术进行测序研究。目标区域可以是连续的DNA序列,也可以是分布在同一染色体不同区域或不同染色体上的片段。这一技术主要用于致病基因的鉴定和分子诊断。此外,目标序列捕获测序还可用于基因组特定区段CNV的检测。由于目标区域测序大幅缩小了测序区域,在保证获得足量目标基因变异信息的前提下,极大地降低了样品的测序成本。目标区域捕获测序也非常适合在全基因组筛选基础上对特定基因或区域进行更深一层的研究。

4. **DNA甲基化测序**　DNA甲基化修饰是基因调控的重要分子机制之一。它也被认为是环境因素调节基因表达的一种方式。全基因组重亚硫酸盐(Bisulfite)测序是DNA甲基化测序的金标准,可得到单碱基分辨率的全基因组甲基化图谱。其原理是重亚硫酸盐处理DNA能够将基因组中未发生甲基化的C碱基转换成U,进行PCR扩增后变成T,从而与原本具有甲基化修饰的C碱基区分开来。结合第二代测序技术,精确分析每一个C碱基的甲基化状态,可绘制单碱基分辨率的全基因组DNA甲基化图谱。适应研究基因调控,环境因素与遗传因素的相互作用和疾病的分子基础。

5. **转录组测序**　转录组指在某一生理或病理条件下,细胞内所有转录产物的集合,包括信使RNA、核糖体RNA、转运RNA及非编码RNA;狭义上指所有mRNA的集合。转录组测序是对特定细胞在某一功能状态下所能转录出来的所有RNA的总和,主要包括mRNA和非编码RNA。转录组测序可用于基因表达水平检测、mRNA可变剪接和新转录本预测等。近年来随着非编码RNA研究的大量开展,该技术也是非编码RNA研究的关键技术。

四、第三代测序技术

第三代测序技术也叫从头测序技术(*de novo* sequence),即单分子实时DNA测序。它的基本原理是脱氧核苷酸用荧光标记,显微镜实时记录荧光的强度变化。当荧光标记的脱氧核苷酸被掺入DNA链时,它的荧光同时在DNA链上被探测到。当它与DNA链形成化学键的时候,它的荧光基团就被DNA聚合酶切除,荧光消失。这种荧光标记的脱氧核苷酸不会影响DNA聚合酶的活性,并且在荧光被切除之后,合成的DNA链和天然的DNA链完全一样。目前第三代测序技术有Helicos的单分子测序技术、PacBio公司的单分子实时(single molecule real time,SMRT)DNA测序技术和蛋白纳米孔测序技术(Oxford nanopore technologies)。第三代测序的技术具有快速、精确等特点,并能直接测甲基化DNA和RNA序列,但第三代测序技术正处于研发阶段,并不成熟,我们就不多介绍。

第五节　基因表达、功能分析和转基因分析技术

一、cDNA克隆

cDNA克隆是指从基因的转录产物(如mRNA)开始,反转录合成互补DNA(cDNA),然后重组入载体,复制cDNA分子的技术。在基因功能研究中,cDNA一般是指从mRNA反转录的蛋白质编码DNA序列。对于单个已知序列的目的基因的cDNA克隆相对简单。提取细胞的总RNA为模板,在反转录酶的催化下合成cDNA。针对目的基因序列设计引物,以cDNA为模板,通过RT-PCR获取全长目的基因cDNA片段。经限制性内切酶切后与载体连接构建重组体。

Notes

cDNA 克隆是基因表达,重组蛋白合成,转基因实验和基因功能分析的基础。

二、转　　染

转染(transfection)指外源 DNA 掺入真核细胞而使其获得新的遗传标志的过程。一般指非病毒介导的 DNA 掺入方法。转染的主要目的之一是研究正常基因在细胞内的功能和突变基因的致病机制。另外,运用真核细胞制备蛋白质的必要步骤之一。常规转染技术可分为两大类,一类是瞬时转染,一类是稳定转染(永久转染)。前者的外源 DNA/RNA 不整合到宿主染色体中,因此一个宿主细胞中可存在多个拷贝数,产生高水平的表达,但通常只持续几天。后者也称稳定转染,外源 DNA 既可以整合到宿主染色体中,也可能作为一种游离体存在。外源 DNA 整合到染色体中概率小,通常需要通过一些选择性标记,如新霉素(neomycin),潮霉素(hygromycin)等反复筛选,得到稳定转染的细胞系。转染技术的选择对转染结果影响也很大,许多转染方法需要优化 DNA 与转染试剂比例,细胞数量,培养及检测时间等。转染方法包括化学方法、物理方法和病毒介导法。

1. DEAE- 葡聚糖　DEAE- 葡聚糖是最早应用哺乳动物细胞转染试剂之一,DEAE- 葡聚糖是阳离子多聚物,它与带负电的核酸结合后接近细胞膜而被摄取。

2. 磷酸钙法　DNA 和氯化钙混合在一定的 pH 条件下形成 DNA 磷酸钙沉淀。这些沉淀通过细胞胞膜的内吞被细胞摄入。磷酸钙还可以抑制细胞内的核酸酶活性而保护外源 DNA 免受降解,使得转化效率增加。磷酸钙试剂易取得和价格便宜而被广泛用于瞬时转染和稳定转染的研究。

3. 人工脂质体法　阳离子脂质体表面带正电荷,能与核酸的磷酸根通过静电作用,包裹核酸分子,形成核酸脂复合物。阳离子脂质体又能被表面带负电的细胞膜吸附,融合或内吞进入细胞。人工脂质体法具有较高的转染效率。它不但可以转染其他化学方法不易转染的细胞系,而且还能转染从寡核苷酸到人工酵母染色体不同长度的 DNA,RNA 和蛋白质。脂质体体外转染同时适用于瞬时表达和稳定表达。

4. 物理方法　显微注射、电穿孔、基因枪是较为常用的物理转染方法。显微注射虽然费力,但是非常有效的将核酸导入细胞或细胞核的方法。这种方法常用来制备转基因动物,但却不适用于需要大量转染细胞的研究。电穿孔法常用来转染如植物细胞和神经细胞这样的常规方法不容易转染的细胞。电穿孔靠脉冲电流在细胞膜上打孔而将核酸导入细胞内。导入的效率与脉冲的强度和持续时间有关系。基因枪依靠携带了核酸的高速粒子而将核酸导入细胞内,主要也用于植物细胞。它也被用于 DNA 疫苗接种和线虫转基因。

5. 病毒转染(viral transduction)　反转录病毒(retrovirus)、腺病毒(adenovirus)和慢病毒(lantivirus)是常用的转染病毒。反转录病毒通过病毒中膜糖蛋白和宿主细胞表面的受体相互作用而进入宿主细胞,之后反转入酶启动合成 DNA 并随机整合到宿主基因组中,形成稳定表达。腺病毒是一种大分子双链无包膜 DNA 病毒。它通过受体介导的内吞作用进入细胞内,然后腺病毒基因组转移至细胞核内,保持在染色体外,不整合进入宿主细胞基因组中,仅瞬间表达。慢病毒是指以人类免疫缺陷病毒 -1(HIV-1)来源的一种病毒载体。慢病毒载体包含了包装、转染、稳定整合所需要的遗传信息。携带有外源基因的慢病毒载体在慢病毒包装质粒、细胞系的辅助下,经过病毒包装成为有感染力的病毒颗粒,通过感染细胞或活体组织,实现外源基因在细胞或活体组织中表达。病毒载体的优点是转移效率高。其主要缺点是病毒载体对外源基因的容纳量有限。

三、RNA 沉默

RNA 沉默(RNA silencing)或基因沉默(gene silencing)是指小 RNA 分子导致的基因表达的

Notes

降低或抑制。这也是真核生物（植物、动物、真菌）中一种高度保守的自我保护机制。RNA沉默主要应用于通过抑制细胞内基因来研究该基因的生理功能。RNA沉默有时会定义为双链RNA（double-stranded RNA，dsRNA）介导的碱基序列特异性基因表达调控。最常见的RNA沉默和研究较多的是由内源性微小RNA（microRNA，miRNA）和人工制备的外源性小干扰RNA（small interfering RNA，siRNA）导致的互补mRNA的降解，又称为RNA干扰（RNA interference，RNAi）。

1. miRNA miRNA的前体含有茎环结构，经过Dicer加工之后形成一类非编码的小RNA分子（18～25个核苷酸）。RNA诱导基因沉默复合物抑制靶mRNA转录、翻译或者剪切靶mRNA并促进其降解。其特点是具有高度的保守性、时序性和组织特异性。

2. siRNA siRNA是一类20～25个核苷酸长度的双链RNA分子。siRNA一般是人工体外合成的，通过转染进入人体内，是RNA干涉的中间产物。siRNA与靶标基因编码区或UTR区完全配对，降解与其序列互补配对的mRNA。沉默相应靶位基因的表达，是一种典型的负调控机制。

四、转基因模式动物

转基因，也称转基因技术，是指将目的基因（或者人工合成指定的DNA序列）转入特定生物个体中，与其本身的基因组进行重组，从而使目的基因体内表达和发挥功能。用于生物医学研究的主要模式动物包括酵母、线虫、斑马鱼、果蝇、小鼠、大鼠和猴等。转基因技术是功能基因组学研究，人类疾病的发病机制研究，人类疾病模型制备和新药鉴定和筛选的关键技术之一。转基因小鼠模型是在生物医学研究中应用最广的动物模型。

转基因小鼠模型制备技术很多，可以分为两类。一类是目的基因在小鼠基因组中的随机整合。另一类是目的基因在小鼠基因组中的定点改造。

（一）随机整合转基因小鼠的制备

将带有在小鼠中表达的启动子和目的基因的线性DNA转到单细胞时期的胚胎。然后将带有目的基因的胚胎放回假孕小鼠的子宫发育。小鼠通过鉴定证明目的基因的整合和稳定表达。将DNA转到胚胎的方法很多。最常用的方法是DNA显微注射。小鼠胚胎显微注射最佳DNA浓度为1～2ng/μl。电转，病毒载体和转座子载体等方法也被用于转基因小鼠的制备。随机整合制备的小鼠可能带有一个到多个拷贝目的基因，获得不同表达水平的转基因小鼠。缺点是随机整合可能造成小鼠功能基因的破坏。在这种情况下，小鼠的表型就不是有外源基因表达的结果。所以，转基因小鼠的研究需要在多个带有不同整合位点的系中完成。

（二）定点整合转基因小鼠的制备

定点整合是利用DNA同源重组的原理将目的基因整合到小鼠基因组的特定位点。这一技术要求在目的基因的两端加上整合位点的小鼠基因组DNA片段。通常是将目的基因、整合位点的小鼠基因组DNA片段和药物筛选基因组成的DNA片段转染到小鼠胚胎干细胞。筛选鉴定的带有定点整合了目的基因的胚胎干细胞放回假孕小鼠的子宫发育。转基因小鼠将进一步去除药物筛选基因。定点整合转基因小鼠可带有一个拷贝或二个拷贝的目的基因。这一方法更多地被用于基因突变的敲入（gene knock-in）和基因剔除（gene knockout）。

五、基因剔除小鼠模型

基因剔除，又叫基因敲除，是自80年代末发展起来的一种新型分子生物学技术。它通过定点整合的途径使机体的目的基因失活或缺失的技术。这是研究基因功能的最重要的技术之一。通常意义上的基因剔除主要是应用DNA同源重组原理，用带有设计突变的同源片段替代靶基因片段，从而使目的基因功能丧失。随着基因剔除技术的发展，除了同源重组外，新的原理和技术也逐渐被应用于基因剔除，目前比较热门的技术如：TALEN、CRISPR/Cas9等，它们同样可以达到基因敲除的目的。

Notes

（一）基因打靶技术

基因打靶技术（gene targeting）是利用基因组 DNA 可与外源 DNA 序列发生重组的原理来进行定点修饰改造基因组中目的基因的技术，又称为同源重组技术。根据基因同源重组技术的原理，按其作用方式的不同又可分为：条件性基因敲除法、诱导性基因敲除法、基因捕获技术等。

1. 条件性基因敲除　将某个基因的改变限制于小鼠某些特定类型的细胞或发育的某一特定阶段的一种特殊的基因敲除方法。条件性基因敲除主要是通过 Cre-loxP 重组系统来实现的。LoxP 是一段长 34bp 的重组酶识别 DNA 序列。在 Cre 重组酶的存在下，loxP 位点发生 DNA 重组而让位于两个 loxP 位点之间的打靶 DNA 片段从基因组中脱离而使打靶基因失活。

2. 诱导性基因敲除　诱导性基因敲除法也是以 Cre-loxP 重组系统为基础。控制 Cre 重组酶表达的启动子的活性在小鼠体内可诱导。通过控制诱导剂给予时间，使携带 LoxP 的转基因小鼠在特定的时期发生重组而被打靶基因失活。

（二）TALEN 技术

TALE（transcription activator-like effector）是由植物致病细菌分泌的一类具有转录激活功能的蛋白，该种蛋白通过其内部保守的重复氨基酸序列（即 DNA 结合域）与植物宿主基因启动子区的相应核苷酸序列发生特异性结合，并激活基因表达。TALE 可以很容易改变成跟任何目的 DNA 序列结合。

限制性内切酶是切割带有特定 DNA 序列的酶。TALEN（transcription activator-like effector nuclease）是一种人工改造的限制性内切酶。它将 TALE 的 DNA 结合域与限制性内切酶（Fok I）的 DNA 切割域融合而得到。由于 TALE 的 DNA 结合域可以改变成与目的 DNA 序列结合，于是可以将限制性内切酶定位到需要改造的靶位点。TALEN 在细胞中与基因组的靶位点结合，形成二聚体发挥内切酶活性，导致左右 TALEN 的间隔区域发生双链 DNA 断裂（DSB，Double-Strand Breaks），从而诱发 DNA 损伤修复机制。细胞可以通过非同源性末端接合机制（non-homologous end joining，NHEJ）修复 DNA。NHEJ 修复机制并不精确，极易发生错误（缺失 / 插入），从而造成移码突变，因此可以达到基因敲除的目的。TALEN 敲除的效率约为 20%。

（三）CRISPR/Cas9 技术

CRISPR（clustered regularly interspaced short palindromic repeats）是一个特殊的 DNA 重复序列家族，广泛分布于细菌和古细菌基因组中。CRISPR 位点通常由短的高度保守的重复序列组成。Cas9 存在于 CRISPR 位点附近，是一种双链 DNA 核酸酶，能在导向 RNA（guide RNA，gRNA）的引导下对靶位点进行切割。gRNA 包括与 Cas9 结合的序列和靶向序列的互补序列（matching genomic sequence）。除了互补序列外，在互补序列的毗邻区还必须存在原型间隔序列毗邻区（proto-spacer adjacent motif，PAM）。PAM 序列对于 Cas9 系统能够有效稳定的发挥作用有着重要的意义，其使得双链 RNA 复合体与靶序列精准的结合，并有效地避免了自身结合现象的发生。Cas9 在靶位点切割产生双链 DNA 断裂（double strand break，DSB）后，细胞可以通过两种方式对 DNA 进行修复，非同源末端连接（non-homologous end joining，NHEJ）修复方式和同源重组方式（homology-directed repair，HDR）。非同源末端连接往往使得核酸链被剪切的区域发生基因突变，导致编码的基因丧失功能。而同源重组往往通过供体 DNA 与基因组 DNA 之间的同源重组造成靶位点的纠正或者靶向插入外源基因（图 4-6/ 文末彩图 4-6）。Cas9 作为一种基因组编辑工具已经成功的应用在细菌、酵母、植物、线虫、果蝇、斑马鱼、小鼠和人的细胞模型之中（即包括传代细胞系和干细胞中）。

与成熟的 TALEN 等遗传物质靶向编辑系统相比，CRISPR/Cas9 核酸内切酶系统的优越性体现在构建简单方便快捷、安全性高、毒性小等方面。因此，CRISPR/Cas9 系统在临床治疗和基础理论研究等领域发挥巨大的作用。在改变传统的基因打靶技术的同时，CRISPR/Cas9 系统对分子生物学研究和基因治疗领域产生深远的影响。

Notes

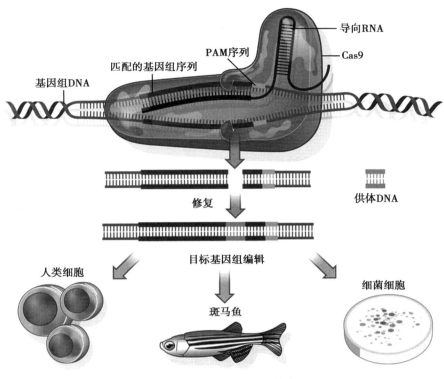

图 4-6 CRISPR/Cas9 技术

本 章 小 结

科学的进步与技术的发明同时发生。医学遗传学是一门实验科学。无论是基础研究还是临床应用都依赖实验技术的发展。本章对医学遗传学研究和临床应用的基本技术给予简单描述，重点在原理和应用。这些技术包括常规使用的染色体分析技术，核酸分析技术，和基因功能分析技术。新技术的发展也有介绍。在基础研究和临床应用中，科学结论和准确诊断都要求实验技术得到综合利用。

（张灼华）

参考文献

1. 龙志高，潘乾. 全国染色体病诊断与产前诊断培训班细胞遗传学实验室工作手册. 2013.
2. Sanger F，Nicklen S，Coulson AR. DNA sequencing with chain-terminating inhibitors. *Proc Natl Acad Sci USA*. 1977，74：5463-5467.
3. Houdebine LM. Transgenic animal models in biomedical research. *Methods in Molecular Biology*，2007，360：163-202.
4. Appasani K. MicroRNAs：From Basic Science to Disease Biology. London：Cambridge University Press，2008.

第五章 人类染色体与染色体病

染色体(chromosome)是遗传物质——基因的载体。真核细胞的基因大部分存在于细胞核内的染色体上,通过细胞分裂,基因随着染色体的传递而传递。在不同物种中,染色体的数目、形态结构、大小各具特征;而在同一物种中,染色体的形态结构、数目是恒定的。所以,染色体如果发生了异常,无论是数目还是结构的畸变,都会导致许多基因的增加或缺失。因此,染色体异常常表现为具有多种畸形的综合征,又称为染色体综合征。

第一节 人类染色体的基本特征

一、染色质与染色体

染色质(chromatin)与染色体是同一种物质在细胞周期的不同时期中所表现的不同存在形式。染色质和染色体是一种由 DNA、组蛋白、非组蛋白及 RNA 等组成的核蛋白复合物,是核基因的载体。染色质是细胞间期核内伸展的 DNA 蛋白质纤维,而染色体则是高度螺旋化的 DNA 蛋白质纤维,是间期染色质结构紧密盘绕折叠的结果。

(一)染色质

染色质是 DNA 和蛋白质的复合体。伸展的染色质在电镜下呈现出串珠样的结构,珠间由细丝连起来,每一珠体与其旁的珠间细丝为一个单元,名为核小体。其中珠体为核小体的核心,珠间细丝为连接区。因此,染色质是由一条 DNA 分子缠绕无数核小体核心组成的核蛋白纤维。间期细胞核的染色质可根据其所含核蛋白分子螺旋化程度以及功能状态的不同,分为常染色质(euchromatin)和异染色质(heterochromatin)两类。

常染色质在细胞间期螺旋化程度低,呈松散状,染色较浅而均匀,含有单一或重复序列的DNA,具有转录活性,常位于间期细胞核的中央部位。异染色质在细胞间期螺旋化程度较高,呈凝集状态,而且染色较深,多分布在核膜内表面,其 DNA 复制较晚,含有重复 DNA 序列,很少进行转录或无转录活性,为间期核中不活跃的染色质。异染色质又分为两种:一种称为专性异染色质或称结构异染色质(constitutive heterochromatin),结构异染色质是异染色质的主要类型,这类异染色质在各种细胞中总是处于凝缩状态,一般为高度重复的 DNA 序列,没有转录活性,常见于染色体的着丝粒区、端粒区、次级缢痕,以及 Y 染色体长臂远端 2/3 区段等。另一种为兼性异染色质(facultative heterochromatin),也叫功能异染色质,这类染色质是在特定细胞或在某一特定发育阶段,由常染色质凝缩转变而形成的。在浓缩时基因失去了活性,无转录功能,当其处于松散状态时,又能够转变为常染色质,恢复其转录活性。如 X 染色质就是一种兼性异染色质。

(二)染色体

染色体是由染色质通过多级螺旋包装形成。每条染色体在复制前含有一条 DNA 双螺旋分子。人类的一个基因组 DNA 含有约 3.2×10^9 碱基对,平均每一条染色体的 DNA 含有 1.3×10^8 碱基对,以每一碱基之间距 0.34nm 来计算,每一条染色体上的 DNA 的总长度约有 5cm。染色质的基本单位是核小体(nucleosome)。核小体由核心颗粒(core particle)和连接区(linker)两部分组成。核心颗粒的核心是由四种组蛋白（H2A，H2B，H3，H4 各 2 个分子）所形成的八聚体以及围绕在八聚体周围的 DNA 所组成。其直径约 11nm。这段 DNA 称为核心 DNA，约有 146 个碱基对，围绕核心颗粒外周 $1\frac{3}{4}$ 圈。两个核心颗粒之间的 DNA 链称为连接区，这段 DNA 长约 60 个碱基对。组蛋白 H1 位于连接区 DNA 表面。连接区 DNA 的长度差异较大，短的只有 8bp，长的可达 114bp。无数个重复的亚单位——核小体通过一条 DNA 分子串联起来，形成一条串珠状的纤维。这就是染色体的一级结构，DNA 长度被压缩了 7 倍。由核小体构成的串珠状纤维进一步螺旋化，形成螺线管（solenoid），DNA 的长度又被压缩了 6 倍，螺线管是染色体的二级结构。由螺线管进一步的螺旋化形成超螺线管（super solenoid），此时 DNA 的长度又被压缩了 40 倍，超螺线管是染色体的三级结构。由超螺线管再缠绕折叠形成了有丝分裂中期的染色体，DNA 又压缩了 5 倍，是染色体的四级结构。这样经过几级包装，染色体中的 DNA 长度就被压缩了近万倍（图 5-1）。

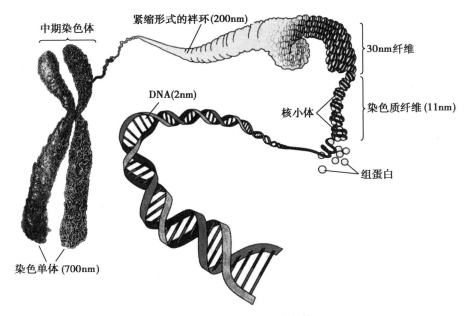

图 5-1　染色质包装成染色体

染色体的形态结构在细胞增殖周期中是不断运动变化的，一般在细胞分裂中期染色体的形态是最典型的，很容易辨认和区别，可以在光学显微镜下观察。

（三）性染色质

性染色质（sex chromatin）是在间期细胞核中性染色体的异染色质部分显示出来的一种特殊结构。人类性染色体有 X 和 Y 两种，所以性染色质也有 X 染色质（X-chromatin）和 Y 染色质（Y-chromatin）。

1. X 染色质　1949 年 Barr 等人在雌猫神经元细胞核中观察到一个浓缩小体，在雄猫中则见不到这一结构。进一步研究发现，除了猫以外，其他雌性哺乳类动物（包括人类）也同样有这种显示性别差异的结构。而且不仅是神经元细胞，在其他细胞的间期核中也可以观察到这一结构，称之为 X 染色质，也称 Barr 小体或 X 小体（图 5-2）。

正常女性的间期细胞核中紧贴核膜内缘有一个染色较深，大小约为 1μm 的椭圆形小体，即 X 染色质。正常男性则没有 X 染色质。为什么正常男女性之间的 X 染色质存在差异？女性两个 X 染色体上的每个基因座的两个等位基因所形成的产物，为什么不比只有一个 X 染色体半合子的男性的相应基因产物多？为什么某一 X 连锁的突变基因纯合子女性的病情并不比半合

Notes

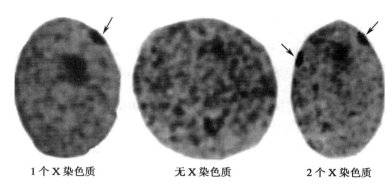

1个 X 染色质　　　　无 X 染色质　　　　2个 X 染色质

图 5-2　间期核 X 染色质

注：箭头所指为 X 染色质

子的男性严重？1961 年，Mary Lyon 提出了 X 染色体失活的假说，即 Lyon 假说，对这些问题进行了解释。这一假说提出的实验根据是对小鼠 X 连锁的毛色基因的遗传学观察。发现雌性小鼠毛色的杂合体不表现显性性状，也不是中间类型，而是由显性和隐性两种颜色嵌合组成斑点状（不是共显性）。雄性小鼠却从不表现斑点状毛色，而是显性或隐性单一的毛色。Lyon 同时也注意到间期核内 X 染色质数目总是比 X 染色体数目少 1 个，即 46，XX 个体有 1 个 X 染色质，47，XXX 个体有 2 个 X 染色质。因此，正常女性体细胞的两个 X 染色体中有 1 个 X 染色体是异固缩的，并且是迟复制的。在细胞代谢中，异固缩的 X 染色体没有活性，只有 1 个 X 染色体有活性。在异常细胞中具有的额外 X 染色体也无活性。对于正常男性，单个的 X 染色体不发生异固缩，而且任何时候都是有活性的，故无 X 染色质。

Lyon 假说的要点如下：

（1）X 染色体失活发生在胚胎发育早期。X 染色体随机失活发生在女性早期发育阶段。女性胚胎形成之后很短一个时期，遗传自父方和母方的 X 染色体均有活性。胚胎发育的第一周，通过位于 Xq13.2 的 X 失活中心等，使某条 X 染色体发生随机失活。（2）X 染色体的失活是随机的。异固缩的 X 染色体可以来自父亲也可以来自母亲。（3）失活是完全的。雌性哺乳动物体细胞内仅有一条 X 染色体是有活性的。另一条 X 染色体在遗传上是失活的，在间期细胞核中螺旋化而呈异固缩为 X 染色质。（4）失活是永久的和克隆式繁殖的。一旦某一特定的细胞内的 X 染色体失活，那么由该细胞而增殖的所有子代细胞也总是这一个 X 染色体失活。即原来是父源的 X 染色体失活，则其子细胞中失活的 X 染色体也是父源的，也就是说，所有这个细胞的子代细胞中都将表达有活性的母源 X 染色体，而父源 X 染色体失活。因此，失活是随机的，但是是恒定的。因此，就 X 连锁基因的表达来说，女性为嵌合体；一些细胞只表达从父方遗传来的 X 染色体等位基因，而另一些细胞则恰好相反。

研究表明，当细胞内 X 染色体数目超过两条时，仍只有一条保持活性，其余的都形成异固缩的 X 染色质。正常男性只有一条 X 染色体，所以 X 染色质数目为零。45，X 性腺发育不全的患者虽然是女性，但是因为只有一条 X 染色体，所以细胞内无 X 染色质。一个细胞中所含的 X 染色质的数目等于 X 染色体数目。由于雌性细胞中的两个 X 染色体中的一个发生异固缩，也称为 Lyon 化现象，失去转录活性，这样保证了雌雄两性细胞中都只有一条 X 染色体保持转录活性，使两性 X 连锁基因产物的量保持在相同水平上。这种效应称为 X 染色体的剂量补偿（dosage compensation）。

失活 X 染色体上有一个 X 失活中心，是在 680～1200kb 的区段内，导致 X 染色体特异性失活的位点。通过对结构异常的研究，已经将失活 X 染色体的 X 失活中心定位于 Xq13 上。X 失活中心包含一个特殊的基因 *XIST*（inactive specific transcripts），可能是 X 失活的一个关键的调控基因。*XIST* 的显著特点是只有位于失活 X 上的等位基因表达；而在男性或女性细胞的活性 X

Notes

上都不进行转录。虽然未知 *XIST* 的具体作用机制,但缺失 *XIST* 则不会发生 X 失活。*XIST* 的产物是细胞核中与失活 X 染色体紧密关联的非编码 RNA。

需要指出的是,虽然 X 染色体失活通常是随机的,是染色体的一个特征,但不是完全的,并非失活的 X 染色体上所有基因都失去了活性,有一部分基因仍保持一定活性。对 X 连锁基因的深入研究表明,至少有 15% 的基因逃脱了这种失活(图 5-3),无论在活性 X 染色体和失活 X 染色体上都可以表达。因此,X 染色体数目异常的个体在表型上有别于正常个体,出现多种异常临床症状。如 47,XXY 的个体不同于 46,XY 的个体;47,XXX 的个体不同于 46,XX 的个体,而且 X 染色体数目越多时,表型的异常更严重。另外 10% 的基因显示了失活的多样化;在某些女性中表达,而在另一些女性中不表达。显然,这些基因不是随机分布于 X 染色体上的;逃脱失活的基因大多(约有 50%)位于 Xp 远端,少部分位于 Xq(图 5-3)。这对于部分 X 染色体非整倍体的遗传咨询有重要意义,因为 Xp 上基因的不平衡比 Xq 可能产生更大的临床影响。

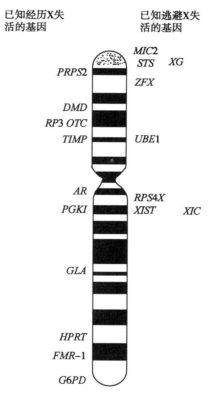

图 5-3 X 染色体中经历失活和逃避失活的基因

女性体细胞的 X 染色体失活通常是随机的,但是也有例外,如 X 染色体发生不平衡型结构异常(包括缺失、重复和等臂染色体)时,失活的总是这条结构异常的 X 染色体,原因可能是一种理性选择,从而避免由于不平衡细胞所引起的临床后果。

非随机 X 失活也可见于 X 与常染色体易位。若易位是平衡型的,则正常的 X 染色体优先失活,2 个染色体的易位部分仍保持活性,这又是一种特殊的选择性,以避免细胞的常染色体基因失活。但是,在平衡携带者的不平衡型子代中,只出现有 X 失活中心的易位产物,故该 X 染色体是永远失活的。这种非随机性失活可缓解而非绝对消除特异染色体缺陷引起的临床后果。在不平衡的 X 与常染色体易位中,正常的 X 染色体有活性,异常的 X 失活。

在女性的 X 与常染色体平衡易位携带者中,如易位点在 X 染色体的某个基因上,则会引起此基因的突变,而另一个正常的 X 染色体处于失活状态,不表达,导致细胞中该基因唯一的正常拷贝失活。女性会出现通常只在男性中观察到的 X 连锁表型。

2．Y染色质 正常男性的间期细胞用荧光染料染色后，在细胞核内可出现一强荧光小体，直径为 0.3μm 左右，称为 Y 染色质（图 5-4）。这是由于 Y 染色体长臂远端 2/3 区段为结构异染色质，可被荧光染料染色。这是男性细胞中特有的，女性细胞中不存在。细胞中 Y 染色质的数目与 Y 染色体的数目相等。如核型为 47，XYY 的个体，其间期细胞核中有两个 Y 染色质。

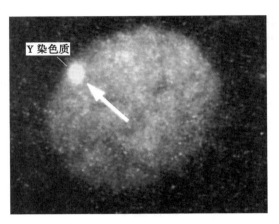

图 5-4 男性间期核的 Y 染色质

二、人类染色体的数目、结构和形态

1．**人类染色体的数目** 生物的不同物种其染色体数目各不相同，而同一物种的染色体数目是相对恒定的。例如，果蝇的染色体数目为 8，小鼠染色体数为 40。染色体数目的恒定对维持物种的稳定性具有重要意义。染色体数目也是物种鉴定的重要标志之一。

在真核生物中，一个正常生殖细胞（配子）中所含的全套染色体称为一个染色体组，其上所包含的全部基因称为一个基因组（genome）。具有一个染色体组的细胞称为单倍体（haploid），以 n 表示；具有两个染色体组的细胞称为二倍体（diploid），以 2n 表示。人类正常体细胞染色体数目是 46，即 2n＝46 条。正常配子（精子或卵子）中染色体数为 23 条，即 n＝23 条。

2．**人类染色体的形态、结构** 在细胞增殖周期中的不同时期，染色体的形态结构不断的变化着。在有丝分裂中期的染色体的形态是最典型的，可以在光学显微镜下观察，常用于染色体研究和临床上染色体病的诊断。

每一中期染色体都具有两条染色单体（chromatid），互称为姐妹染色单体，它们各含有一条 DNA 双螺旋链。两条单体之间由着丝粒（centromere）相连接，着丝粒处凹陷缩窄，称初级缢痕（primary constriction）。着丝粒是动粒（kinetochore）形成的位点，并与纺锤体的微管相连，在细胞分裂中与染色体的运动密切相关，失去着丝粒的染色体片段通常不能在分裂后期向两极移动而丢失。着丝粒还含有"卫星"DNA 序列，它是一种短串联重复 DNA 序列，通常具有染色体特异性。着丝粒将染色体划分为短臂（p）和长臂（q）两部分。在短臂和长臂的末端分别有一特化部位称为端粒（telomere）。端粒是一种特殊的蛋白质 -DNA 结构，含有 TTAGGG 六核苷酸重复的延伸序列，起着维持染色体形态结构的稳定性和完整性的作用。它可以保护染色体末端不被降解，并防止与其他染色体间的末端融合。端粒长度的缩短与体细胞的老化有关。在某些染色体的长、短臂上还可见凹陷缩窄的部分，称为次级缢痕（secondary constriction）。人类近端着丝粒染色体的短臂末端有一球状结构，称为随体（satellite）。随体柄部为缩窄的次级缢痕。次级缢痕与核仁的形成有关，称为核仁形成区或核仁组织者区（nucleolus organizing region，NOR）。核仁组织者区含有核糖体 RNA 基因 18s 和 28s 的 rDNA，其主要功能是转录 rRNA，参与核糖体大亚基前体的合成。

Notes

染色体上的着丝粒位置是恒定不变的，根据染色体着丝粒的位置可将染色体分为 4 种类型：①中着丝粒染色体（metacentric chromosome），着丝粒位于或靠近染色体中央。若将染色体全长分为 8 等份，则着丝粒位于染色体纵轴的 1/2～5/8 之间，着丝粒将染色体分为长短相近的两个臂；②亚中着丝粒染色体（submetacentric chromosome），着丝粒位于染色体纵轴的 5/8～7/8 之间，着丝粒将染色体分为长短不同的两个臂；③近端着丝粒染色体（acrocentric chromosome），着丝粒靠近一端，位于染色体纵轴的 7/8～末端之间，短臂很短；④端着丝粒染色体（telocentric chromosome），着丝粒位于染色体的末端，没有短臂。人类染色体只有前三种类型，即中着丝粒染色体、亚中着丝粒染色体和近端着丝粒染色体（图 5-5）。

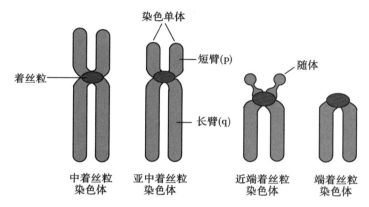

图 5-5　染色体的四种类型

三、性染色体与性别决定

人类性别是由细胞中的性染色体所决定的。在人类的体细胞中有 23 对染色体，其中 22 对染色体与性别无直接关系，称为常染色体（autosome）。常染色体中的每对同源染色体的形态、结构和大小都基本相同；而另外一对与性别的决定有明显而直接关系的染色体，X 染色体和 Y 染色体，称为性染色体（sex chromosome）。两个性染色体的形态，结构和大小都有明显的差别。X 染色体的长度介于 C 组第 6 号和第 7 号染色体之间，而 Y 染色体的大小与 G 组第 21 号和 22 号染色体相当。男性的性染色体组成为 XY，而在女性细胞中的性染色体组成为 XX，即男性为异型性染色体，女性为同型性染色体。这种性别决定方式为 XY 型性别决定。因此，在配子发生时，男性可以产生两种精子，含有 X 染色体的 X 型精子和含有 Y 染色体的 Y 型精子，两种精子的数目相等；而女性则由于细胞中有两条相同的 X 染色体，只能形成一种含有 X 染色体的卵子。受精时，X 型精子与卵子结合，形成性染色体组成为 XX 的受精卵，将来发育成为女性；而 Y 型精子与卵子结合则形成性染色体组成为 XY 的受精卵，发育成为男性。所以人类的性别是精子和卵子在受精的瞬间决定的，确切地说是由精子决定的。在自然状态下，不同的精子与卵子的结合是随机的，因此人类的男女比例大致保持 1∶1。

很显然，性别决定实际上是由精子中所带有的性染色体是 X 染色体还是 Y 染色体决定的，而 X 染色体和 Y 染色体在人类性别决定中的作用并不相等。一个个体的体细胞中无论有几条 X 染色体，只要有 Y 染色体就决定男性表型（睾丸女性化患者除外）。因为 Y 染色体的短臂上有一个决定男性性别的基因——睾丸决定因子（testis-determining factor，TDF）基因，*TDF* 基因是性别决定的关键基因。性染色体异常的个体，如核型为 47，XXY 或 48，XXXY 等，他们的表型是男性，但却是一个不正常的男性。没有 Y 染色体的个体，其性腺发育基本上是女性特征，即使只有一条 X 染色体如核型为 45，X 的个体，其表型也是女性，但却是一个表型异常的女性。

1990 年 Sinclair 等发现了一个新基因，被命名为性别决定区域 Y，即 *SRY*（sex-determining

Notes

region Y, *SRY*），并且认为是 *TDF* 的最佳候选基因。*SRY* 基因位于 Y 染色体短臂末端，其产物为 SRY 蛋白，决定睾丸的形成。而且有越来越多的证据表明 *SRY* 和人类性别决定确有关系。

研究表明，*SRY* 可能作为睾丸发育的启动者，它是性别决定中最重要的基因，但不是唯一决定基因。SRY 必须激活睾丸分化途径上其他的基因才能使内生殖器进行正常发育。所以可能有多个基因影响性别的决定。性别决定与分化是一个相当复杂的过程，可能涉及了性染色体和常染色体上多个基因的协同作用。

四、染色体的研究方法

对人类染色体的研究已有很长的历史，1888 年德国解剖学者 Waldeyer 根据细胞有丝分裂和生殖细胞减数分裂观察到的现象，提出了染色体这一名称。但是由于人类染色体数目较多，并且由于当时的技术和方法的限制，对染色体的研究受到一定的影响，尤其是染色体数目的研究结果很不一致。1923 年 Painter 提出了染色体数目为 2n＝48 的观点，这个结论一直被多数学者所承认。直到 1956 年，华裔学者蒋有兴（Joe Hin Tjio）和 Albert Levan 应用纺锤丝抑制剂——秋水仙碱和低渗技术，在流产的胎儿肺组织培养中发现这些细胞的染色体数目是 46 条，而不是 48 条。英国学者 Charles Ford 和 John Hamerton 的研究结果支持了他们的结论。从此肯定了人类染色体数目为 2n＝46。这标志着现代细胞遗传学的开始。

（一）染色体核型分析

一个体细胞中的全部染色体，按其大小、形态特征顺序排列所构成的图像就称为核型（karyotype）。将待测细胞的核型进行染色体数目、形态特征的分析，确定其是否与正常核型完全一致，称为核型分析（karyotype analysis）。

1. 人类染色体非显带核型　非显带染色体核型是指按常规染色方法所得到的染色体标本，用 Giemsa 染色，染色体除着丝粒和次级缢痕外，整条染色体均匀着色，因此，很难准确鉴别多数组内染色体的序号（图 5-6）。

1960 年在美国丹佛、1963 年在英国伦敦、1966 年在美国芝加哥召开过三次国际会议，确定和制定了人类有丝分裂染色体的识别、编号、分组以及核型描述（包括染色体数目和结构异常的核型描述）等一套统一的标准命名系统。主要根据染色体长度和着丝粒的位置等，将人的体细胞 46 条染色体进行配对、顺序排列、编号。1～22 号为常染色体（euchromosome），是男女共有的 22 对染色体。其余一对随男女性别而异，为性染色体（sex chromosome），女性为 XX，男性为 XY。将这 23 对染色体分为 A、B、C、D、E、F、G 7 个组，A 组最大，G 组最小。X 染色体列入 C 组，Y 染色体列入 G 组（表 5-1）。

表 5-1　人类核型分组与各组染色体形态特征（非显带标本）

组号	染色体号	大小	着丝粒位置	次级缢痕	随体	可鉴别程度
A	1～3	最大	中（1、3 号） 亚中（2 号）	1 号常见	无	可鉴别
B	4～5	次大	亚中		无	难鉴别
C	6～12；X	中等	亚中	9 号常见	无	难鉴别
D	13～15	中等	近端		有	难鉴别
E	17～18	小	中（16 号） 亚中（17、18 号）		无 无	16 号可鉴别 17、18 难鉴别
F	19～20	次小	中		无	难鉴别
G	21～22；Y	最小	近端		21、22 号有 Y 无	难鉴别

Notes

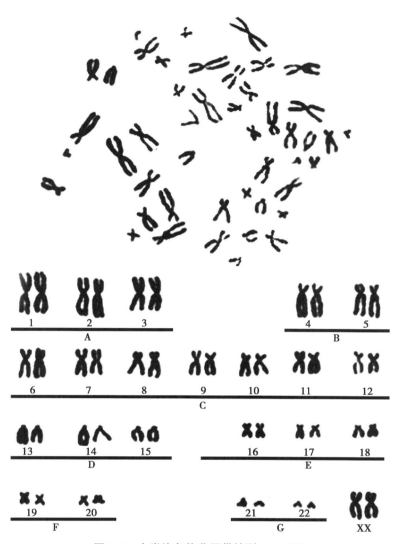

图 5-6 人类染色体非显带核型（46,XX）

核型的描述包括两部分内容：①染色体总数，②性染色体的组成，两者之间用"，"分隔开。正常女性核型描述为：46,XX。正常男性核型描述为：46,XY。在正常核型中，染色体是成对存在的，每对染色体在形态结构、大小和着丝粒位置上基本相同，其中一条来自父方的精子，一条来自母方的卵子，称为同源染色体（homologous chromosome）。而不同对染色体彼此称为非同源染色体。

2. 人类染色体显带核型　非显带染色体标本是用 Giemsa 染色液使染色体着色，不能将每一条染色体本身的特征完全显示出来，因此，只能根据各染色体的大致特征（大小、着丝粒位置）来识别染色体，即使是最有经验的细胞遗传学家，也只能较准确地识别出 1、2、3、16 号和 Y 等几条染色体，对 B、C、D、F 和 G 组的染色体，只能识别出属于哪一组，而对组内相邻号的染色体之间很难区分。而且对于染色体所发生的一些结构畸变，例如易位、倒位和微小的缺失等均不能检出，这对染色体异常，特别是结构畸变的研究与临床应用受到极大的限制。因此，从 1959 年 Lejeune 发现第一例人类染色体病至 1968 年的 10 年中，人们只发现了 10 多种染色体异常综合征，并且主要是染色体数目异常的病例。

1968 年瑞典细胞化学家 Caspersson 等应用荧光染料氮芥喹吖因（quinacrine mustard，QM）处理染色体后，在荧光显微镜下可观察到染色体沿其长轴显示出一条条宽窄和亮度不同的横纹，即染色体带（band）。这一显带技术称 Q 显带（Q banding），所显示的带纹称为 Q 带（Q band）

Notes

（图 5-7a/ 文末彩图 5-7a）。显带技术可将人类的 24 种染色体显示出各自特异的带纹，称为带型（banding pattern）。随后又出现了其他几种染色体显带技术：① G 显带（G banding）：是将染色体标本用碱、胰蛋白酶或其他盐溶液处理后，再用吉姆萨（Giemsa）染色，染色体上出现与 Q 带相类似的带纹，在普通显微镜下，可见染色深浅相间的带纹，称 G 带（G band）（图 5-7b/ 文末彩图 5-7b）。G 带与 Q 带相对应，即在 Q 显带的亮带的相应部位，被 Giemsa 染成深带，而在 Q 显带中暗带的相应部位被染成浅带。G 显带方法简便，带纹清晰，染色体标本可以长期保存，因此被广泛用于染色体病的诊断和研究。② R 显带（R banding）：用盐溶液处理标本后，再用 Giemsa 染色，显示出与 G 带相反的带，即 G 显带中的深带在 R 显带中为浅带，G 显带中的浅带在 R 显带中为深带，称反带（reverse band）或 R 带（R band）（图 5-7c/ 文末彩图 5-7c）。③ T 显带（T banding）：将染色体标本加热处理后，再用 Giemsa 染色可使染色体末端区段特异性深染，称 T 带（T band）。④ C 显带（C banding）：用 NaOH 或 $Ba(OH)_2$ 处理标本后，再用 Giemsa 染色，可使着丝粒和次级缢痕的结构异染色质部分深染，如 1、9、16 号染色体的次级缢痕以及 Y 染色体长臂远端的 2/3 的区段，所显示的带纹称 C 带（C band）（图 5-7d/ 文末彩图 5-7d）。C 显带可用于检测 Y 染色体、着丝粒区以及次级缢痕区的变化。⑤ N 显带：用硝酸银染色，可使染色体的随体及核仁形成区（NOR）呈现出特异性的黑色银染物，这种银染色阳性的 NOR 称为 Ag-NOR。据研究表明，Ag-NOR 的可染性取决于它的功能活性，即具转录活性的 NOR 着色，但受染物质

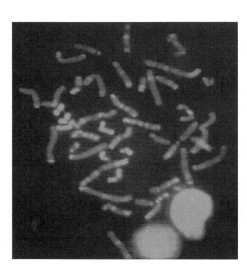

图 5-7a　Q 显带

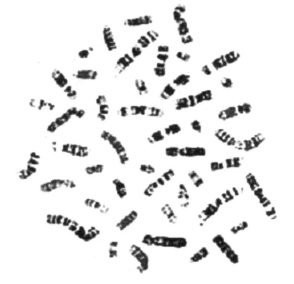

图 5-7b　G 显带

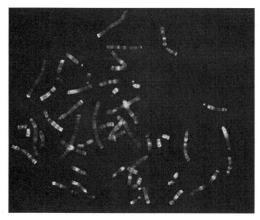

图 5-7c　R 显带染色体核型

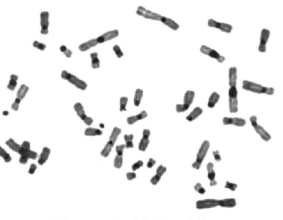

图 5-7d　C 显带染色体（女性）

Notes

不是次级缢痕本身,而是附近与 rDNA 转录有关的一种酸性蛋白。

用 Q 显带、G 显带和 R 显带等染色体显带方法,可使染色体沿其长轴显示出明暗或深浅相间的带纹,而每一条染色体都有其独特而恒定的带纹,这就构成了每条染色体的带型。同源染色体的带型基本相同,不同对的染色体的带型各不相同。这为识别每条染色体提供了分析基础,通过显带染色体核型分析,我们可以准确的识别每一条染色体以及其所发生的各种变异。

3. **G 显带染色体的识别**　目前,G 显带染色体核型分析已成为临床常规应用的染色体病诊断的手段之一。下面介绍正常人类体细胞中期染色体 G 带的带型的识别要点。

在进行 G 带带型描述时,"深带"表示被 Giemsa 着色的带纹,"浅带"表示不着色或基本不着色的带纹。"浓"、"淡"表示深带着色的强度。用"近侧段"、"中段"、"远侧段"来表示距离着丝粒的远近(图 5-8、图 5-9)。

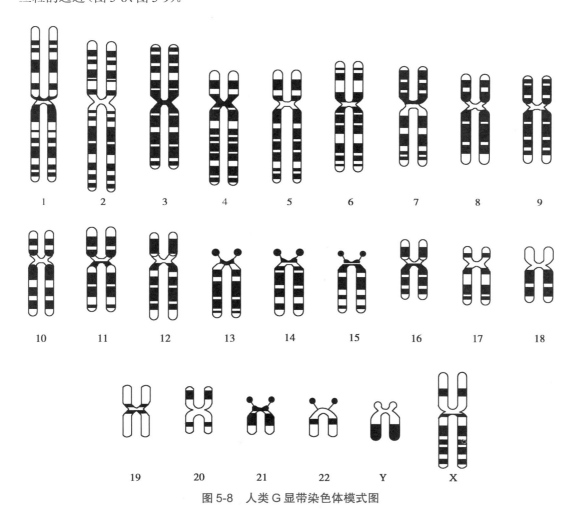

图 5-8　人类 G 显带染色体模式图

A 组染色体:包括 1～3 号染色体,是长度最长的染色体,其中 1、3 号为中着丝粒染色体,2 号染色体的着丝粒为亚中近中部。

B 组染色体:包括 4～5 号染色体,为最大的亚中着丝粒染色体。

C 组染色体:包括 6～12 号和 X 染色体,为中等大小的亚中着丝粒染色体,X 染色体的大小类似于 7 号染色体。

D 组染色体:包括 13～15 号染色体,为中等大小的带有随体的近端着丝粒染色体。

E 组染色体:包括 16～18 号染色体,为较小的中着丝粒(16 号)和亚中着丝粒(17、18 号)染色体。

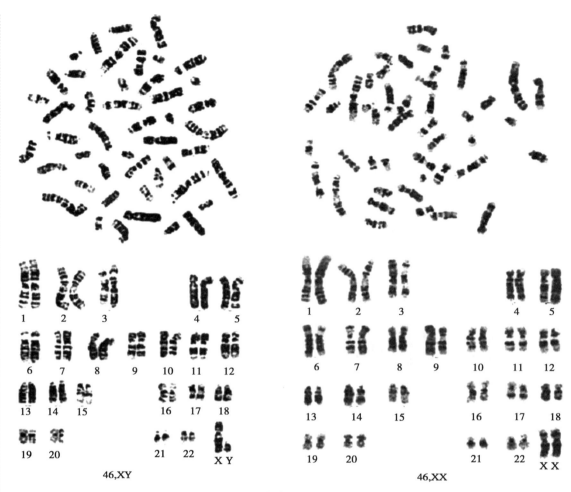

图 5-9　人类染色体 G 显带核型

　　F 组染色体：包括 19～20 号染色体，为小的中着丝粒染色体。

　　G 组染色体：包括 21～22 号和 Y 染色体。其中 21、22 号为小的带随体的近端着丝粒染色体，Y 染色体无随体。

　　4. 人类细胞遗传学　国际命名体制随着细胞遗传学研究方法的广泛使用，遗传学家们在丹佛（1960 年）、伦敦（1963 年）、芝加哥（1966 年）和巴黎（1970 年）召开了国际人类细胞遗传学会议，统一了细胞遗传学的命名原则。国际人类细胞遗传学命名委员会于 1978 年第一次出版了人类细胞遗传学国际命名体制（An International System for Human Cytogenetics Nomenclature，ISCN），规定了正常及异常核型的命名格式和原则。这样对显带染色体有了一个统一的识别和描述的标准，有利于相互交流。此后，ISCN 的专家委员先后在 1981、1985、1990 和 1995 年召开了会议，对人类染色体命名规则进一步修改并出版了新的版本。其中 1981 年版是人类高分辨显带的命名体制，1991 年版是肿瘤细胞遗传学的命名体制，1995 年版首次刊登了分子细胞遗传学命名原则和格式。最新版 ISCN 于 2013 年出版。

　　每条显带染色体根据 ISCN 规定的界标（landmark）划分为若干个区，每个区（region）又包括若干条带（band）。界标是确认每一染色体上具有重要意义的、稳定的、有显著形态学特征的指标，包括染色体两臂的末端、着丝粒和某些显著的带。两相邻界标之间为区。每一条染色体都是由一系列连贯的带组成，没有非带区。它借助其亮暗或深浅的着色强度，清楚地与相邻的带相区别。

　　每一染色体都以着丝粒为界标，分成短臂（p）和长臂（q）。区和带的序号均从着丝粒为起

Notes

点,沿着每一染色体臂分别向长臂、短臂的末端依次编号为1区、2区、……以及1带、2带、……界标所在的带属于此界标以远的区,并作为该区的第1带。被着丝粒一分为二的带,分别归属于长臂和短臂,分别标记为长臂的1区1带和短臂的1区1带(图5-10)。

　　描述一特定带时需要写明以下4个内容:①染色体序号;②臂的符号;③区的序号;④带的序号。例如:1p31表示第1号染色体短臂3区1带。

　　应用染色体显带技术可以识别染色体细微的结构异常。为了能够简明的描述这些异常的核型,1977年在斯德哥尔摩,1981年在巴黎召开的国际会议上议定的《人类细胞遗传学命名的国际体制》(ISCN,1978,1981),制定了统一的命名符号和术语(表5-2)。

表5-2　核型分析中常用的符号和术语

符号术语	意义	符号术语	意义
A-G	染色体组的名称	+或-	在染色体和组号前面,表示染色体或组内染色体增加或减少;在臂或结构后面,表示这个臂或结构的增加或减少
1-22	常染色体序号		
→	从…到…		
/	表示嵌合体染色体		
ace	无着丝粒断片(见f)		
?	分类或情况不明	mat	母源的
cen	着丝粒	min	微小体
chi	异源嵌合体	mn	众数
:	断裂	mos	嵌合体
::	断裂与重接	p	短臂
ct	染色单体	pat	父源的
del	缺失	ph	费城染色体
der	衍生染色体	pro	近侧
dic	双着丝粒	psu	假
dir	正位	q	长臂
dis	远侧	qr	四射体
dmin	双微体	r	环状染色体
dup	重复	rcp	相互易位
e	交换	rea	重排
end	(核)内复制	rac	重组染色体
f	断片	rob	罗伯逊易位
fem	女性	s	随体
fra	脆性部位	tan	串联易位
g	裂隙	ter	末端
h	副缢痕	tr	三射体
i	等臂染色体	tri	三着丝粒
ins	插入	var	可变区
inv	倒位	mar	标记染色体
mal	男性		

(二)高分辨显带染色体

　　人类中期染色体的带纹数较少。一套单倍体染色体带纹数仅有320条带。70年代后期,由于技术的改进,可以从早中期、前中期、晚前期细胞得到更长、带纹更丰富的染色体。一套单倍

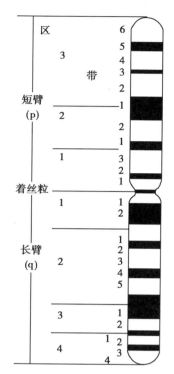

图 5-10　人类显带染色体界标、区、带的示意图

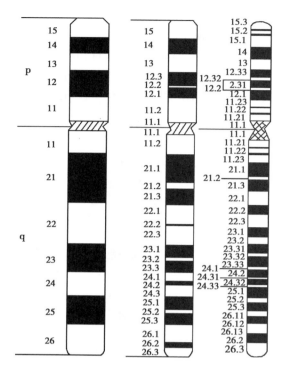

图 5-11　人类 10 号染色体高分辨显带模式图

体染色体即可显示 550～850 条或更多的带纹。即在中期染色体原有的带纹上分出更多更细的带称为亚带。这种染色体称为高分辨显带染色体(high resolution banding chromosome，HRBC)(图 5-11)。

"人类细胞遗传学高分辨显带命名的国际体制(1981)(ISCN 1981)"的模式图，显示了大约具有 550～850 条带的高分辨带。高分辨显带的命名方法是在原带之后加"."，并在"."之后写亚带的序号。例如：原来的 1p36 带被分为三个亚带，分别命名为 1p31.1，1p31.2，1p31.3，即表示 1 号染色体短臂 3 区 1 带第 1 亚带、第 2 亚带、第 3 亚带。若亚带再分成更细的带，称为次亚带，如 1p31.3 再分成三条次亚带，则写为 1p31.31，1p31.32，1p31.33。

染色体高分辨显带能为染色体及其所发生的畸变提供更多细节，有助于发现更多、更细微的染色体结构异常，使染色体发生畸变的断裂点定位更加准确。因此，这一技术无论在临床细胞遗传学、分子细胞遗传学的检查上，或者是在肿瘤染色体的研究和基因定位上都有广泛的应用价值。

(三) 姐妹染色单体交换

姐妹染色单体交换(sister chromatid exchange，SCE)指一条染色体的两条姐妹染色单体在细胞内可自发地或在某些因素作用下在同一位置同时发生断裂，并互换片段后重新接合的现象。因为是在同一位置上发生的对等同源片段的交换，染色体的形态和带型都没有发生改变。由于 SCE 在普通染色标本上无法观察到，因此，需用特殊染色方法来检测。常用的方法是在细胞培养液中加入 5- 溴脱氧尿嘧啶核苷(5-bromodeoxy uridine，BrdU)，进行细胞培养后制片，经特殊方法处理后 Giemsa 染色，然后在显微镜下选择处于第二个分裂周期的中期分裂相进行观察，可见一条染色体的两条姐妹染色单体出现明显的差别染色，一条深染，一条浅染，并可见到姐妹染色单体互换现象(图 5-12)。

产生 SCE 的机制尚未完全阐明，但它显然与 DNA 的损伤和修复过程有关，因此检测 SCE 的发生率对各种理化因素导致遗传物质损伤的研究，肿瘤病因的研究以及对细胞周期的研究等方面都有重要的意义。

Notes

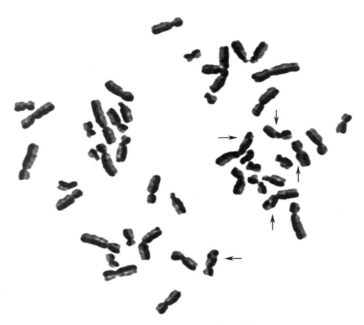

图 5-12　姐妹染色单体交换

（四）分子细胞遗传学技术

分子细胞遗传学（molecular cytogenetics）是传统细胞遗传学与分子遗传学相结合的一门学科。分子细胞遗传学的发展始于荧光原位杂交（FISH），从最早的单色 FISH 发展成为现在的 24 色 FISH 的过程中，所采用的方法包括多色 FISH（multiplex FISH，M-FISH）、光谱核型分析、物种交叉色带（cross species color banding，RxFISH）、CCK（color changing karyotyping）和比较基因组杂交等。这些新兴技术将 FISH 的敏感性和特异性与传统的细胞遗传染色体分析技术结合起来，能筛查整个基因组的染色体异常，特别是在检测复杂的肿瘤染色体畸变方面显示了独特的优势。分子细胞遗传学在医学遗传学的研究中起到了推动性的作用，并在临床诊断中发挥了日益重要的作用。

1. 荧光原位杂交技术　荧光原位杂交（fluorescence in situ hybridization，FISH）技术是在原位杂交技术的基础上发展起来的。其基本原理与原位杂交一样，是利用 DNA 碱基互补配对的特点，在体外的一定条件下，使同源的 DNA 链或 DNA-RNA 单链结合成双链。FISH 使用荧光标记的 DNA、RNA 或与 mRNA 互补的 cDNA 探针和染色体或基因杂交，从而在中期染色体、间期核、组织切片、裂殖细胞或配子细胞上检测 DNA 顺序。

FISH 方法是先将靶 DNA 及其周围物质固定于玻片上，通过加热和甲酰胺处理，使靶 DNA 双链变性成单链，同时使双链 DNA 探针变性形成单链，然后在适当条件下使单链探针 DNA 与单链的靶 DNA 结合或杂交形成新的双链 DNA。如果探针 DNA 与待测 DNA 上的同源序列（靶序列）互补结合，即可在该染色体上原位（靶序列的位置）显示杂交信号。这种探针不仅能与中期染色体进行杂交，而且还能与非分裂细胞固定的间期核直接进行杂交。标准细胞遗传学技术需要分裂细胞和阻断在分裂中期的染色体，而 FISH 技术将染色体分析扩展到间期细胞。因而 FISH 技术具有快速、安全、经济、灵敏度高和特异性强等优点，而且标本可以长期保存而不失活。因此，FISH 技术已广泛应用于医学生物学研究及临床诊断中，如基因定位、基因扩增及染色体畸变的检测等。

2. DNA 纤维荧光原位杂交　DNA 纤维荧光原位杂交（DNA-fiber-FISH）是一种可目视的高分辨基因组制图技术。其杂交及检测分析步骤和染色体的 FISH 基本相同，但染色体的 FISH 分辨率为 1～2Mb，所以只能将染色体定位到亚带水平，不适于定位克隆研究。而 DNA-Fiber

Notes

FISH 的分辨率可达到 10kb,探针长度在 1~300kb 范围内,在定位克隆中具有重要作用。因此,DNA 纤维荧光原位杂交已成功应用于人类基因组制图、染色质结构分析以及染色体病、肿瘤等遗传性疾病的分析研究中。

这一技术的基本原理是利用碱溶液或甲醛溶液处理待测细胞,使间期核染色质的组织结构松散,将染色质(丝)从核骨架中释放出来,在载玻片上制备出 DNA 纤维,然后将不同颜色荧光物质标记的特异 DNA 探针,分别杂交到靶细胞的 DNA 纤维上,根据杂交的结果判断各个探针的定位、方向以及各探针之间的物理距离和重叠程度,确定 DNA 微小缺失与重复,作出基因定位。

3. **染色体涂染技术**　染色体涂染(chromosome painting)是将荧光原位杂交和染色体原位杂交相结合而建立起来的。即用单链 DNA 或 Cot-1 封闭基因组 DNA 重复序列,以减少非特异性杂交信号,增强特异性杂交的信号强度,并用染色体特异性 DNA 库作为探针池,用不同的荧光涂染整条染色体或染色体特异区段,从而使待测的整条染色体或染色体特异区段显示出发荧光的杂交信号,根据结果作出分析诊断。

用于染色体涂染的探针可以是整条染色体,也可以是染色体的特异区段。探针的来源主要有:①含有人单条染色体的人 - 啮齿类(human-rodent)体细胞杂种组织融合的产物;②荧光激活的流式细胞仪(fluorescence-activated cell sorter,FACS)分离整条染色体 DNA,并以载体克隆、PCR 扩增制备探针;③经显微切割得到染色体或染色体片段,再经 PCR 扩增制作的探针池。染色体涂染方法有正向(forward)涂染和逆向(reverse)涂染两种。正向涂染是将正常的探针杂交到待检测的异常标本上。逆向涂染则是将分离到的异常染色体制备成探针,然后杂交到正常标本上。

目前染色体涂染技术已成功应用于染色体数目和结构异常分析、不同物种间的同源性比较和白血病及其他肿瘤的染色体诊断和研究。

4. **比较基因组杂交**(comparative genomic hybridization,CGH)　该技术是在 FISH 的基础上建立起来的。探针是整个基因组 DNA,而不是一个点或一个区域。可在全部染色体或在染色体亚带水平上,对不同基因组之间 DNA 序列拷贝进行检测和定位。主要用于确定未知区域的DNA 扩增或缺失,如染色体不平衡片段的识别和染色体重排的研究、相关种属间或同一种属内不同个体之间基因组差异的研究等。尤其是 CGH 回避了实体肿瘤染色体制备的难题,这是其他 FISH 方法难以替代的。目前,CGH 已广泛应用于肿瘤遗传的研究中。

5. **光谱核型分析**(spectral karyotyping,SKY)　与常规的 FISH 不同,SKY 除了杂交外,还对染色体进行不同颜色组合的标记,使每条染色体分别显示出不同的颜色谱。如使用两种不同颜色标记探针,可以观察到三种颜色的靶染色体(A,B 或 A+B,即 22-1)。若使用三种不同颜色标记探针,则可以观察到 7 种不同颜色的靶染色体(23-1),以此类推,使用 5 种不同颜色的荧光标记探针,就可以产生 25-1 =31 种颜色的靶染色体,比代表 24 条染色体的 24 种颜色还多。通常使用如 Cy3、Cy5、Cy5.5、Spectrum Green 和 TexasRed 等 5 种不同颜色的荧光染料所产生的不同颜色组合对每一条染色体进行标记,然后通过频谱遥感连接 CCD(charge-coupled-device)摄像仪和电脑等装置,使每对同源染色体都显示出其独特的染色谱,从而可以一目了然地观察全部染色体的变化。光谱核型分析(SKY)方法可以同时分析 24 条染色体,因而可以一次性地将复杂畸变或不同的染色体畸变检测出来。

由于每对同源染色体都有独特的颜色,因此可应用 SKY 技术,观察所有染色体的结构改变,识别标记染色体以及常规染色体核型分析不能识别的复杂或隐蔽的染色体重排。研究表明,SKY 可以准确地检测大于 1~5Mb 的染色体异常。目前,SKY 已经应用于产前诊断和肿瘤的细胞遗传学诊断中。

(五)人类染色体的多态性

在正常健康人群中,存在着各种染色体的恒定的微小变异,包括结构、带纹宽窄和着色强

Notes

度等。这类微小而恒定的变异是按照孟德尔方式遗传的，通常没有明显的表型效应或病理学意义，称为染色体多态性（chromosomal polymorphism）。

染色体多态性常见于以下部位：① Y 染色体的长度变异，这种变异存在着种族差异。主要变异部位是 Y 染色体长臂结构异染色质区，即长臂远端约 2/3 区段的长度变异。如果 Y 染色体大于 F 组或大于第 18 号染色体，称为"长 Y"、"大 Y"或"巨 Y"，描述为 Yq+；若 Y 染色体的长度为 G 组染色体长度的 1/2 以下，称"小 Y"染色体，描述为 Yq–，但这种现象比较罕见。② D 组、G 组近端着丝粒染色体的短臂、随体及随体柄部的次级缢痕区（NOR）的变异。表现为随体的有无、大小及重复（双随体）等；短臂、次级缢痕的增长或缩短。③ 第 1、9 和 16 号染色体次级缢痕的变异，表现为次级缢痕的有无或长短的差异。此外，在 1、9 和 16 号染色体的着丝粒异染色质区也可出现多态性的倒位。

染色体的多态性变异主要发生在结构异染色质区，因此一般没有明显的表型效应和病理学意义，也就是说一般没有不良的临床后果。但现在有研究报道，某些多态现象与临床症状有关。这说明染色体多态性与表型效应之间的关系问题，还有待于进一步的研究探讨。

染色体多态现象是一种较稳定的结构变异，可以在显微镜下观察检查，并且它是按孟德尔方式遗传的，它以一定的遗传方式传给下一代，因此可以作为一种遗传标记，应用于临床和研究工作。

染色体多态性的应用：

（1）染色体的多态性可用于追溯染色体（包括额外染色体或异常染色体）的来源。比如在产前诊断中，进行羊水细胞或绒毛细胞检查时可根据染色体多态现象来鉴定胎、母细胞，判断有无母体细胞的污染；可以根据 21 号染色体的短臂、随体、次级缢痕以及显带着色强度等多态性特征来追溯额外的 21 号染色体来自父方或母方，确定 21 三体综合征患者的额外染色体的来源。

（2）法医中可用以进行亲权鉴定。通过检查子女和父母（或可能的父母）的染色体，根据染色体多态性标记的异同，可以帮助判断子女与其父母的真实关系，进行亲权鉴定。

（3）染色体多态性变异可作为一种标记，进行不同种族或民族人群中的遗传学研究。

第二节　染色体畸变

染色体畸变（chromosomal aberration）是指体细胞或生殖细胞内染色体发生异常的改变。畸变的类型和可能引起的后果在细胞不同周期和个体发育不同阶段不尽相同。染色体畸变可分为数目畸变和结构畸变两大类。其中染色体的数目畸变又可分为整倍性改变和非整倍性改变两种。结构畸变主要有缺失、重复、插入、易位和倒位等。当一个个体细胞有两种或两种以上的不同核型的细胞系时，这个个体就被称为嵌合体。无论数目畸变，还是结构畸变，其实质是涉及染色体上基因群的增减或位置的转移，使遗传物质发生了改变，可以导致染色体异常综合征或染色体病。

一、染色体畸变发生的原因

导致染色体畸变的因素有多种，归纳起来可以分为以下几种：化学因素、物理因素、生物因素和母亲年龄。

（一）化学因素

许多化学物质，如一些化学药品、农药、毒物和抗代谢药等，都可引起染色体畸变。据调查，某些化工厂的工人由于长期接触苯、甲苯等，出现染色体数目异常和发生染色体断裂的频率远高于一般人群。农药中的除草剂和杀虫的砷制剂等都是染色体畸变的诱变剂。

1. 药物　某些药物特别是一些抗肿瘤药物、保胎及预防妊娠反应的药物，均可引起人类染色体畸变或产生畸胎。已有研究证实，环磷酰胺、氮芥、白消安（马利兰）、甲氨蝶呤、阿糖胞苷等抗癌药物均可导致染色体畸变。抗痉挛药物苯妥英钠可引起人淋巴细胞多倍体细胞数增高。

2. 农药　许多化学合成的农药可以引起人类细胞染色体畸变。某些有机磷农药也可使染色体畸变率增高，如美曲磷酯（敌百虫）类农药。

3. 工业毒物　工业毒物如苯、甲苯、铝、砷、二硫化碳、氯丁二烯、氯乙烯单体等，都可以导致染色体畸变。长期接触这些有害毒物的工人，其染色体的畸变率增高。

4. 食品添加剂　某些食品的防腐剂和色素等添加剂中所含的化学物质也可以引起人类染色体发生畸变。如硝基呋喃基糖酰胺 AF-2、环己基糖精等。

（二）物理因素

在自然空间存在的各种各样的射线都可对人体产生一定的影响，但其剂量极微，故影响不大。但大量的电离辐射对人类具有极大的潜在危险。例如放射线物质爆炸后散落的放射性尘埃、医疗上所用的放射线等，对人体都有一定的损害。工业放射性物质的污染也可引起细胞染色体的改变。细胞受到电离辐射后，可引起细胞内染色体发生异常。畸变率随射线剂量的增高而增高。最常见的畸变类型有断裂、缺失、双着丝粒染色体、易位、核内复制、不分离等，这些畸变都可使个体的性状出现异常。射线的作用包括对体细胞和生殖细胞两方面，如果一次照射大剂量的射线，可在短期内引起造血障碍而死亡。长期接受射线治疗或从事放射工业的人员，由于微小剂量的射线不断积累，会引起体细胞或生殖细胞染色体畸变。有实验证明，受照射卵细胞中染色体不分离的频率明显高于未受照射组。同时还发现，这一现象在年龄较大的小鼠中更为明显。还有人报道，受到过电离辐射的母亲生育先天愚型（一种染色体异常所导致的疾病）患儿的风险明显增高。

（三）生物因素

导致染色体畸变的生物因素包括两个方面：一是由生物体产生的生物类毒素所致，二是某些生物体如病毒本身可引起染色体畸变。真菌毒素具有一定的致癌作用，同时也可引起细胞内染色体畸变。病毒也可引起宿主细胞染色体畸变，尤其是那些致癌病毒。其原因主要是由于影响 DNA 代谢。当人体感染某些病毒，如风疹病毒、乙肝病毒、麻疹病毒和巨细胞病毒时，就有可能引发染色体的畸变。如果用病毒感染离体培养细胞将会出现各种类型的染色体异常。

（四）母亲年龄

当母亲年龄增大时，所生子女的体细胞中某一序号染色体有三条的情况要多于一般人群。母亲年龄越大（大于 35 岁），生育先天愚型患儿的危险性就越高。这与生殖细胞老化及合子早期所处的宫内环境有关。一般认为，生殖细胞在母体内停留的时间越长，受到各种因素影响的机会越多，在以后的减数分裂过程中，容易产生染色体不分离而导致染色体数目异常。

二、染色体数目畸变

（一）整倍性改变

如果染色体的数目变化是单倍体（n）的整倍数，即以 n 为基数，整倍地增加或减少，则称为整倍体（euploid）。超过二倍体的整倍体称为多倍体（polyploid）。

在 2n 的基础上，如果增加一个染色体组，也就是增加一个 n，则为 3n，即三倍体（triploid）。若在 2n 的基础上增加两个 n，则为 4n，即四倍体（tetraploid）。以此类推。三倍体以上的又统称为多倍体。如果在 2n 的基础上减少一个染色体组，则称为单倍体（haploid）。

在人类中已知有三倍体和四倍体的个体，但只有极少数三倍体的个体能存活到出生，存活者多为 2n/3n 的嵌合体。有调查资料表明，在自发流产的胎儿中，有染色体畸变者约占 50%，其中，三倍体占 18%，四倍体占 5%。可见在流产的胎儿中三倍体是常见的类型。一般认为，三倍体胎儿易于流产的原因是在胚胎发育过程的细胞有丝分裂中，形成三极纺锤体，因而造成

Notes

染色体在细胞分裂中期、后期时的分布和分配紊乱，最终导致子细胞中染色体数目异常，从而严重干扰了胚胎的正常发育而导致流产。四倍体比三倍体更为罕见，往往是四倍体和二倍体（4n/2n）的嵌合体，或在流产的胚胎中发现。

整倍性改变的机制主要有：双雌受精、双雄受精、核内复制和核内有丝分裂等。

1. 双雌受精（digyny） 一个二倍体的异常卵子与一个正常的精子发生受精，从而产生一个三倍体的合子。在卵细胞发生的第二次减数分裂过程中，次级卵母细胞由于某种原因未形成第二极体，因此应分给第二极体的染色体组仍留在卵细胞中，使该卵细胞成为异常卵细胞。当它与一个正常的精子结合后，就将形成含有三个染色体组的合子，即三倍体。可形成 69，XXX 或 69，XXY 两种核型的受精卵（图 5-13a）。

2. 双雄受精（diandry） 一个正常的卵子同时与两个正常的精子发生受精。由于每个精子都带有一个染色体组，所以当两个精子同时进入一个卵细胞时，就将两个染色体组同时带入了这一卵细胞，所形成的合子内则含有三个染色体组，即三倍体。可形成 69，XXX、69，XXY 和 69，XYY 三种类型的受精卵（图 5-13b）。

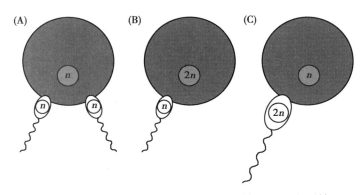

图 5-13a 三倍体形成（A）、（C）双雄受精；（B）双雌受精

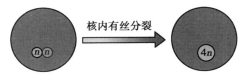

图 5-13b 四倍体的形成

3. 核内复制（endoreduplication） 指在一次细胞分裂时，DNA 不是复制一次，而是复制了两次，而细胞只分裂了一次。这样形成的两个子细胞都是四倍体。这是肿瘤细胞常见的染色体异常特征之一。

4. 核内有丝分裂（endomitosis） 在细胞分裂时，染色体正常复制了一次，但至分裂中期时，核膜仍未破裂、消失，也无纺锤体的形成，因此，细胞分裂未能进入后期和末期，没有细胞质的分裂，结果细胞内含有四个染色体组，形成了四倍体。

归纳来说，三倍体的形成原因可为双雌受精或双雄受精；四倍体形成的主要原因是核内复制和核内有丝分裂。

（二）非整性体改变

一个体细胞的染色体数目增加或减少了一条或数条，称非整倍体（aneuploid）。这是临床上最常见的染色体畸变类型。发生非整倍性改变后，会产生亚二倍体（hypodiploid）、超二倍体（hyperdiploid）等。亚二倍体即在 2n 的基础上，减少了一条或几条染色体，可写作 2n－m（注：m＜n）；超二倍体即在 2n 的基础上，增加了一条或几条染色体，可写作 2n＋m（注：m＜n）。

Notes

1. 亚二倍体　当体细胞中染色体数目少了一条或数条时,称为亚二倍体(hypodiploid)。若某对染色体少了一条(2n−1),细胞染色体数目为 45,即构成单体型(monosomy)。临床上常见的有 21 号、22 号和 X 染色体的单体型,核型为 45,XX(XY),−21、45,XX(XY),−22 和 45,X。核型为 45,X 的个体往往是由于 X 染色体的丢失所致,具有这种核型的个体,多在胚胎期流产,只有少数存活的个体。由于缺少一条 X 染色体,具有性腺发育不全等临床症状。

2. 超二倍体　当体细胞中染色体数目多了一条或数条时,称为超二倍体(hyperdiploid)。在超二倍体的细胞中某一同源染色体的数目不是 2 条,而是 3 条、4 条……

若某对染色体多了一条(2n+1),细胞内染色体数目为 47,即构成三体型(trisomy)。这是人类染色体数目畸变中最常见、种类最多的一类畸变。例如,在常染色体病中,除了第 17 号染色体尚未有三体型的病例报道外,其余的染色体三体型均有报道,但是由于染色体的增加,特别是较大染色体的增加,将造成基因组的严重失衡而破坏或干扰胚胎的正常发育,故绝大部分常染色体三体型核型只见于早期流产的胚胎。少数三体型病例可以存活至出生,但多数寿命不长,并伴有各种严重畸形。

三体型以上的统称为多体型(polysomy)。多体型常见于性染色体中,如性染色体四体型(48,XXXX;48,XXXY;48,XXYY)和五体型(49,XXXXX;49,XXXYY)等。如果患者细胞中一对同源染色体同时缺失,即减少了一对同源染色体(2n−2),称为缺体型(nullosomy)。人类缺体型尚未见报道,因为这种核型的个体是不能存活的。

3. 假二倍体　有时细胞中某染色体数目发生了异常,其中有的增加,有的减少,而增加和减少的染色体数目相等,结果染色体总数不变,还是二倍体数(46 条),但不是正常的二倍体核型,则称为假二倍体(pseudodiploid)。

4. 嵌合体　一个个体内同时存在两种或两种以上核型的细胞系,这种个体称嵌合体(mosaic)。如 46,XX/47,XXY;45,X/46,XX 等。嵌合体可以是数目异常之间、结构异常之间以及数目和结构异常之间的嵌合。

(三)非整倍体的产生机制

非整倍体的产生原因,多数是在性细胞成熟过程或受精卵早期卵裂中,发生了染色体不分离或染色体丢失。

1. 染色体不分离(nondisjunction)　在细胞分裂进入中、后期时,如果某一对同源染色体或姐妹染色单体彼此没有分离,而是同时进入一个子细胞,结果所形成的两个子细胞中,一个将因染色体数目增多而成为超二倍体,另一个则因染色体数目减少而成为亚二倍体,这个过程称为染色体不分离。染色体不分离可以发生在细胞的有丝分裂过程,也可以发生在配子形成时的减数分裂过程。

(1)染色体不分离发生在受精卵的卵裂早期的有丝分裂过程中。卵裂早期某一染色体的姐妹染色单体不分离,可导致产生由两种细胞系或三种细胞系组成的嵌合体。不分离发生在第一次卵裂,则形成具有两个细胞系的嵌合体,一个为超二倍体细胞系,一个为亚二倍体细胞系。不分离发生在第二次卵裂以后,即形成具有三个或三个以上细胞系的嵌合体(45/46/47)(图 5-14)。不分离发生得越晚,正常二倍体细胞系的比例越多,临床症状也相对较轻。

(2)减数分裂时发生染色体不分离。染色体不分离发生在减数分裂 I,使得某一对同源染色体不分离,同时进入一个子细胞核,所形成的配子中,一半将有 24 条染色体(n+1),另一半将有 22 条(n−1)。与正常配子受精后,将形成超二倍体或亚二倍体。若在减数分裂 II 发生染色体不分离,所形成的配子的染色体数将有以下几种情况:1/2 为 n;1/4 为(n+1),1/4 为(n−1)。它们与正常配子受精后,得到相应的二倍体、超二倍体、亚二倍体(图 5-15)。

2. 染色体丢失(chromosome lose)　又称染色体分裂后期延滞(anaphase lag),在细胞有丝分裂过程中,某一染色体未与纺锤丝相连,不能移向两极参与新细胞的形成;或者在移向两极

Notes

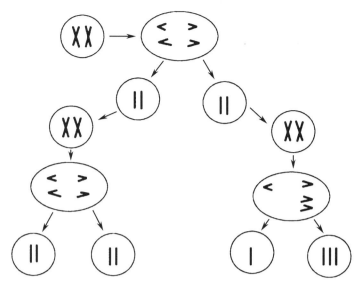

图 5-14　有丝分裂时姐妹染色体不分离

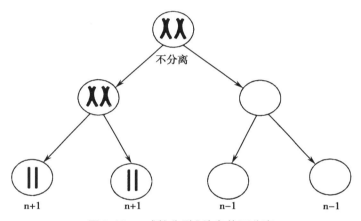

图 5-15a　减数分裂Ⅰ染色体不分离

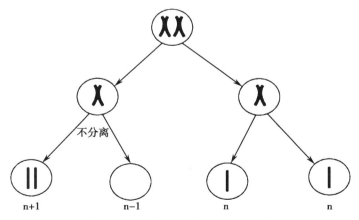

图 5-15b　减数分裂Ⅱ染色体不分离

时行动迟缓,滞留在细胞质中,造成该条染色体的丢失而形成亚二倍体。染色体丢失也是嵌合体形成的一种方式。

按照 ISCN(1978),非整倍体的描述方法为"染色体总数,性染色体组成,+(−)畸变染色体序号"。例如某一核型中的 18 号染色体多了一条,可描述为:47,XX(XY),+18;少了一条 22号染色体则描述为 45,XX(XY),−22;若是少了一条 X 染色体,可描述为 45,X 或 45,XO。

Notes

三、染色体结构畸变

染色体结构畸变的发生受多种因素的影响,如物理因素、化学因素、生物因素和遗传因素等。在这些因素的作用下,首先是染色体发生断裂(breakage),然后是断裂片段的重接(rejoin)。断裂的片段如果在原来的位置上重新接合,称为愈合或重合(reunion),即染色体恢复正常,不引起遗传效应。如果染色体断裂后未在原位重接,也就是断裂片段移动位置与其他片段相接或者丢失,则可引起染色体结构畸变,又称染色体重排(chromosomal rearrangement)。

(一)染色体结构畸变的描述方法

人类细胞遗传学命名的国际体制(ISCN)制定了有关人类染色体以及染色体畸变等的命名方法。结构畸变染色体核型的描述方法有简式和详式两种。在简式中,对染色体结构的改变只用其断点来表示。按国际命名规定(表5-3),应依次写明染色体总数,性染色体组成,然后用一个字母(如t)或三联字符号(如del)写明重排染色体的类型,其后的第一个括弧内写明染色体的序号,第二个括弧写明区号、带号以表示断点。在详式中,除了简式中应写明的内容外,与简式有所不同,即在最后一个括弧中不是只描述染色体的断裂点,而是描述重排染色体带的组成。

表 5-3　显带染色体结构畸变符号

畸变类型	核型及其含义
环形	46,XY,r(2)(p21q31) 46,XY,r(2)(p21→q31) 第2号染色体短臂2区1带与长臂3区1带断裂点相接成环形
等臂	46,X,i(Xq) 46,X,i(X)(qter→cen→qter) 一条正常X染色体和一条X长臂等臂染色体,后者是从X长臂末端到着丝粒再到长臂末端止
末端缺失	46,XX,del(1)(q21) 46,XX,del(1)(pter→q21:) 第1号染色体长臂2区1带处断裂,其远端部分缺失,保留短臂末端到长臂2区1带处止
中间缺失	46,XX,del(1)(q21q31) 46,XX,del(1)(pter→q21::q31→qter) 第1号染色体长臂2区1带处和3区1带处断裂,中间部分缺失,它们又重新相接,所以保留从短臂末端到长臂2区1带,再与3区1带相接到长臂末端止
相互易位	46,XY,t(2;5)(q21;q31) 46,XY,t(2;5)(2pter→2q21::5q31→5qter;5pter→5q31::2q21→2qter) 第2号染色体长臂2区1带断裂,其远端部易位到第5号染色体,而第5号染色体长臂3区1带处断裂,其远端部分易位到2号上,重组形成2条新的染色体。一条是自2号短臂末端到2号长臂2区1带处,再接于5号染色体的长臂3区1带到5号长臂末端;另一条是自5号短臂末端到5号长臂3区1带处,再接于2号染色体的长臂2区1带到2号长臂末端
臂内倒位	46,XY,inv(2)(p13p24) 46,XY,inv(2)(pter→p24::p13→p24::p13→qter) 断裂和连接发生于2号染色体短臂1区3带和2区4带处,这部分片段倒位后重接,使2区4带处和1区3带连接,而1区3带处则与2区4带处连接,造成这部分顺序颠倒,但其着丝类型未变
臂间倒位	46,XY,inv(2)(p21q31) 46,XY,inv(2)(pter→p21::q31→p21::q31→qter) 断裂和连接发生在2号染色体短臂2区1带和长臂3区1带处,位于这些带间断片顺序颠倒后重接,使长臂3区1带连接于短臂的2区1带处,而另一侧短臂的2区1带则与长臂的3区1带处相接,造成2p21-2q31间的顺序颠倒。由于该断片涉及着丝粒,因此重接后的染色体着丝粒类型可以有所变化

Notes

（二）染色体结构畸变的类型及其产生机制

临床上常见的染色体结构畸变有：缺失、重复、易位、倒位、环状染色体和等臂染色体等。

1. **缺失**（deletion） 染色体片段的丢失，使位于这个片段的基因也随之发生丢失。按染色体断点的数量和位置可分为末端缺失和中间缺失两类：①末端缺失（terminal deletion）是指染色体的臂发生断裂后，未发生重接，无着丝粒的片段不能与纺锤丝相连而丢失。如图 5-16a 所示，第 1 号染色体的长臂的 2 区 1 带发生断裂，其远侧段（q21→qter）丢失。这条染色体是由短臂的末端至长臂的 2 区 1 带所构成。这种结构畸变的简式描述为：46，XX（XY），del（1）（q21）；详式描述为：46，XX（XY），del（1）（pter→q21：）；②中间缺失（interstitial deletion）指一条染色体的同一臂上发生了两次断裂，两个断点之间的片段丢失，其余的两个断片重接。如图 5-16b 所示，3 号染色体长臂上的 q21 和 q25 发生断裂和重接，这两断点之间的片段丢失。这种结构畸变的简式描述为：46，XX（XY），del（3）（q21q25）；详式描述为：46，XX（XY），del（3）（pter→q21：：q25→qter）。

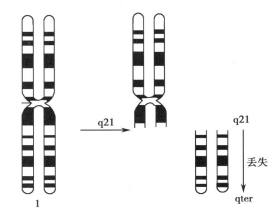

图 5-16a 末端缺失

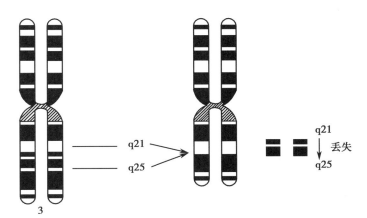

图 5-16b 中间缺失

2. **重复**（duplication） 一个染色体上某一片段增加了一份或一份以上的现象，使这些片段的基因多了一份或几份。发生的原因是同源染色体之间的不等交换或姐妹染色单体之间的不等交换以及同源染色体片段的插入等。

3. **倒位**（inversion） 是某一染色体发生两次断裂后，两断点之间的片段旋转 180 度后重接，造成染色体上基因顺序的重排。染色体的倒位可以发生在同一臂（长臂或短臂）内，也可以发生在两臂之间，分别称为臂内倒位和臂间倒位：①臂内倒位（paracentric inversion）：一条染色体的某一臂上同时发生了两次断裂，两断点之间的片段旋转 180 度后重接。例如 1 号染色体 p22 和 p34同时发生了断裂，两断点之间的片段倒转后重接，形成了一条臂内倒位的染色体（图 5-17a）。这种结构畸变的简式描述为：46,XX（XY），inv（1）(p22p34)；详式描述为：46,XX（XY），inv（1）(pter→p34∶∶p22→p34∶∶p22→qter)；②臂间倒位（pericentric inversion）：一条染色体的长、短臂各发生了一次断裂，中间断片颠倒后重接，则形成了一条臂间倒位染色体。如 4 号染色体的 p15 和 q21 同时发生了断裂，两断点之间的片段倒转后重接，形成了一条臂间倒位染色体（图 5-17b）。这种结构畸变的简式描述为：46,XX（XY），inv（4）(p15q21)；详式描述为：46,XX（XY），inv（4）(pter→p15∶∶q21→p15∶∶q21→qter)。

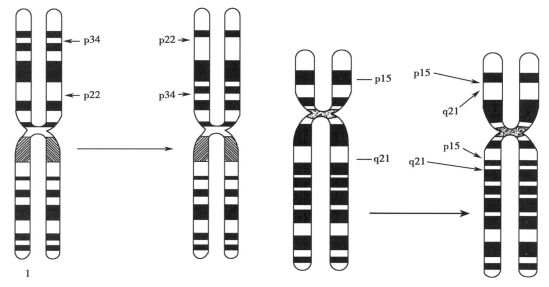

图 5-17a   1 号染色体短臂臂内倒位图解   图 5-17b   染色体臂间倒位

具有臂间倒位染色体的个体称为倒位携带者（inversion carrier）。这种个体一般外表正常，但染色体发生倒位后，其结构发生了重排，形成了重排染色体，这种重排染色体在形成生殖细胞的减数分裂 I 的前期中，同源染色体发生联会配对时形成特有的倒位环。如果在倒位环内发生交换，理论上形成 4 种不同的配子，一种具有正常染色体，一种具有倒位染色体，其余两种均带有部分重复和部分缺失的染色体。

4. 易位（translocation）   一条染色体的断片移接到另一条非同源染色体的臂上，这种结构畸变称为易位。常见的易位方式有相互易位、罗伯逊易位和插入易位等。①相互易位（reciprocal translocation）两条染色体同时发生断裂，断片交换位置后重接，形成两条衍生染色体（derivation chromosome）。当相互易位仅涉及位置的改变而不造成染色体片段的增减时，则称为平衡易位。如 2 号染色体长臂 2 区 1 带和 5 号染色体长臂 3 区 1 带同时发生了断裂，两断片交换位置后重接，形成两条衍生染色体（图 5-18）。这种结构畸变的简式描述为：46,XX（XY），t(2；5)(q21；q31)；详式描述为：46,XX（XY），t(2；5)(2pter→2q21∶∶5q31→5qter；5pter→5q31∶∶2q21→2qter)。②罗伯逊易位（Robertsonian translocation）又称着丝粒融合（centric fusion）。这是发生于近端着丝粒染色体的一种易位形式（图 5-19）。当两个近端着丝粒染色体在着丝粒部位或着丝粒附近部位发生断裂后，二者的长臂在着丝粒处接合在一起，形成一条衍生染色体。两个短臂则构成一个小染色体，小染色体往往在第二次分裂时丢失，这可能是由于其缺乏着丝粒或者是由于其完全由异染色质构成所致。由于丢失的小染色体几乎全是异染色质，而由两条长臂构成的染色体上则几乎包含了两条染色体的全部基因。因此，罗伯逊易位携带者虽然只有 45 条染色体，但表型一般正常，在形成配子的时候会出现异常，造成胚胎死亡而流产或出生先天畸形患儿。如 14 号染色体长臂的 1 区 0 带（14q10）和 21 号染色体的短臂的 1 区 0 带（21p10）同时发生了断裂，两条染色体带有长臂的断片相互连接，即在着丝粒部位融合，形成的衍生染色体包含了 21

Notes

号染色体的 21p10→qter 节段和 14 号染色体 14q10→qter 节段,其余的部分均丢失。③插入易位(insertional translocation),两条非同源染色体同时发生断裂,但只有其中一条染色体的片段插入到另一条染色体的非末端部位。只有发生了三次断裂时,才可能发生插入易位(图 5-20)。

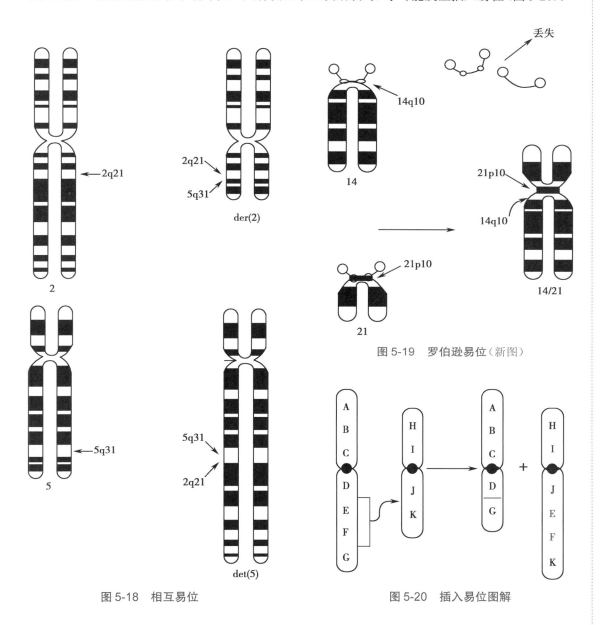

图 5-19 罗伯逊易位(新图)

图 5-18 相互易位

图 5-20 插入易位图解

5. **环状染色体**(ring chromosome) 一条染色体的长、短臂同时发生了断裂,含有着丝粒的片段两断端发生重接,即形成环状染色体。如 2 号染色体的 p21 和 q31 分别发生了断裂,断点以远的片段丢失,含有着丝粒的中间片段两断端 p21 与 q31 相接形成环状染色体(图 5-21)。这种结构畸变的简式描述为:46,XX(XY),r(2)(p21q31);详式描述为:46,XX(XY),r(2)(p21→q31)(图 5-21)。

6. **双着丝粒染色体**(dicentric chromosome) 两条染色体同时发生一次断裂后,具有着丝粒的片段的两个断端相连接,形成了一条双着丝粒染色体。如 6 号染色体的 q22 和 11 号染色体的 p15 分别发生了断裂,两个具有着丝粒的染色体片段断端相互连接,形成了一条双着丝粒的衍生染色体(图 5-22)。这种结构畸变的简式描述为:45,XX,dic(6;11)(q22;p15);详式描述为:45,XX,dic(6;11)(6pter→6q22∷11p15→11qter)。

Notes

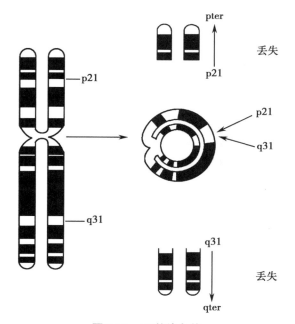

图 5-21　环状染色体

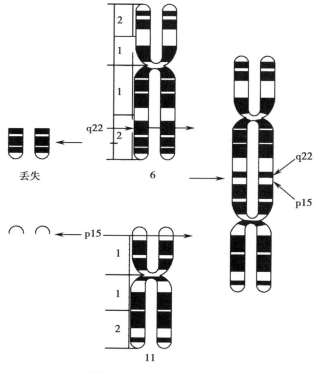

图 5-22　双着丝粒染色体

　　7. 等臂染色体（isochromosome）　一条染色体的两个臂在形态和遗传结构上完全相同，称为等臂染色体。等臂染色体一般是由于着丝粒分裂异常造成的。在正常的细胞分裂中，着丝粒纵裂，姐妹染色单体分离，形成两条具有长、短臂的染色体。如果着丝粒横裂，长臂、短臂各自形成一条染色体，即形成了一条具有两个长臂和一条具有两个短臂的等臂染色体。如图 5-23 所示。①具有两个长臂的等臂染色体的简式描述为：46，X，i（Xq）；详式描述为：46，X，i（X）（qter→cen→qter）；②具有两个短臂的等臂染色体的简式描述为：46，X，i（Xp）；详式描述为：46，X，i（X）（pter→cen→pter）。

Notes

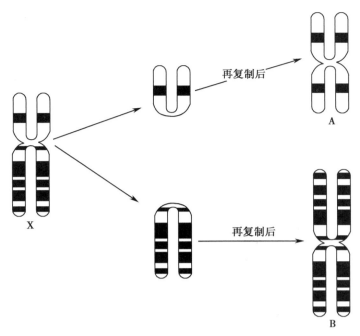

图 5-23　等臂染色体

第三节　染色体病

染色体病（chromosome diseases）是染色体异常或畸变所致。由于染色体异常涉及许多基因，患者均有较严重或明显的临床症状，故又称染色体异常综合征。因此，染色体病一般具有以下临床特征：①染色体病患者一般有先天性多发畸形，智力发育和生长发育迟缓，有的还有特殊的皮肤纹理改变。具有染色体异常的胚胎，大部分流产或死产；②性染色体异常患者，除有上述特征外，还有内外生殖器异常或畸形，如性腺发育不良，副性征不发育等。

一、常染色体病

常染色体病（autosomal disease）是由常染色体数目或结构异常引起的疾病。常染色体病约占染色体病的 2/3。包括三体综合征、单体综合征、部分三体综合征、部分单体综合征和嵌合体等。下面列举几种临床上较常见的常染色体病。

（一）Down 综合征（21 三体综合征）

Down 综合征（Down Syndrome，DS）也称 21 三体综合征（trisomy 21 syndrome），或先天愚型（MIM 190685）（图 5-24）。1866 年英国医师 John Langdon Down 首先对此病作了临床描述，故命名为 Down 综合征，长久以来不明其病因。但本病具有母亲生育年龄偏大和单卵双生的一致性两个特点很早就引起了一些人类遗传学家的注意。1932 年 Wardenburg 曾提议用染色体异常解释本病，但由于当时还没有合适的方法对他的这一论点加以验证。1959 年法国细胞遗传学家 Lejeune 等分析了 9 例先天愚型患儿的成纤维细胞的染色体，首先证实本病的病因是多了一个 G 组染色体（后来确定为 21 号），故本病又称为 21 三体综合征。21 三体综合征是最早被发现的由于染色体异常而导致的疾病，也是最常见的染色体病。

1. Down 综合征的发病率　据统计，新生儿中 Down 综合征的发病率约 1/800，中国目前大有 60 万以上的 Down 综合征患儿，每年出生的 Down 综合征患儿高达 27 000 例左右。Down 综合征发病率随母亲生育年龄的增高而增高，尤其当母亲年龄大于 35 岁时，发病率明显增高。

2. Down 综合征的临床特征　该病的主要临床表现为生长发育迟缓，不同程度的智力低下

Notes

和包括头面部特征在内的一系列异常体征。智力发育不全是本病最突出的症状，患者智商在
25～50。患者呈现特殊面容：眼距过宽、眼裂狭小、外眼角上倾、内眦赘皮、鼻梁低平、外耳小、
耳廓常低位或畸形、硬腭窄小、舌大外伸、流涎，故又被称为伸舌样痴呆（图5-24）。患者其他症
状或体征还有：肌张力低下、四肢短小、手短宽而肥、第五手指因中间指骨发育不良而只有一条
指横褶纹、肤纹异常。约40%患者有先天性心脏病，白血病的发病风险是正常人的15到20倍；
患者IgE水平较低，容易发生呼吸道感染；白内障发病率较高。存活至35岁以上的患者出现阿
尔茨海默（Alzheimer）病的病理表现。男性患者常有隐睾，无生育能力；女性患者通常无月经，
偶有生育能力，并有可能将此病遗传给下一代。

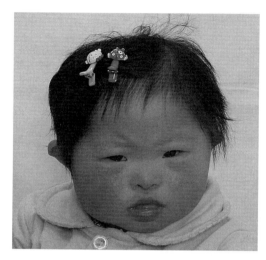

图 5-24　Down 综合征患者

3. Down 综合征的遗传学类型　根据患者的核型组成不同，可将 Down 综合征分为三种遗
传学类型。

（1）21 三体型：也称游离型，具有三条独立存在的 21 号染色体。约占全部患者的 92.5%。
核型为 47，XX（XY），+21（图 5-25）。

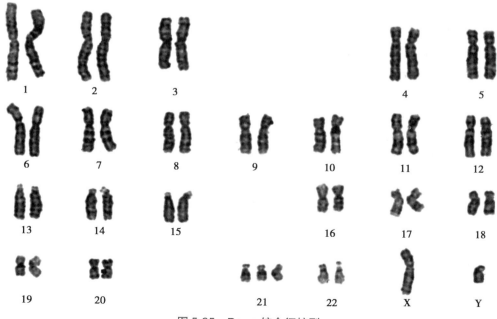

图 5-25　Down 综合征核型

此型的发生绝大部分与父母核型无关，它是生殖细胞形成过程中，在减数分裂时 21 号染色体发生不分离，结果形成染色体数目异常的配子，当其与正常的配子结合后，即产生 21 三体型的患儿。染色体不分离发生在母方的病例约占 95%，仅 5% 见于父方，且主要为减数分裂 I 不分离。减数分裂不分离的机制还有待进一步研究，有研究表明可能与染色体支架蛋白 - 拓扑异构酶 II（topo II）的活性改变有一定关系。此型的发生率随母亲的生育年龄增高而增高。生过此型患儿的父母，再生同类患儿的危险率为 1%～2%。

（2）易位型：此型约占全部患者的 5%。1960 年 Polani 首次报道了易位型先天愚型的病例。易位型患者具有典型的先天愚型临床症状。但其增加的一条 21 号染色体并不独立存在，而是与 D 组或 G 组的一条染色体发生罗伯逊易位，染色体总数为 46，其中一条是易位染色体，故称为假二倍体。最常见的是 D/G 易位，如 14/21 易位，核型为 46，XX（XY），−14，+t（14q21q），其次为 G/G 易位，如 21/21 易位，核型为 46，XX（XY），−21，+t（21q21q）。患者的易位染色体，如果是由亲代传递而来的，其双亲之一通常是表型正常的染色体平衡易位携带者（balanced translocation carrier），其核型常为 45，XX（XY），−14，−21，+t（14q21q）。染色体平衡易位携带者在生殖细胞形成时，理论上经减数分裂可以产生 6 种类型的配子（图 5-26/ 文末彩图 5-26），但实际上只有 4 种配子形成，故与正常个体婚配后，将产生 4 种核型的个体。由此可见，染色体平衡易位携带者虽外表正常，但其结婚怀孕后，常有自然流产或死胎史，所生子女中，约 1/3 正常，1/3 为易位型先天愚型患儿，1/3 为平衡易位携带者。但如果是 21/21 平衡易位携带者，即其核型为 45，XX（XY），−21，−21，+t（21q21q）者，其婚后所孕胎儿中，1/2 将因核型为 21 单体而流产，1/2 核型为 46，XX（XY），−21，+t（21q21q）。因此，活婴将 100% 为 21/21 易位型先天愚型患儿。对这种类型的携带者应告知其生育风险。易位型先天愚型一般常见于年龄较轻的父母所生子女。由于其双亲之一是染色体平衡易位携带者，故发病具有明显的家族倾向。

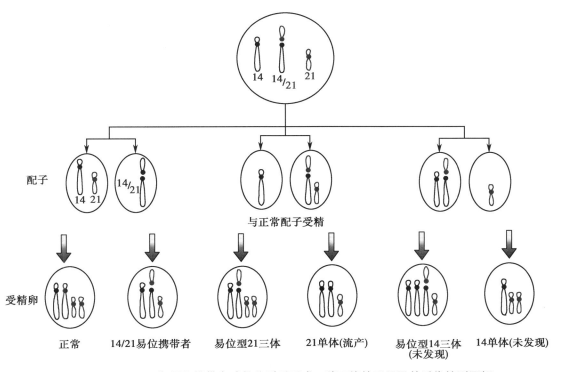

图 5-26　14/21 平衡易位携带者减数分裂后形成 6 种可能的配子及其后代核型图解

（3）嵌合型：此型较少见，约占 2.5%。嵌合型产生的原因主要是由于受精卵在胚胎发育早期的卵裂过程中，第 21 号染色体发生不分离。如果第一次卵裂时发生不分离，就会产生 47，+21 和 45，−21 两个细胞系，而后一种细胞很难存活。因此，导致嵌合体的不分离多半发生在第

Notes

一次卵裂以后的某次有丝分裂，形成 45/46/47 细胞系的嵌合体。所有嵌合体内都有正常的细胞系。不分离发生得越晚，正常细胞系所占比例就越多，则此患者症状就越轻。因本型患者的体细胞中含有正常细胞系，故临床症状多数不如 21 三体型严重、典型。

4. Down 综合征发生的分子机制　2000 年 5 月，由日、德等国科学家通力合作的人类 21 号染色体 DNA 序列测定工作完成。21 号染色体是人类染色体中最小的一条，由 5.1×10^7 bp 组成，约长 46cM，包含 600～1000 个基因，占整个人类基因组的 1.7%（表 5-4）。

表 5-4　21q 各区带特定标记与相关表型

染色体分带	特定标记	相关的 21 三体表型
q11.1	D21S16，D21S13，D21S4	
q21	D21S52，D21S59，D21S1，D21S11，D21S8，D21S18，APP，D21S54	智力发育迟缓（次要作用）
q22.1	D21s93，SOD1，D21S82，D21S58，D21S65，D21S17	
q22.2	D21S55	智力发育迟缓（主要作用） 肌张力低下、关节松弛、身材矮小 9 种外貌特征（面、手、足）
	D21S3，HMG14	9 种外貌特征（面、皮纹）
q22.3	ETS2，D21S15，MX-1/2，BCE1，D21S19，D21S42，CBS，CRYA1，PFKL，CD18，COL6A1/2，S100B	先天性心脏疾患

通过对部分 21 三体的基因型与表型关系的研究，现已将 DS 的 24 种特征定位在 21 号染色体的 6 个小区域，其中 D21S52 和 D21S55-MX1 两个区域尤为引人关注。D21S52 是表达 13 种特征的最小区域，13 种特征分别是：智力障碍、身材矮小、肌张力下降、关节松弛和 9 种面貌特征：鼻梁扁平、舌外伸、腭弓高、窄腭、耳廓畸形、手掌宽且短、第五指短且弯、足第一、二趾间距宽。D21S55-MX1 是表达 6 种外貌特征（眼裂斜、内眦赘皮、Brushfield 斑 - 虹膜周围小白斑、通贯手、指纹尺箕和小鱼际肌无侧环）的最小区域。D21S55 在 DS 的发病机制中起重要作用，在 21q22.2 跨 0.4～3kb。D21S55 及 21q22.3 远端被称为 DS 关键区（Down's syndrome critical region，DCR）。一些研究已显示与 DS 发病有关的基因可能是一些结构基因或调控基因，但具体作用机制尚不太清楚。

21 号染色体 DNA 测序的完成，无疑将加快 21 号染色体基因功能的研究，对揭示 DS 及其他疾病的分子病因，更快、更精确地诊断 DS，并且在分子病理学上进行干预性治疗，都具有深刻的意义。

5. Down 综合征预后　先天愚型胎儿中，有 3/4 自发流产，且大部分发生在妊娠 3 个月内，仅约 1/4 能活到出生。患者智力低下，缺乏抽象思维能力，精神运动性发育缺陷，但许多患者经过训练可以学会读和写，以及一些基本的生活技能。一些人还可以达到接近边缘的社会适应力。但绝大部分患者都没有自理能力。随着医疗水平的不断提高，现在的先天愚型患者的生存期增加。许多人可以活到成年。但一般寿命比正常人短，只有 8% 的患者活过 40 岁。

（二）18 三体综合征

1960 年 Edwards 等首先报告本病，故又称为 Edwards 综合征（Edwards syndrome）。1961 年 Patau 证实了该症的病因是多了一条 18 号染色体，因此定名为 18 三体综合征（trisomy 18 syndrome）。

1. 18 三体综合征的临床特征　新生儿发病率约为 1/3500～1/8000，但在某些地区或季节明显增高，达到 1/800～1/450。男女性别比为 1∶4，这可能与此类男性胚胎不易发育至出生有关。患者宫内生长迟缓，小胎盘及单一脐动脉，胎动少，羊水过多，95% 胎儿流产；一般过期产，平均妊娠 42 周；出生时体重低，平均仅 2243 克，发育如早产儿，吸吮差，反应弱，因严重畸形，出生后 1/3 在 1 个月内死亡，50% 在 2 个月内死亡，90% 以上 1 岁内死亡，只有极个别患者活到儿童期。

18 三体综合征的主要临床特征为生命力严重低下，多发畸形，生长、运动和智力发育迟缓。其异常表型主要有：眼裂小、眼球小、内眦赘皮、耳畸形伴低位、枕骨突出、小颌、唇裂或腭裂、胸骨小；95% 有先天性心脏病，它构成了婴儿死亡的主要原因；手呈特殊握拳姿势：第 2 和第 5 指压在第 3 和第 4 指之上；有所谓"摇椅样畸形足"（图 5-27）。

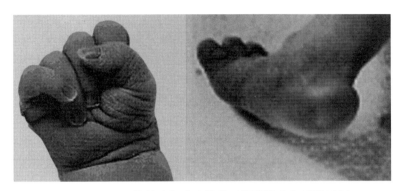

图 5-27　18 三体综合征患者的特殊握拳姿态和摇椅形足

2. **核型与遗传学**　本症患者有 80% 核型为 47，XX（XY），+18，症状典型（图 5-28）。18 三体型的产生多由母亲卵母细胞减数分裂时发生的 18 号染色体不分离所致，其发生与母亲年龄增大有关；10% 为嵌合型，即 46，XX（XY）/47，XX（XY），+18，症状较轻；其余为各种易位，主要是 18 号与 D 组染色体易位。

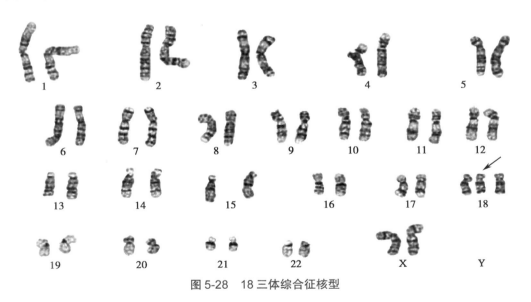

图 5-28　18 三体综合征核型

（三）13 三体综合征

1960 年由 Patau 首先描述的一个具有一条额外的 D 组染色体的患儿，故又称为 Patau 综合征（Patau syndrome）。后来通过显带技术确定多余的染色体为 13 号染色体，故亦称为 13 三体综合征（trisomy 13 syndrome）。

1. **13 三体综合征的发病率及临床特征**　新生儿中 13 三体综合征的发病率约为 1/25 000，女性明显多于男性。发病率与母亲年龄增大有关。患者的畸形比上述两种综合征严重。99% 的 13 三体型胚胎导致流产。

Notes

13 三体综合征的主要临床特征是中枢神经系统发育严重缺陷，无嗅脑，前脑皮质形成缺如，称为前脑无裂畸形；出生体重低、发育迟缓、严重智力低下、小头、小眼球或无眼球、小颌、多数有唇裂或伴腭裂、耳低位畸形、常有耳聋，80% 有先天性心脏病，1/3 有多囊肾，无脾或有副脾，男性有隐睾，女性多有双角子宫及卵巢发育不全，常有多指，有与 18 三体综合征相似的特殊握拳姿势和摇椅样畸形足、肤纹异常等（图 5-29）。

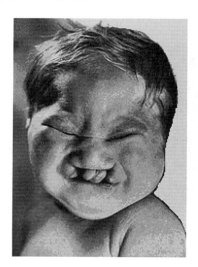

图 5-29   13 三体综合征患者

2. **核型与遗传学**   患者中 80% 的核型为 47，XX（XY），＋13（图 5-30），其发生与母亲年龄有关，额外的 13 号染色体大多来自母方减数分裂 I 的染色体不分离。10%～15% 为易位型，多为 13/14 的罗伯逊易位，易位型多为年轻母亲所生，她们常有流产史。5% 是嵌合型，即核型为 46，XX（XY）/47，XX（XY），＋13，一般症状较轻。

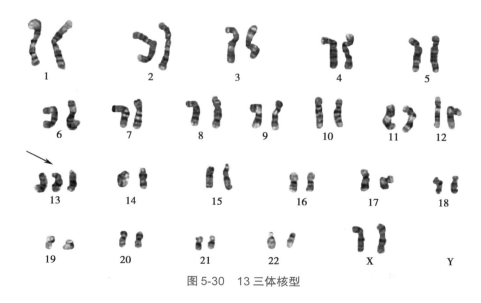

图 5-30   13 三体核型

（四）5p- 综合征

1963 年由 Lejeune 等首先报道，因患儿具特有的猫叫样哭声，故又称为猫叫综合征（cri du chat syndrome，MIM 123450）。1964 年证实本病症为第 5 号染色体短臂部分缺失所致，故也称为 5p- 综合征。

1. **5p- 综合征的发病率及临床特征**   该综合征发病率在新生儿中为 1/50 000，在智能低下

Notes

患儿中约占 1%～1.5%。本病的最主要临床特征是患儿在婴幼儿期的哭声似猫叫。其他症状有生长、智力发育迟缓、小头、满月脸、眼距较宽、外眼角下斜、斜视、内眦赘皮、耳低位、小颌、并指、髋关节脱臼、肤纹异常、50% 有先天性心脏病等。多数患者可活至儿童期，少数活至成年，均伴有严重智力低下。在智商低于 35 的群体中约占 1%。

2. **核型与遗传学**　核型为 46，XX（XY），5p-（图 5-31）；也有部分是嵌合型。患者 5 号染色体短臂缺失的片段大小不一，经多个 DNA 探针检测，证实缺失片段为 5p15，即本病是 5p15 缺失引起。80% 的病例为染色体片段的单纯缺失（包括中间缺失），10% 为不平衡易位引起，环状染色体或嵌合体则比较少见。多数病例是父母生殖细胞中新发生的染色体结构畸变所引起，约有 10%～15% 是平衡易位携带者产生的异常配子所引起。

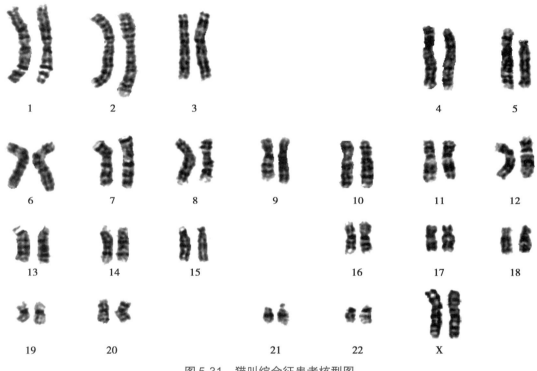

图 5-31　猫叫综合征患者核型图

（五）微缺失或微重复综合征

染色体微缺失/微重复综合征是由于基因组上染色体片段的缺失或重复（可能涉及多个基因）引起的一系列复杂多样的临床症状。此类疾病最常见的是染色体片段的缺失，其次为重复。染色体微缺失/重复片段一般小于 5Mb。这些微小的缺失/重复会导致基因的缺失及基因产物不足，从而导致临床症状。这种由多个相邻基因的缺失造成单倍型不足而导致的临床表现被称为邻接基因综合征。临床上可应用高分辨染色体显带、FISH 和 array CGH 等技术进行检测。已报道的微缺失综合征有 20 余种。临床上较为常见的有下列几种。

1. **Angelman 综合征**（Angelman syndrome，AS）　该征是 1965 年由英国儿科医生 HarryAngelman 发现的。该综合征是一种神经发育性疾病，在白种人中发病率为 1/1000～1/4000。约 70%～75% 的患者的染色体微缺失发生在 15q11-q13，缺失片段约 4Mb。AS 的病因多为新发的母源性的 15q11-q13 缺失。约有 2% 为父源的 15q11-q13 单亲二体所导致。

Angelman 综合征的临床表现为严重的生长发育迟缓，癫痫，共济失调，语言障碍，张口吐舌，小头畸形，枕部扁平等。还有不同程度的特殊的行为改变，如频繁出现的、激惹的、不合时宜的大笑，伴有明显的兴奋动作和手扑翼样运动、多动、注意力不集中等。因此被称为"为快乐

Notes

木偶综合征"。

2. Prader-Willi 综合征（Prader-Willi syndrome，PWS）　该征是染色体微缺失引起的综合征，其主要特征为肥胖症，肌张力减退，智力低下，身材矮小，四肢短小和低促性腺素功能减退症。人群中发病率约为 1/25 000。

研究表明，PWS 的发生主要由于父源的 15q11.2-q12 微缺失，有部分为母源 15q11.2-q12 单亲二体所致。70%～80% 的患者有 15q11.2-q12 微缺失。目前在 PWS 关键区 15q12（大小约 320kb）定位了 SNRNP 基因，该基因在脑和中枢神经元有表达，15q11.2-q12 微缺失导致 SNRNP 基因的缺失和其他未知基因缺失。

Prader-Willi 综合征的临床表现为胎儿期活动减少；新生儿可出现肌张力减退、反射减弱、吸吮反应弱、吞咽困难、外生殖器发育不全；1 岁～1 岁半后出现无法控制的过量饮食、向心性肥胖、同时伴有生长发育迟缓和智力发育迟缓、特殊面容和肌张力减弱引起的模仿能力低；6 岁后患者出现体痒、抓后留痕、对疼痛不敏感；青春期发育差，因糖摄入过多引发糖尿病，大多数在 25～30 岁死于糖尿病和心肌衰竭。

3. Smith-Magenis 综合征（Smith-Magenis syndrome，SMS）　该征是一种小儿神经性邻近基因综合征，其主要特征为严重的睡眠障碍、昼夜生物钟紊乱、精神行为异常、身体发育迟缓、智力发育迟缓等。发病率为 1/25 000。多为散发病例，少数为家族性遗传。约 70% 由于染色体 17p11.2 杂合性微缺失所导致，缺失区间约为 3.5Mb，部分患者为 RAI1（编码维 A 酸诱蛋白 -1）基因的点突变。研究发现 SMS 基因缺失热区大约有 100 个基因，该区的缺失与低拷贝重复序列（LCR）介导的不对称同源重组有关，重组导致 RAI1 基因缺失，致使调节人类生物钟的褪黑素分泌紊乱。

SMS 综合征的主要临床表现为：褪黑素分泌异常、昼夜睡眠颠倒、生物钟紊乱；行为异常、有自我伤害行为、痛阈低下、易怒；生长发育迟缓、智力低下、颅面部畸形，还有其他神经行为改变和心脏、肾脏的缺陷等。

4. 22q11 微缺失综合征　该征是指由染色体 22q11.21-22q11.23 区域杂合性缺失引起的一组临床综合征，包括 DiGeorge 综合征、腭帆 - 心 - 面综合征、面部畸形和心室流出道缺陷综合征、Cayler 心面综合征和 Opitz 综合征等多个具有相同遗传学基础的临床综合征，其发生率为活产婴儿的 1/4000，男女发病无明显差异，患者中 90%～95% 涉及 22q11.2 上约 3Mb 的微缺失。其余 5% 的患者是由于基因突变、染色体易位、其他染色体的异常等所致。

22q11 微缺失综合征的常见临床表现包括心脏畸形、异常面容、腭裂、胸腺发育不良和低钙血症；有的患者还会出现身体和智力发育迟缓、学习及认知困难、精神异常等现象。

研究发现缺失区域包含 30 多个基因，如 TBX1、CRKOL、HIRA、CRKL、PRODH、COMT、ZDHHC8 等，其中 TBX1 基因与心脏圆锥动脉干畸形、颅面畸形、胸腺、甲状旁腺发育不良等表型相关。

二、性染色体病

性染色体病（sex chromosome disease）指性染色体 X 或 Y 发生数目或结构异常所引起的疾病。性染色体虽然只有一对，但性染色体病约占染色体病的 1/3。临床上较常见的性染色体病为：

（一）Klinefelter 综合征

1942 年 Klinefelter 等首先报道了该综合征，故称为 Klinefelter 综合征（Klinefelter syndrome），也称先天性睾丸发育不全或原发性小睾丸症。1956 年 Bradbury 等在患者的细胞内发现 X 染色质呈阳性（正常男性 X 染色质为阴性），1959 年 Jacob 和 Strong 证实患者的核型为 47，XXY，即较正常男性多出一条 X 染色体，因此又叫做 47，XXY 综合征。

1. Klinefelter 综合征的发病率及临床特征　本病发病率相当高，在男性新生儿中占 1/1000～

Notes

2/1000，在不育的男性中占 3%，在少精或无精男性中占 5%～10%。

Klinefelter 综合征以睾丸发育障碍和不育为主要特征。第二性征发育不良，阴茎发育不良、睾丸小或隐睾，精曲小管萎缩并呈玻璃样变性，不能产生精子，因而不育。患者体征呈女性化倾向，大部分人无胡须、无喉结、体毛稀少、阴毛呈女性分布、稀少或无毛、皮下脂肪丰富、皮肤细嫩、约 25% 的个体发育出女性型乳房、其性情和体态趋向于女性特点（图 5-32）。此外还可能有头围小、指距宽、耳畸形、骨骼异常、先天性心脏病等畸形；部分患者有轻度到中度智力障碍，表现为语言能力低下，一些患者有精神分裂症倾向。

2. **核型与遗传学** 患者的主要核型为 47，XXY，约占 80%，（图 5-33）。嵌合型约占 15%，包括 46，XY/47，XXY；45，X/46，XY/47，XXY；46，XX/47，XXY 等。另外还可见核型如 48，XXXY，48，XXYY，49，XXXXY 等。一般来讲，核型中 X 染色体数量越多，表现的症状越严重。例如 49，XXXXY 的个体除了上述症状更明显外，还有智力极度低下，并具有小头、颈蹼、腭裂、桡尺骨连合、肘外翻、膝外翻、脊柱畸形等异常。而嵌合型的症状相对较轻且不典型。本征额外的 X 染色体产生于减数分裂时 X 染色体的不分离，不分离发生在父方和母方的几率均等。

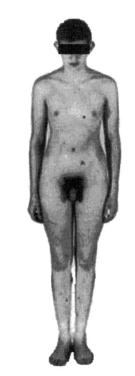

图 5-32 Klinefelter 综合征患者

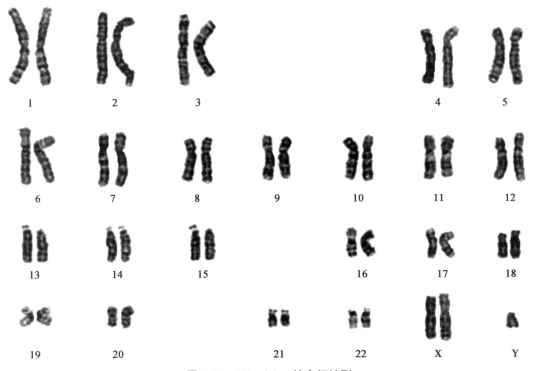

图 5-33 Klinefelter 综合征核型

对本综合征患者可在青春期用雄激素替代治疗，以维持男性表型，改善患者心理状态。但如果疗效不佳，应停止使用激素。男性乳房发育，可手术切除。凡具有 Y 染色体而性腺发育不良者，易有性腺恶变，应给予重视。

Notes

（二）Turner 综合征

1938 年 Turner 首先描述该综合征，故命名为 Turner 综合征（Turner syndrome），随后发现患者体内有条索状卵巢，无卵泡发生，因此称为性腺发育不全或先天性卵巢发育不全。1954 年发现多数患者的 X 染色质阴性。1959 年 Ford 等证实患者的核型为 45, X。

1. Turner 综合征的发病率及临床表现　在新生女婴中 Turner 综合征的发病率约为 1/5000，但在自发流产胎儿中可高达 18%～20%。本病在胎儿中占 1.4%，但在子宫内不易存活，其中 99% 流产。

本综合征的主要临床特征是，表型女性；有出生体重低，新生儿期脚背有淋巴样肿，第 4、5 指骨短小或畸形；身材发育缓慢尤其缺乏青春期发育，使成年身材显著矮小，仅在 120～140cm 之间；后发际低，头发可一直延至肩部；50% 个体出现颈蹼；还可有盾状胸、肘外翻、两乳头间距过宽、肤纹异常等。第二性征发育差，表现为成年外阴幼稚、阴毛稀少、乳房不发育、子宫发育不良、卵巢无卵泡、原发闭经，因而不能生育（图 5-34）。此外，约 1/2 患者有主动脉狭窄和马蹄肾等畸形。部分患者有轻度到中度智力障碍，表现为语言能力低下，一些患者有精神分裂症倾向。

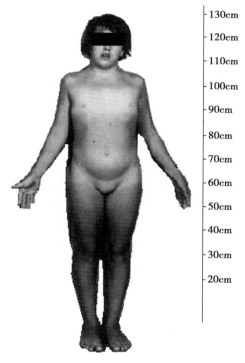

图 5-34　Turner 综合征患者

2. 核型　约 55% 病例核型为 45, X（图 5-35），还有各种嵌合型和结构异常的核型，最常见的嵌合型为 45, X/46, XX。结构异常有 X 等臂染色体，其核型为 46, X, i(Xq)。一般来说，嵌合型的临床表现较轻，轻者可能有生育力，而有 Y 染色体的嵌合型可表现出男性化的特征；身材矮小和其他 Turner 体征主要是由 X 短臂单体性决定的；但卵巢发育不全和不育则更多与 X 长臂单体性有关。

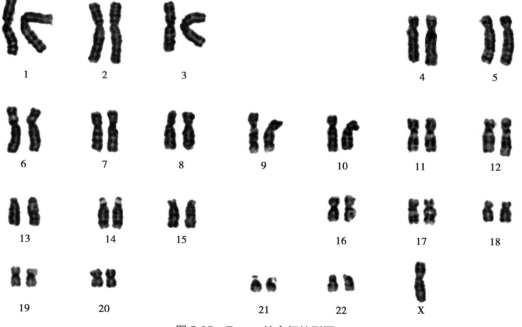

图 5-35　Turner 综合征核型图

Notes

　　除少数患者由于严重畸形在新生儿期死亡外，一般均能存活。对性腺发育不全的治疗原则主要是对症治疗。在青春期用女性激素治疗可以促进第二性征和生殖器官的发育，月经来潮，改善患者的心理状态，但不能促进长高和解决生育问题。

（三）XYY 综合征

　　1961 年由 Sandburg 等首次报道。本病在男性中的发生率为 1/900。核型为 47, XYY，额外的 Y 染色体肯定来自父方精子形成过程中减数分裂Ⅱ时发生 Y 染色体的不分离。XYY 男性的表型一般正常，患者身材高大，常超过 180cm，偶尔可见尿道下裂，隐睾，睾丸发育不全并有生精过程障碍和生育力下降；但大多数男性可以生育，个别患者生育 XYY 的后代。

　　47, XYY 的核型中额外的 Y 染色体来源于父亲 Y 染色体减数分裂不分离，但也有来自47, XYY 父亲的生殖细胞发生的次级不分离。此外，少数个体还有 48, XXYY；49, XYYYY；48, XYYY；47, XYY/46, XY；45, X/49, XYYYY 等特殊核型。此时，Y 染色质的检查会显现出相应数量的 Y 荧光小体。一般来讲，核型中 Y 染色体越多，这些类型的患者会出现智力发育的严重障碍和各种严重畸形。

（四）X 三体综合征

　　1959 年由 Jacob 首先报道。本病发病率在新生女婴中为 1/1000。在女性精神病患者中发病率约为 4/1000。X 三体女性可无明显异常，约 70% 病例的青春期第二性征发育正常，并可生育；另外 30% 患者的卵巢功能低下，原发或继发闭经，过早绝经，乳房发育不良；1/3 患者可伴先天畸形，如先天性心脏病、髋脱位；部分可有精神缺陷。约 2/3 患者智力低下。X 染色体越多，智力发育越迟缓，畸形亦越多见。患者核型多为 47, XXX。体细胞中有两个 X 染色质。少数核型为 46, XX/47, XXX。极少数为 48, XXXX；49, XXXXX。额外的 X 染色体，几乎都来自母方减数分裂的不分离，且主要在减数分裂Ⅰ相时发生。

（五）脆性 X 染色体综合征

　　当外周血淋巴细胞在缺乏叶酸或胸腺嘧啶的培养基中培养后，其染色体上就可以观察到明显的断裂或裂隙，这些断裂或裂隙称为脆性部位。脆性 X 染色体（fragile X syndrome）是指在 Xq27.3 位置具有脆性部位的 X 染色体。

　　1. 脆性 X 染色体综合征的临床症状　这一 X 染色体脆性部位是 1969 年由 Lubs 在一个 X 连锁的智力低下家庭中发现的，这个 X 连锁的智力低下就是后来知道的脆性 X 染色体综合征。脆性 X 染色体综合征的发病率在男性约为 1/1250，在女性约为 1/2000，没有明显的种族特异性。

　　脆性 X 染色体综合征的临床症状：受累男性表现为中度（IQ＝35～49）至重度（IQ＝20～34）智力低下，表现在语言障碍和算术能力差；还可表现为多动症、性情孤僻、精神病倾向。各种体征包括：大睾丸、大耳、长形面容、前额和下颌突出。其中巨大的睾丸是青春期以后出现的典型体征。但患者的睾丸功能正常，可有正常的生育能力。受累女性的临床表现通常较轻，1/3 的女性杂合子有轻度智力发育障碍，其发病与女性正常的 X 染色体随机失活，而脆性 X 染色体在众多体细胞中保持活性有关。但女性只有遗传自母亲携带者时才发病。正常男性携带者的女儿不发病，但外孙（女）可能发病。该病在连续遗传中有早现现象，即有下一代患者发病年龄提前并加重的倾向。

　　2. 脆性 X 染色体综合征的分子机制　与脆性 X 染色体智力低下有关的基因已被克隆，并被命名为 FMR1（Fragile X mental retardation 1）。该基因位于 Xq27.3，长 38kb，包含 17 个外显子，其表达最高的组织包括脑、睾丸及卵巢。该基因的 5′ 末端有一三聚核苷酸重复序列（CGG）$_n$，CGG 重复序列的长短在人群中具有多态性，正常人可具有 6～50 个 CGG 重复序列。脆性 X 染色体智力低下患者具有 200～1000 个 CGG 重复序列。当重复次数达到约 200 次后，FMR1 基因的 5′ 端发生异常甲基化，导致基因转录失活而发病。CGG 串联重复次数的增加和相邻区域的高度甲基化也造成了脆性 X 染色体脆性部位的显示。当一个个体 CGG 的重复次数达到 52 次后,这一区域在减数分裂过程中即显现不稳定状态,其重复次数可继续增加。重复次数在 52～200 次之间称为前突变(premutation),带有前突变的个体称为携带者。前突变在遗传过程中不稳定,携带者在减数分裂过程中 CGG 串联重复继续增加至 200 次以上并使相邻区域高度甲基化,称为全突变(full mutation),具有全突变的所有男性和约半数女性在临床上发病。但全突变只产生于前突变,不能由正常重复的 CGG 形成。而且携带者男性在生女儿时并不发生全突变。前突变携带者女性不表现症状,但在传给子代时重复序列进一步延长,达到全突变的长度,其子代出现症状。此外,CGG 发生前突变后在有丝分裂时也表现不稳定,因此受累个体的体细胞中可继续发生 CGG 不同次数的扩增,形成体细胞的"嵌合"性,即不同体细胞 CGG 的重复次数不同。这样一种基因突变的形式被称为"动态突变"。CGG 重复序列不稳定性和延长的特征,可以解释为什么脆性 X 染色体智力低下综合征的遗传不遵循孟德尔规律。

目前已经发现类似的三核苷酸串联重复的动态增加也是许多其他单基因遗传病,例如 Huntinton 舞蹈病,强直性肌营养不良等的致病原因。

由于已经基本了解这一疾病的分子基础,所以分子诊断技术将比细胞遗传学分析更加有效和可靠。对产前或出生后个体的血液或组织样品提取 DNA,用两种限制性内切酶处理,其中一种不能切割甲基化的 DNA,这样就可对 DNA 进行甲基化分析并估计 CGG 串联重复的长短。另一方法是运用 PCR 技术判断 CGG 串联重复的次数。

(六)两性畸形

个体的性腺或内、外生殖器、第二性征具有不同程度的两性特征称为两性畸形(hermaphroditism)。两性畸形形成的原因很复杂,性染色体的畸变有时导致两性畸形的发生,但并非所有两性畸形都是由于性染色体异常引起。某些单基因的缺陷和环境因素也可造成两性畸形。内外生殖器和各种第二性征的发育主要受到性激素的作用。在性别分化和发育过程中,由于遗传或环境因素的影响使性激素的分泌或代谢发生紊乱,都可导致两性畸形。在一些遗传病中,两性畸形可作为多发畸形的体征之一而表现。这类患者可由基因突变所致,虽然染色体正常,但染色体检查可确定核型,将有助于诊断。

1. 真两性畸形　患者既有睾丸又有卵巢,内外生殖器间性,第二性征发育异常。核型:约 57% 为 46,XX;12% 为 46,XY;5% 为 46,XX/46,XY;其余为其他类型的染色体异常。

2. 假两性畸形　假两性畸形不是真正的两性畸形,而是一种与核型相符的性腺。患者体内只存在一种性腺,但外生殖器和第二性征兼有两性特征,或者倾向于相反的性别。根据性腺为睾丸或卵巢,可将其分为男性假两性畸形和女性假两性畸形。

(1)男性假两性畸形:核型为 46,XY。性腺为睾丸,内外生殖器具有两性特征,第二性征异常。部分有女性化表型。

1)雄激素不敏感综合征(androgen insensitivity syndrome,AIS):又称睾丸女性化综合征(testicular feminization syndrome),为雄激素受体基因突变,呈 XR 遗传,患者外表可完全女性化或呈间性。有女性外阴,但无女性内生殖器,睾丸位于腹腔或腹股沟内,后者常被误认为是疝气。血中睾酮在正常水平。病因是 X 染色体上雄激素受体基因突变,致使靶细胞对雄激素不敏感。常因无月经或不孕而就诊。2)特发性男性假两性畸形:为常染色体隐性遗传。患者体内雄激素合成不足而导致性发育异常。3)Smith-Lemili-Opitz 综合征:为胆固醇合成酶缺陷,呈 AR 遗传,基因定位于 11q12.13。男性患者有隐睾、鼻短、鼻孔向前、腭裂、多指、骨骼异常、幽门狭窄等。1982 年 Lawry 发现本病在加拿大 British Columbia 地区为第二常见的隐性遗传病,仅次于囊性纤维变性(CF),故应引起重视。

(2)女性假两性畸形:核型为 46,XX。性腺为卵巢,内外生殖器呈间性,第二性征发育有男性化倾向。常见有先天性肾上腺增生症(congenital adrenal hyperplasia,CAH),呈 AR 遗传,

Notes

基因定位于 6p21.3，其中以 21 羟化酶缺陷为多见，其次为 11 羟化酶缺陷，部分患者还伴有水盐代谢紊乱。

本 章 小 结

染色体是细胞核内基因的载体，基因是载有特定遗传信息的 DNA 分子片段，它在染色体上直线排列，并占有一定的位置。通过细胞分裂，核内载有遗传信息的基因随染色体的传递而传递，使遗传信息由母细胞传给子细胞，从亲代传给子代。

正常人的体细胞中染色体在形态结构和数目上都是恒定的，但在某些条件下，染色体可发生异常改变，称为染色体畸变。染色体畸变分为数目畸变和结构畸变两大类。无论是数目畸变或结构畸变，其实质是涉及染色体或染色体节段上基因群的增加、减少或位置的转移，使遗传物质发生了改变，其结果可以导致染色体病。常染色体异常导致的疾病称为常染色体病，性染色体异常导致的疾病称为性染色体病。由于染色体畸变时涉及的基因较多，机体的异常情况会累及多个器官或系统，临床表现也是多种多样的，因而染色体病多表现为具有多种临床症状的综合征，故又称为染色体异常综合征。染色体异常综合征在临床上具有共同特征，①染色体病患者一般有先天性多发畸形，智力发育和生长发育迟缓，有的还有特殊的皮肤纹理改变。具有染色体异常的胚胎，大部分流产或死产；②性染色体异常患者，除有上述特征外，还有内外生殖器异常或畸形，如性腺发育不良，副性征不发育等。

（吴白燕）

参考文献

1. Gelehrter TD. 医学遗传学原理. 孙开来，译. 北京：科学出版社，2001.
2. 李璞. 医学遗传学. 第 2 版. 北京：中国协和医科大学出版社，2004.
3. Strachan T，Read AP. Human Molecular Genetics. 2nd ed. New york：Wiley Liss，1999.
4. 左伋. 医学遗传学. 第 6 版. 北京：人民卫生出版社，2013.
5. Jorde LB. Medical Genetics. 2nd ed. St Louis：Mosby，2000.
6. Nussbaum RL. Thompson & Thompson Genetics in Medicine. 7th ed，Philadelphia：Saunders，2007.

Notes

第六章　单基因遗传病

存在于生殖细胞或受精卵中的突变基因,按一定方式在上下代之间进行传递,其所携带的突变遗传信息经过表达则可形成具有一定异常性状的疾病,称为单基因遗传病(single-gene disorder, monogenic disorder)。单基因遗传病的发生主要受一对突变等位基因的控制,其传递方式遵循孟德尔遗传规律。根据决定疾病基因所在的染色体不同(常染色体或性染色体),以及疾病基因性质的不同(显性或隐性),可将人类单基因遗传病分为 3 种主要的遗传方式:①常染色体遗传(autosomal inheritance),包括常染色体显性遗传和常染色体隐性遗传;② X 连锁遗传(X-linked inheritance),包括 X 连锁显性遗传和 X 连锁隐性遗传;③ Y 连锁遗传。线粒体基因组缺陷所引起的疾病虽然大多为单基因遗传,但由于线粒体基因组属于核外遗传,所以将在第十章中单独予以介绍。

研究人类疾病或性状的遗传规律不可能采用动植物性状遗传研究所普遍采用的杂交试验技术,因而需要建立一些研究人类遗传方式的特殊方法。系谱分析法(pedigree analysis)是其中最常见的方法。先证者(proband)是某个家族中第一个被医师或研究人员发现的罹患某种遗传病的患者或具有某种性状的成员。所谓系谱(pedigree)是从先证者入手,追溯调查其所有家

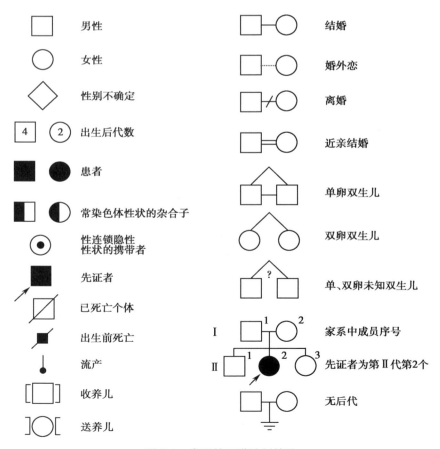

图 6-1　常用的系谱绘制符号

族成员（直系亲属和旁系亲属）的数目、亲属关系及某种遗传病（或性状）的分布等资料，并按一定格式将这些资料绘制而成的图解（图 6-1）。系谱中不仅要包括具有某种性状或患有某种疾病的个体，也应包括家族的正常成员。根据调查资料再绘制成系谱图，可以对这个家系进行回顾性分析，以便确定所发现的某一特定性状或疾病在这个家族中是否有遗传因素的作用及其可能的遗传方式，从而为其他家系或患者的诊治提供依据。目前已有许多免费下载的系谱图绘制软件，如 Progeny（http://www.progenygenetics.com/）等。

要注意的是，在对某一种遗传性状或遗传病作系谱分析时，仅依据一个家族的系谱资料往往不能反映出该病的遗传方式及其特点。通常需要将多个具有相同遗传性状或遗传病的家族的系谱作综合分析（统计学分析），才能比较准确而可靠地作出判断。

第一节　常染色体显性遗传病的遗传

人类的许多性状呈常染色体显性遗传（autosomal dominant inheritance，AD）。例如，在决定人耳形态的 3 个主要性状中，长耳壳对短耳壳为显性，宽耳壳对狭耳壳为显性，有耳垂对无耳垂为显性。也就是说，长耳壳、宽耳壳、有耳垂等性状都受显性基因控制，短耳壳、狭耳壳、无耳垂等性状均为隐性基因所控制。在人类疾病中，有不少疾病呈常染色体显性遗传。

一、常染色体显性遗传病举例——Huntington 舞蹈病

Huntington 舞蹈病（Huntington disease，MIM 143100）又称遗传性舞蹈病（hereditary chorea），是一种常见于白人的典型的常染色体显性遗传病（图 6-2）。本病常于 30～45 岁时缓慢起病。患者有大脑基底神经节的变性，可引起广泛的脑萎缩，病变主要位于尾状核、豆状核（主要是壳核）和额叶。临床表现为进行性加重的舞蹈样不自主运动（不能控制的痉挛和书写动作）和智能障碍。患者舞蹈样运动的动作快，而且累及全身肌肉，但以面部和上肢最明显。每一阵舞蹈运动间有一较长间歇期，不自主运动在睡眠时消失。随着病情加重，可出现语言不清，甚至发音困难；精神症状常在不自主运动发生 1～2 年或数年后出现；智能障碍为进行性加重，最终出现痴呆。

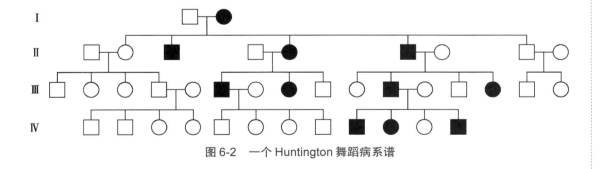

图 6-2　一个 Huntington 舞蹈病系谱

致病基因 *HTT* 定位于 4p16.3。在正常情况下，*HTT* 基因编码 huntingtin 蛋白；在疾病状态下，*HTT* 基因 5′ 端第 1 外显子内 $(CAG)_n$ 发生动态突变，且 $(CAG)_n$ 重复的次数与发病的早晚、疾病的严重程度呈正比。正常个体的 $(CAG)_n$ 重复次数为 9～34 次，Huntington 舞蹈病患者 >36 次，最多超过 120 次。发生了突变的 huntingtin 蛋白，其羧基端串联重复的谷氨酰胺（poly Q）数量大大增加，使之在进入细胞核后不能正常地发挥调控基因转录的作用，而是相互聚集，形成核内包涵体（nuclear inclusion），最终导致神经元变性和死亡（图 6-3）。

Notes

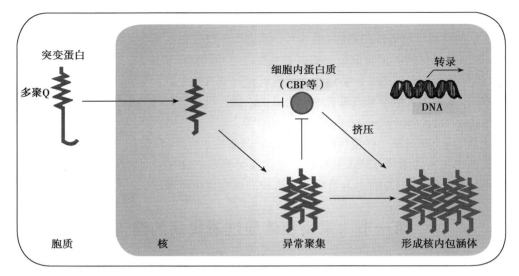

图 6-3   突变的 huntingtin 的致病过程

其他常见的主要常染色体显性遗传病见表 6-1。

表 6-1   常染色体显性遗传病举例

疾病中文名称	疾病英文名称	MIM	致病基因（染色体定位）
软骨发育不全	achondroplasia	100 800	FGFR3（4p16.3）
急性间歇性卟啉症	acute intermittent porphyria	176 000	HMBS（11q23.3）
家族性结肠腺瘤性息肉病	familial adenomatous polyposis coli	175 100	APC（5q22.2）
家族性高胆固醇血症	familial hypercholesterolemia	143 890	LDLR（19p13.2）
遗传性非息肉性肠癌	hereditary non-polyposis colon cancer	10 435	MSH2（2p21）
Marfan 综合征	Marfan syndrome	154 700	FBN1（15q21.1）
多发性内分泌腺瘤 2A 型	multiple endocrine neoplasia IIA	171 400	RET（10q11.21）
1 型肌强直性营养不良	myotonic dystrophy-1	160 900	DMPK（19q13.32）
1 型神经纤维瘤	neurofibromatosis, type I	162 200	NF1（17q11.2）
1 型成骨不全	osteogenesis imperfecta, type I	166 200	COL1A1（17q21.33）
成年多囊肾病	polycystic kidney disease 1	173 900	PKD1（16p13.3）
视网膜母细胞瘤	retinoblastoma	180 200	RB1（13q14.2）
von Hippel-Lindau 综合征	von Hippel-Lindau syndrome	193 300	VHL（3p25.3）

二、婚配类型与子代发病风险

如果用 A 代表决定某种显性性状的基因，用 a 代表其相应的隐性等位基因，则在完全显性（complete dominance）的情况下，杂合子 Aa 与显性纯合子 AA 的表型完全相同，即在杂合子 Aa 中，显性基因 A 的作用完全表现出来，而隐性基因 a 的作用被完全掩盖，使得杂合子表现出与显性纯合子完全相同的性状。

短指（趾）症（brachydactyly A1，MIM 112500）是一种常染色体完全显性遗传的典型例子。它的主要症状是患者指骨（或趾骨）短小或缺失，致使手指（或足趾）变短（图 6-4）；致病基因 IHH 定位于 2q35。

假设决定短指的基因为显性基因 A，正常指为隐性基因 a，则短指症患者的基因型应为 AA 或 Aa。显性基因 A 在杂合状态下是完全显性的，因而在临床上，基因型为 AA 与 Aa 的患者在表型完全一致，难以区分。然而，实际上绝大多数短指症的基因型为 Aa，而非 AA。因为

Notes

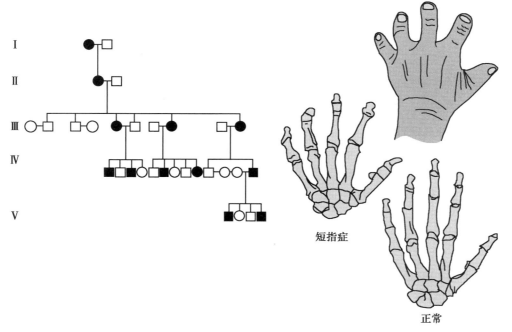

图 6-4　一个短指症家族的系谱

根据分离律，基因型 AA 中的两个 A 等位基因，必然一个来自父方，一个来自母方。这样，只有当父母均为短指症患者时，才能可能生育 AA 型子女，而这种婚配机会在实际生活中几乎是碰不到的，并且显性致病基因在群体中的频率（p）很低，约为 1/1000～1/100，根据遗传平衡定律（Hardy-Weinberg 定律，详见第八章），显性纯合子短指症患者 AA 的频率（p^2）则更低，大约 1/1 000 000～1/10 000，而杂合子短指症患者 Aa 的频率（2pq）可达 1/500～1/50，故绝大多数短指症患者为 Aa。如果患者 Aa 与正常人 aa 婚配，其所生子女中，大约有 1/2 是患者（图 6-5），也就是说，这对夫妇每生一个孩子，都有 1/2 的可能性为短指症的患儿。

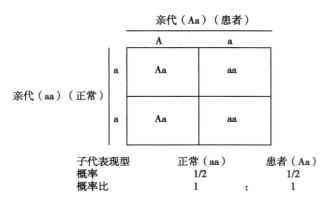

图 6-5　常染色体显性遗传病杂合子患者与正常人婚配图解

三、常染色体完全显性遗传的特征

从以上典型病例可见，常染色体完全显性遗传的典型遗传方式有如下特点：①由于致病基因位于常染色体上，因而致病基因的遗传与性别无关，即男女患病的机会均等；②患者的双亲中必有一个为患者，但绝大多数为杂合子，患者的同胞中有 1/2 的可能性也为患者；③系谱中可见本病的连续传递，即通常连续几代都可以看到患者；④双亲无病时，子女一般不会患病（除非发生新的基因突变）。

Notes

根据这些特点，临床上可对常染色体完全显性的遗传病进行发病风险的估计。如夫妇双方中有一人患病（杂合子），则子女患病的可能性为 1/2；两个患者（均为杂合子）婚配，则子女患病的可能性为 3/4。

第二节　常染色体隐性遗传病的遗传

由于常染色体隐性遗传（autosomal recessive inheritance，AR）病的致病基因为隐性基因，因而只有隐性纯合子才会发病。在杂合子时，隐性致病基因的作用被其显性基因所掩盖，而不表现相应的疾病，表型与正常人相同，但却可将致病基因遗传给后代。这种表型正常而带有致病基因的杂合子，称为携带者（carrier）。白化病、先天性聋哑、先天性肌弛缓等都属于此种遗传方式。

一、常染色体隐性遗传病举例——α_1-抗胰蛋白酶缺乏症

α_1-抗胰蛋白酶缺乏症（α_1-antitrypsin deficiency，MIM 613490）是一种由 *SERPINA1* 基因突变引起的常染色体隐性遗传病，其特征是血清中 α_1-AT 水平下降。突变型最初在北欧、高加索人种中发现，以后传遍欧洲，又由于移民传至美国和其他国家。

SERPINA1 基因定位于 14q32.13。最常见的 *SERPINA1* 突变型为 S 型和 Z 型，都属于单碱基改变型。S 型较 Z 型更为常见，还有一种无效型（null-type）很少见，其他突变型更为罕见。S 突变型是 *SERPINA1* 基因的第 3 外显子中发生单碱基置换，致使合成的 α_1-AT 分子中的 264Glu 被 264Val 代替，使得 α_1-AT 分子中的离子键丢失，改变了 α_1-AT 分子内部的结构，分子稳定性受到影响。Z 突变型是 *SERPINA1* 外显子 5 中发生单碱基置换，其合成的 α_1-AT 分子中的 342Glu 被 342Lys 代替，也使离子键丢失，α_1-AT 分子的稳定性也受影响。无效突变个体的 α_1-AT 合成细胞中，α_1-AT mRNA 转录物缺失，表型的血清中完全测不到 α_1-AT。Z 型和无效型个体都易发生肺气肿。

其他一些常见且主要的常染色体隐性遗传病见表 6-2。

表 6-2　常染色体隐性遗传病举例

疾病中文名称	疾病英文名称	MIM	致病基因（染色体定位）
尿黑酸尿症	alkaptonuria	203 500	*HGD*（3q13.33）
β 地中海贫血	beta-thalassemia	141 900	*HBB*（11p15.4）
类固醇 21-羟化酶缺乏症	congenital adrenal hyperplasia	201 910	*CYP21A2*（6p21.33）
囊性纤维化病	cystic fibrosis	219 700	*CFTR*（7q31.2）
半乳糖血症	galactosemia	230 400	*GALT*（9p13.3）
1 型血色素沉着病	hemochromatosis, type 1	235 200	*HFE*（6p22.2）
1 型眼皮肤白化病	oculocutaneous albinism, type IA	203 100	*Tyr*（11q14.3）
苯丙酮酸尿症	phenylketonuria	261 600	*PAH*（12q23.2）
镰状细胞贫血	sickle cell anemia	603 903	*HBB*（11p15.4）
1 型脊髓性肌萎缩	spinal muscular atrophy type I	253 300	*SMN1*（5q13.3）
家族性黑矇性白痴	Tay-Sachs disease	272 800	*HEXA*（15q23）
肝豆状核变性	Wilson disease	277 900	*ATP7B*（13q14.3）

二、婚配类型及子代发病风险

在常染色体隐性遗传病家系中，最常见的是两个杂合子（Aa×Aa）的婚配，每胎孩子患病

的风险为 0.25，在患者的表型正常同胞中杂合子占 2/3，故该类婚配家庭的子女中将有 1/4 患病（图 6-6）。

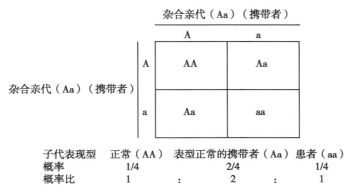

	杂合亲代（Aa）（携带者）	
	A	a
A	AA	Aa
a	Aa	aa

杂合亲代（Aa）（携带者）

子代表现型	正常（AA）	表型正常的携带者（Aa）	患者（aa）
概率	1/4	2/4	1/4
概率比	1 :	2 :	1

图 6-6　常染色体隐性遗传病杂合子相互婚配图解

　　实际上，人群中最多的婚配类型应该是杂合子与正常个体的婚配（Aa×AA），子代表型全部正常，但其中将有 1/2 为携带者（图 6-7）。

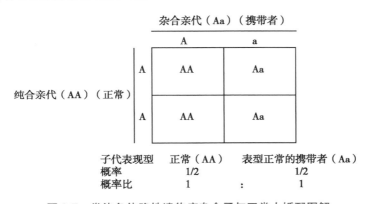

	杂合亲代（Aa）（携带者）	
	A	a
A	AA	Aa
A	AA	Aa

纯合亲代（AA）（正常）

子代表现型	正常（AA）	表型正常的携带者（Aa）
概率	1/2	1/2
概率比	1 :	1

图 6-7　常染色体隐性遗传病杂合子与正常人婚配图解

　　杂合子与患者的婚配（Aa×aa）可能发生于近亲婚配时，子代中将有一半为患者，另一半为携带者（图 6-8）。这种家系由于连续两代出现患者，子代比例模拟显性遗传格局，称为类显性遗传（quasidominant inheritance），不易与常染色体显性遗传区分。在近亲婚配家庭中出现这种遗传格局时，应考虑常染色体隐性遗传的可能性。

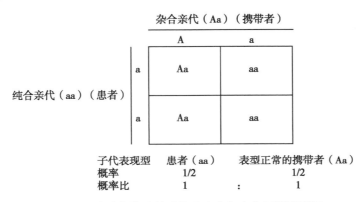

	杂合亲代（Aa）（携带者）	
	A	a
a	Aa	aa
a	Aa	aa

纯合亲代（aa）（患者）

子代表现型	患者（aa）	表型正常的携带者（Aa）
概率	1/2	1/2
概率比	1 :	1

图 6-8　常染色体隐性遗传病患者与杂合子婚配图解

　　患者相互婚配（aa×aa）时，子女无疑将全部受累。由于隐性致病基因少见，这种婚配的可能性极少见，只有在发病率高的隐性遗传病中才可能观察到。

Notes

三、常染色体隐性遗传的遗传特征

一般认为，常染色体隐性遗传的典型系谱（图6-9）有如下特点：①由于基因位于常染色体上，所以它的发生与性别无关，男女发病机会相等；②系谱中患者的分布往往是散发的，通常看不到连续传递的现象，有时在整个系谱中甚至只有先证者一个患者；③患者的双亲表型往往正常，但均为致病基因的携带者，此时生育患儿的风险约占1/4，患儿的正常同胞中有2/3的可能性为携带者；④近亲婚配时，子女中隐性遗传病的发病率要比非近亲婚配者高得多。这是由于他们来自共同的祖先，往往具有某种共同的基因。

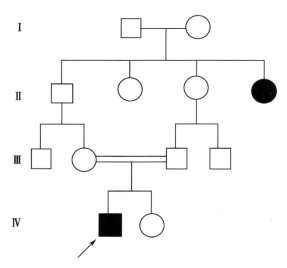

图6-9　常染色体隐性遗传病患者与杂合子婚配图解

四、常染色体隐性遗传病分析时应注意的问题

在临床上所看到的常染色体隐性遗传病家系中，可出现患者人数占其同胞人数的比例高于理论上的1/4的现象，这是由于存在有选择偏倚（selection deviation）。因为在常染色体隐性遗传病家系中，父母一方患病时，子女中有1个或以上患病的人或无患病的人均被确认，所得数据较为完整，称为完全确认（complete ascertainment），这个数据将接近于1/1。当一对夫妇都是某种常染色体隐性遗传病基因的携带者，他们一生又只生一个或少数几个孩子，如果他们所生的孩子正常（概率为3/4），他们就不会来就诊，也就不会列入医师的统计范畴，造成无患病子女家系的漏检，称为不完全确认或截短确认（truncate ascertainment）；因而如果患了某种常染色体隐性遗传病（概率为1/4）并到医院就诊，显然其比例偏高，对于在只生一个或第1个孩子即为患者的家庭中，医师所统计到的比例为100%。事实上，在生育子女数目更多的家庭中，也存在着这种选择偏倚。因此，在计算常染色体隐性遗传病患者同胞的发病比例时，必须采用一种校正的方法。

目前常用的方法是 Weinberg 先证者法，其校正公式为 $C = \dfrac{\sum a(r-1)}{\sum a(s-1)}$。C 为校正比例；a 为先证人数；r 为同胞中的受累人数；s 为同胞人数。

例如，对11个苯丙酮酸尿症患者家系的调查中发现，有4个先证者仅有同胞1人，并且同为患者；有3个先证者有同胞2人，其中2个家系各仅有1例患者，另1个家系有2例患者；有3个先证者有同胞3人，其中2个家系各有1例患者，另1个家系有2例患者；有1个先证者有同胞4人，其中有2例患者。在总共23个同胞中，患者14例，发病比例为14/23＝0.6087，大大高

Notes

于期望值 1/4（0.25）。

如按校正公式 $C = \dfrac{\sum a(r-1)}{\sum a(s-1)}$ 进行校正，则先列表 6-3 如下，再将表中的数值代入公式：

$C = 3/12 = 0.25$，校正的数据表明，观察到的苯丙酮酸尿症患者同胞中的发病比例完全符合常染色体隐性遗传病的发病比例，即 1/4。

表 6-3 苯丙酮酸尿症 Weinberg 先证者法校正表

s	r	a	a(r−1)	a(s−1)
1	1	1	0	0
1	1	1	0	0
1	1	1	0	0
1	1	1	0	0
2	1	1	0	1
2	1	1	0	1
2	2	1	1	1
3	1	1	0	2
3	1	1	0	2
3	2	1	1	2
4	2	1	1	3
∑23	14	11	3	12

第三节 X 连锁显性遗传病的遗传

由性染色体的基因所决定的性状在群体分布上存在着明显的性别差异，这是性连锁遗传的特征。如果决定某种性状或疾病的基因位于 X 染色体上，并且此基因对其相应的等位基因来说是显性的，这种遗传病的遗传方式称之为 X 连锁显性遗传（X-linked dominant inheritance，XD）。

男性只有一条 X 染色体，其 X 染色体上的基因在 Y 染色体上缺少与之对应的等位基因，因而男性只有成对基因中的一个成员，称为半合子（hemizygote），其 X 染色体上有此基因才表现出相应性状或疾病。而女性有两条 X 染色体，其中任何一条 X 染色体上有此基因，都可以表现出相应的性状。因此，X 连锁显性遗传病的发病率女性要比男性约高一倍，但病情男性重于女性。

一、X 连锁显性遗传病举例——抗维生素 D 佝偻病

抗维生素 D 佝偻病（vitamin D-resistant rickets，MIM 307800）又称低磷酸盐血症（hypophosphatemia），是一种以低磷酸盐血症导致骨发育障碍为特征的遗传性骨病（图 6-10）。患者由于肾小管对磷酸盐再吸收障碍，从而血磷下降，尿磷增多，肠道对磷、钙的吸收不良而影响骨质钙化，形成佝偻病。患儿多于 1 周岁左右发病，最先出现的症状为 O 形腿，严重的有进行性骨骼发育畸形、多发性骨折、骨疼、不能行走、生长发育缓慢等症状。从临床上观察，女性患者的病情较男性患者轻，少数只有低磷酸盐血症，而无佝偻病的骨骼变化，这可能是女性患者多为杂合子，其中正常 X 染色体的基因还发挥一定的作用。

本病基因定位于 Xp22.11，称为 *PHEX*（phosphate regulated gene with homologies to endopeptidases，X-linked），编码 749 氨基酸残基。缺失和单个碱基置换是导致本病发生的主要原因。

Notes

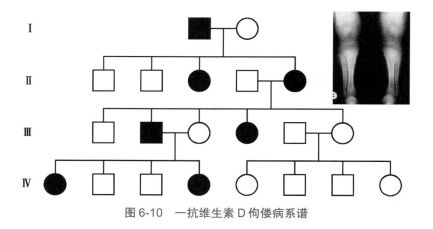

图 6-10　一抗维生素 D 佝偻病系谱

其他一些常见和主要的 X 连锁显性遗传病见表 6-4。

表 6-4　X 连锁显性遗传病举例

疾病中文名称	疾病英文名称	MIM	致病基因（染色体定位）
Alport 综合征	Alport syndrome，X-linked	301 050	*COL4A5*（Xq22.3）
色素失调症	incontinentia pigmenti	308 300	*IKBKG*（Xq28）
高氨血症 I 型（鸟氨酸氨甲酰基转移酶缺乏）	ornithine transcarbamylase deficiency	311 250	*OTC*（Xp11.4）
口面指综合征 I 型	orofaciodigital syndrome，type I	311 200	*OFD1*（Xp22.2）
Rett 综合征	Rett syndrome	312 750	*MECP2*（Xq28）

二、婚配类型和子代发病风险

　　X 连锁显性遗传病的致病显性突变基因在 X 染色体上，只要一条 X 染色体上有此突变基因（即女性杂合子或男性半合子）即可致病。如果调查的只是女性患者的子代，这时的系谱格局不能与常染色体显性遗传相区别，关键在于没有父到子传递；X 连锁显性遗传病患者女性多于男性，约呈 2:1（图 6-11）。

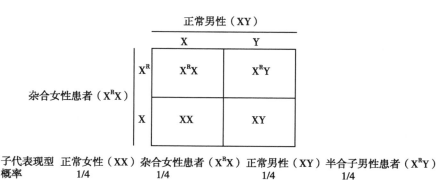

图 6-11　X 连锁显性遗传病杂合女性患者与正常男性婚配图解

　　半合子男性患者（X^{R}Y）与正常女性（XX）婚配。由于男性患者的 X^R 一定给女儿，故女儿都将为患者，儿子全部为正常（图 6-12）。

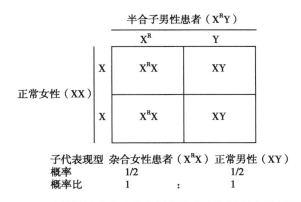

图 6-12 X 连锁显性遗传病半合子男性患者与正常女性婚配图解

三、X 连锁显性遗传的遗传特征

X 连锁显性遗传的典型系谱遗传方式有如下特点：①人群中女性患者比男性患者约多一倍，女性患者病情常较轻；②患者的双亲中必有一名为本病患者；③男性患者的女儿全部为患者，儿子全部正常；④女性患者（杂合子）的子女中各有 50% 的可能性为本病患者；⑤与常染色体显性遗传一致，在系谱中常可观察到连续传递的现象。

第四节 X 连锁隐性遗传病的遗传

如果决定某种性状或疾病的基因位于 X 染色体上，且为隐性基因，这种基因的遗传方式称为 X 连锁隐性遗传（X-recessive inheritance，XR），以 XR 方式遗传的疾病称为 X 连锁隐性遗传病。

一、X 连锁隐性遗传病举例——Duchenne 型肌营养不良症

Duchenne 型肌营养不良症（Duchenne muscular dystrophy，DMD）（OMIM：310200）又称假性肥大性肌营养不良。本病不是一种神经性病因所造成的疾病，而是由肌肉细胞本身随着时间及年龄渐进性损伤与萎缩的疾病。这群肌肉疾病大部分基因有特定的突变所致，因而在临床上具有特殊的遗传性质。本病的发病率约为 1/3500，由于它是 X 连锁隐性遗传，故只有男孩罹患本病，而女孩通常不发病但携带有隐性突变的基因。患者多于 4～5 岁发病，初期感觉为行走笨拙，易于跌倒，不能奔跑及登楼，站立时脊椎前凸，腹部挺出，两足撇开，步行缓慢摇摆，呈特殊的"鸭步"步态，当仰卧起立时非常困难，必先翻身俯卧，再双手攀缘两膝，逐渐向上支撑起立（"Gower 征"）（图 6-13）。后期患者双侧腓肠肌假性肥大，病变肌纤维肿胀，粗细不等，散布于正常纤维之间，肌核增大增多且排列成链。残存的肌纤维间有结缔组织增生及脂肪沉淀。

致病基因 *DMD* 定位于 Xp21.2-p21.1，若发生突变，将导致抗肌萎缩蛋白（dystrophin）不能在肌细胞膜上正常表达。因此，患者主要表现为肌肉变性、萎缩及进行性肌无力等。dystrophin 基因长达 2400kb，含 79 个外显子，cDNA 全长 14kb，编码的肽链含 3685 残基，相对分子质量为 427 000。该基因是目前发现的最长的人类基因。*DMD* 基因突变的类型有多种，其中缺失约占 60%，重复及点突变约占 10%，点突变及微小缺失或常规方法检测不出的微小重复约占 30%。

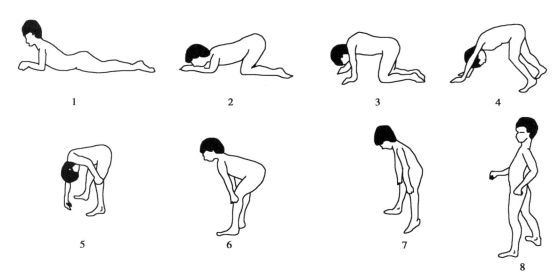

图 6-13   Duchenne 肌营养不良患儿从俯卧位靠双手支撑爬起来的动作（Gowers 征）

其他一些常见且主要的 X 连锁隐性遗传病见表 6-5。

表 6-5   X 连锁隐性遗传病举例

疾病中文名称	疾病英文名称	MIM	致病基因（染色体定位）
1 型眼白化病	albinism，ocular，type Ⅰ	300 500	GPR143（Xp22.2）
雄激素不敏感综合征	androgen insensitivity syndrome	300 068	AR（Xq12）
慢性肉芽肿病	chronic granulomatous disease，X-linked	306 400	CYBB（Xp11.4）
肾性尿崩症	diabetes insipidus，nephrogenic，X-linked	304 800	AVPR2（Xq28）
少汗性外胚层发育不良症	ectodermal dysplasia 1，hypohidrotic，X-linked	305 100	ED1（Xq13.1）
Fabry 病（糖鞘脂贮积症）	Fabry disease	301 500	GLA（Xq22.1）
G-6-PD 缺乏症	glucose-6-phosphate dehydrogenase deficiency	300 908	G6PD（Xq28）
血友病 B	hemophilia B	306 900	F9（Xq27.1）
鱼鳞癣	ichthyosis，X-linked	308 100	STS（Xp22.32）
1 型无丙种球蛋白血症	immunodeficiency with hyper-IgM，type Ⅰ	308 230	TNFSF5（Xq26.3）
Lesch-Nyhan 综合征	Lesch-Nyhan syndrome	300 322	HPRT1（Xq26.2-q26.3）
2 型粘多糖贮积症（Hunter 综合征）	mucopolysaccharidosis type Ⅱ	309 900	IDS（Xq28）
红绿色盲	red-green color blindness	303 800	OPN1MW（Xq28）
Wiskott-Aldrich 综合征	Wiskott-Aldrich syndrome	301 000	WAS（Xp11.23）

二、婚配类型和子代发病风险

在 X 连锁隐性遗传家系中，最常见的是表现型正常的杂合子携带者女性（X^dX）与正常男性婚配，子代中将有半数儿子受累，半数女儿为携带者（图 6-14）。

半合子男性患者（X^dY）与正常女性婚配，所有儿子和女儿的表现型都正常，但父亲的 X^d 一定给了女儿，因此所有女儿均为杂合子携带者（图 6-15）。

Notes

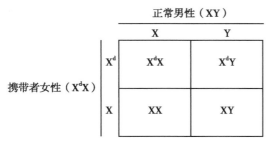

图 6-14　X 连锁隐性遗传病杂合子女性与正常男性婚配图解

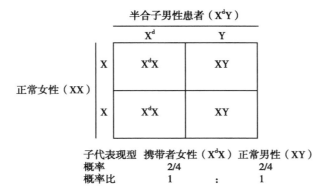

图 6-15　X 连锁隐性遗传病半合子男性与正常女性婚配图解

三、X 连锁隐性遗传的遗传特征

X 连锁隐性遗传的典型遗传方式有如下特点：①人群中男性患者远较女性患者多，系谱中往往只有男性患者；②双亲无病时，儿子可能发病，女儿则不会发病；儿子如果发病，母亲肯定为携带者，女儿也有 1/2 的可能性为携带者；③男性患者的兄弟、外祖父、舅父、姨表兄弟、外甥、外孙等也有可能为患者；④如果女性患病，其父一定为患者，母亲一定是携带者。

第五节　Y 连锁遗传病的遗传

如果决定某种性状或疾病的基因位于 Y 染色体，那么这种性状（基因）的传递方式称为 Y 连锁遗传（Y-linked inheritance）。

Y 连锁遗传的传递规律比较简单，具有 Y 连锁基因者均为男性，这些基因将随 Y 染色体进行传递，父传子、子传孙，故称为全男性遗传。

目前已知的 Y 连锁遗传的性状或遗传病比较少，肯定的有 H-Y 抗原基因、外耳道多毛基因和睾丸决定因子基因等。图 6-16 为一个外耳道多毛症系谱。该系谱中全部男性均有此性状，即到了青春期，外耳道中可长出 2～3cm 的成丛黑色硬毛，常可伸出到耳孔之外。系谱中所有女性均无此症状。

以上介绍了单基因遗传的几种主要遗传方式及特点。对于某一遗传性状或某种疾病来说，通过多个家系的调查和系谱分析，有助于对该性状或疾病的遗传方式做出初步的估计，并预测子女的发病风险。

Notes

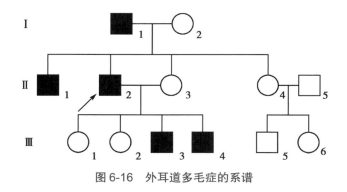

图 6-16　外耳道多毛症的系谱

第六节　非经典性孟德尔遗传

根据基因突变的性质,通常把与其所控制的相应表型分为显性遗传和隐性遗传两大类。理论上,两者在群体中呈现出各自的分布规律,但某些突变基因性状的遗传存在着许多例外情况。

一、表现度与外显率

表现度(expressivity)也称为表现变异性(variable expressivity),是基因在个体中的表现程度,或具有同一基因型的不同个体或同一个体的不同部位,由于各自遗传背景的不同,所表现的程度可有显著的差异。例如,常染色体显性遗传的成骨发育不全症,它以耳聋、蓝色巩膜、骨质脆弱以至易于骨折为主要症状。由于表现度的不同,有的只表现蓝色巩膜;有的除蓝色巩膜外,还表现耳聋;严重者除三大症状全部表现外还有牙齿半透明、指甲发育不全等症状。

多指(趾)症致病基因可以表现为指数多少的不一;桡侧多指与尺侧多指不一;手多指与脚多趾的不一;或软组织的增加和掌骨的增加程度不一等。而这些差异既可出现在不同个体,也可出现在同一个体的不同部位。

外显率(penetrance)是某一显性基因(在杂合状态下)或纯合隐性基因在一个群体中得以表现的百分比。以多指(趾)症为例,在调查某一群体后,推测具有该致病基因的个体数为 25 人,而实际具有多指(趾)表型的人数为 20 人。因此,所调查群体中该致病基因的外显率为 $20/25 \times 100\% = 80\%$。外显率等于 100% 时为完全外显(complete penetrance);低于 100% 时则为外显不全或不完全外显(incomplete penetrance)。某一基因的外显率不是绝对不变的,相反,它随着观察者所定观察标准的不同而变化。例如,上述的多指(趾)症致病基因的外显率是以肉眼观察指(趾)的异常与否为标准的。若辅以 X 线摄影,就可发现因肉眼未看出而被认为不外显的"正常个体"也有骨骼的异常。若以此为标准,则多指(趾)症致病基因的外显率将有所提高。

外显率与表现度是两个不同的概念,切不可混淆。其根本的区别在于外显率阐明了基因表达与否,是个"质"的问题;而表现度要说明的是在表达前提下的表现程度如何,是个"量"的问题。

二、拟　表　型

由于环境因素的作用使个体的表型恰好与某一特定基因所产生的表型相同或相似,这种由环境因素引起的表型称为拟表型(phenocopy)或表型模拟。例如,常染色体隐性遗传的先天性聋哑与由于使用药物(链霉素)引起的聋哑,都有一个相同的表型,即聋哑。这种由于药物引起的聋哑即为拟表型。显然,拟表型是由于环境因素的影响,并非生殖细胞中基因本身的改变所致,故这种聋哑并不遗传给后代。

Notes

三、基因的多效性

基因的多效性（pleiotropy）指一个基因可以决定或影响多个性状。在生物个体的发育过程中，许多生理生化过程都是互相联系、互相依赖的。基因的作用是通过控制新陈代谢的一系列生化反应而影响到个体发育的方式，从而决定性状的形成。这些生化反应按照特定的步骤进行，每一基因控制一个生化反应。因此，一个基因的改变直接影响其他生化过程的正常进行，从而引起其他性状的相应改变。例如，半乳糖血症是一种糖代谢异常症，患者既有智能发育不全等神经系统异常，还伴有黄疸、腹水、肝硬化等消化系统症状，甚至还可出现白内障。造成这种多效性的原因，并不是基因真正地具有多重效应，而是基因产物在机体内复杂代谢的结果。可以从两个方面进行分析，一是基因产物（蛋白质或酶）直接或间接控制和影响了不同组织和器官的代谢功能，即所谓的初级效应。上述的半乳糖血症即属此例；二是在基因初级效应的基础上通过连锁反应引起的一系列次级效应。如镰状细胞贫血，由于存在异常血红蛋白（Hb S）引起红细胞镰变，进而使血液黏滞度增加、局部血流停滞、各组织器官的血管梗死、组织坏死等，导致各种临床表现。这些临床表现都是初级效应（镰变）后的次级效应，这是基因多效性的另一原因。

四、遗传异质性与表型异质性

与基因多效性相反，遗传异质性（genetic heterogeneity）是同一性状可以由多个不同的基因或同一基因的多种不同突变控制，前者称为基因座异质性（locus heterogeneity），后者称为等位基因异质性（allelic heterogeneity）。例如，智能发育不全这种异常性状，可由半乳糖血症的基因控制，也可由苯丙酮酸尿症的基因、黑矇性白痴基因所决定；囊性纤维化可由 1400 多种 *CFTR* 基因突变导致。随着分子生物学实验技术和分析手段的愈加精细，就会在越来越多的病例中观察到遗传异质性。如临床上表现相似的糖原贮积病，现已发现存在多种类型，每种类型都有其自身的基因缺陷。

同一基因的不同突变有时会产生截然不同的表型，称为表型异质性（phenotypic heterogeneity）。例如，编码酪氨酸激酶的 *RET* 基因若发生某种突变而失去功能，引起呈显性遗传的肠神经节发育缺陷，患者丧失肠动力导致严重慢性便秘（先天性巨结肠症）；*RET* 基因的另一种突变则引起激酶活性增高，引起呈显性遗传的多发性内分泌腺瘤 2A 型、2B 型以及家族性甲状腺髓样癌；*RET* 基因的第三类突变则导致同一个体同时患有先天性巨结肠症和多发性内分泌腺瘤。

五、遗传早现与不稳定性重复扩增

遗传早现（anticipation）是指一些遗传病（通常为显性遗传病）在连续几代的遗传中，发病年龄提前而且病情严重程度增加。例如，遗传性小脑性运动共济失调（Marie 型）综合征是一种常染色体显性遗传病，其发病年龄一般 35～40 岁，临床表现早期为行走困难，站立时摇摆不定，语言不清；晚期下肢瘫痪。由图 6-17 可见 I$_1$ 39 岁开始发病，II$_2$ 38 岁开始发病，III$_3$ 30 岁发病，而 IV$_1$ 23 岁就已瘫痪。在许多家系分析中，都可以发现这种遗传早现。

遗传早现的分子病因是不稳定性重复扩增（unstable repeat expansion），即某些单基因遗传性状的异常改变或疾病的发生，是由于 DNA 分子中某些短串联重复序列发生了不稳定性重复扩增，尤其是基因编码序列或侧翼序列的三核苷酸重复扩增所引起。因为这种三核苷酸的重复次数可随着世代交替的传递而呈现逐代递增的累加突变效应，故又称动态突变（dynamic mutation）。把由动态突变所引起的疾病，统称为三核苷酸重复扩增病（trinucleotide repeat expansion diseases，TREDs）。

例如，在表现为 X 连锁隐性遗传特征的脆性 X 染色体综合征患者中，其 Xq27.3 处存在有不稳定的易断裂脆性部位。利用限制性内切酶 Pst I 进行 X 染色体切割，可得到包括该脆性部

Notes

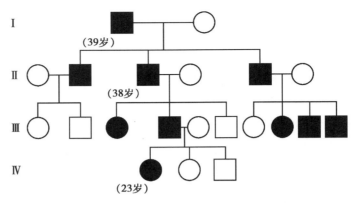

图 6-17   遗传性小脑运动共济失调（Marie 型）的系谱

位在内的限制性酶切片段。经序列分析表明，患者的这一限制性酶切片段中存在的(CGG)$_n$ 重复拷贝数可达 52~200 个；而正常个体仅为 6~50 个。但(CGG)$_n$ 两边的侧翼序列却与正常个体几无差异。

六、从性遗传与限性遗传

从性遗传（sex-conditioned inheritance）是位于常染色体上的基因，由于性别的差异而显示出男女性分布比例上的差异或基因表达程度上的差异。如脱发（alopecia），为常染色体显性遗传，是一种从头顶中心向周围扩展的进行性对称性脱发。一般 35 岁左右开始出现脱发，而且男性脱发明显多于女性。这是因为杂合子男性表现脱发；杂合子女性则不会表现出脱发。研究显示脱发基因能否表达还受到雄性激素的影响。如果携带脱发基因的女性体内雄性激素水平升高，也可出现脱发。这点可作为诊断女性是否患某种疾病的辅助指标。因为肾上腺肿瘤可产生过量雄性激素，导致脱发基因的表达。

再如，原发性血色素病是一种由于铁质在体内器官的广泛沉积而引起损害的常染色体显性遗传病。男性的发病率远高于女性。究其原因，认为可能是由于女性月经、流产或妊娠等生理或病理性失血导致铁质丢失，减轻了铁质的沉积，故不易表现出症状。

限性遗传（sex-limited inheritance）是常染色体上的基因，由于基因表达的性别限制，只在一种性别表现，而在另一种性别则完全不能表现。这主要是由于解剖学结构上的性别差异造成的，也可能受性激素分泌方面的差异限制。如女性的子宫阴道积水症，男性的前列腺癌等。

七、遗传印迹

越来越多的研究显示，一个个体的同源染色体（或相应的一对等位基因）因分别来自其父方或母方，而表现出功能上的差异，因而当它们其一发生改变时，所形成的表型也有不同，这种现象称为遗传印迹（genetic imprinting）或基因组印迹（genomic imprinting）、亲代印迹（parental imprinting）。

研究最为透彻的人类基因组印记疾病为 Prader-Willi 综合征和 Angelman 综合征。Prader-Willi 综合征表现为肥胖，过度滥食，手足较短，身材矮小，性腺机能减退和智力发育迟缓。约 70% 的患者的第 15 号染色体长臂近端（15q11-q13）发生缺失，并且缺失只发生在患者源自父方的那条 15 号染色体上。因此，Prader-Willi 综合征患者基因组的 15q11-q13 区域只来自母方。Angelman 综合征表现为不平常的（微笑）面容，身材矮小，重度智力发育迟缓，肌肉强直和癫痫。在 Angelman 综合征中，约 70% 的患者发生几乎与 Prader-Willi 综合征同样位置的缺失，但缺失的却是源自母方的 15 号染色体节段。因此，Angelman 综合征患者只存在来自父方的 15q11-q13 区域（图 6-18）。这个特殊的例子说明，遗传物质（如第 15 号染色体）的亲代来源对疾病的临床表现产生深刻的影响。

Notes

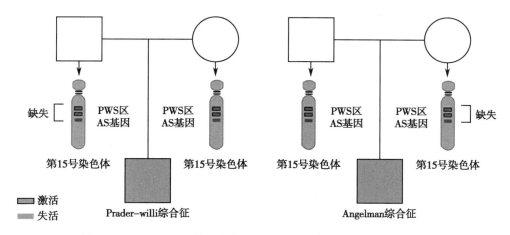

图6-18　Prader-willi 综合征与 Angelman 综合征微缺失基因的不同

在人类，由于印迹效应，一些单基因遗传病的表现度和外显率也受到突变基因亲代来源的影响。例如，Huntington 舞蹈病的基因如果经母亲传递，则其子女的发病年龄与母亲的发病年龄一样；如果经父亲传递，则其子女的发病年龄比父亲的发病年龄有所提前，在一些家系中，子女的发病年龄可能提前到 20 岁左右。但这种发病年龄提前的父源效应经过一代传递即消失，早发型男性的后代仍然为早发型，而早发型女性的后代的发病年龄并不提前。其他疾病如脊髓小脑性共济失调、强直性肌萎缩和多发性神经纤维瘤等也存在有相似的印迹效应。

八、延 迟 显 性

杂合子在生命的早期，因致病基因并不表达或虽表达但尚不足以引起明显的临床表现，只在达到一定的年龄后才表现出疾病，这一显性形式称为延迟显性（delayed dominance）。如 Huntington 舞蹈病常于 30～40 岁间发病，属于延迟显性的一个例子。

九、X 染色体失活

Lyon 假说认为，女性的两条 X 染色体在胚胎发育早期随机失活其中的一条，即为 X 染色体失活（X inactivation, Lyonization），故女性的两条 X 染色体存在嵌合现象。平均说来，女性一半细胞表现父源染色体上的基因，另一半细胞表现母源染色体上的基因。如有一妇女为 X 连锁杂合子，预期半数细胞中带有突变基因的那条 X 染色体失活，细胞是正常的，另外半数细胞中带有正常基因的那条 X 染色体失活，细胞将为突变型。但曾有报道，偶见 X 连锁隐性遗传的血友病或 Duchenne 肌营养不良症男性患者的杂合子母亲也可受累，这种 X 连锁隐性遗传的女性杂合子表现出临床症状是一种所谓"显示杂合子"（manifesting heterozygote）。这是因为女性 X 染色体有随机失活现象，机遇使她大部分细胞中带有正常基因的 X 染色体失活，而带有隐性致病基因的那条 X 染色体恰好有活性，从而表现出或轻或重的临床症状。有关 X 染色体的失活机制见第三章。

十、不完全显性遗传、不规则显性遗传与共显性遗传

不完全显性（incomplete dominance）也称为半显性（semi-dominance）遗传。它是杂合子 Dd 的表现介于显性纯合子 DD 和隐性纯合子 dd 的表现型之间，即在杂合子 Dd 中显性基因 D 和隐性基因 d 的作用均得到一定程度的表现。例如，人类对苯硫脲（PTC）的尝味能力就是不完全显性遗传的典型性状。苯硫脲是一种白色结晶状物质，因含有 N—C＝S 基因而有苦涩味。有人能尝出其苦味，称 PTC 尝味者；有些人不能尝出其苦味，叫 PTC 味盲者。在我国汉族居民中，

Notes

味盲者约占 1/10。

不规则显性（irregular dominance）遗传是杂合子的显性基因由于某种原因而不表现出相应的性状，因而在系谱中可以出现隔代遗传的现象。换言之，在具有某一显性基因的个体中，并不是每个个体都能表现出该显性基因所控制的性状。但是带有显性基因的某些个体，本身虽然不表现出显性性状，但他们却可以生出具有该性状的后代。显性基因不能表达的原因还不清楚，生物体的内外环境对基因表达所产生的影响和不同个体所具有的不同遗传背景可能是引起不规则显性的重要因素。多指（趾）症就是不规则显性的典型例子。

共显性（codominance）是一对等位基因之间，没有显性和隐性的区别，在杂合体时两种基因的作用都完全表现出来。例如人类的 ABO 血型、MN 血型和组织相容性抗原等的遗传属于这种遗传方式。

ABO 血型（OMIM：110300）是一组复等位基因（A、B 和 O）所控制的。这一组复等位基因均位于 9q34。复等位基因（multiple alleles）来源于一个基因位点所发生的多次独立的突变，是基因突变多向性的表现。

十一、同一基因可产生显性或隐性突变

现已发现同一基因的不同突变可引起显性或隐性遗传病。如位于 11p15.4 的 β 珠蛋白基因第 127 位密码子的突变使 β 链的第 127 位氨基酸从正常的谷氨酰胺变成了脯氨酸，从而形成 Hb Houston，导致 β^+-Houston- 地中海贫血，其遗传方式为常染色体显性。而 β 珠蛋白基因第 26 位密码子的突变，则使 β 链的第 26 位氨基酸从正常的谷氨酸变成了赖氨酸，形成 Hb E，导致 β^+-E-地中海贫血，其遗传方式为常染色体隐性。类似的例子还有许多（表 6-6）。

表 6-6　同一基因可产生显性或隐性突变的例子

遗传病名称	基因名称 （符号及染色体定位）	常染色体显性病例	常染色体隐性病例
全身性甲状腺素抗性	甲状腺素受体 -1 （THR1；3p24.3）	全身性甲状腺素抗性 （THRB，甘 340 精）	全身性甲状腺素抗性 （THRB，外显子 4-10 缺失）
营养不良型大疱性表皮松懈	胶原蛋Ⅶ型 （COL7A1；3p21.3）	显性营养不良型大疱性表皮松懈（COL7A1，甘 2040 丝）	隐性营养不良型大疱性表皮松懈（COL7A1，甲硫 - 赖）
联合垂体激素缺乏症	垂体特异性转录因子 （PIT1；3p11）	联合垂体激素缺乏症 （PIT1，精 271 色）	联合垂体激素缺乏症 （PIT1，精 172 终止）
视网膜色素变性	视紫质 （RHO；3q21-q24）	视网膜色素变性 -4（视紫质相关视网膜色素变性，RHO，脯 23 组）	视网膜色素变性，常染色体隐性（RHO，内含子 4 给位，＋1，G-T）
先天性肌强直	骨骼肌氯离子通道 -1 （CLCN1；7q35）	先天性肌强直，Thomsen 型（CLCN1，甘 230 谷）	先天性肌强直，Becker 型（CLCN1，苯丙 413 半胱）
β- 地中海贫血	β 珠蛋白 （HBB；11p15.4）	β-Houston- 地中海贫血（HBB，谷氨酰胺 127 脯）	β-E- 地中海贫血（HBB，谷 26 赖）
von Willebrand 病	von Willebrand 因子 （VWF；12p13.3）	1 型 von Willebrand 病（VWF，精 854 谷氨酰胺）	von Willebrand 病因子 Normardy-1（常染色体隐性血友病 A；VWF，苏 28 甲硫）
Bernard-Soulier 综合征	α 血小板糖蛋白 Ib （GP1BA；17p）	常染色体显性 Bernard-Soulier 病（GP1BA，亮 57 苯丙）	Bernard-Soulier 综合征（GP1BA，色 343 终止）

Notes

续表

遗传病名称	基因名称 （符号及染色体定位）	常染色体显性病例	常染色体隐性病例
孤立型生长激素缺乏症	生长激素-1 （GH-1；17q22-q24）	生长激素缺乏症（IGHDII；GH1，内含子4给位，+6，T-C）	生长激素缺乏症（GH1，2bp的缺失）
先天性慢通道肌无力综合征	尼古丁乙酰胆碱受体ε多肽（CHRNE；17号染色体）	先天性慢通道肌无力综合征；SCCMS（CHRNE，苏245脯）	先天性慢通道肌无力综合征；SCCMS（CHRNE，精64终止）
胰岛素抗性糖尿病伴黑棘皮病	胰岛素受体（INSR；19p13.2）	胰岛素抗性糖尿病伴黑棘皮病（INSR，甘996缬）	胰岛素抗性黑棘皮病（INSR，精735丝）

　　了解上述经典遗传规律的例外情况，有助于我们辩证地认识问题、解决问题，最终揭示人类遗传病的奥秘。

本 章 小 结

　　1. 单基因病在家族中有其特异的遗传方式。因此，首先应该调查患者的家族史，总结为系谱，即用标准符号来绘制家族图谱以分析遗传方式。家系中第1个被发现或确定的遗传病患者或具有某种性状的成员称为先证者。

　　2. 单基因病呈典型的孟德尔遗传方式，包括5类：①常染色体显性遗传；②常染色体隐性遗传；③X-连锁显性遗传；④X-连锁隐性遗传；⑤Y-连锁遗传。

　　3. 常染色体显性遗传病患者一般均为致病基因的杂合子。呈常染色体显性遗传的疾病通常在家系中每一代都可见患者，但有时新突变也可导致患病成员（此时家族史可能为阴性）。男女发病风险无异。子代罹患疾病的风险为50%。常染色体显性遗传病可出现外显率降低、表现度可变和限性遗传的现象。

　　4. 常染色体隐性遗传病患者为致病基因的纯合子。呈常染色体隐性遗传的疾病常常在家系中只能观察到1例患者。男女发病风险无异。作为携带者的双亲生育患病子代的风险为25%。近亲婚配的家庭罹患疾病的风险高。

　　5. X-连锁显性遗传病较为少见。发病率女性比男性约高一倍，但病情男性（半合子）重于女性。

　　6. X-连锁隐性遗传病一般只见于男性患者。女性杂合子的致病基因50%可能遗传自携带者母亲。男性患者的女儿为肯定携带者，儿子全部正常。有时可见女性患者，这是因为该女性：①为致病基因的纯合子；②仅有1条携带致病基因的X染色体；③X染色体发生了结构重排；④虽为杂合子，但正常的X染色体发生了随机失活。

　　7. 影响单基因病遗传方式分析的因素包括外显率、表现度、遗传异质性、遗传早现、基因组印迹、嵌合现象等，须注意加以仔细排除。

（左　伋）

参考文献

1. Feero WG，Guttmacher AE，Collins FS. Genomic medicine–an updated primer. *N Engl J Med*，2010，362（21）：2001-2011.
2. Gropman AL，Adams DR. Atypical patterns of inheritance. *Semin Pediatr Neurol*，2007，14（1）：34-45.

3. Guttmacher AE，Collins FS，Carmona RH. The family history—more important than ever. *N Engl J Med*，2004，351（22）：2333-2336.

4. McClellan J，King MC. Genetic heterogeneity in human disease. *Cell*，2010，141（2）：210-217.

5. Wutz A，Gribnau J. X inactivation Xplained. *Curr Opin Genet Dev*，2007，17（5）：387-393.

Notes

第七章　多基因遗传病

第一节　常见病及复杂性状的决定因素

一、环境因素与遗传因素共同决定的特性

人类绝大多数的表型性状是由环境因素和遗传因素共同决定的。一个最明显的例子是暴露于紫外线的多少可以影响人的肤色，这是环境因素。但白人和黑人的肤色却不会因为紫外线的暴露量而发生逆转，这是遗传因素。就遗传而言，人类的绝大多数性状是由多个基因所决定的，这就是为什么这些性状在人群中呈常态分布，而非全或无的一刀切式的单基因遗传方式，如血压，血脂，肤色，头围，身高，体重和 IQ 等。

人类的绝大多数常见病也由环境因素和遗传因素所决定。就遗传而言，人类的绝大部分常见病，如糖尿病、肥胖症、高血压、冠心病、肿瘤等是由多基因所决定的。这就是为什么对多基因遗传病的研究是最具挑战性，也是最为重要的研究之一。

多基因性状或多基因遗传病的表型效应取决于数个 / 多个基因效果的累加及相互作用。据基因表型效应的大小，可分为主效基因（major effect gene）或微效基因（minor effect gene），故又称为"数量性状"。所有的多基因性状及疾病同时又受到环境因素的影响，故又称为"复杂性状（complex disease）疾病"或"多因素疾病（multifactorial disease）"。

但是，多基因遗传病和单基因疾病的划分是一种人为的分类。新近的研究表明，某些单基因疾病基因也与多基因遗传性疾病相关。同时，虽然绝大部分常见病的遗传学基础是多基因的，但这些病中仍存在一小部分可由单基因所引起，如 95% 肿瘤是体细胞多基因的突变所致，但也有约 5% 的肿瘤被认为主要由生殖细胞传递的单基因的突变所引起。同样也适用于糖尿病（见下有关章节）和骨关节炎等常见病。

二、常见疾病 / 复杂性状的多基因遗传

现以人的身高为例来解释复杂性状是如何由多基因控制的。假设有三对非连锁的基因控制人类的身高，它们分别是 AA'、BB'、CC'。这三对基因中 A、B、C 较 A'、B'、C' 对身高有增强作用，各可在平均身高（165cm）基础上增加 5cm，因此基因型 AABBCC 个体为高身材个体（195cm）；而它们的等位基因 A'、B'、C' 则各在身高平均值的基础上减低 5cm，故基因型 A'A'B'B'C'C' 个体为矮身材个体（135cm），介于这两者之间的基因取决于 A、B、C 和 A'、B'、C' 之间的组合，使人的身高从矮到高。假如亲代为一高身材（195cm）个体（AABBCC）与一矮身材（135cm）个体（A'A'B'B'C'C'）婚配，则子 1 代将为杂合的基因型，即 AA'BB'CC'，呈中等身材（165cm），但子 1 代中也可能出现 165cm 左右的变异，这种变异完全是环境因素作用的结果。假设相同基因型的子 1 代个体间进行婚配，则这三对非连锁基因按分离律和自由组合律，可产生 8 种精子或卵子，精卵随机结合可产生 64 种基因型（表 7-1），将各基因型按高矮数目分组，可以归并成 7 组：即 6'0（表示有 6 个均带的身高降低基因，0 个不带'的身高增高基因）、5'1、4'2、3'3、2'4、1'5、0'6，它们的频数分布分别为 1、6、15、20、15、6、1。再将这 7 组基因型组合频数分布做成柱形图，以

横坐标为组合类型，纵坐标为频数，各柱形顶端连接成一线，即得到趋势近于正态分布的曲线（图 7-1）。

表 7-1　人身高三对基因遗传的基因组合

配子	ABC	A'BC	AB'C	ABC'	A'B'C	AB'C'	A'BC'	A'B'C'
ABC	AABBCC	AA'BBCC	AABB'CC	AABBCC'	AA'BB'CC	AABB'CC'	AA'BBCC'	AA'BB'CC'
A'BC	AA'BBCC	A'A'BBCC	AA'BB'CC	AA'BBCC'	A'A'BB'CC	AA'BB'CC'	A'A'BBCC'	A'A'BB'CC'
AB'C	AABB'CC	AA'BB'CC	AAB'B'CC	AABB'CC'	AA'B'B'CC	AAB'B'CC'	AA'BB'CC'	AA'B'B'CC'
ABC'	AABBCC'	AA'BBCC'	AABB'CC'	AABBC'C'	AA'BB'CC'	AABB'C'C'	AA'BBC'C'	AA'BB'C'C'
A'B'C	AA'BB'CC	A'A'BB'CC	AA'B'B'CC	AA'BB'CC'	A'A'B'B'CC	AA'B'B'CC'	A'A'BB'CC'	A'A'B'B'CC'
AB'C'	AABB'CC'	AA'BB'CC'	AAB'B'CC'	AABB'C'C'	AA'B'B'CC'	AAB'B'C'C'	AA'BB'C'C'	AA'B'B'C'C'
A'BC'	AA'BBCC'	A'A'BBCC'	AA'BB'CC'	AA'BBC'C'	A'A'BB'CC'	AA'BB'C'C'	A'A'BBC'C'	A'A'BB'C'C'
A'B'C'	AA'BB'CC'	A'A'BB'CC'	AA'B'B'CC'	AA'BB'C'C'	A'A'B'B'CC'	AA'B'B'C'C'	A'A'BB'C'C'	A'A'B'B'C'C'

当然，决定身高及其他数量性状的基因远不止 3 对，全基因组关联研究表明影响人的身高的位点可在 100 个以上，且每一个基因的作用也并不是同等的，加上环境因素的影响，因此数量性状在群体中的分布就更为复杂，且通常形成一种连续的正态分布曲线。数量性状在遗传过程中子代将向人群的平均值靠拢，这就是回归现象。这种现象也表现于其他相似的数量性状。

多基因遗传性状或数量性状表达中所反映的回归现象，对理解多基因遗传病遗传特点有着重要的指导意义。

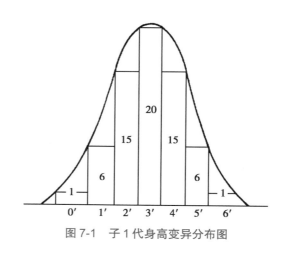

图 7-1　子 1 代身高变异分布图

但是，人的身高除受遗传因素影响外，还受到各种环境因素的影响，如营养好坏、阳光充足与否、是否进行体育锻炼等。因此，环境因素对表型也有重要作用，它们对某种性状的产生起着增强或抑制作用。

三、多基因遗传病的遗传易感性和易患性

易感性（susceptibility）指相关遗传变异的携带者对某一疾病易感。这可用易患性（liability）与发病阈值（threshold）理论来解释。

在多基因遗传病的发病中，遗传因素和环境因素共同作用决定某一个体使其患某种病的可能性称为易患性。一般群体中，易患性很高或很低的个体都很少，大部分个体都接近平均值。因此，群体中的易患性变异也呈正态分布。易感性特指由遗传因素决定的患病风险，仅代表个体所含有的遗传因素。当一个个体易患性高到一定限度就可能发病。这种由易患性所导致的

多基因遗传病发病最低限度称为发病阈值。这样,阈值将群体中连续分布的易患性变异分为两部分,即一部分是正常群体,另一部分是患病群体(图 7-2)。阈值标志着在一定的环境条件下,发病所必需的最低的致病基因数量,所以多基因遗传性状亦属于阈值性状。

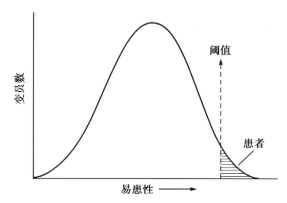

图 7-2　群体易患性变异分布图

一个个体的易患性高低无法测量,但是,一个群体的易患性平均值可以从该群体的患病率做出估计。利用正态分布平均值(或均值 μ)与标准差(σ)之间已知关系,可由患病率估计群体的发病阈值与易患性平均值之间的距离,这距离是以正态分布的标准差作为衡量单位。根据正态分布曲线下的总面积为 100%,可推算得到均数加减任何数量标准差的范围内,曲线与横轴之间所包括面积占曲线下的总面积的比例。多基因遗传病的群体易患性呈正态分布,因此,它必然具有正态分布的特征,从图 7-3 中可以得到以下关系:① $\mu \pm 1\sigma$(以平均值 μ 为 0,左右 1 个标准差)范围内的面积占正态分布曲线下的总面积的 68.28%,此范围以外的面积占 31.72%,左右侧各占约 16%;② $\mu \pm 2\sigma$ 范围内的面积占正态分布曲线下的总面积的 95.46%,此范围以外的面积占 4.54%,左右侧各占约 2.3%;③ $\mu \pm 3\sigma$ 范围内的面积占正态分布曲线下的总面积的 99.74%,此范围以外的面积占 0.26%,左右侧各占约 0.13%。

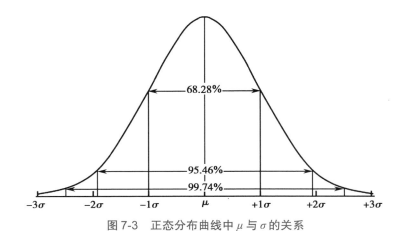

图 7-3　正态分布曲线中 μ 与 σ 的关系

多基因遗传病易患性正态分布曲线下的面积代表总人群,其易患性超过阈值的那部分面积为患者所占的百分数,即患病率。所以人群中某一种多基因遗传性疾病的患病率即为超过阈值的那部分面积。从其患病率就可以得出阈值距离均数有几个标准差,这只要查阅正态分布表即可。易患性正态分布曲线右侧尾部的面积代表患病率。例如,冠心病的群体患病率为 2.3%～2.5%,其阈值与易患性平均值距离约 2σ;而先天性畸形足的群体患病率仅为 0.13%,其阈值与易患性平均值距离约 3σ。

Notes

可见,一种多基因遗传病的易患性的平均值与阈值越近,表明易患性高阈值低,群体患病率高;相反,易患性的平均值与阈值越远,表明易患性低阈值高,群体患病率低(图7-4)。

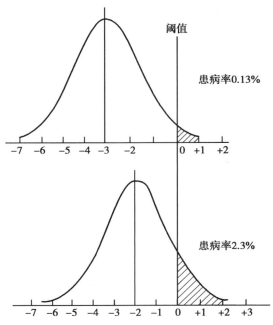

图7-4 易患性的平均值和阈值距离与患病率的关系

四、遗 传 度

已知表型是基因型与环境共同作用的结果,因此,一个多基因性状的变异总和包括遗传变异和环境变异两个组成部分。根据这一概念,可用方差来表示各项变异的程度,即:

表型方差(V_P)=遗传方差(V_G)+环境方差(V_E)

遗传方差就是基因型方差,属于可遗传的变异;而环境方差属于不可遗传的变异。为了衡量遗传方差和环境方差在表型方差中的相对作用,常采用遗传度这一指标。遗传度是指遗传方差占表型方差的比值,它表示数量性状从亲代传递给子代的相对能力。一般用 h^2 表示,其公式为:

$$h^2 = \frac{V_G}{V_P} \times 100\% \tag{7-1}$$

该公式求得的遗传度为广义遗传度。其数值愈大,表明这一性状变异受遗传的影响愈大,受环境的影响愈小;其数值愈小,表明这一性状变异受遗传的影响愈小,受环境的影响愈大。

如进一步分析,遗传方差还可分为三个组成部分,即:

遗传方差(V_G)=加性方差(V_A)+显性方差(V_D)+上位性方差(V_I)

在该公式中,V_A 是多基因累加效应的方差,是可固定遗传的部分;V_D 是基因显性效应的方差,将随世代的增进而消失,是不能固定遗传的部分;而 V_I 和 V_E 同样都是不能遗传的。因此,狭义遗传度是指加性方差占表型方差的比值,即:

$$h^2 = \frac{V_A}{V_P} \times 100\% = \frac{V_A}{(V_A + V_D + V_I) + V_E} \times 100\% \tag{7-2}$$

由于需要分别估算 V_A、V_D 和 V_I,故计算较繁,但狭义遗传度可以更确切地估算可遗传的变异对表型的影响。因为 V_A 一定小于 V_G,所以狭义遗传度总是小于广义遗传度。通常所谓的遗传度是指狭义遗传度。

Notes

在多基因遗传性疾病中，遗传度（heritability）指相对于所有因素对疾病贡献中遗传因素的贡献。遗传度愈大，表明遗传因素对病因的贡献愈大。如果一种疾病其易患性变异全由遗传因素所决定，遗传度就是100%，这种情况仅见于少数外显率为100%的单基因疾病。在遗传度高的疾病中，遗传度可高达70%～80%，这表明遗传因素在决定疾病易患性变异上有重要作用，环境因素的作用较小；在遗传度低的疾病中，遗传度仅为30%～40%，这表明在决定疾病易患性变异上，环境因素有重要作用，而遗传因素的作用不显著。

亲属（亲缘）系数（coefficient of kinship，k）是指两个个体从共同祖先获得某一特定等位基因的总体概率，见表7-2。

表7-2　不同亲属级别的亲属系数

亲属关系	级别	亲属系数（k）
双亲 - 子女	一级亲属	1/2
同胞（兄弟姐妹）	一级亲属	1/2
叔（姑、舅、姨）- 侄（甥）	二级亲属	1/4
祖 - 孙	二级亲属	1/4
表/堂兄妹	三级亲属	1/8

计算多基因遗传病遗传度的高低在临床实践上有重要意义，其计算方法有两种：

1. Falconer 公式　Falconer 公式是根据先证者亲属的发病率与遗传度有关而建立的。亲属发病率越高，遗传度越大，所以可通过调查先证者亲属发病率和一般人群的发病率，算出遗传度（h^2 或 H）。

$$h^2 = \frac{b}{k} \tag{7-3}$$

已知一般人群的发病率时，用下式计算回归系数 b 及其方差 V_b：

$$b = \frac{X_g - X_r}{a_g} \tag{7-4}$$

$$V_b = \left(\frac{1}{a_g}\right)^2 W_r = \left(\frac{1}{a_g}\right)^2 \left(\frac{1 - q_r}{a_r^2 A_r}\right) \tag{7-5}$$

缺乏一般人群的发病率时，可设立对照组，调查对照组亲属的发病率，用下式计算回归系数 b 及其方差 V_b：

$$b = \frac{p_c(X_c - X_r)}{a_c} \tag{7-6}$$

$$V_b = \left(\frac{p_c}{a_c}\right)^2 W_r = \left(\frac{p_c}{a_c}\right)^2 \left(\frac{1 - q_r}{a_r^2 A_r}\right) \tag{7-7}$$

$$S_{h^2} = \frac{\sqrt{V_b}}{k} \tag{7-8}$$

$$t = \frac{h^2}{S_{h^2}} \tag{7-9}$$

在估算遗传度时，如果只估算一级亲属的遗传度，可能会因为一级亲属常共同生活，暴露于相同的环境，而遗传度正是根据亲属间的相似程度来估算的，共同的环境暴露也可导致亲属间的相似程度增高，从而使估算的遗传度产生偏倚，因此，有必要同时估算二级亲属和三级亲属的遗传度，然后计算遗传度的加权平均值和遗传度标准误的加权平均值。但是，对二级亲属和三级亲属的遗传度也要进行显著性检验，仅在其遗传度存在统计学意义时，才可求其加权平均值。

Notes

$$h^2\text{的加权平均值} = \frac{\dfrac{h_1^2}{S_1^2} + \dfrac{h_2^2}{S_2^2} + \dfrac{h_3^2}{S_3^2} + \cdots + \dfrac{h_n^2}{S_n^2}}{\dfrac{1}{S_1^2} + \dfrac{1}{S_2^2} + \dfrac{1}{S_3^2} + \cdots + \dfrac{1}{S_n^2}} \tag{7-10}$$

$$S_{h^2}\text{的加权平均值} = \frac{1}{\sqrt{\dfrac{1}{S_1^2} + \dfrac{1}{S_2^2} + \dfrac{1}{S_3^2} + \cdots + \dfrac{1}{S_n^2}}} \tag{7-11}$$

B ——亲属易患性对先证者易患性的回归系数

k ——亲属系数

X_g ——一般群体易患性平均值与阈值之间的标准差数

X_c ——对照组亲属中的易患性平均值与阈值之间的标准差数

X_r ——先证者亲属易患性平均值与阈值之间的标准差数

a_g ——一般群体易患性平均值与一般群体中患者易患性平均值之间的标准差数

a_c ——对照组亲属易患性平均值与对照组亲属中患者易患性平均值之间的标准差数

a_r ——先证者亲属易患性平均值与先证者亲属中患者易患性平均值之间的标准差数

q_g ——一般群体发病率

q_c ——对照亲属发病率,$p_c = 1 - q_c$

q_r ——先证者亲属发病率

A_r ——先证者亲属中的病例数

V_b ——b 的方差

S_{h^2} ——h^2 的标准误

h_1^2、h_2^2、h_3^2、$\cdots\cdots$、h_n^2 ——分别为各级亲属的遗传度

S_1、S_2、S_3、$\cdots\cdots$、S_n ——分别为各级亲属遗传度的标准误

X_g、X_c、X_r 和 a_g、a_c、a_r 均可由一般群体发病率、对照亲属发病率和先证者亲属发病率查 Falconer 表（表 7-3）得到。

例如，有人调查先天性房间隔缺损在一般群体中的发病率为 1/1000（0.1%），在 100 个先证者的家系中调查，先证者的一级亲属共有 669 人（双亲 200 人，同胞 279 人，子女 190 人），其中有 22 人（A_r）发病，依次求得先证者一级亲属的发病率为 22/669×100%＝3.3%（q_r），然后查 Falconer 表。按群体发病率查得 X_g 和 a_g，再根据亲属发病率查得 X_r 和 a_r，然后代入公式求出 b 值。

$$b = \frac{X_g - X_r}{a_g} = \frac{3.090 - 1.838}{3.367} = 0.37$$

将 b 值代入公式：

$$h^2 = {b}/{k} = {0.37}/{0.5} = 0.74 = 74\%$$

$$V_b = \left(\frac{1}{a_g}\right)^2 \left(\frac{1 - q_r}{a_r^2 A_r}\right) = \left(\frac{1}{3.367}\right)^2 \left(\frac{1 - 0.033}{2.231^2 \times 22}\right) = 0.000\,778\,965$$

$$S_{h^2} = \frac{\sqrt{V_b}}{k} = \frac{\sqrt{0.000\,778\,965}}{0.5} = 0.0558$$

$$t = \frac{h^2}{S_{h^2}} = \frac{0.74}{0.0558} = 13.26$$

$$P < 0.01$$

以上计算结果表明，遗传因素对先天性房间隔缺损发生的贡献为 74%，经显著性检验该遗传度有统计学意义。

Notes

表 7-3　正态分布的 X 和 a 值表

q%	X	a	q%	X	a	q%	X	a	q%	X	a	q%	X	a
0.01	3.719	3.960	0.45	2.612	2.925	0.89	2.370	2.704	1.33	2.217	2.567	1.77	2.104	2.465
0.02	3.540	3.790	0.46	2.605	2.918	0.90	2.366	2.701	1.34	2.214	2.564	1.78	2.101	2.463
0.03	3.432	3.687	0.47	2.597	2.911	0.91	2.361	2.697	1.35	2.211	2.562	1.79	2.099	2.461
0.04	3.353	3.613	0.48	2.590	2.905	0.92	2.357	2.693	1.36	2.209	2.559	1.80	2.097	2.459
0.05	3.291	3.554	0.49	2.583	2.898	0.93	2.353	2.690	1.37	2.206	2.557	1.81	2.095	2.457
0.06	3.239	3.507	0.50	2.576	2.892	0.94	2.349	2.686	1.38	2.203	2.554	1.82	2.092	2.455
0.07	3.195	3.464	0.51	2.569	2.886	0.95	2.346	2.683	1.39	2.200	2.552	1.83	2.090	2.453
0.08	3.156	3.429	0.52	2.562	2.880	0.96	2.342	2.679	1.40	2.197	2.549	1.84	2.088	2.451
0.09	3.121	3.397	0.53	2.556	2.873	0.97	2.338	2.676	1.41	2.194	2.547	1.85	2.086	2.449
0.10	3.090	3.367	0.54	2.549	2.868	0.98	2.334	2.672	1.42	2.192	2.544	1.86	2.084	2.447
0.11	3.062	3.341	0.55	2.543	2.862	0.99	2.330	2.669	1.43	2.189	2.542	1.87	2.081	2.445
0.12	3.036	3.317	0.56	2.536	2.856	1.00	2.326	2.665	1.44	2.186	2.539	1.88	2.079	2.444
0.13	3.012	3.294	0.57	2.530	2.850	1.01	2.323	2.662	1.45	2.183	2.537	1.89	2.077	2.442
0.14	2.989	3.273	0.58	2.524	2.845	1.02	2.319	2.658	1.46	2.181	2.534	1.90	2.075	2.440
0.15	2.968	3.258	0.59	2.518	2.839	1.03	2.315	2.655	1.47	2.178	2.532	1.91	2.073	2.438
0.16	2.948	3.234	0.60	2.512	2.834	1.04	2.312	2.652	1.48	2.175	2.529	1.92	2.071	2.436
0.17	2.929	3.217	0.61	2.506	2.829	1.05	2.308	2.649	1.49	2.173	2.527	1.93	2.068	2.434
0.18	2.911	3.201	0.62	2.501	2.823	1.06	2.304	2.645	1.50	2.170	2.525	1.94	2.066	2.432
0.19	2.894	3.185	0.63	2.495	2.818	1.07	2.301	2.642	1.51	2.167	2.522	1.95	2.064	2.430
0.20	2.878	3.170	0.64	2.489	2.813	1.08	2.297	2.639	1.52	2.165	2.520	1.96	2.062	2.428
0.21	2.863	3.156	0.65	2.484	2.808	1.09	2.294	2.636	1.53	2.162	2.518	1.97	2.060	2.426
0.22	2.848	3.142	0.66	2.478	2.803	1.10	2.290	2.633	1.54	2.160	2.515	1.98	2.058	2.425
0.23	2.843	3.129	0.67	2.473	2.798	1.11	2.287	2.630	1.55	2.157	2.513	1.99	2.056	2.423
0.24	2.820	3.117	0.68	2.468	2.793	1.12	2.283	2.627	1.56	2.155	2.511	2.0	2.054	2.421
0.25	2.807	3.104	0.69	2.462	2.798	1.13	2.280	2.624	1.57	2.152	2.508	2.1	2.034	2.403
0.26	2.794	3.093	0.70	2.457	2.784	1.14	2.277	2.621	1.58	2.149	2.506	2.2	2.014	2.386
0.27	2.782	3.081	0.71	2.452	2.779	1.15	2.273	2.618	1.59	2.147	2.504	2.3	1.995	2.369
0.28	2.770	3.070	0.72	2.447	2.775	1.16	2.270	2.616	1.60	2.144	2.502	2.4	1.977	2.353
0.29	2.759	3.060	0.73	2.442	2.770	1.17	2.267	2.612	1.61	2.142	2.499	2.5	1.960	2.338
0.30	2.748	3.050	0.74	2.437	2.766	1.18	2.264	2.609	1.62	2.139	2.497	2.6	1.943	2.323
0.31	2.737	3.040	0.75	2.432	2.761	1.19	2.260	2.606	1.63	2.137	2.495	2.7	1.927	2.309
0.32	2.727	3.030	0.76	2.428	2.757	1.20	2.257	2.603	1.64	2.135	2.493	2.8	1.911	2.295
0.33	2.716	3.021	0.77	2.423	2.753	1.21	2.254	2.600	1.65	2.132	2.491	2.9	1.896	2.281
0.34	2.706	3.012	0.78	2.418	2.748	1.22	2.251	2.597	1.66	2.130	2.489	3.0	1.881	2.268
0.35	2.697	3.003	0.79	2.414	2.744	1.23	2.248	2.594	1.67	2.127	2.486	3.1	1.866	2.255
0.36	2.687	2.994	0.80	2.409	2.740	1.24	2.244	2.591	1.68	2.125	2.484	3.2	1.852	2.243
0.37	2.678	2.986	0.81	2.404	2.736	1.25	2.241	2.589	1.69	2.122	2.482	3.3	1.838	2.231
0.38	2.669	2.978	0.82	2.400	2.732	1.26	2.238	2.586	1.70	2.120	2.480	3.4	1.825	2.219
0.39	2.661	2.969	0.83	2.395	2.728	1.27	2.235	2.583	1.71	2.118	2.478	3.5	1.812	2.208
0.40	2.652	2.962	0.84	2.391	2.724	1.28	2.232	2.580	1.72	2.115	2.476	3.6	1.799	2.197
0.41	2.644	2.954	0.85	2.387	2.720	1.29	2.229	2.578	1.73	2.113	2.474	3.7	1.787	2.186
0.42	2.636	2.947	0.86	2.382	2.716	1.30	2.226	2.575	1.74	2.111	2.472	3.8	1.774	2.175
0.43	2.628	2.939	0.87	2.378	2.712	1.31	2.223	2.572	1.75	2.108	2.470	3.9	1.762	2.165
0.44	2.620	2.932	0.88	2.374	2.708	1.32	2.220	2.570	1.76	2.106	2.467	4.0	1.751	2.154

Notes

续表

q%	X	a	q%	X	a	q%	X	a	q%	X	a	q%	X	a
4.1	1.739	2.144	8.5	1.372	1.831	12.9	1.131	1.631	17.3	0.942	1.479	28.0	0.583	1.202
4.2	1.728	2.135	8.6	1.366	1.825	13.0	1.126	1.627	17.4	0.938	1.476	29.0	0.553	1.180
4.3	1.717	2.125	8.7	1.359	1.820	13.1	1.122	1.623	17.5	0.935	1.473	30.0	0.524	1.159
4.4	1.706	2.116	8.8	1.353	1.815	13.2	1.117	1.620	17.6	0.931	1.470	31.0	0.496	1.138
4.5	1.695	2.106	8.9	1.347	1.810	13.3	1.112	1.616	17.7	0.927	1.467	32.0	0.468	1.118
4.6	1.685	2.097	9.0	1.341	1.804	13.4	1.108	1.612	17.8	0.923	1.464	33.0	0.440	1.097
4.7	1.675	2.088	9.1	1.335	1.799	13.5	1.103	1.608	17.9	0.919	1.461	34.0	0.412	1.075
4.8	1.665	2.080	9.2	1.329	1.794	13.6	1.098	1.606	18.0	0.915	1.458	35.0	0.385	1.058
4.9	1.655	2.071	9.3	1.323	1.789	13.7	1.094	1.601	18.1	0.912	1.455	36.0	0.358	1.039
5.0	1.645	2.063	9.4	1.317	1.784	13.8	1.089	1.597	18.2	0.908	1.452	37.0	0.332	1.020
5.1	1.635	2.054	9.5	1.311	1779	13.9	1.085	1.593	18.3	0.904	1.449	38.0	0.305	1.002
5.2	1.626	2.046	9.6	1.305	1.774	14.0	1.080	1.590	18.4	0.900	1.446	39.0	0.279	0.984
5.3	1.616	2.038	9.7	1.299	1.769	14.1	1.076	1.586	18.5	0.896	1.443	40.0	0.253	0.966
5.4	1.607	2.030	9.8	1.239	1.765	14.2	1.071	1.583	18.6	0.893	1.440	41.0	0.228	0.948
5.5	1.598	2.023	9.9	1.287	1.760	14.3	1.067	1.579	18.7	0.889	1.437	42.0	0.202	0.931
5.6	1.589	2.015	10.0	1.282	1.755	14.4	1.063	1.575	18.8	0.885	1.434	43.0	0.176	0.913
5.7	1.580	2.007	10.1	1.276	1.750	14.5	1.058	1.572	18.9	0.882	1.431	44.0	0.151	0.896
5.8	1.572	2.000	10.2	1.270	1.746	14.6	1.054	1.568	19.0	0.878	1.428	45.0	0.126	0.880
5.9	1.565	1.993	10.3	1.265	1.741	14.7	1.049	1.565	19.1	0.874	1.425	46.0	0.100	0.863
6.0	1.555	1.985	10.4	1.259	1.736	14.8	1.045	1.561	19.2	0.871	1.422	47.0	0.075	0.846
6.1	1.546	1.978	10.5	1.254	1.732	14.9	1.041	1.558	19.3	0.867	1.420	48.0	0.050	0.830
6.2	1.538	1.971	10.6	1.248	1.727	15.0	1.036	1.554	19.4	0.863	1.417	49.0	0.025	0.814
6.3	1.530	1.964	10.7	1.243	1.723	15.1	1.032	1.551	19.5	0.860	1.414	50.0	0.000	0.798
6.4	1.522	1.957	10.8	1.237	1.718	15.2	1.028	1.548	19.6	0.856	1.411			
6.5	1.514	1.951	10.9	1.232	1.714	15.3	1.024	1.544	19.7	0.852	1.408			
6.6	1.506	1.944	11.0	1.227	1.709	15.4	1.019	1.541	19.8	0.849	1.405			
6.7	1.499	1.937	11.1	1.221	1.705	15.5	1.015	1.537	19.9	0.845	1.403			
6.8	1.491	1.931	11.2	1.216	1.701	15.6	1.011	1.534	20.0	0.842	1.400			
6.9	1.483	1.924	11.3	1.211	1.696	15.7	1.007	1.531	20.1	0.838	1.397			
7.0	1.476	1.918	11.4	1.206	1.692	15.8	1.003	1.527	20.2	0.834	1.394			
7.1	1.468	1.912	11.5	1.200	1.688	15.9	0.999	1.524	20.3	0.831	1.391			
7.2	1.461	1.906	11.6	1.195	1.684	16.0	0.994	1.521	20.4	0.827	1.389			
7.3	1.454	1.899	11.7	1.190	1.679	16.1	0.990	1.517	20.5	0.824	1.386			
7.4	1.447	1.893	11.8	1.185	1.675	16.2	0.986	1.514	20.6	0.820	1.383			
7.5	1.440	1.887	11.9	1.180	1.671	16.3	0.982	1.511	20.7	0.817	1.381			
7.6	1.433	1.881	12.0	1.175	1.667	16.4	0.978	1.508	20.8	0.813	1.378			
7.7	1.426	1.876	12.1	1.170	1.663	16.5	0.974	1.504	20.9	0.810	1.375			
7.8	1.419	1.870	12.2	1.165	1.659	16.6	0.970	1.501	21.0	0.806	1.372			
7.9	1.412	1.864	12.3	1.160	1.655	16.7	0.966	1.498	22.0	0.772	1.346			
8.0	1.405	1.858	12.4	1.155	1.651	16.8	0.962	1.495	23.0	0.739	1.320			
8.1	1.398	1.853	12.5	1.150	1.647	16.9	0.958	1.492	24.0	0.706	1.295			
8.2	1.392	1.847	12.6	1.146	1.643	17.0	0.954	1.489	25.0	0.674	1.271			
8.3	1.385	1.842	12.7	1.141	1.639	17.1	0.950	1.485	26.0	0.643	1.248			
8.4	1.379	1.836	12.8	1.136	1.635	17.2	0.946	1.482	27.0	0.613	1.225			

Notes

在缺乏一般人群发病率数据时,可选择与病例组匹配的对照组,调查对照组亲属的发病率,用先证者亲属和对照亲属的发病率计算遗传度。

再如,对江苏启东肝癌的调查发现,肝癌患者一级亲属6591人中,有359人(A_r)发病,其发病率为5.45%(q_r);在年龄和性别均与患者相应的无病对照者的5227名一级亲属中,有54人患肝癌,发病率$q_c=0.0103=1.03\%$。$p_c=1-q_c=0.9897$,分别查得X_r、X_c和a_r、a_c,然后代入公式求出b值。

$$b=\frac{p_c(X_c-X_r)}{a_c}=\frac{0.9897(2.315-1.603)}{2.655}=0.2654$$

将b值代入公式:

$$h^2=\frac{b}{k}=\frac{0.2654}{0.5}=0.5308=53.08\%$$

$$V_b=\left(\frac{p_c}{a_c}\right)^2\left(\frac{1-q_r}{a_r^2 A_r}\right)=\left(\frac{0.9897}{2.655}\right)^2\left(\frac{1-0.0545}{2.0265^2\times359}\right)=0.000\,087\,559$$

$$S_{h^2}=\frac{\sqrt{V_b}}{k}=\frac{\sqrt{0.000\,087\,559}}{0.5}=0.0187$$

$$t=\frac{h^2}{S_{h^2}}=\frac{0.5308}{0.0187}=28.39$$

$$P<0.01$$

以上计算结果表明,遗传因素对肝癌发生的贡献超过50%,经显著性检验该遗传度有统计学意义。

在这里,我们的两个实例仅计算了一级亲属的遗传度,二级和三级亲属遗传度的计算方法与一级亲属相同,但应注意的是,不同级别亲属遗传度的计算均是分别进行的,不同级别的亲属,其b、V_b和k的数值是不同的。我们计算的遗传度是一个点估计值,对其也可计算可信区间,通常计算其95%可信区间,即$h^2\pm1.96S_{h^2}$。

2. Holzinger 公式　Holzinger(1929)公式是根据遗传度越高的疾病,一卵双生的患病一致率与二卵双生患病一致率相差越大而建立的。

所谓一卵双生(monozygotic twin)是指由一个受精卵形成的两个双生子,他们的遗传基础相同,发育环境则可能存在差异;二卵双生(dizygotic twin)是指由两个受精卵形成的两个双生子,他们的遗传基础不同(其差异程度与一般同胞间相同),发育环境也可能存在差异。所谓患病一致率是指双生子中一个患某种疾病,另一个也患同样疾病的频率。

$$h^2=\frac{C_{MZ}-C_{DZ}}{100-C_{DZ}}\tag{7-12}$$

$$S_{h^2}=\sqrt{\left[\frac{1-C_{MZ}}{(1-C_{DZ})^2}\right]^2\cdot\frac{C_{DZ}(1-C_{DZ})}{n_2}+\left(\frac{1}{1-C_{DZ}}\right)^2\cdot\frac{C_{MZ}(1-C_{MZ})}{n_1}}\tag{7-13}$$

C_{MZ}——一卵双生子的同病率

C_{DZ}——二卵双生子的同病率

n_1　——一卵双生子的对子数

n_2　——二卵双生子的对子数

例如,对躁狂抑郁性精神病的调查表明,在15对一卵双生子中,共同患病的有10对;在40对二卵双生子中,共同患病的有2对。依此来计算一卵双生子的同病率为67%,二卵双生子的同病率为5%。代入上式:

$$h^2=\frac{C_{MZ}-C_{DZ}}{100-C_{DZ}}=\frac{67-5}{100-5}=0.65=65\%$$

Notes

$$S_{h^2} = \sqrt{\left[\frac{1-0.67}{(1-0.05)^2}\right]^2 \cdot \frac{0.05(1-0.05)}{40} + \left(\frac{1}{1-0.05}\right)^2 \cdot \frac{0.67(1-0.67)}{15}} = 0.1284$$

以上结果表明,在躁狂抑郁性精神病中,遗传因素的贡献为65%。

一些常见的多基因遗传性疾病的患病率和遗传度见表7-4。

表7-4　常见多基因遗传病的群体患病率、先证者一级亲属患病率和遗传度

疾病	一般群体患病率(%)	患者一级亲属患病率(%)	男/女	遗传度(%)
原发性高血压	4～8	20～30	1	62
哮喘	4	20	0.8	80
消化性溃疡	4	8	1	37
冠心病	2.5	7	1.5	65
精神分裂症	1.0	10	1	80
糖尿病(早发型)	0.2	2～5	1	75
脊柱裂	0.3	4	0.8	60
无脑儿	0.2	2	0.4	60
唇裂±腭裂	0.17	4	1.6	76
腭裂	0.04	2	0.7	76
先天性畸形足	0.1	3	2.0	68
先天性髋关节脱位	0.07	4	0.2	70
先天性幽门狭窄	0.3	男先证者2 女先证者10	5.0	75
先天性巨结肠	0.02	男先证者2 女先证者8	4.0	80
强直性脊椎炎	0.2	男先证者7 女先证者2	0.2	70

应当指出,遗传度估计值是由特定环境中特定人群的患病率估算得到的,不宜外推到其他人群和其他环境;同时,遗传度是群体统计量,并不等于个体的确切遗传度。如果某种疾病的遗传度为50%,不能说某个患者的发病一半由遗传因素决定,一半由环境因素决定,而应该说在这种疾病的总变异中,一半与遗传变异有关,一半与环境变异有关。遗传度的估算仅适合于没有遗传异质性,而且也没有主基因效应的疾病。若导致疾病的多基因中有一个显性主基因,那么估算的遗传度可以超过100%;若主基因为隐性基因,则由先证者的同胞估算的遗传度可以高于由父母或子女估算的遗传度。因此,只有当由同胞、父母和子女分别估算的遗传度相近似时,这个遗传度才是合适的。同时也才能认为该疾病的发生可能是多基因遗传的结果。

第二节　多基因遗传病发病机制的相关学说

一、常见遗传变异——常见病学说

常见病学说(rare variant-common disease)认为普遍存在于人群中的常见遗传变异(等位基因频率≥5%的变异)是引起常见疾病的遗传学基础。人类单倍体图计划(HapMap Project)就是基于这一学说应运而生的一个国际性科研项目,并由此催生了基于人类单倍体图的全基因组关联研究(genome-wide association study,GWAS)策略去鉴定常见病的致病基因及其变异。

Notes

二、罕见遗传变异——常见病学说

这是一组美国学者基于对人类高密度脂蛋白水平的研究而提出的理论。这一理论认为人群中一些罕见的遗传变异（罕见的标准不一，但此处以＜5%为标准）也可导致多基因遗传病。研究表明，这一理论同样是正确的，如精神分裂症的致病基因多为罕见遗传变异（见下）。多个罕见遗传变异相加及相互作用，并在环境因素的作用下，可导致这些罕见遗传变异的携带者产生相应的疾病，且罕见遗传变异一般认为比常见遗传变异具有更强的表型效应。

常见及罕见遗传变异通过影响变异携带者对疾病的易感性、疾病的进展及药物反应而对疾病的发生、发展起作用。就易感性而言，一个最常见的例子是吸烟和肺癌发生的关系。没有易感基因的个体，可能长期吸烟，但不得肺癌。而携带有易感基因的个体虽然完全不吸烟，却可能患肺癌。由于个体遗传背景的不同，处于同一环境因素之中患有同一疾病的个体，疾病进展的速度可有不同。有的人迅速恶化，也有的人可长期迁延，甚至治愈。同样，由于个体遗传背景的不同，药物代谢酶的活性不同，故对药物的治疗反应及副作用也可不同。有的人对某种药物可以很敏感，而有的人可以完全没有反应；也有的人只需要相对较小的剂量；而有的人却需要较大的剂量才能起到治疗作用。这在抗肿瘤药物及抗精神病药物中尤为明显。因此，基于个体遗传背景而进行的个体化的治疗及个性化的剂量选择是当前转化医学的重要领域之一（详见本书第十一章）。

第三节　多基因遗传病致病基因的研究方法

一、关联研究

关联研究是一种主要基于统计学方法去找寻多基因遗传性疾病相关基因的研究方法。在这一研究中，分析者比较等位基因或基因型的频率在某一疾病的病例组及对照组中的差别，并计算其显著性。在病例组中显著高于对照组的等位基因/基因型被认为与这一疾病相关。而在对照组中显著高于病例组的等位基因/基因型则被认为与对这一疾病的抵抗性相关。

（一）全基因组关联研究

全基因组关联研究（genome-wide association study，GWAS）是基于常见遗传变异——常见病学说及人类单倍体图计划而产生的一种关联研究方法。人类单倍体图计划（HapMap Project）已表明人类基因组有如下特点：

1. 由于连锁不平衡的存在可将人类基因组划分为多个板块；
2. 每一板块中只有数个常见单倍体；
3. 每个单倍体中的所有基因一同传递给下一代；
4. 每个单倍体可由不同的标签单核苷酸多态性（tag SNP）所捕获。

因此用代表每个单倍体的tagSNP可以进行全基因组的扫描；并比较病例与对照中tagSNP的频率；进行显著性检验；从而判定所检测的单倍体与某一疾病是否关联。但是，全基因组关联研究只是在单倍体水平的研究。每一单倍体内可含有数个/多个基因。同时由于基因组板块间由重组热点隔开，这一方法对位于重组热点的基因缺乏检测效率。

全基因组关联研究最成功的例子是对年龄相关黄斑变性（age-related macular degeneration，MIM 610698）致病基因的鉴定。它成功地证实了 *CFH*（MIM 134370）在这一疾病中的致病性。

（二）病例-对照研究

与GWAS对全基因组中的所有基因同时进行关联研究不同，病例-对照研究（case-control study）是以候选基因为导向的研究。即研究者首先选择与所研究的疾病可能相关的候选基因，

Notes

然后在病例和对照两大群体中进行这一基因遗传变异频率的检验及统计学分析。

这一研究的结果可能受人群分层(population stratification)的影响。人群分层指人群亚结构中由于祖先不同而造成的等位基因频率的不同。比如，如果我国北方人群等位基因 A 频率显著多于南方人群，而在病例组中北方人群居多，对照组中北方人群少。这就可能会导致 A 与这一疾病的相关的错误结论。因此，病例 - 对照研究应在同质性(homogenous)的人群中进行或对统计学结果进行与人群分层有关的校正。

（三）以家庭为基础的关联研究

鉴于病例 - 对照研究可能受人群分层的影响，一类以家庭为基础的关联研究(family-based association study)应运而生。这其中最具代表性的是传递不平衡检验(transmission disequilibrium test, TDT)。在这一研究中，研究者收集患者及其父母三者(trio)的血样，在多个这种家庭中进行候选基因的基因型鉴定。然后进行传递不平衡的检验。以下图(图 7-5)为例，患者父母的等位基因分别为 ACGT。这 4 个等位基因传给子代的几率应遵循随机的原则，即每个等位基因有 25% 的概率下传。这是预期的下传比率，即"平衡传递"。但如果某个等位基因的下传率没有遵循这一原则，而是过多地传递了子代，而子代为这一疾病的患者，则是"不平衡"传递，故这一等位基因被认为与这一疾病相关。由于这一检验是在家庭中进行的，故不受人群分层的影响。

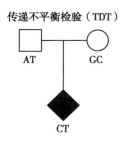

传递不平衡检验（TDT）

家系数目	传递的等位基因	观察值	期望值	X^2	P
N	A	?	N×25%	?	?
	C		N×25%		
	G		N×25%		
	T		N×25%		

图 7-5　传递不平衡检验

二、非参数性连锁分析

连锁(linkage)指位于同一条染色体上的 DNA 序列由于物理位置相近而一同向子代传递的倾向。连锁分析(linkage analysis)是利用上述特征而进行致病基因定位(mapping)的分析方法。在这一方法中，所找寻的基因的位置是未知的，但用于全基因组连锁分析的遗传标记物的位置是已知的，通过对全基因组的遗传标记物的扫描及连锁分析，分析者寻找与致病基因相连锁的遗传标志物，其可以指示致病性基因的大致位置。

连锁分析有两种，一种是参数型(parametric)，另一种是非参数型(non-parametric)。参数型连锁分析在分析时必须给出计算所需的参数，如等位基因频率、外显率、传递模型等。严格地说，参数性连锁分析(parametric linkage analysis)只适用于单基因疾病的基因定位。而非参数性连锁分析(non-parametric linkage analysis)是一类没有任何预先设定的模拟的连锁分析(model free)。故可用于多基因遗传性疾病的基因定位。在这一类分析中最具有代表性的是同胞对分析(sib-pair analysis)。

在同胞对分析中，研究者收集多个患有同一疾病的同胞兄弟姐妹，并用全基因组的多态性标志物进行全基因组扫描及连锁分析，寻找同胞中共享的基因组节段高于预期值(即随机共享

Notes

值）的遗传标志物的基因组节段。阳性的连锁节段被认为可能含有致病基因。这一分析所获得的节段往往较大，故从阳性节段的定位到致病基因的最终鉴定仍有很多的工作，且致病基因往往要有较强的表型效应。

三、致病性基因的确定

相关基因不等于致病性基因。对基因的致病性的判别还必须依赖其他方法去证实。这主要包括：

1）功能性研究：研究相关基因的功能及其生物学效应。

2）基因表达的研究：相关基因是否在受疾病影响的组织中表达，及其表达是否与疾病的发生、发展有关。

3）动物试验的研究：通过在动物试验中对这一相关基因的敲除、沉默、转入或突变等方法去证实它在人类的可能的功能学效应。

4）生物信息学研究等。

四、多基因遗传病再发风险的估计

（一）患病率与亲属级别有关

有些多基因遗传性疾病的发病可有明显的家族聚集倾向，患者亲属患病率高于群体患病率，而且随着与患者亲缘关系级别的变远（或亲缘系数增大）患病率递减（表7-5）。

表7-5 多基因遗传病中亲属级别和患病率之间的关系

人群	马蹄内翻足	唇裂±腭裂	先天性髋关节脱位（女）	先天性幽门狭窄（男）
一般群体	0.001	0.001	0.002	0.005
单卵双生	0.3（×300）	0.4（×400）	0.4（×200）	0.4（×80）
一级亲属	0.025（×25）	0.04（×40）	0.05（×25）	0.05（×10）
二级亲属	0.005（×5）	0.007（×7）	0.006（×3）	0.025（×5）
三级亲属	0.002（×2）	0.003（×3）	0.004（×2）	0.0075（×1.5）

在相当多的多基因遗传性疾病中，群体患病率 q_g 常在 0.1%～1%，遗传度为 70%～80% 之间，那么患者一级亲属的再患风险可利用 Edwards（1960）公式，其下标内容为患者一级亲属再发风险，q_r 是群体患病率 q_g 的平方根，即 $q_r = \sqrt{q_g}$；当遗传度低于 70%～80% 时，患者一级亲属再发风险低于群体患病率的平方根；当遗传度高于 70%～80% 时，一级亲属再患风险高于群体患病率的平方根。例如：唇裂的群体患病率为 0.17%，其遗传度为 76%，患者一级亲属再发风险 $q_r = \sqrt{0.0017} \approx 4\%$；如果遗传度为 100% 时，患者一级亲属的再发风险上升到 9%；如果遗传度在 50% 时，患者一级亲属的再发风险下降到 2%。由此可见，多基因遗传病的再发风险与疾病的遗传度高低有关。

因此，有了群体患病率和遗传度，即可对患者一级亲属患病率做出适当估计（图7-6）。

图 7-6 显示了群体患病率、遗传度和患者一级亲属患病率之间的相互关系，可以从中估计多基因遗传性疾病的发病风险率。例如，无脑畸形和脊柱裂的患病率为 0.38%，在图中横轴上查出 0.38 之点，作一垂直线与纵轴平行，已知此病的遗传度为 60%，从图中找出遗传度 60% 的斜线，把它和 0.38 的垂直线相交点作一横线在纵轴上的一点近于 4，即表明该病的一级亲属患病率接近 4%。

有些多基因遗传性疾病，在遗传度相同的情况下，群体患病率不同，发病风险率也不同，同样可以从图中进行估计。

Notes

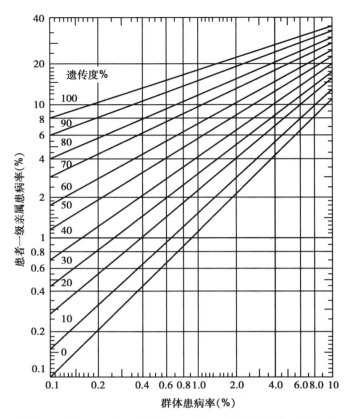

图 7-6　群体中患病率、遗传度与患者一级亲属患病率的关系

（二）患者亲属再发风险与亲属中受累人数有关

在多基因遗传性疾病中，当一个家庭中患病人数愈多，则亲属再发风险愈高。例如，一对夫妇表型正常，但头胎出生了一个唇裂患儿以后，再次生育时患唇裂的风险为 4%；如果他们又生了第二个唇裂患儿，第三胎生育唇裂风险则上升到 10%。说明这一对夫妇带有更多能导致唇裂的致病基因，他们虽然未发病，但他们的易患性更接近发病阈值，因而造成其一级亲属再发风险增高（表 7-6）。这一点与单基因病遗传不相同，因为在单基因遗传病中的双亲基因组成已固定，并严格按孟德尔遗传规律遗传，故其后代患病概率不因为已生出几个患者而改变其原有的 1/2 或 1/4 发病风险。

表 7-6　多基因遗传性疾病再发风险估计（Smith 表格）

双亲患者数		0			1			2		
一般群体患病率（%）	遗传度（%）	再发风险率（%）								
		同胞患者数			同胞患者数			同胞患者数		
		0	1	2	0	1	2	0	1	2
1.0	100	1	7	14	11	24	34	63	65	67
	80	1	8	14	8	18	28	41	47	52
	50	1	4	8	4	9	15	15	21	26
0.1	100	0.1	4	11	5	16	26	62	63	64
	80	0.1	3	10	4	14	23	60	61	62
	50	0.1	1	3	1	3	9	7	11	15

（三）患者亲属再发风险与患者畸形或疾病严重程度有关

多基因遗传性疾病发病的遗传基础是基因的累加效应。在多基因遗传性疾病中如果患者

Notes

病情严重，证明其易患性远远超过发病阈值而带有更多的易感性基因，与病情较轻的患者相比，其父母所带有的易感基因也多，易患性更接近阈值。因此，再次生育时其后代再发风险也相应增高。例如，一侧唇裂的患者，其同胞的再发风险为 2.46%；一侧唇裂并腭裂的患者，其同胞的再发风险为 4.21%；双侧唇裂加腭裂的患者，其同胞的再发风险为 5.74%。这一点也不同于单基因遗传病。在单基因遗传病中，不论病情的轻重如何，一般不影响其再发风险率，仍为 1/2 或 1/4。

（四）多基因遗传性疾病的群体患病率存在性别差异时，亲属再发风险与性别有关

在某种多基因遗传性疾病的发病上存在性别差异时，表明不同性别的发病阈值是不同的。群体中患病率较低的即阈值较高的性别的先证者，其亲属再发风险相对增高；相反，群体中患病率相对高即阈值较低性别的先证者，其亲属再发风险相对较低。这种情况称为卡特效应（Carter effect）。例如，人群中先天性幽门狭窄男性患病率为 0.5%，女性患病率为 0.1%，男性比女性患病率高 5 倍，则男性先证者后代中儿子患病率为 5.5%，女儿的患病率是 2.4%；而女性先证者后代中儿子患病率高达 19.4%，女儿患病率达到 7.3%。该结果说明，女性先证者比男性先证者带有更多的易感基因。图 7-7 显示如果女性患者比例增加时，群体的易患性会增加而右移。

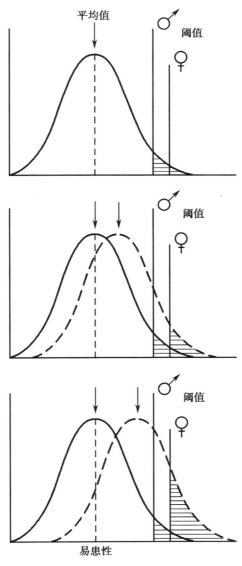

图 7-7　群体中先天性幽门狭窄发病阈值有性别差异的易患性分布图

综上所述，在估计多基因遗传性疾病再发风险时，必须全面考虑上述各种情况及有关资料进行具体分析，才能得出切合实际的结论。

第四节　几种常见的多基因遗传病

一、精神分裂症

精神分裂症（schizophrenia，SZ，MIM 181500）的遗传度约为 85%，是一种以遗传因素为主的疾病。现今的研究表明绝大多数的被认为与精神分裂症的易感性相关的基因的外显率并不完全，需要相对较多数目的遗传变异才会引起本病，且这些遗传变异可使携带者所患的疾病可为精神分裂症、孤独症以及双相情感障碍这一疾病谱中的任一疾病。其原因尚不明。

（一）罕见遗传变异

尽管全基因组关联分析的研究鉴定了多个可能与精神分裂症相关的位点，但深入的研究却将易感基因指向了罕见遗传变异（即等位基因频率 <1% 的变异）。这些罕见遗传变异可来自于父母，也可为新生性的突变；可为小的突变，如点突变、小的插入或缺失；也可为大的拷贝数目变异（变异节段 >1kb）。

小的罕见的遗传变异：

1. 电压门控钙离子通道（voltage-gated calcium channel）中的遗传变异；

2. 编码突触联接网中的蛋白质的遗传变异，如活性调节细胞骨架相关的折叠蛋白（activity-regulated cytoskeleton-associated scaffold protein，ARC）和 N- 甲基 -d- 天门冬氨酸受体（N-methyl-d-aspartate receptor，NMDAR）蛋白编码基因的突变；

3. 脆性染色体蛋白 FMRP 编码基因的遗传变异。

（二）罕见拷贝数目变异

拷贝数目变异（copy-number variants，CNVs）是指一组相对于参考序列而言被测试者的基因组序列有大于 1kb 以上的重复（duplication）、缺失（deletion）或复杂性改变的变异。与精神分裂症相关的拷贝数目变异所涉及的染色体节段常大于 1kb，可为 15q11.2 缺失，17q12 缺失、3q29 缺失和 16p11.2 重复等。但这些拷贝数目变异并不呈完全外显。15q11.2 缺失可影响脑部的结构，这一模式与在精神分裂症中观察到的由第一次发作而导致的精神症状，和脑部的结构改变相一致。

（三）新生突变

现实生活中精神分裂症患者由于社会因素较无本病者有较少的后代，故从理论上来说本病的易感基因频率在人群中应呈下降趋势。但精神分裂症的发病率在长期以来维持不变。

现有的新生突变学说较好地解释了本病发病率维持不变的原因。这一理论认为，部分精神分裂症患者的易感基因源自于新生的突变，即其可来自父母的生殖细胞的变异，也可来自胚胎发育期的变异，而非家系祖上传来。其可为罕见的小的变异，也可为罕见的拷贝数目变异。同时流行病学调查表明，父亲的生育年龄与精神分裂症相关。这似乎表明，精子的突变在疾病的发病中起重要作用。

（四）染色体畸变

有关精神分裂症的染色体畸变的细胞遗传学研究早在 20 世纪 60 年代即已开展，已报道的精神分裂症染色体异常包括：5q11-q13 部分三体、t(2；18)(p11.2；p11.2)易位、t(1；7)(p22；q22)易位、9p11-9q13 倒位、4p15.2-q21.3 倒位、5p14.1 部分三体、8 号三体、8q24 脆性位点、10q24 脆性位点、22q11.1 缺失、5q21-q23.1 缺失以及性染色体非整倍体等。这些染色体畸变只出现在个别精神分裂症案例中，并非精神分裂症特异性的变异。因而，精神分裂症与染色体畸变之间没

Notes

有明显关联。但上述染色体畸变部位的发现，有助于确定精神分裂症易感基因。

二、糖 尿 病

（一）1型糖尿病

1型糖尿病被认为是一种由自体免疫反应造成胰岛B细胞的不可逆性破坏，从而使胰岛素合成减少而导致的疾病。过敏原被认为可能为发育早期的饮食、病毒感染或药物中的成分。故此型病人发病较早，且依赖胰岛素治疗。

现有的全基因组关联研究已报道了超过40个人类基因组中的位点与其易感性相关。而在进一步的致病基因找寻中已证实对于1型糖尿病的易感性或使携带者抵抗本病的基因有常见遗传变异也有罕见遗传变异。它们的表型效应有主效的，如HLA基因；也有微效的，如白介素基因。

1. 使携带者抵抗发生1型糖尿病的基因　①HLA-DQ位点第57位氨基酸，如果是天门冬氨酸则有抵抗1型糖尿病的效果，而其他氨基酸使携带者则对1型糖尿病易感；②11p15中的可变串联重复序列（INS VNTR）较长的串联重复序列有抵抗1型糖尿病的作用。

2、使携带者对1型糖尿病易感的免疫基因　①白介素及其受体的基因：IL-19、IL-20、IL-27、IL-10、IL-2RA；②干扰素系统基因：IFIH1基因。

表7-7显示1型糖尿病相关基因。

表7-7　1型糖尿病相关基因

位置	基因	全称
11p15.5	INS	胰岛素 INSULIN
1p13.2	PTPN22	酪氨酸蛋白磷酸酶，非受体型，22 PROTEIN TYROSINE PHOSPHATASE, NONRECEPTOR-TYPE, 22
6p21.31	ITPR3	1，4，5-三磷酸肌醇受体，3型 INOSITOL 1，4，5-TRIPHOSPHATE RECEPTOR，TYPE 3
12q24.13	OAS1	2，5-寡腺苷酸合成酶1 2-PRIME, 5-PRIME-OLIGOADENYLATE SYNTHETASE 1
Xp11.23	FOXP3	FORKHEAD盒P3 FORKHEAD BOX P3
12q24.31	HNF1A	HNF1同源盒A HNF1 HOMEOBOX A
15q26	IDDM3	胰岛素依赖型糖尿病3 DIABETES MELLITUS, INSULIN-DEPENDENT, 3
11q13	IDDM4	胰岛素依赖型糖尿病4 DIABETES MELLITUS, INSULIN-DEPENDENT, 4
6q25.1	SUMO4	小泛素样调节体4 SMALL UBIQUITIN-LIKE MODIFIER 4
2q31	IDDM7	胰岛素依赖型糖尿病7 DIABETES MELLITUS, INSULIN-DEPENDENT, 7
6q25-q27	IDDM8	胰岛素依赖型糖尿病8 DIABETES MELLITUS, INSULIN-DEPENDENT, 8
14q24.3-q31	IDDM11	胰岛素依赖型糖尿病11 DIABETES MELLITUS, INSULIN-DEPENDENT, 11
2q34	IDDM13	胰岛素依赖型糖尿病13 DIABETES MELLITUS, INSULIN-DEPENDENT, 13

Notes

续表

位置	基因	全称
2q33.2	CTLA4	T细胞毒性淋巴细胞相关4 CYTOTOXIC T LYMPHOCYTE-ASSOCIATED 4
6q21	IDDM15	胰岛素依赖型糖尿病15 DIABETES MELLITUS, INSULIN-DEPENDENT, 15
18q21	IDDM6	胰岛素依赖型糖尿病6 DIABETES MELLITUS, INSULIN-DEPENDENT, 6
10p15.1	IL2RA	白细胞介素2受体α INTERLEUKIN 2 RECEPTOR, ALPHA
10q25	IDDM17	胰岛素依赖型糖尿病17 DIABETES MELLITUS, INSULIN-DEPENDENT, 17
5q31.1-q33.1	IDDM18	胰岛素依赖型糖尿病18 DIABETES MELLITUS, INSULIN-DEPENDENT, 18
3p21.31	CCR5	趋化因子, CC MOTIF, 受体5 CHEMOKINE, CC MOTIF, RECEPTOR 5

（二）2型糖尿病

2型糖尿病的发病率在全球,尤其是发达国家一直呈上升趋势。预计至2025年全球会有3亿患者。2型糖尿病一般隐性起病,持续时间长。虽然患者没有即刻的生命危险,但却可因种种并发症而造成一系列的严重后果,甚至死亡。同时,由于患者需长期服药,这一疾病对病人、病人家庭及整个社会都构成沉重的负担。

环境因素被认为在2型糖尿病的发病中起重要作用。这主要指包括饮食和运动在内的生活方式上的作用。高脂、高热量饮食和过少的运动被认为与2型糖尿病的发病相关。近年来关于肠道菌群的研究也对2型糖尿病的发病提供了新的见解。肠道菌群是人体消化的重要一步,而2型糖尿病患者肠道菌群的多样性往往不及健康对照。可以预期这一领域的研究将会使我们获得更多的关于本病发病机制的认识。

与1型糖尿病不同,现知的2型糖尿病的基因很多,但却鲜有较强的表型效应的基因,故现认为2型糖尿病是"真正的"微效多基因遗传性疾病。且1型和2型糖尿病的易感基因间基本没有重复,提示这两型糖尿病实则为病因、发病机制完全不同的两种疾病。

全基因组关联研究将2型糖尿病的基因定位于很多位点。但现今只有约22个位点被重复的研究结果所证实。已知2型糖尿病的易感基因见表7-8。

表7-8　2型糖尿病相关基因

位置	基因	全称
10q25.2-q25.3	TCF7L2	类转录因子7-2型 TRANSCRIPTION FACTOR 7-LIKE 2
3p25.2	PPARG	过氧化物增殖激活受体γ PEROXISOME PROLIFERATOR-ACTIVATED RECEPTOR-GAMMA
11p15.1	KCNJ11	钾通道,内流,J家族,11号成员 POTASSIUM CHANNEL, INWARDLY RECTIFYING, SUBFAMILY J, MEMBER 11
4p16.1	WFS1	WFS1基因 WFS1 GENE
17q12	HNF1B	HNF1同源盒B HNF1 HOMEOBOX B

Notes

续表

位置	基因	全称
12q24.31	HNF1A	HNF1 同源盒 A HNF1 HOMEOBOX A
10q23.33	HHEX/IDE	蝌类表达同源盒 HEMATOPOIETICALLY EXPRESSED HOMEOBOX/ 降胰岛素酶 INSULIN-DEGRADING ENZYME
8q24.11	SLC30A8	溶质载体 30 家族（锌转运体），8 号成员 SOLUTE CARRIER FAMILY 30（ZINC TRANSPORTER），MEMBER 8
16q12.2	FTO	脂质相关和肥胖相关基因 FAT MASS- AND OBESITY-ASSOCIATED GENE
6p22.3	CDKAL1	类 CDK5 调节亚单位相关蛋白 1-1 型 CDK5 REGULATORY SUBUNIT-ASSOCIATED PROTEIN 1-LIKE 1
9p21.3	CDKN2A/ CDKN2B	细胞周期蛋白依赖性激酶抑制剂 2A CYCLIN-DEPENDENT KINASE INHIBITOR 2A 细胞周期蛋白依赖性激酶抑制剂 2A CYCLIN-DEPENDENT KINASE INHIBITOR 2B
2q36.3	IRS1	胰岛素受体底物 1 INSULIN RECEPTOR SUBSTRATE 1
3q27.2	IGF2BP2	胰岛素样生长因子 2 mRNA 结合蛋白 2 INSULIN-LIKE GROWTH FACTOR 2 mRNA-BINDING PROTEIN 2
1p12-p11	NOTCH2	槽状，果蝇，同族体，2 NOTCH, DROSOPHILA, HOMOLOG OF, 2
7p15.2-p15.1	JAZF1	另一个与锌指结构并列的基因 1 JUXTAPOSED WITH ANOTHER ZINC FINGER GENE 1
	CAMK1D	钙依赖蛋白激酶 -I-Δ CALCIUM/CALMODULIN-DEPENDENT PROTEIN KINASE I-DELTA
12q21.1	TSPAN8/LGR5	TETRASPANIN-8 型 TETRASPANIN 8 亮氨酸富集 G 重复成对蛋白受体 5 LEUCINE-RICH REPEAT-CONTAINING G PROTEIN-COUPLED RECEPTOR 5
2p21	THADA	甲状腺腺瘤相关基因 THYROID ADENOMA-ASSOCIATED GENE
3p14.1	ADAMTS9	伴糖蛋白 G 的解聚素样及金属蛋白酶 1 型调节体 9 A DISINTEGRIN-LIKE AND METALLOPROTEINASE WITH THROMBOSPONDIN TYPE 1 MOTIF，9
11p15.5-p15.4	KCNQ1	钾通道，电压门控性，KQT 样家族成员 1 POTASSIUM CHANNEL, VOLTAGE-GATED, KQT-LIKE SUBFAMILY, MEMBER 1
7q32.3	KLF14	KRUPPEL 样受体 14 KRUPPEL-LIKE FACTOR 14
11q14.3	MTNR1B	N- 乙酰 -5- 甲氧基色胺受体 1B MELATONIN RECEPTOR 1B
3q21.1	ADCY5	腺苷酸环化酶 5 ADENYLATE CYCLASE 5
1q32.3	PROX1	PROSPERO 相关同源盒 1 PROSPERO-RELATED HOMEOBOX 1

Notes

（三）某些特殊类型糖尿病

这主要为一组单基因遗传的糖尿病。这包括：青年人中的成年发病型糖尿病（maturity-onset diabetes mellitus of the young，MODY），是一种常染色体显性遗传的单基因疾病，现知可由至少8个基因的突变引起。

葡萄糖激酶（glucokinase）突变所引起的 MODY，常常只有轻度的血糖改变，且一般只需饮食治疗即可控制。而调控胰岛 B 细胞发育的转录因子的突变，如 NHF1A、NHF4A，往往引发较为严重的糖尿病且需药物治疗。

新生儿糖尿病　糖尿病常发生于 6 个月前，现已知有至少 14 个基因的突变可引起本病。过渡型新生儿糖尿病（diabetes mellitus，transient neonatal）可由父源性 6q24 的过表达所引起，虽可缓解，但在以后的生命中有复发的倾向。持续性新生儿糖尿病（diabetes mellitus，permanent neonatal）可由胰岛素基因 *INS* 等基因的突变引起。

三、支气管哮喘

支气管哮喘（bronchial asthma），简称哮喘，是一种以气道慢性炎症，气道高反应性和可逆性气流受限为特征的呼吸疾病。该病多为多基因遗传，发病具有家族聚集倾向。哮喘的发病率呈逐年上升趋势，各国哮喘患病率在 1%～30% 之间，我国约为 0.5%～5%。以儿童多见，发达国家患病率高于发展中国家，城市高于农村。

（一）哮喘的临床特征

哮喘是由于多种刺激因素引起的支气管反应性增高的疾病。临床上表现为发作性伴有哮鸣音的呼气性呼吸困难，可在数分钟内发作，持续数小时至数天，可经治疗后缓解或自行缓解，严重时可持续数日或数周，反复发作；长期反复发作哮喘可并发慢性支气管炎或肺气肿。

哮喘大致可分为外源性和内源性两大类。外源性哮喘常于幼年期发病，具有明显的对过敏原的变态反应史。内源性哮喘常于成年发病，支气管迷走神经反应性增高，倾向于常年发作，且较为严重。而根据病因、产生机制和防治方法不同，又可分为吸入型（外源性）、感染性（内源性）、运动型、药物型和混合型，以前两型多见。

各型哮喘共同的病理特征是气道慢性炎症，主要表现为支气管平滑肌痉挛、黏膜下组织水肿及气道上皮下炎性细胞浸润，气道分泌物增加等。目前其产生机制尚不清楚，一般认为外源性哮喘的产生与异常免疫反应有关，而内源性哮喘则多由于自主神经功能紊乱所致。

流行病学研究表明哮喘及过敏性疾病在 20 世纪下半叶急剧增加，其原因被认为与抗生素的大量使用，以及在此期间人们相对清洁的生活方式有关。研究人员证实，儿童生长发育期与微生物的接触影响早期免疫系统的形成及成熟，并与哮喘的发病相关。这一理论表明了环境因素在哮喘发病中的重要性。

（二）哮喘发生的遗传因素

近 20 年来，通过全基因组扫描和连锁分析等方法，确定哮喘是一种具有不同表型的复杂性疾病，疾病的发生、发展由多种基因之间的相互作用和基因与环境之间的相互作用所决定。

研究表明，多条染色体上的多个基因与哮喘或者哮喘相关性状（asthma related traits，ASRT）相关。ASRT 包括哮喘的临床特征如咳嗽、喘鸣或呼吸困难，气道高反应性，血清 IgE 水平，特应性和过敏性皮炎等。

2004 年，研究人员证明 *PTGDR*（prostaglandin D2 receptor）基因中的功能性遗传变异与哮喘的易感性相关。在一项大样本的病例 - 对照研究中，携带有至少 1 个拷贝的特定的 *PTGDR* 基因单倍型的被研究者哮喘的发病率比不携带此单倍型的研究者显著下降。同年，芬兰学者 Laitinen 等发现 *GPRA* 基因编码的蛋白质的类型在哮喘患者和健康人的支气管分布存在显著差异。对 3 个芬兰和加拿大核心家系的关联分析表明，具有 *GPRA* 基因 SNP 单倍型者或 IgE 升

Notes

高，或患有哮喘。小鼠动物模型显示，其同源 *GPRA* 基因表达上调。因此，*GPRA* 基因可能是引起特应性或小窗的分子病因。

　　2006 年，通过对 364 个哮喘家系进行全基因组连锁分析，Pillai 等人证实 2 号染色体短臂（2p16）上的一段区域与气道高反应性的易感性相关。而 2007 年，Balaci 等人通过对撒丁岛的奠基者群体进行研究，确定 *IRAKM*（interleukin 1 receptor-associated kinase M）（12q14.3）基因与早发性持续性哮喘相关。表 7-9 所列是目前研究的一些哮喘候选基因。

表 7-9　哮喘候选基因

候选基因	染色体定位区域	研究对象的种族或所在的国家、地区
KCNS3（电压门控延迟整流钾通道亚家族 S 成员 3）	2p24	中国安徽省安庆市家系（2001 年、2005 年）
HNMT（组氨酸 -*N*- 甲基转移酶）	2q22	美国、日本、德国儿童、印度患者（1998 年、2000 年、2005 年）
MUC7（唾液黏蛋白 7）	4q13-q21	北欧患者（2001 年、2006 年）
IL13（白介素 -13）	5q31	荷兰、英国、日本患者（2000 年、2001 年）
IL12B（白介素 -12B）	5q31-q33	美国患者（2002 年、2004 年）
SCGB3A2（分泌珠蛋白家族 3A 成员 2）	5q31-q34	日本患者（2002 年）
ADRB2（B2- 肾上腺素受体）	5q32-q34	美国患者（2003 年）
HLA-G（人类白细胞抗原 -G）	6p21	美国、荷兰患者（2005 年）
PLA2G7（磷脂酶 A2 第 7 组）	6p21.2	德国、英国患者（2000 年）
TNFA（肿瘤坏死因子 A）	6p21.3	美国、日本、韩国患者（2002 年、2004 年、2006 年）
HLA-DRB1（人类白细胞抗原 -DRB1）	6p21.3	英国患者（2001 年、2010 年）
NOD1（核苷酸结合寡聚域 1）	7p15-p14	澳大利亚家系、英国家系（2005 年）
CCL24（趋化因子 CC 基序配体 24）	7q11.23	韩国患者（2003 年）
PTGDR2（前列腺素 D2 受体 2）	11q12	非洲裔美国人家系（2004 年）
SCGB1A1（分泌球蛋白家族 1A 成员 1，子宫珠蛋白）	11q12.3-q13	北欧患者（1998 年、2002 年）
STAT6（信号转导及转录活化蛋白 6）	12q13	德国、美国、加拿大患者（2001 年、2002 年、2004 年）
PHF11（PHD 指蛋白 11）	13q14	英国患者（2003 年）
IL4R（白介素 -4 受体）	16p12.1-p11	荷兰患者（2002 年）
CCL11（趋化因子 CC 模体配体 11）	17q21.1-q21.2	印度北部患者（2007 年）
ADAM33（解联蛋白与金属蛋白酶结构域 33）	20p13	美国患者（2002 年）

　　2005 年，通过对 1001 个单卵双生同胞对和 383 个同性别的异卵双生同胞对研究，Hallstrand 等人报道哮喘与体重指数（BMI）之间存在较强的关联（$P < 0.001$）。而在 20 世纪下半叶，哮喘及过敏性疾病的急剧增加，被认为可能与抗生素的大量使用相关，以及在此期间人们相对清洁的生活方式。研究人员证实，基因与环境间的相互作用影响早期免疫系统的形成并导致之后的哮喘发病，这强调了在哮喘的遗传学分析中，考虑环境危险因素的重要性。

本 章 小 结

　　人类绝大多数的表型性状及常见疾病由遗传和环境因素共同决定。且就遗传而言，绝大多数的表型性状及常见疾病由多个基因引起。故这些疾病 / 性状被称为多基因遗传

Notes

性疾病/性状，或复杂疾病/性状。本章集中讨论了这些复杂疾病/性状的遗传学成分。据致病基因的表型效应的大小，它们又可分为主效基因或微效基因。这些基因通过影响个体对疾病的易感性，疾病的进展及药物反应而发挥作用。但是，单基因疾病和多基因遗传性疾病的分类是一种人为的划分，两者其实并没有一刀切式的区别。许多多基因遗传性疾病中，也有一小部分可由单基因的变异引起，如肿瘤。遗传度是一种衡量疾病中遗传因素贡献的比例的表达方式。由于多基因遗传性疾病同时受环境和遗传二者的影响，而其遗传学基础涉及多个基因，故鉴定常见病的遗传学因素很具挑战性。常用的策略为关联分析和非参数性连锁分析两种。前者含全基因组关联研究、候选基因为导向的关联研究及以家庭为基础的关联研究。后者主要为同胞对研究。对相关遗传变异的致病性的确定最终还需要一系列的功能学研究去证实。本章也初步介绍了多基因遗传性疾病发病机制的两种主要学说，即常见遗传变异—常见病学说及罕见遗传变异—常见病学说。本章还详细地介绍了糖尿病、精神分裂症及支气管哮喘的遗传学背景。

（王一鸣）

参考文献

1. 陈竺. 医学遗传学. 第 2 版，北京：人民卫生出版社，2010.

2. Turnpenny P., Ellard S. Emery's Elements of Medical genetics. 14th ed. Philadelphia: Churchill Livingstone，2011.

3. Strachan T，Read AP. Human Molecular Genetics.4th ed. New York：Garland Science，Taylor & Francis Group，2011.

4. Blair DR Lyttle CS，Mortensen JM，et al. A nondegenerate code of deleterious variants in Mendelian loci contributes to complex disease risk. *Cell*，2013，155（1）：70-80.

5. Stefansson H Meyer-Lindenberg A，Steinberg S，et al. CNVs conferring risk of autism or schizophrenia affect cognition in controls. *Nature*，2014，505（7483）：361-6.

Notes

第八章 群体遗传

任何一个物种的个体都不可能孤立地存在，总是依附于某个由一群可相互交配的个体所组成的群体。关于群体的遗传学结构、组成及其相关理论，有些问题是无法仅仅从个体水平的遗传结构来解释的。例如，为什么导致血友病的凝血因子Ⅷ和凝血因子Ⅸ的等位基因在所有种族中都十分罕见，而镰状细胞贫血症在非洲赤道的某些地区却十分普遍？由于生活环境的改变，美洲黑人后裔的镰状细胞贫血症的发病率将出现怎样的变化？增加或减少近亲婚配率的后果是什么？等。所有这些决定群体的遗传组成及其随时间和空间的变化规律的问题都属于群体遗传学的研究范畴。

群体遗传学的目标，就是探索群体的遗传组成以及引起群体遗传组成发生变化的动力。这就需要调查下述事实：

1. 群体中携带不同基因型个体间的婚配形式。个体间的婚配包括随机婚配（random mating）、近亲婚配（consanguineous mating）和选型婚配（assortative mating）等；

2. 群体间的混合、迁移、或分群对群体遗传结构的影响；

3. 突变和遗传重组引起的群体遗传变异的速率；

4. 自然选择对群体遗传结构变化速率的影响；

5. 有限容量的群体中，基因的遗传漂变（genetic drift）对群体遗传结构的影响；

……

群体遗传学既是一门实验科学，又是一门理论科学。一方面，通过合理地设计实验并观察实验结果，能够描述群体连续变异规律，并估计婚配形式、突变以及自然选择的遗传参数。另一方面，依据20世纪30年代RA Fisher，S Wright和JBS Haldane建立的经典群体遗传学理论，可以预测群体的遗传组成及其变化，并研究当不同的因素作用于群体时，群体的遗传结构随时间和空间变化的基本规律。

遗传变异是群体遗传学研究中最基本的研究对象。但通常只能观察到个体的表型变异。有时，观察到的表型变异与遗传变异一致，譬如人类的 MN 血型，它由一对等位基因 L^M 和 L^N 决定，M 型和 N 型是纯合体，MN 型是杂合体，对该性状而言，基因型与表型一致，几乎与环境变化无关。但对于身高、体重、血压等大多数性状而言，个体的表型与基因型间存在非常复杂的关系，且与环境的变化紧密相关，目前不可能得到决定这些性状的基因的准确描述。因此，多年来人类群体遗传学的实验研究主要局限于对单基因性状的研究。本章主要讨论这类基因型与表型呈一一对应关系的质量性状在群体中的遗传组成及其变化规律。

第一节 基因及基因型频率在群体中的平衡——Hardy-Weinberg 平衡律

一、Hardy-Weinberg 定律的表述

我们知道，由于等位基因间的显、隐性关系，群体中有变异的个体与正常个体婚配时，显性基因的作用能够把隐性基因的作用掩盖起来。因此，群体遗传学首先面临的一个问题就是：当

群体容量充分大，且突变的等位基因频率很低时，因突变导致的隐性变异是否会逐渐消失呢？Hardy（1908 年）与 Weinberg（1909 年）先后独立地证明：如果一个群体满足下列所有条件：

1. 基因型频率没有性别差异；

2. 群体容量无限大；

3. 随机婚配，即群体内所有个体间婚配机会完全均等，每个配子进入合子的机会也完全均等；

4. 没有突变和回复突变，也没有来自其他群体的基因交流；

5. 没有任何形式的自然选择。

则该群体常染色体基因座上的基因型比例，经过一个世代的随机交配以后，就可以维持不变。此即所谓的遗传平衡定律（law of genetic equilibrium）。这一基因或基因型频率不随世代变化而处于平衡状态的现象，被称为 Hardy-Weinberg 定律。这一发现阐明了生物群体的一条最重要的遗传学规律：基因的遗传机制本身并不影响群体中保持遗传变异的平衡机制，奠定了现代群体遗传学最重要的理论基础。根据这条定律可以知道，虽然显性基因的作用可以掩盖隐性基因的作用，但是各基因型的比例不变，所以隐性变异不会因此而逐渐消失。下面我们分别从双等位基因和复等位基因的情形出发，导出该定律。

二、双等位基因的 Hardy-Weinberg 定律的推证

设群体某一基因座上有一对等位基因 A、a，三种可能的基因型分别是 AA、Aa 和 aa，f_{AA}、f_{Aa}、f_{aa} 分别为相应基因型的频率。由于纯合子 AA 全部为等位基因 A，而杂合子 Aa 含有一半的等位基因 A，故群体中等位基因 A 的频率 p 为：

$$p = f_{AA} + \frac{1}{2} f_{Aa} \tag{8-1}$$

同理，群体中等位基因 a 的频率 q 为：

$$q = f_{aa} + \frac{1}{2} f_{Aa} \tag{8-2}$$

由于　　　　　　　　　　　$p + q = f_{AA} + f_{Aa} + f_{aa} = 1$

故　　　　　　　　　　　　$q = 1 - p$

在一个无选择、无突变、无限大的随机交配群体内，考察某一常染色体基因座上的一对等位基因。假定精子和卵子中等位基因 A 的频率均为 p，等位基因 a 的频率均为 q（表 8-1），则第二代群体中基因型为 AA 的频率为 $p \times p = p^2$，同理，第二代基因型为 aa 的频率为 $q \times q = q^2$，而第二代杂合子 Aa 的频率为 $p \times q + q \times p = 2pq$，因此，三种基因型频率之比：$AA : Aa : aa = p^2 : 2pq : q^2$。由式 8-1 和式 8-2 知，下一世代的等位基因 A 的频率为 $p' = p^2 + pq = p(p+q) = p$，等位基因 a 的频率为 $q' = q^2 + pq = q(p+q) = q$，因此，等位基因频率不随世代改变，且基因型频率也保持 $AA : Aa : aa = p^2 : 2pq : q^2$，不随世代改变。

表 8-1　一对等位基因随机配子的结合，得出三种基因型的频率

		卵子	
		$A(p)$	$a(q)$
精子	$A(p)$	$AA(p^2)$	$Aa(pq)$
	$a(q)$	$Aa(qp)$	$aa(q^2)$

三、复等位基因的 Hardy-Weinberg 遗传平衡式

A_1、A_2、A_3 为群体某一基因座上的复等位基因，$f_{A_1A_1}$、$f_{A_1A_2}$、$f_{A_1A_3}$、$f_{A_2A_2}$、$f_{A_2A_3}$、$f_{A_3A_3}$ 分别为该座位

Notes

上六种基因型的频率。由于纯合子全部为同一种等位基因,而杂合子含有各一半的相应等位基因,故可得:

等位基因 A_1 的频率 p 为:

$$p = f_{A_1A_1} + \frac{1}{2}f_{A_1A_2} + \frac{1}{2}f_{A_1A_3} \qquad (8\text{-}3)$$

等位基因 A_2 的频率 q 为:

$$q = f_{A_2A_2} + \frac{1}{2}f_{A_1A_2} + \frac{1}{2}f_{A_2A_3} \qquad (8\text{-}4)$$

等位基因 A_3 的频率 r 为:

$$r = f_{A_3A_3} + \frac{1}{2}f_{A_1A_3} + \frac{1}{2}f_{A_2A_3} \qquad (8\text{-}5)$$

仍然考虑一个无选择、无突变、无限大的随机交配群体。则各种基因型频率由表 8-2 可得。

表 8-2   复等位基因、配子随机结合得出 6 种基因型频率

		卵子		
		$A_1(p)$	$A_2(q)$	$A_3(r)$
	$A_1(p)$	$A_1A_1(p^2)$	$A_1A_2(pq)$	$A_1A_3(pr)$
精子	$A_2(q)$	$A_2A_1(qp)$	$A_2A_2(q^2)$	$A_2A_3(qr)$
	$A_3(r)$	$A_3A_1(rp)$	$A_3A_2(rq)$	$A_3A_3(r^2)$

因此下一世代满足 Hardy-Weinberg 平衡的基因型频率为:

$$(p+q+r)^2 = p^2 + q^2 + r^2 + 2pq + 2pr + 2qr = 1$$

由于

$$1 = p + q + r = (p+q+r)^2 = \sum_{i=1}^{3} f_{A_iA_i} + \sum_{i<j} f_{A_iA_j} \qquad (8\text{-}6)$$

故一旦达到 Hardy-Weinberg 平衡后,等位基因频率和基因型频率均不再随世代发生改变。

一般地,对于具有更多等位基因的基因座,我们有:

设群体中某一基因座上有复等位基因分别为 A_1、$A_2 \cdots A_m$,$p_i(i=1,\cdots m)$ 表示等位基因 A_i 的频率,$f_{A_iA_i}(i=1,2,\cdots,m)$、$f_{A_iA_j}(i<j, i=1,2,\cdots,m, j=2,3,\cdots,m)$ 分别为该座位上所有可能的基因型的频率,则有:

等位基因 $A_i(i=1,2,\cdots m)$ 的频率为:

$$p_i = f_{A_iA_i} + \frac{1}{2} \sum_{j=1, i\neq j}^{m} f_{A_iA_j} (i=1,2\cdots m) \qquad (8\text{-}7)$$

且满足 Hardy-Weinberg 平衡的基因频率和基因型频率的关系为:

$$1 = \sum_{i=1}^{m} (p_i) = \left(\sum_{i=1}^{m} p_i\right)^2 = \sum_{i=1}^{m} p_i^2 + 2\sum_{i<j}^{m} p_i p_j \qquad (8\text{-}8)$$

式中,$\sum_{i=1}^{m} p_i^2$ 称为群体中基因的纯合度,而 $2\sum_{i<j}^{m} p_i p_j = 1 - \sum_{i=1}^{m} p_i^2$ 称为群体中基因的杂合度。

杂合度是群体在某一基因座位上遗传变异程度的一个测度,由该座位所有杂合子在群体中所占的频率来表示。如果某个等位基因具有很高的频率而其他等位基因的频率都接近于零,则群体的杂合度将很低,因为绝大多数的个体将是同一等位基因的纯合体。如果同一座位的所有等位基因都具有相同的基因频率,则该座位上群体的杂合度达到最大。

Notes

第二节 Hardy-Weinberg 平衡律的应用

一、估计基因频率和杂合度

（一）常染色体基因频率和杂合度的估计

1. **共显性等位基因的基因频率估计** 上海居民中，调查 1788 人的 MN 血型，其中 397 人是 M 型，861 人是 MN 型，530 人是 N 型。根据 MN 血型的遗传模式可知，每个 M 型个体带有两个 L^M 基因，每个 MN 型个体带有一个 L^M 基因和一个 L^N 基因，每个 N 型个体带有两个 L^N 基因。就 L^M 和 L^N 这对等位基因而言，1788 人共有 3576 个基因，所以

L^M 基因频率的估计值为：$p = \dfrac{397 \times 2 + 861}{3576} = 0.4628$

L^N 基因频率的估计值为：$q = \dfrac{530 \times 2 + 861}{3576} = 0.5372$

2. **显、隐性等位基因的基因频率和杂合度的估计** 具有显、隐性关系的等位基因，按 Hardy-Weinberg 律，其基因频率可由隐性基因型频率经开方后求得。例如，尿黑酸尿症为常染色体隐性遗传病，约 1 000 000 儿童中有 1 个患儿，其发病率 $x = 0.000\,001$。由于尿黑酸尿症为隐性纯合体（aa）致病，其双隐性基因型频率为隐性基因频率的平方，即 $q^2 = x$。故

隐性基因频率为：$q = \sqrt{x} = \sqrt{0.000\,001} = 0.001$

正常显性基因频率为：$p = 1 - q = 0.999 \approx 1$

杂合子频率为：$2pq = 2 \times 1 \times 0.001 = 0.002$

因此，当隐性基因频率很低时，p 接近于 1，$2pq$ 近似于 $2q$，此时杂合子（即携带者）的频率是隐性基因频率的 2 倍，即 $2q$，比患者频率（q^2）高得多。杂合子频率与纯合子频率之比为 $2pq/q^2 = 2/q$，即杂合子频率是隐性纯合子患者频率的 $2/q$ 倍。这意味着隐性基因频率愈小，杂合子频率相对于隐性纯合子频率的倍数愈高。上例尿黑酸尿症，人群中尿黑酸尿症携带者频率是患者频率的 $2/0.001 = 2000$ 倍。

（二）X 连锁基因频率的估计

X 染色体上的基因频率如按女性群体数据计算，其方法同常染色体基因频率的计算；如按男性群体数据计算，因男性是半合子，所以男性群体的表型频率即为此基因频率。从男性和女性群体数据分别得出的基因频率基本上是相同的。

试以 Xg 血型为例，这是由 X 染色体上一对等位基因 Xg^a 和 Xg 决定的，其中 Xg^a 为显性。用血清学方法可检出有 Xg^a 基因的个体对抗 Xg^a 血清呈阳性反应，表现为 $Xg^{(a+)}$，只具有 Xg 基因的个体则呈阴性反应，表现为 $Xg^{(a-)}$。对 589 个白人进行调查发现：1）在 298 个男性中有 188 人为 $Xg^{(a+)}$，占 63.1%；有 110 人为 $Xg^{(a-)}$，占 36.9%。男性表现型百分率就是他们的基因型 Xg^aY 和 XgY 的百分率，同时也是 Xg^a 基因和 Xg 基因的频率，故 Xg^a 的基因频率为 0.631。2）在 291 个女性中有 260 人对抗 Xg^a 血清呈阳性反应，占 89.3%；有 31 人对抗 Xg^a 血清呈阴性反应，占 10.7%。因女性 $Xg^{(a+)}$ 个体中包含有两种基因型 Xg^aXg^a 和 Xg^aXg，在 Xg^aXg 基因型中还包含有隐性 Xg 基因，所以要计算女性中 Xg 血型的基因频率应按照估计常染色体基因频率的方法。Xg 的基因频率 $q = \sqrt{0.107} = 0.327$，故 Xg^a 的基因频率为 $1 - 0.327 = 0.673$。

（三）复等位基因的基因频率估计

1. **共显性复等位基因的基因频率估计** 对于具有完全共显性复等位基因的基因座位而言，各种基因型可以精确确定，则可按照公式 8-7 求出各等位基因频率，不再详述。

Notes

2. **ABO 血型复等位基因的基因频率的估计**　人类的 ABO 血型系统，是共显性与显性系统的混合体。其等位基因的确定要复杂些。通常我们可以获得如表 8-3 的样本：

表 8-3　人类 ABO 血型系统样本

表现型	A	AB	B	O
基因型	AA/AO	AB	BB/BO	OO
观察值	N_A	N_{AB}	N_B	N_O

这里 N_A 是 N_{AA}（基因型为 AA 的个体数）与 N_{AO}（基因型为 AO 的个体数）之和，N_B 是 N_{BB}（基因型为 BB 的个体数）与 N_{BO}（基因型为 BO 的个体数）之和。如果三种等位基因 A、B、O 的基因频率 p_A，p_B，p_O 已知，在满足 Hardy-Weinberg 平衡的条件下，表现型为 A 型，基因型为 AA、AO 的个体数分别为：

$$N_{AA} = N_A \times \frac{p_A^2}{p_A^2 + 2p_A p_O}$$

$$N_{AO} = N_A \times \frac{2p_A p_O}{p_A^2 + 2p_A p_O}$$

（8-9）

同理可得表现型为 B 型、基因型为 BB、BO 的个体数分别为：

$$N_{BB} = N_B \times \frac{p_B^2}{p_B^2 + 2p_B p_O}$$

$$N_{BO} = N_B \times \frac{2p_B p_O}{p_B^2 + 2p_B p_O}$$

（8-10）

于是，按照公式 8-3～8-5，可以得到 A、B、O 三种等位基因的频率为：

$$p_A = \frac{2N_{AA} + N_{AO} + N_{AB}}{2N}$$

$$p_B = \frac{2N_{BB} + N_{BO} + N_{AB}}{2N}$$

$$p_O = \frac{2N_{OO} + N_{AO} + N_{BO}}{2N}$$

（8-11）

式中 N 为总样本容量。由于 A 对 O、B 对 O 均为显性效应，上式中只有 N_{AB} 和 N_{OO} 是确定的，我们无法直接应用上式求出等位基因 A，B，O 的基因频率。运用期望 - 极大算法（The expectation maximization algorithm，即 EM 算法）可以求得所需的三种等位基因频率。其做法是，首先任意给出三种基因频率的"初值"，譬如，$p_A = 0.33$，$p_B = 0.33$，$p_O = 0.34$；将这些给定的等位基因频率的初值，连同表 8-3 给出的各表现型的个体数，代入式 8-9 和式 8-10，算出各种基因型个体数，再回代入式 8-11，计算出新的等位基因频率；如此反复，直到前后两次计算所得的基因频率差别小于我们事先给定的误差限，迭代停止。这也是信息缺损数据极大似然估计的基本思路。

假定我们得到一组观测值如下：

表现型	A	AB	B	O	合计
观察值	862	131	365	702	2060

在满足 Hardy-Weinberg 平衡的条件下，运用上述 EM 算法，经迭代求出：$p_A = 0.281$，$p_B = 0.129$，$p_O = 0.590$。

二、遗传假设的 χ^2 检验方法

（一）χ^2 检验的基本原理

医学遗传学研究中，经常需要将一组观察获得的数据与一组基于某种假定条件（或称原假设）下获得的预期数相比较，根据这两组数据间的差异是否显著，来判断原假设是否正确。如果预期值与观察值十分接近，我们有理由相信原假设是正确的。而如果预期值与观察值相距甚远，我们也有把握拒绝原假设。然而，实践中我们不可避免地会遇到这类情况，即预期值与观察值间的差异既不是非常接近，也不是截然不同，这时 χ^2 检验将有助于我们决定是接受还是拒绝一个原假设。

χ^2 检验的基本原理是，当原假设成立时，χ^2 检验告诉我们这样一个事实：根据机会，观察到的数据与理论期望值之间的误差出现的概率能有多大？然而，在原假设成立的条件下，如果出现任何观察值的概率均不为零，那怎样才能对一个原假设进行取舍呢？通常把出现观察值与预期值之间的误差限的概率小于 5% 作为拒绝原假设的一个标准。

5% 的意思是：我们有 5% 的可能拒绝一个原本是正确的假设。这是我们可以接受的犯第一类错误（拒真）的概率。倘若我们不愿付出这样的代价，即将拒绝原假设的标准定得很低，（譬如说 0.1%）。这样，虽说一个原本正确的假设几乎都会被我们接受（接受概率为 99.9%），但由于原假设的接受域非常宽，将不可避免地导致原本不正确的假设也被我们错误地接受，即犯第二类错误（存伪）的概率将明显增加。因此，一般情况下，将拒绝原假设的标准定得过低或过高都不合适。

下面我们通过实例来了解如何运用 χ^2 检验判断一个原假设的真伪。其中 p 值根据求得的 χ^2 值经查 χ^2 分布表得出。它表示当原假设成立时，重复实验的观察值与预期值之间的误差，出现比当今观察值与预期值之间的误差还要大的概率。通常 $p > 0.05$ 就认为可以接受原假设，即认为观察值与预期值之间无显著差异。

要正确进行 χ^2 检验，必须给出正确的 χ^2 检验自由度（degree of freedom，d.f.）。通常通过下式求得 χ^2 检验的自由度：

$$d.f. = （分组数 - 1） - （运用观测数据估计的独立参数个数）$$

（二）利用 χ^2 检验 MN 血型基因型的 Hardy-Weinberg 平衡

假设上海人群的 MN 血型分布符合 Hardy-Weinberg 平衡。把前面计算得到的基因频率代入基因型的平衡频率，再乘以总人数，可得到满足 Hardy-Weinberg 平衡的基因型期望频数，再将之与各基因型实际人数比较，进行 χ^2 检验，见表 8-4。

表 8-4　MN 血型资料与遗传平衡间好适度的 χ^2 检验

	$L^M L^M$	$L^M L^N$	$L^N L^N$	合计
实得数（O）	397	861	530	1788
预期频率	np^2	$2npq$	nq^2	n
预期频数（C）	382.96	889.05	515.99	1788
$\dfrac{(O-C)^2}{C}$	0.51	0.88	0.38	$\chi^2_{[1]} = 1.77$

$$0.1 < p < 0.2$$

计算结果，将 0.51、0.88、0.38 相加得 $\chi^2_{[1]} = 1.77$，$0.1 < p < 0.2$ 表明在满足 Hardy-Weinberg 平衡条件下，出现表 8-4 这样的偏差的概率大于 0.1，故可以接受三个基因型频率符合 Hardy-Weinberg 遗传平衡的假设。该处 χ^2 检验的自由度为 d.f. = 1，这是因为在计算预期频率时要应用一个基因频率值，而这是根据实际观测值估计出来的，因此 χ^2 自由度又减去一个，故最终的自由度为 $(3-1) - 1 = 1$。

Notes

（三）检验 X 连锁基因频率分别在男、女群体中无差异的假设

由前述可知，通过不同方法计算得出的男女群体 Xg^a 基因频率相似。现通过 χ^2 检验进一步加以验证。期望值1和期望值2是分别按男性群体和女性群体中所得的基因频率得出的期望人数。对此进行 Xg^a 基因频率在男、女群体中无差异的 χ^2 检验，结果见表8-5。

表8-5　男女群体中 Xg 血型基因频率的期望值

	男性		女性		合计
	$Xg^{(a+)}$	$Xg^{(a-)}$	$Xg^{(a+)}$	$Xg^{(a-)}$	
观察值（O）	188	110	260	31	589
期望值$_1$[(1)]（C_1）	298×0.631 $= 188.04$	298×0.369 $= 109.96$	$291 \times (1-0.136)$ $= 251.37$	$291 \times (0.369)^2$ $= 39.62$	588.99
期望值$_2$[(1)]（C_2）	$298 \times 0.673 =$ 200.55	298×0.327 $= 97.45$	$291 \times (1-0.107)$ $= 259.86$	$291 \times (0.327)^2$ $= 31.14$	589
$\dfrac{(O-C_1)^2}{C_1}$	0.00	0.00	0.29	1.87	2.16
$\dfrac{(O-C_2)^2}{C_2}$	0.79	1.62	0.00	0.00	2.41

注：（1）期望值1：用男性群体的基因频率计算期望人数
期望值2：用女性群体的基因频率计算期望人数

观察值与期望值1的误差的 χ^2 计算值为2.16，p 值的范围为：$0.70 > P > 0.50$；观察值与期望值2的误差的 χ^2 计算值为2.41，p 值的范围为：$0.50 > P > 0.30$。自由度均为 $(4-1) \times (2-1) = 3$。

经 χ^2 检验知，在 X 伴性遗传中从男性群体中得到的基因频率和从女性群体中得到的基因频率基本上一致，二者并无显著差异。

（四）检验苯硫脲尝味能力为一双等位基因的遗传假设

苯硫脲（phenylthiocarbamide，PTC）的尝味能力有显著的个体差异。大多数人对低浓度PTC溶液就感到苦味（尝味者）；但也有一部分人要在浓度高得多时才感到苦味（非尝味者）。调查白人家庭父母和子女对 PTC 的尝味能力：父母均为尝味者的家庭共 425 个，子女中有 929 人为尝味者，130 人为非尝味者，非尝味者表型频率为 0.123；父母一方为尝味者另一方为非尝味者的家庭 289 个，子女中有 483 人为尝味者，278 人为非尝味者，非尝味者表型频率为 0.365。

对 PTC 尝味能力的遗传提出了一种假设，认为它们受控于一个双等位基因座，TT 和 Tt 为尝味者，tt 为非尝味者。现在要问这一遗传假设能否解释上述表现型数据。

按上述遗传假设，在尝味者×尝味者这一婚配类型中，由于尝味者的基因型可为 TT 或 Tt，因此这种表现型婚配类型包含三种基因型婚配类型，即 $TT \times TT$, $TT \times Tt$ 和 $Tt \times Tt$。设 T 基因频率为 p，t 基因频率为 q，$p+q=1$。在随机婚配人群中，这三种基因型婚配的机会，在 $TT \times TT$ 是 $p^2 \cdot p^2 = p^4$，在 $TT \times Tt$ 是 $2 \cdot p^2 \cdot 2pq = 4p^3q$，在 $Tt \times Tt$ 是 $2pq \cdot 2pq = 4p^2q^2$。$TT \times TT$ 和 $TT \times Tt$ 将只产生尝味者的孩子。$Tt \times Tt$ 将产生尝味者和非尝味者的孩子，其比例为 3:1。在尝味者×非尝味者婚配类型中有二种基因型婚配类型，$TT \times tt$ 和 $Tt \times tt$。$TT \times tt$ 的婚配频率是 $2 \cdot p^2 \cdot q^2 = 2p^2q^2$，他们的子代将都是尝味者。$Tt \times tt$ 的婚配率是 $2 \cdot 2pq \cdot q^2 = 4pq^3$，他们的子代将为尝味者和非尝味者各半（表8-6）。

尝味者×尝味者婚配类型中，子代中非尝味者所占频率是：

$$\frac{p^2q^2}{p^4 + 4p^3q + 4p^2q^2} = \left(\frac{q}{p+2q}\right)^2 = \left(\frac{q}{1+q}\right)^2 \tag{8-12}$$

尝味者×非尝味者婚配类型中，子代中非尝味者的频率是：

Notes

$$\frac{2pq^3}{2p^2q^2+4pq^3}=\frac{q}{p+2q}=\frac{q}{1+q} \tag{8-13}$$

表 8-6   双等位基因假设下，给定婚配类型下的尝味者和非尝味者频率

婚配类型	婚配频率	子代	
		尝味者频率	非尝味者频率
$TT \times TT$	p^4	p^4	—
$TT \times Tt$	$4p^3q$	$4p^3q$	—
$Tt \times Tt$	$4p^2q^2$	$3p^2q^2$	p^2q^2
$TT \times tt$	$2p^2q^2$	$2p^2q^2$	—
$Tt \times tt$	$4pq^3$	$2pq^3$	$2pq^3$

已知在随机群体样本 3643 人中，尝味者是 2557 人，其表现型频率为 0.702，非尝味者是 1086 人，其表现型频率为 0.298。按遗传假设，非尝味者为隐性纯合子，因此 $q=\sqrt{0.298}=0.546$。由此可得子代中非尝味者的期望频率，在尝味者 × 尝味者为 $\left(\dfrac{q}{1+q}\right)^2=\left(\dfrac{0.546}{1+0.546}\right)^2=0.125$。在尝味者 × 非尝味者为 $\dfrac{q}{1+q}=\dfrac{0.546}{1+0.546}=0.353$。从这两个期望频率可分别得到期望值，应用 χ^2 显著性检验判断期望值与观察值是否有显著差异。

在尝味者 × 尝味者婚配类型中，子代非尝味者期望值为 $(929+130)\times0.125=132.375$，尝味者的期望值为 $(929+130)(1-0.125)=926.625$。

$$\chi^2=\frac{|929-926.625|^2}{926.625}+\frac{|130-132.375|^2}{132.375}=0.0487$$

自由度 $=1$，$0.90>P>0.80$。

在尝味者 × 非尝味者婚配类型中，子代非尝味者期望值为 $(438+278)\times0.353=268.633$，尝味者的期望值为 $(483+278)(1-0.353)=492.367$。

$$\chi^2=\frac{|483-492.367|^2}{492.367}+\frac{|278-268.633|^2}{268.633}=0.5048$$

自由度 $=1$，$0.50>P>0.30$。

检验结果：P 值远大于 0.05，表明期望值与观察值无显著差异。根据 Hardy-Weinberg 平衡，可以认为苯硫脲尝味能力受控于一个双等位基因座的遗传假设成立。

第三节　影响群体基因频率的因素（一）突变和选择

前已述及，Hardy-Weinberg 遗传平衡定律仅适用于无选择、无突变、随机婚配、无限大的理想群体。但是，自然界中不可能有无限大的群体，也很难想象群体中存在永远不会发生突变且绝对不受自然选择影响的基因；同时，人类和许多其他物种的自然群体也不可能是真正意义上的随机婚配群体。在这种情况下，群体的基因频率会发生改变，而群体的基因库也会因不同进化因子相互作用而发生进化。因此，严格来讲，自然界中只能有近似满足 Hardy-Weinberg 遗传平衡条件的群体。为此，我们可以从理想群体出发，设法将限制性的适用条件逐个取消，使理论分析逐渐接近于客观的真实群体的情况，最终获得真实群体的遗传结构及其变化的一般规律。本节我们将讨论在突变和自然选择的作用下，群体中的基因频率是怎样改变的。至于影响基因频率变化的其他因素（如基因频率的遗传漂变、群体迁移和混合行为以及群体的分化等）对进化的影响，将留待第四节讨论。

Notes

一、突变对群体遗传平衡的影响

对一个给定的群体，导致群体遗传组成发生变异的原因主要有三个方面：①基因突变；②基因间的重组；③基因在群体间的交流。突变使基因的 DNA 发生了可遗传的改变，是一种潜在的能改变群体中等位基因频率的进化力量，也是群体内发生变异的根源。基因的突变率定义为，该基因的一种等位形式在某一世代突变成另外等位形式的频率。突变率通常都很低，许多物种中，不同座位间的突变率是不同的。一些环境因素，如化学物质、放射线、传染介质等均有可能增加突变率。假定初始群体的某一基因座全部是等位基因 A 的纯合体，再假定每一世代由等位基因 A 突变成等位基因 a（称为正向突变，forward mutation）的突变率为 1.0×10^{-5}，则在此后第一世代，等位基因 a 的频率将为 1.0×10^{-5}，而等位基因 A 的频率将为 $1.0 - 1.0 \times 10^{-5}$；而第二世代，等位基因 a 的频率将为 $2.0 \times 10^{-5} - 1.0 \times 10^{-10}$，而等位基因 A 的频率将为 $1.0 - 2.0 \times 10^{-5} + 1.0 \times 10^{-10}$。显然，新的等位基因 a 的频率增长极其缓慢，并且随着可供突变的原等位基因 A 的频率的降低，突变等位基因 a 的增长速率也逐渐减小。

设 μ 为等位基因 A 突变为其他等位基因 a 的突变率，p_0 为 0 世代 A 的基因频率，p_t 为 t 世代 A 的基因频率。不考虑其他改变群体基因频率的因素，则基因频率的变化率为：

$$\frac{dp}{dt} = \mu p \tag{8-14}$$

对上式经 0-t 世代积分，得：

$$p_t = p_0 e^{-\mu t} \tag{8-15}$$

上式表明，仅考虑突变的影响时，等位基因 A 的频率随世代数的增加呈指数规律下降。图 8-1 给出当 $\mu = 1.0 \times 10^{-5}$ 时，等位基因 A 的基因频率随世代数的变化。

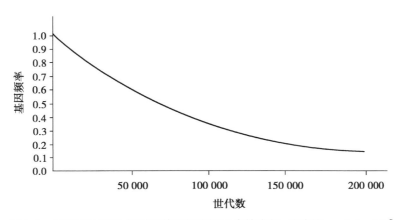

图 8-1　基因突变导致的群体基因频率随世代的变化，突变率 $\mu = 1.0 \times 10^{-5}$

由图 8-1 可知，在突变率很高，且初始群体中仅有等位基因 A（$p_0 = 1.0$）的条件下，约 1 万代以后 A 的频率降为 0.9；约 7 万代后 A 的频率降为 0.5，到 200 万代后，A 的频率仍有约 0.15。这表明，由于自发突变的频率通常极低，因此纯粹由突变引起的群体基因频率的改变非常缓慢。

假如将突变视为增加群体新的等位基因种类和频率，而不单纯是降低原有等位基因频率的过程，则这一进化过程将更为缓慢。绝大多数突变率的确定，依赖于等位基因 A 突变成可测定表型变化的等位基因 a。按突变率的严格定义，等位基因 A 的某个特定位置的核苷酸发生突变的频率，往往比实际测得该基因的突变率至少小两个数量级以上。所以尽管有许多突变类型在表型上与传统意义的回复突变（reverse mutation）极类似，但真正意义上的回复突变（即某一特定位置的核苷酸突变成另一核苷酸，然后再经突变回复至原先的核苷酸）几乎是不可能的。

基因突变是一种可遗传的变异，新的等位基因只有当突变发生时才能产生。因此，突变提供了进化作用的原材料，是进化过程中重要的因素。绝大部分的基因突变将使个体受到损伤，只有少数的突变可能是中性的，个别突变甚至对个体有利，且可能在群体中传播开来。当然，一个突变究竟是有害还是有利，取决于基因与环境间的相互作用。若环境发生了改变，先前有害的突变可以变成有利的突变。

由于突变提供了可遗传的变异材料，为自然选择发挥作用提供了广阔的空间。

二、选择对群体遗传平衡的影响

（一）自然选择的基本概念

Hardy-Weinberg 平衡的重要假定之一，就是群体中所有的个体具有相同的将基因遗传给后代的能力。事实上，构成一个群体的个体之间，在存活能力和生育能力上存在一定差异。达尔文（Charles Darwin）和华莱士（Russel Wallace）在十九世纪中期各自独立地建立了"自然选择"这个极为重要的概念。相比之下，达尔文提出的进化论更为深入，他的卓越贡献使我们深刻认识到了自然选择在物种进化中所起的决定性作用。而《物种起源》一书的出版，也使进化论的思想得到了广泛普及。迄今已有大量观察资料有力地支持了这一学说。

自然选择（natural selection）的含义是：由于某种原因，携带某些等位基因的个体比不带这些等位基因的个体具有更多的后代，导致这些基因在下一世代中的频率上升。这样，通过自然选择，对生存和繁殖有利的性状得以逐代增加。生物通过这种方式，不断地改变群体中的等位基因和基因型频率，以适应它们赖以生存的环境。

1. 适合度　基因制约着生物体的生理特性或形态结构，而这些生理特性或形态特征又都或多或少地影响着个体的生活力和繁殖力。因此，绝大多数基因都受到自然选择的作用。在自然选择的过程中，一定的生存能力是必要的，但重要的还是贡献给后代的相对基因数目。带有某一等位基因或基因型的个体可能多留下些子裔，而其他个体可能少留下些子裔。这样，群体中某一基因或某一基因型的频率就会增加，相对地另一基因或另一基因型的频率就会减少。从这个意义上说，选择作用只有发生在育龄期前或育龄期，才会影响群体的基因频率或基因型频率。发生在育龄期之后的选择作用对基因频率或基因型频率的影响将微不足道。

为了对自然选择进行定量研究，将基因型在某一特定环境条件下表现的平均生活力和繁殖力定义为相应基因型的适应值（adaptive value），或适合度（fitness），用 W 表示。适合度指某一基因型与其他基因型相比时能够存活并留下子裔的相对能力。一般将正常的纯合个体的适合度定为1，其他基因型的适合度则用相对生育率（relative fertility）来表示。

例如，根据丹麦的一项调查，软骨发育不全的侏儒108人，共生育了27个儿童。他们的457个正常同胞，共生育582个儿童，故侏儒的相对生育率可表示为：

$$W = \frac{27/108}{582/457} = 0.196 \tag{8-16}$$

相对生育率可以代表适合度。用类似方法可以求得其他各种病病患者的适合度，如表8-7所示。

表 8-7　几种遗传病患者相对适合度的估计（以正常的纯合个体适合度为 1.00）

性状	相对适合度
视网膜母细胞瘤（杂合子）	0
婴儿型黑蒙性痴呆（纯合子）	0
软骨发育不全（杂合子）	0.20
血友病 A（男性）	0.29
神经纤维瘤病（杂合子）	男 0.41；女 0.75
Huntingon 病（杂合子）	男 0.82；女 1.25
镰状细胞性状（杂合子）	1.26（在疟疾区）

Notes

表中一个有趣的例子是镰形红细胞性状，由于其杂合子对恶性疟原虫的抵抗力较强，因此在非洲的某些地区，杂合子的相对生育率反而较正常人高；而在美洲的黑人人群中却观察不到这种现象。因此，适合度是基因或基因型与环境共同作用的产物。某个基因型在一种环境条件下可能表现得非常适应，在另一种环境条件下可能表现得较为适应或较不适应。可见，环境如果发生改变，基因或基因型的适合度也将随之发生改变。

2. 选择系数　自然选择能产生许多不同的效应：既可以降低甚至剔除有害的遗传变异，也可以保持群体的优势突变；既可以改变基因频率，也可以阻止基因频率的改变；既可以产生和维持群体中的遗传多态性，也可维持遗传的一致性。这些作用取决于基因型的相对适应性和群体中等位基因的频率。选择系数（selective coefficient）指在选择作用下适合度降低的程度，用 s 表示。s 反映了某一基因型在群体中不利于生存的程度，所以 $s = 1 - W$。

选择的结果总是倾向于增加那些具有较高适合度的等位基因和基因型的频率。下面我们讨论不同情况下选择的作用。

（二）选择对显性基因的作用

1. 基因频率的改变　设显性基因 A 的频率为 p，隐性基因 a 的频率为 q，选择对显性个体不利，选择系数为 s，则经一代选择后，显性基因 A 的频率降低（表 8-8）。

表 8-8　显性完全，选择对显性个体不利时基因频率 p 的改变

	基因型			合计
	AA	Aa	aa	
原来频率	p^2	$2pq$	q^2	1
适合度	$W_{11} = 1 - s$	$W_{12} = 1 - s$	$W_{22} = 1$	
选择后	$p^2(1-s)$	$2pq(1-s)$	$q^2(1-s)$	$1 - sp(2-p)$
相对频率	$\dfrac{p^2(1-s)}{1-sp(2-p)}$	$\dfrac{2pq(1-s)}{1-sp(2-p)}$	$\dfrac{q^2}{1-sp(2-p)}$	1

基因 A 频率原来为 p

$$选择后为 \quad \frac{p-sp}{1-sp(2-p)}$$

基因 A 频率的改变

$$\Delta p = \frac{p-sp}{1-sp(2-p)} - p = -\frac{sp(1-p)^2}{1-sp(2-p)} = -sp(1-p)^2$$

要注意：经过一个世代的选择作用之后，这三种基因型频率的贡献相加并不等于 1。它们的总和 $p^2W_{11} + 2pqW_{12} + q^2W_{22} = 1 - sp(2-p)$，称为该群体的平均适合度。

每一代显性基因 A 频率的改变为：

$$\Delta p = \frac{-sp(1-p)^2}{1-sp(2-p)} \tag{8-17}$$

人类自然群体中，显性有害基因的频率很低，$1 - sp(2-p)$ 接近于 1，所以 $\Delta p \doteq -sp(1-p)^2$。由于携带显性基因的个体（纯合或杂合）都要受到选择的作用，故选择对显性基因的作用比较有效。如果没有新的突变产生，显性有害基因较容易从群体中消失。

2. 基因突变率的确定　显性遗传病患者通常都是杂合体，其基因频率为 $2pq$。由于致病基因频率很低，正常等位基因频率 q 接近于 1，因此杂合体患者的频率可视为 $2p$。在一个平衡群体中，被淘汰的致病基因将以突变来补偿，突变率为 v，由于 $\Delta p \doteq spq^2 \doteq sp$，故 $v \doteq sp$。当显性遗传疾病致死时，$s = 1$，$v = p$，即突变率为发病率的一半。

例如，据在丹麦哥本哈根市的一项调查，几年来在医院所生的 94 075 个孩子中，有 10 个患

软骨发育不全性侏儒症，发病率为 1.063×10^{-4}。已知本病的选择系数 $s = 0.80$，故基因突变率为 $v = sp = 0.80 \times 1/2 \times 1.063 \times 10^{-4} = 4.25 \times 10^{-5}$。

（三）选择对隐性基因的作用

1. 致病基因频率的改变　群体中基因型 AA 和 Aa 个体的频率分别为 p^2 和 $2pq$，其表型正常，适合度为 1；而基因型 aa 个体的频率是 q^2，表型不正常，适合度为 $1-s$。经一代选择后，基因 a 频率的改变为：

$$\Delta q = \frac{-sq^2(1-q)}{1-sq^2} \cong -sq^2(1-q) \tag{8-18}$$

式 8-18 表明，当 q 值较大（此时 s 值通常较小）时，q 的改变较大。但在人类群体中，q 值往往很低，每代基因 a 频率的降低大致为 $sq^2(1-q)$，因此隐性致病基因的频率降低速率往往很缓慢（表 8-9）。

表 8-9　显性完全，选择对隐性纯合子不利时，基因频率 q 的改变

	AA	Aa	aa	合计
原来频率	p^2	$2pq$	q^2	1
适合度	1	1	$1-s$	
选择后	p^2	$2pq$	$q^2(1-s)$	$1-sq^2$
相对频率	$\dfrac{p^2}{1-sq^2}$	$\dfrac{2pq}{1-sq^2}$	$\dfrac{q^2(1-s)}{1-sq^2}$	1

基因 a 频率原来为 q

选择后为：$\dfrac{q(1-s)}{1-sq^2} = \dfrac{pq + q^2(1-s)}{1-sq^2}$

基因 a 频率的改变：

$$\Delta q = \frac{q(1-s)}{1-sq^2} - q = \frac{-sq^2(1-q)}{1-sq^2} = -sq^2(1-q)$$

2. 基因突变率的确定　尽管隐性致病基因的频率在群体中降低得很慢，但其最终趋势仍是从群体中消失。同时，新的隐性突变会不断产生，弥补因选择作用而淘汰的隐性致病基因。因此，一个隐性遗传病发病率相对稳定的群体，某种程度上可以视为突变和选择作用实现了平衡。因此有：

$$\mu = \Delta q = sq^2(1-q) \cong sq^2 \tag{8-19}$$

据此，知道 s 和 q 值后，就可推算突变率。例如苯丙酮酸尿症是一种隐性遗传病，在我国人群中的发病率为 6.0×10^{-5}。已知该病患者的选择系数为 0.85。据此求得基因突变率为 $\mu = 5.1 \times 10^{-5}$。如果 $s = 1$，即隐性纯合体致死时，突变率就正好等于发病率。

（四）选择对 X 连锁基因的作用

X 连锁基因所决定的性状在男性中显示出来，但有 2/3 的 X 连锁隐性基因存在于杂合子女性中，这些女性在表型上正常，不受选择的作用。因此，选择对 X 连锁隐性基因的作用强于对常染色体隐性基因的选择，但是不及对常染色体显性基因的选择。

A 型血友病是由 X 连锁隐性基因决定的性状，几乎所有的患者都是男性。已知群体中血友病基因的频率是 q，则 q 也是男性血友病的发病率。由于选择的作用，每一代男人中有频率为 sq 的血友病基因被淘汰，在平衡群体中则必须由相同数量的正常基因的突变来平衡，同时，由于男性中每有一个血友病基因被表达，预示着还有 2 个血友病基因存在于杂合子女性中，因此：

$$\mu = \frac{1}{3} sq \tag{8-20}$$

Notes

据调查，血友病 A 的男性发病率（q）为 8.0×10^{-5}，$s = 0.75$，据此求得其基因突变率为 $\mu = 2.0 \times 10^{-5}$。

选择分别对显性、隐性、X- 连锁致死基因的选择效率的结果见图 8-2。图中所示的选择是"完全"的。其起始频率均为 0.25。

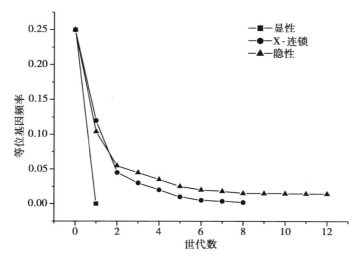

图 8-2　选择分别对显性、隐性、X- 连锁致死基因的选择效率的结果

需要指出，选择是一个复杂的生物过程，一个基因型对另一个基因型的选择优势，既取决于基因和环境因素间的相互作用，也取决于不同座位基因间的相互作用。正如 S Wright 曾强调的，自然选择不是作用在基因之间，而是作用在个体之间。

三、群体中的平衡多态现象

群体中的多态现象（polymorphism）是指群体中同一基因座上有两个或两个以上的等位基因同时存在，并且其中频率最低的等位基因频率也远远高于仅靠突变所能维持的基因频率。譬如人群中的 ABO 血型、MN 血型等。

产生多态现象的原因较多，有些至今也未有定论。一般说来，大致有以下几种原因可以造成群体的多态现象。

（一）平衡选择现象

突变是多态现象的最初起源，但极低的突变频率本身无法维持群体的多态。前面介绍的几种常见的选择作用也无法维持群体的多态。然而，当杂合子的适合度比两个纯合子都高，即所谓超显性（overdominance）现象存在时，则选择作用就可保持群体的多态现象。

设杂合子 Aa 的适合度为 1，纯合子 AA 和 aa 的适合度分别为 $1 - s_1$，和 $1 - s_2$，其中 $s_1 > 0$，$s_2 > 0$。那么经一代选择后，基因 a 频率的改变见表 8-10。

如果选择的作用导致群体维持基因 a 的频率保持不变，则有

$$\Delta q = \frac{pq(ps_1 - qs_2)}{1 - p^2 s_1 - q^2 s_2} = 0 \tag{8-21}$$

解得 $\Delta q = 0$ 的条件为：（1）$p = 0$；（2）$q = 0$；（3）$q = s_1/(s_1 + s_2)$。不考虑前两种情况（$p = 0$ 或 $q = 0$ 条件下，该基因无群体多态现象），第（3）种情况表明：达到平衡多态的基因 a 的频率由两种纯合子的选择系数所决定。这种现象也称为平衡选择多态。

最著名的例子是镰状细胞性状。有镰状细胞性状的杂合子个体（$\beta^A \beta^S$）对恶性疟原虫的抵抗能力较强。因此在赤道非洲的某些群体中，镰状细胞贫血患者的频率可高达 4%，群体中 β^S 的基

Notes

表 8-10   杂合子的适合度比两个纯合子都高时，经一代选择后基因频率的改变

	AA	Aa	aa	合计
原来频率	p^2	$2pq$	q^2	1
适合度	$1-s_1$	1	$1-s_2$	
选择后	$p^2(1-s_1)$	$2pq$	$q^2(1-s_2)$	$1-p^2s_1-q^2s_2$
相对频率	$\dfrac{p^2(1-s_1)}{1-p^2s_1-q^2s_2}$	$\dfrac{2pq}{1-p^2s_1-q^2s_2}$	$\dfrac{q^2(1-s_2)}{1-p^2s_1-q^2s_2}$	1

基因 a 频率原来为 q

$$选择后为 \quad \frac{q(1-qs_2)}{1-p^2s_1-q^2s_2}$$

基因 a 频率的改变：

$$\Delta q = \frac{q(1-qs_2)}{1-p^2s_1-q^2s_2} - q = \frac{pq(ps_1-qs_2)}{1-p^2s_1-q^2s_2}$$

因频率高达 0.2，而该病的患者几乎都在成年前死去，基本没有后代，即 $1-s_2=0$，由 $q=s_1/(s_1+s_2)$ 可求得正常纯合体在该环境条件下的适合度为 $1-s_1=0.75$。这个例子也说明：(1) 不存在在任何环境中都表现为最高适合度的基因型，环境的改变必然导致基因型适合度的改变；(2) 只要杂合子的适合度比正常纯合子稍有增加，就可补偿因隐性纯合子的致死而丧失的隐性基因，使群体维持多态。

（二）中性突变——随机漂变学说与多态现象

尽管杂合子优势可以解释一部分遗传多态现象，但绝大多数的遗传多态现象，譬如 ABO 血型，MN 血型等，无法由经典群体遗传学中获得圆满解释。在 DNA 水平上，绝大多数新突变与群体内现存的等位基因不同，因此由一对中性等位基因之间的正向突变与逆向突变来实现基因频率平衡的经典假说已被证明是不切实际的。

在对分子水平上更为丰富的多态现象进行大量综合分析的基础上，Kimura 等提出了中性突变——随机漂变学说，解释分子水平上的多态现象，该学说的要点是：

1. 在分子水平上，许多突变是有害的，相当数量的突变是中性或近中性的，仅有很小一部分突变是有利的；

2. 自然选择仅仅是一种保存有利突变和消灭有害突变的进化过程；

3. 大部分新突变都将消失，少量新突变的固定依赖于随机漂变（random drift）；

4. 在分子水平上，群体存在巨大的遗传变异，造成丰富的遗传多态；

5. 一个群体由最初的少数人逐渐发展起来，则最初的人群对后代有着最显著的影响，称为"奠基者效应"（founder effect）。

该理论中有关基因的随机漂变和固定的基本概念，将在第四节作进一步介绍。

（三）群体中维持遗传多态的其他机制

群体内遗传多态的维持机制是个非常复杂的问题。除了上述杂合子优势的"平衡选择现象"和"遗传漂变"外，在自然选择的作用下，还有许多因素可以维持一个群体的遗传多态。以下列举几个较常见的维持群体中遗传多态的机制：

1. 环境的空间分布差异。选择与适应相互作用的结果会导致某种等位基因适宜在某种环境条件下生活，而其他形式的等位基因适宜在另一类环境下生活；

2. 上位性效应，包括非等位基因间的互作、修饰、协同进化，等等。有些等位基因很适应某种特定的遗传背景，而不能适应其他的遗传背景；

3. 频率依赖选择。有的等位基因当其频率很低时，常可表现出某种选择优势，从而促使该等位基因频率得到某种程度的恢复。

Notes

第四节　影响群体基因频率的因素(二)遗传漂变和迁移

一、遗传漂变

前面讨论 Hardy-Weinberg 平衡律以及突变和选择对群体基因频率的影响时,研究对象通常是一个很大的群体,理论上称之为无限群体,并且群体内进行完全的随机婚配。然而,实际的人类自然群体均为有限群体,每对父母生育的子女数也极为有限,因此,即使缺乏自然选择和人为选择的作用,群体下一世代也不可能完全重现上一世代的基因和基因型频率。由于配子间的结合可能为随机抽样的结果,必然会导致随机偏离,使下一代的基因频率在上一代基因频率的附近随机摆动。摆动的幅度一般取决于群体的有效容量和群体的基因频率。这种摆动将一代代持续下去,并且由于下一世代的基因频率只依赖于上一世代的群体遗传参数,而与更久远的世代的群体状态并没有直接关系,因此,小群体中这种世代间的基因频率的随机变化最终会导致一个等位基因的固定或丢失,形成某个等位基因的纯合子。这种由于群体较小和偶然事件而造成的基因频率的随机波动被称为随机遗传漂变(random genetic drift)。任何一个隔离的人类自然群体,如果与其他群体间没有基因的交流,就会经历这样的过程。

遗传漂变的方向无法肯定,但漂变的范围却可以估计。假设有一群体,其有效的群体容量为 N(对通常的人类自然隔离群体而言,N 值一般可视为实际群体中个体数量的 1/3),对于常染色体的某一基因座,共有 2N 个基因。设该座位的两个等位基因分别为 A 和 a,基因频率分别为 p 和 $q(q=1-p)$,则下一世代基因频率改变的方差为

$$Var_{\Delta p} = \frac{pq}{2N}$$
(8-22)

由上式可计算出各种不同容量的群体中的基因频率的标准差,见表 8-11。

表 8-11　遗传漂变导致的群体基因频率的机会偏离($p=q=0.50$)

$\sqrt{\dfrac{pq}{2N}}$	群体大小			
	10	50	100	200
	0.11	0.05	0.04	0.03

假定有效群体大小(N)为 50,且世代之间维持不变。在初始基因频率 $p=q=0.50$,不考虑突变和选择的作用以及随机婚配的假定下,子代群体的基因频率有 68% 的可能出现在 0.45~0.55 之间,有 5% 的可能出现在 0.40~0.60 之外。

因此,小群体里基因频率的随机漂变可能使选择中性或接近中性的基因在较少的世代数内被固定或消失,有时甚至也使选择上不太有利的基因频率增加乃至固定,或者使选择上较有利的基因频率减少乃至消失。

遗传漂变的另一种形式,发生在从一个较大群体中分离出一个小群体并在此基础上逐渐发展起来的群体中。这种剧烈的“漂变”称为“奠基者效应”(founder effect)。美洲印第安人缺乏 B 型血型,很有可能是由于约 20000 年前从亚洲迁去的这些印第安人的祖先群体中就不含 B 型等位基因,或在最初的几个世代因随机漂变而导致该等位基因从群体中消失。

遗传漂变的另一个著名例子是,东卡罗林群岛的 Pingelap 人中,一种常染色体隐性遗传的先天性失明症 AR(全色盲)有相当高的发病率。在 1780—1790 年间,一次飓风袭击了 Pingelap 岛,造成岛上居民的大量死亡,岛上只留下 9 个男人和数目不多的女人。推测起来,最初留下的少数人中可能含有较高频率的“先天性失明”基因,因此尽管该基因在选择上处于不利位置,奠

Notes

基者效应却导致在以后的数个世代内持续了这种高频率。最终导致到 1970 年,该岛的 1500 余人中,盲人的比例竟高达 4%~10% 之多。

在可视为无限大的配子库中,随机抽取有限数量样本的结果是:群体中大多数新的突变,即使不受选择压力的作用,也将很快从群体中消失。假设有一个体是一个新突变的杂合子,则突变的基因将有两种命运:①由于某种原因,这一个体未能留下后代,则该突变将从群体中消失;②该个体留下了后代,但该突变等位基因仍有可能无法传递给子女,以此类推,每一代都会遇到该等位基因是否会丢失的问题。事实上,对于一个有效容量为 N 的群体,一个不受选择压力作用的新的突变从群体中丢失的概率为 $1-\dfrac{1}{2N}$。另一方面,新的突变如果能一直保存在群体中不被丢失,最终将遍及整个群体直至被固定。因此,群体愈小,新的突变等位基因被固定的概率就愈大;反之,群体愈大,新的突变等位基因从群体中消失的概率就愈大。即使是一个选择上稍微有利的新的突变,在产生后的最初几个世代里也极有可能因遗传漂变而消失。当然,"命运"会稍许好些。譬如,如果突变杂合子个体表现出比正常纯合体高出 1% 的适合度,则该突变等位基因从群体中消失的概率,是纯粹因随机漂变导致在群体中消失的概率的 98%。

二、迁移和混合

群体遗传变异的另一个重要来源是群体间的基因交流,即群体的混合行为。混合行为通常导致新群体的基因频率介于两个初始群体之间。混合方式大致可划分为迅速混合和渐近混合两类,不同的混合方式对新的群体基因频率的影响也有所不同。

(一)迅速混合方式

迅速混合方式,即两个种族、生活习惯和文化背景等差异较大的群体,由于战乱或人群的迁徙等原因混居在一起,并在较短的世代内融合成一个新的群体。设混合群体(admixed population)Z 由比例为 m 的 X 群体和比例为 $1-m$ 的 Y 群体在较短时间内混合而成。p_x、p_y 分别为某一基因座位上某等位基因在初始群体 X、Y 的频率,则新的混合群体中,该等位基因的频率 p_z 为:

$$p_z = mp_x + (1-m)p_y \tag{8-23}$$

故混合群体的基因频率取决于初始群体的基因频率和群体的混合比例。特别地,当 $m=0.5$ 时,混合群体的基因频率为初始群体基因频率的均值。

(二)渐进混合方式

假定某个群体在每一世代都有一定比例个体融入另一群体,则接受外来基因的群体的基因频率将逐渐发生变化。设 p_t 为接受群体(recipient population)在 t 世代某等位基因的频率,m 为供应群体(donor population)每代输入接受群体的基因占接受群体基因的比例(贡献率),p' 为供应群体该等位基因的频率。则下一世代接受群体的该等位基因频率 p_{t+1} 为:

$$p_{t+1} = (1-m)p_t + mp'$$

由此引起的频率变化为:

$$\Delta p = p_{t+1} - p_t = m(p'-p_t) \tag{8-24}$$

因此,接受群体世代间的频率变化取决于贡献率 m 和两个群体等位基因频率之差。如果供应群体和接受群体的基因频率差别较大,且贡献率 m 也较大的话,则接受群体的基因频率变化率可以很大。美洲新大陆被发现以来,最初作为奴隶被贩运到美洲的黑人群体就一直接收来自白人群体的基因。因此,一种等位基因如果只在欧洲人群发现,却不存在于非洲人群中,就可以通过测定目前美洲黑人群体中该等位基因的频率来确定 m 值。

如果混合速率不是很大,则自混合发生以来的每代混合率 m_i 和 M(即总的供应群体基因贡献率)与若干代后接受群体的基因频率的总变化有关。即

$$\Delta P_{total} = M(P_t' - P_0)$$

所以

$$M = \frac{\Delta P_{total}}{P_t' - P_0} \qquad (8\text{-}25)$$

例如 Duffy blood 血型系统中的 F_y^a 等位基因在非洲人群中不存在,但在美国乔治亚洲的白人人群中却有 0.42 的高频率。同时,该州黑人人群中该等位基因的频率为 0.046。因此,白人人群对该州黑人人群总的基因贡献率为

$$M = \frac{\Delta P_{total}}{P_t' - P_0} = \frac{0.046 - 0}{0.42 - 0} = 0.1095$$

三、遗传漂变、选择及基因交流作用的相对有效性

影响群体遗传结构的因素很多,突变和选择的效应依赖于群体容量的大小;遗传漂变的作用与群体大小 N 成反比;而确定性模型反映的改变群体遗传结构的力量又依赖于迁移率 m,突变率 μ 和选择系数 s;等等。

大体上,我们可以这样认为,如果 $m \geqslant 1/N$ 或 $\mu > 1/N$,则群体混合或突变的作用占主导地位;如果 $s \geqslant 1/N$,则选择的作用不可忽略。如果选择系数过小,或群体容量过小,则该突变在群体中可视为"选择中性"。在一个很小的群体内,漂变的作用通常大于选择的作用。

就人类群体而言,几乎人类历史上的所有时间,人类群体的容量都很小,只是在最近的几百代里有了明显的快速增长。因此,我们可以认为,他们之所以能在一个较小的亚群或封闭群体内达到较高的基因频率,主要依赖于遗传漂变的作用。

第五节　近 婚 系 数

Hardy-Weinberg 平衡律是基于"随机婚配"假定条件下导出的,然而我们必须仔细区别"随机婚配"的两方面含义。

对那些不左右配偶选择的性状(如与外观、习性、气味、智力状况或疾病等无关的可遗传性状)而言,随机婚配的假设是可以成立的。譬如人们通常不大会在意配偶的血型。而将血型作为择偶的一个标准,则更为罕见。对这类基因而言,婚配是"随机"的。

然而,对许多可遗传的性状而言,婚配不是随机的或不完全是随机的,当人类出现分群时,群体内的婚配机会通常总是高于群体间的婚配。如果某一基因座上群体间等位基因频率差别较大,即使群体内满足 Hardy-Weinberg 平衡,整个人类群体也无法实现这种平衡(表 8-12)。

表 8-12　MN 血型的观测频率和期望频率的比较

	观测频率			期望频率		
	M/M	M/N	N/N	M/M	M/N	N/N
爱斯基摩人	0.8358	0.156	0.009	0.834	0.159	0.008
埃及人	0.278	0.489	0.233	0.274	0.499	0.228
中国人	0.332	0.486	0.182	0.331	0.488	0.181
澳洲土著人	0.024	0.304	0.672	0.031	0.290	0.679

非随机婚配比较常见的类型有:婚配倾向于发生在有一定亲缘关系个体间(近交, inbreeding),或倾向于远离亲缘关系的个体间(enforced outbreeding 或 negative inbreeding)。

此外,个体间不是根据亲缘关系的远近,而是根据肤色、身高、生活习性、智力状况等因素的相似程度来择偶,称为选型婚配(assortative mating)。选型婚配的结果将导致群体内纯合度的增加。

Notes

一、常染色体近婚系数

（一）近婚系数的定义

与选型婚配一样，近亲婚配（consanguineous marriage）的结果也会导致群体纯合度的增加。两个个体间存在亲缘关系，则他们至少享有一个共同祖先。他们的某个等位基因有可能来源于同一祖先相同的 DNA 序列。如果这两个个体进行婚配，他们的后代有可能出现这样的情形，即同一座位的一对等位基因是同一祖先同一序列的两个拷贝称为后裔同源（identical by descent，IBD）。两个婚配个体间的亲缘关系愈近，后代基因纯合（homozygosity by descent）发生的概率就愈高。这种后代发生同一祖先同一基因纯合的概率，就定义为近婚系数（inbreeding coefficient），通常用符号 F 表示。

（二）表兄妹婚配的常染色体近婚系数

设 P_1 的基因型为 A_1A_2，P_2 的基因型为 A_3A_4。从图 8-3 中可知，P_1 把基因 A_1 传给 B_1 的概率是 $\frac{1}{2}$，B_1 得到基因 A_1 将其传给 C_1 的概率是 $\frac{1}{2}$，而 C_1 得到基因 A_1 后再将其传给 S 的概率还是 $\frac{1}{2}$。这样 S 从 P_1 经 B_1、C_1 获得基因 A_1 的概率即为 $\left(\frac{1}{2}\right)^3$；同理，$S$ 从 P_1 经 B_2、C_2 获得基因 A_1 的概率也为 $\left(\frac{1}{2}\right)^3$；故 S 的基因型为 A_1A_1 的概率 $\left(\frac{1}{2}\right)^3 \cdot \left(\frac{1}{2}\right)^3 = \left(\frac{1}{2}\right)^6$。同样，$S$ 的基因型为 A_2A_2、A_3A_3 或 A_4A_4 的概率也为 $\left(\frac{1}{2}\right)^6$。因此，$S$ 的近婚系数为 $F = 4 \times \left(\frac{1}{2}\right)^6 = \frac{1}{16}$。

（三）二级表兄妹婚配的常染色体近婚系数

如图 8-4 所示，二级表兄妹（从表兄妹）婚配的情况下，基因的传递过程比表兄妹婚配又增加了 1 步，故其近婚系数为 $F = 4 \times \left(\frac{1}{2}\right)^8 = \frac{1}{64}$。

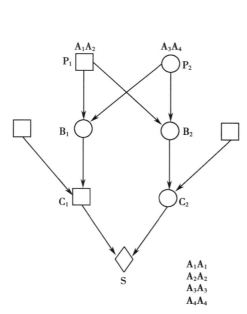

图 8-3　表兄妹婚配中基因传递图解

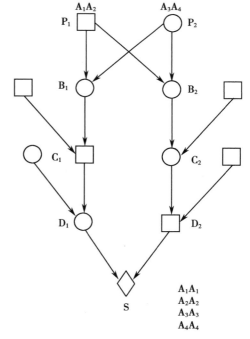

图 8-4　二级表兄妹婚配中基因传递图解

Notes

（四）其他形式近亲婚配的近婚系数

通过类似的基因传递过程分析，可以得到其他形式近亲婚配的近婚系数，这里不再一一分析。

其主要结果为：①舅甥女（或姑侄）间的近婚系数为 $\frac{1}{8}$；②表舅甥女（或堂姑侄）间的近婚系数为 $\frac{1}{32}$；③半表兄妹（只有一个共同的祖先）的近婚系数为 $\frac{1}{32}$；④半从表兄妹间的近婚系数为 $\frac{1}{128}$。

二、X 连锁基因的近婚系数

对常染色体上的基因而言，父母为近亲结婚时，对儿子和女儿的影响程度相同。但对于 X 染色体上的基因，情况则有所不同。由于男性只有一条 X 染色体，基因不存在纯合性问题，因此当父母是近亲结婚时，对儿子无影响。同时，从传递特点来看，男性的 X 连锁基因一定传给他的女儿，所以传递概率为 1；相反，男性的 X 连锁基因不可能传递给他的儿子，所以传递概率为 0。因此，在计算有关 X 连锁基因的近婚系数时，只计算女儿的 F 值。图 8-5 a-d 分别是姨表兄妹、舅表兄妹、姑表兄妹和堂表兄妹婚配的 X 连锁基因的传递图解。

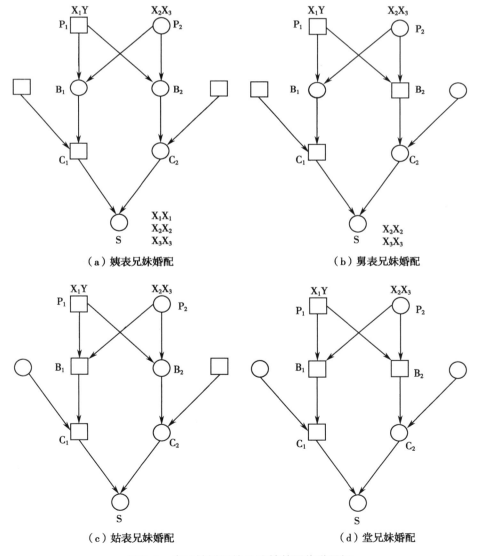

图 8-5　表兄妹婚配的 X 连锁基因传递图解

姨表兄妹婚配中，基因 X_1 由 P_1 经 B_1、C_1 传至 S，只计 1 步（B_1 传至 C_1）；基因 X_1 经 B_2、C_2 传至 S 需 2 步（B_2 传至 C_2 再传至 S）。故 S 为 X_1X_1 的概率为 $\left(\dfrac{1}{2}\right)^3$。基因 X_2 从 P_2 经 B_1、C_1 传至 S，需计两步，基因 X_2 从 P_2 经 B_2、C_2 传至 S，却需计 3 步，所以 S 为 X_2X_2 的概率为 $\left(\dfrac{1}{2}\right)^5$；同理 S 为 X_3X_3 的概率也是 $\left(\dfrac{1}{2}\right)^5$。因此，姨表兄妹婚配的近交系数为 $\left(\dfrac{1}{2}\right)^3 + 2 \times \left(\dfrac{1}{2}\right)^5 = \dfrac{3}{16}$。

舅表兄妹婚配，基因 X_1 从 P_1 传至 B_2 时中断，不能形成 X_1X_1。基因 X_2 从 P_2 经 B_1、C_1 向 S 传递，只需计为传递 2 步；基因 X_2 从 P_2 经 B_2、C_2 向 S 传递，也只需计为传递 2 步；所以 S 为 X_2X_2 的概率为 $\left(\dfrac{1}{2}\right)^4$；同理 S 为 X_3X_3 的概率也是 $\left(\dfrac{1}{2}\right)^4$，故舅表兄妹婚配的近交系数为 $2 \times \left(\dfrac{1}{2}\right)^4 = \dfrac{1}{8}$。

姑表兄妹婚配，基因 X_1 从 P_1 传至 B_2 时中断，基因 X_2 和 X_3 从 P_2 经 B_1 传至 C_1 时中断，故近交系数为 0。

堂表兄妹婚配，基因 X_1 从 P_1 传至 B_1 时中断，基因 X_2、X_3 从 P_2 经 B_1 传至 C_1 时中断，故近交系数也为 0。

因此，仅就 X 连锁基因来看，姨表兄妹婚配的近婚系数大于舅表兄妹婚配；姑表兄妹和堂表兄妹婚配的近婚系数均为 0。

三、近亲婚配的有害效应

已知有亲缘关系个体间的婚配系数和群体中某个隐性致病基因的基因频率 q，就可推断近亲婚配生育隐性纯合子的概率，并据此估计近亲婚配的有害程度。

（一）近亲婚配的隐性纯合概率

近亲婚配的危害，主要表现在隐性遗传病纯合体患者的频率增加。有两种原因可以导致近亲婚配的子女是隐性致病基因纯合体（aa）：(1) 从共同祖先传递而来，形成纯合体 aa 的概率为近婚系数 F 与隐性致病基因的频率 q 的乘积 Fq；(2) 由不同祖先分别传来，形成纯合体的概率为 $(1-F)q^2$。(1)、(2) 两种情况合计，近亲婚配产生隐性纯合体的概率为：

$$Fq + (1-F)q^2 = Fq + q^2 - Fq^2 = q^2 + Fq(1-q) = q^2 + Fpq \qquad (8\text{-}26)$$

因此，对常染色体上的基因而言，近亲婚配的结果是在随机婚配产生隐性纯合体的概率 q^2 的基础上再增加 Fpq，其中 p 为显性基因的基因频率。故表兄妹婚配导致隐性纯合的概率为 $q^2 + \dfrac{pq}{16}$；从表兄妹婚配导致隐性纯合的概率为 $q^2 + \dfrac{pq}{64}$。

（二）近亲婚配导致隐性纯合的相对风险（β）

式 8-26 表明，群体中隐性致病基因的基因频率愈低，近亲婚配导致该病发病的危险也愈小。但从另一个角度说，自然群体由于近亲婚配导致隐性纯合的概率，与随机婚配导致隐性纯合的概率的相对比例却增大。为了说明这个问题，我们定义 β 为近亲婚配导致隐性纯合的相对风险。

$$\beta = \dfrac{q^2 + Fpq}{q^2} = \dfrac{Fp}{q} \qquad (8\text{-}27)$$

式 8-27 表明，近亲婚配导致隐性纯合的相对风险总是大于或等于随机婚配。近婚系数愈大，群体中致病基因频率愈低，则近亲婚配导致隐性纯合的相对风险愈高。所以，愈是罕见的隐性遗传病，病孩出自近亲婚配的概率愈大。表 8-13 给出不同近婚系数和群体基因频率条件下随机婚配和近亲婚配导致隐性纯合的概率及其隐性纯合的相对风险。

Notes

表 8-13　随机婚配和近亲婚配常染色体隐性纯合的频率及近亲婚配的相对风险

基因频率 (q)	随机婚配 (q^2)	表亲婚配 $\left(q^2+\dfrac{pq}{16}\right)$	表亲婚配的相对风险 β_1	从表亲婚配 $\left(q^2+\dfrac{pq}{64}\right)$	从表亲婚配的相对风险 β_2
1.0×1.0^{-1}	1.0×1.0^{-2}	1.5625×1.0^{-2}	1.5625	1.1406×1.0^{-2}	1.1406
5.0×1.0^{-2}	2.5×1.0^{-3}	5.4688×1.0^{-3}	2.1875	3.2422×1.0^{-3}	1.2969
1.0×1.0^{-2}	1.0×1.0^{-4}	7.1875×1.0^{-4}	7.1875	2.5469×1.0^{-4}	2.5469
1.0×1.0^{-3}	1.0×1.0^{-6}	6.3438×1.0^{-5}	63.4375	1.6609×1.0^{-5}	16.6094
1.0×1.0^{-4}	1.0×1.0^{-8}	6.2594×1.0^{-6}	625.9375	1.5723×1.0^{-6}	157.2343

需要指出的是，表 8-13 只是比较近亲婚配与随机婚配产生隐性纯合体的相对风险，并不代表自然群体中隐性纯合体出自近亲婚配的实际比例。此外，随着人类社会文明的发展，人类活动和择偶范围不断扩大，医学遗传学知识也越来越普及，加上婚姻法的限制，近亲婚配的机会将不断减少，自然群体中隐性纯合体出自近亲婚配的比例也将持续下降。

（三）近亲婚配与群体遗传负荷

人类群体中因纯合而有害的等位基因并不少见，这种由于基因纯合导致群体适合度降低的现象，称为遗传负荷（genetic load）。遗传负荷一般用群体中每个个体平均所携带的致死基因或有害基因的数量来衡量。一般的估计倾向于认为，一个人可能带有 4～8 个有害基因。近亲婚配的一个明显效应，就是使纯合子的频率增加。因此近亲结婚会增加群体的遗传负荷，从而导致群体适合度的降低。

四、瓦赫伦（Wahlund）效应

前面的讨论将近婚效应作为自然群体非随机婚配的主要原因。事实上，人类自然群体还存在另一类"非随机"婚配方式：婚姻通常更倾向于选择同一种族、具有相同或相近的文化背景、宗教信仰、生活习俗的配偶；或者说，人类的婚姻半径并不十分大，在较为封闭的区域这种现象更为明显。如果一个大的群体划分为若干个小的群体（这在自然人群中是较普遍的现象），则尽管在各个小群体内都是随机婚配，但在总的群体上，依然可以观察到群体基因型频率偏离 Hardy-Wenberg 平衡定律的现象（即总体上可视为一定程度的近婚群体）。这种现象称为瓦赫伦效应（Wahlund effect）。

瓦赫伦（Wahlund）效应的理论分析：假定一个大群体可划分为 k 个亚群体，等位基因 A 在第 i 个亚群体内的基因频率为 p_i，等位基因 a 在第 i 个亚群体内的基因频率为 q_i；假定所有的亚群体的有效群体容量相等，且所有亚群体内的个体均为随机婚配，则大群体等位基因 A 的平均频率为 $\bar{p}=\sum p_i/k$，等位基因 a 的平均频率为 $\bar{q}=1-\bar{p}$。如果整个大群体内实现随机婚配，则群体 AA 基因型频率为 $(\bar{p})^2$；然而，当大群体划分为 k 个有效容量相等的亚群体，且亚群体内实现随机婚配时，我们所观测到的 AA 基因型平均频率为：

$$\sum p_i^2/k = \sum (p_i-\bar{p}+\bar{p})^2/k = \sum \left((p_i-\bar{p})^2-2\bar{p}(p_i-\bar{p})+(\bar{p})^2\right)/k$$

$$= \sum (p_i-\bar{p})^2/k+(\bar{p})^2 = \mathrm{Var}(p)+(\bar{p})^2 \tag{8-28}$$

式中 $\mathrm{Var}(p)$ 为大群体内等位基因 A_1 的方差。同理可得：

$$\sum 2p_iq_i/k = 2\bar{p}\bar{q}+2\mathrm{Var}(p) \tag{8-29}$$

$$\sum q_i^2/k = \bar{q}+\mathrm{Var}(p) \tag{8-30}$$

依据方差的性质（$\mathrm{Var}(p)\geq0$），只要大群体内所有的亚群体基因频率不是全部相等，就可得到如下结论：

Notes

1. 大群体分为若干个亚群体后,整个群体的纯合子将增加,杂合子将减少。其效应类似于一定程度的近亲婚配;

2. 纯合度增加及杂合度减少的程度,取决于亚群体间基因频率的方差的大小;

3. 对于复等位基因,上述原则仍成立。

五、连锁不平衡与遗传关联分析

随着人类基因组计划的完成以及相应的千人基因组计划、单倍型计划的展开和由此揭示的、广泛存在于人类基因组中的 DNA 序列结构变异:包括单核苷碱基替换(single nucleotide substitution),碱基序列片段的插入(insertion),缺失(deletion),颠换(inversion)等。其中单核苷碱基替换占基因组序列群体变异的约 80%,是最为主要的群体遗传学变异类型。在人类群体中,任意两个个体的基因组 DNA 序列的变异高达 300 百万。这些序列变异几乎覆盖了基因组的所有结构或功能区域,而且群体个体几乎共享这些遗传变异所在的基因组位置,因此又称为常见遗传变异体(common variants)。由于基因组的这些序列具有:基因组分布的广泛性,均匀性;大多数序列变异并不表现出任何表型效应;基因组物理或遗传图谱中位置的准确性;遗传分离的共显性等使其成为理想的遗传标记(genetic markers)。随着高通量基因组分型技术,特别是新一代测序技术日新月异地快速发展,使得大样本基因组分型(large sample genotyping)成为可能并广泛应用,催生了遗传关联分析(genetic association study)作为常见性疾病(common diseases)包括肿瘤、心血管疾病、代谢类疾病、神经性疾病等遗传易感性研究最主要的群体遗传学分析方法。

遗传关联分析的群体遗传学基础是连锁不平衡。连锁不平衡(linkage disequilibrium)是指基因组中不同位点上非等位基因间在群体中的非随机组合。最简单的连锁不平衡群体遗传学模型考虑 A 与 B 两个位点,在这两个位点分别有两个等位基因 A_1、A_2 和 B_1、B_2。等位基因 A_1 和 B_1 的群体频率分别为 p 和 q,由这两个等位基因组成的单倍型(haplotype)A_1B_1 的群体频率为 f_{A1B1},衡量 A、B 两个位点上等位基因间非随机组合程度的表达式

$$D = f_{A_1B_1} - p \times q$$

称之为 A、B 两位点间的连锁不平衡系数(the coefficient of linkage disequilibrium)。利用遗传标记的基因型数据可以估计任意位点间的连锁不平衡系数。可是由于基因型数据估计单倍型 A_1B_1 的群体频率涉及数据信息不完整的统计学问题,因此需要采用缺损数据(missing data)的统计分析方法。目前,已建立并开发出利用不同类型的基因组基因型数据估计连锁不平衡的统计方法以及相应的计算机软件。值得注意的是,这些估计并检测连锁不平衡系数的方法均是在一些假设条件下成立的。最基本的假设条件包括:所涉及位点上具有不同基因型的个体在群体中交配的随机性,所涉及位点上等位基因的选择中性(selection neutralism)以及样本来源的同质性(homogeneity)等。由于上述定义的连锁不平衡系数严格地依赖于位点的等位基因频率,为了避免这一影响同时便于不同位点群间,不同群体间连锁不平衡的比较,通过将 D 转换为 $D' = D/\min[pq, (1-p)(1-q)]$。

连锁不平衡与遗传连锁(genetic linkage)是两个不同却又相互联系的概念。遗传连锁是指不同位点上等位基因处于同一条染色体的现象,因此是一个遗传学概念;而连锁不平衡是指不同位点上非等位基因在群体中共同存在(co-existence)于个体基因型中的趋势,因此是一个统计学的概念。呈连锁不平衡的位点可以并不具有遗传连锁关系,同时呈遗传连锁关系的位点也并不一定处于连锁不平衡。虽然有许多生物或非生物的原因可以导致连锁不平衡,可是位点间的遗传连锁关系是维系连锁不平衡的遗传学因素,呈紧密连锁的非等位基因在群体中保持的连锁不平衡关系越久远,而处于稀疏连锁关系的位点间,由于遗传重组仅需少数几个世代即可以将连锁不平衡关系衰减至零。因此,这即是遗传关联分析利用密集分布于基因组中的多态性遗传

Notes

标记，实现复杂常见遗传疾病遗传易感性基因高解析（high resolution）定位、识别的群体遗传学原理。

虽然基于连锁不平衡的全基因组关联分析可以实现复杂遗传疾病性状致病易感基因的高解析基因组定位。可是由于许多非遗传学的因素均可导致位点间的连锁不平衡，例如用于关联分析的样本从群体中采集的非随机性（例如，目前全基因组关联分析中常用的病例 - 对照样本），研究群体或样本的遗传异质性即所谓的群体或样本基因型分布的分层现象（population genetic stratification）等使得许多检测到的显著的遗传连锁不平衡其实并非是由于遗传连锁而维系的。因此，以群体样本的遗传关联分析具有较高的假阳性。此外，由于全基因组关联分析涉及多重相关统计检验，不得不采用过于严格的显著性标准。因此全基因组水平的遗传关联分析，又同时可以具有很高假阳性统计推断。由于这两方面的主要原因，通过全基因组关联分析所检测的控制目标性状的基因位点其遗传分离性的遗传变异仅能解析性状遗传变异的一小部分，即所谓遗传力丢失（missing heritability）的概念。

本 章 小 结

群体是生物个体存在的最基本形式。群体遗传学是以研究基因在群体中世代传递，基因在群体中遗传变异形成及保持规律的遗传分支学科，是认识生物体性状表型变异包括人类遗传性疾病的遗传变异机制的科学基础。本章以孟德尔群体为基本对象，结合几种常见人类遗传疾病的群体遗传分析为实例，着重介绍群体遗传学的基本概念，基因在群体中遗传变异的产生、传递以及变异保持的基本科学原理和性质，以及群体遗传变异预测的基本方法。

（罗泽伟）

参考文献

1. 刘祖洞. 遗传学. 第2版. 北京：高等教育出版社，1991.

2. Griffiths AJF，Miller JH，Suzuki DT，*et al*. An introduction to genetic analysis. 7th edition. New York：W.H. Freemanand Company，2000.

3. Hartl DL，Clark AG. Principles of population genetics. Second edition. Sunderland，Massachusetts：Sinauer Associates，Inc，1989.

4. Crow JF，Kimura M. An introduction to population genetics theory. Minneapolis：Burgess publishing company，1970.

5. Balding DJ. A tutorial on statistical methods for population association studies. Nat Rev Genet，2006，7，781-791.

Notes

第九章　生化遗传病

生化遗传病（biochemical inherited disorder）是指因单个基因突变所致的蛋白质结构异常或生化代谢缺陷，通常包括分子病和先天性代谢缺陷。

生化遗传病的研究始于 20 世纪初。1909 年英国内科医师 Archibald Garrod（1858—1936）系统研究了尿黑酸尿症、白化病、胱氨酸尿症和戊糖尿症等遗传性代谢病，首次提出了先天性代谢缺陷（inborn error of metabolism）的概念，并出版了专著，他也被称为先天性代谢缺陷之父。随后，大量先天性代谢缺陷被发现并报道。1949 年美国化学家 Linus Pauling 等研究了正常人与镰状细胞贫血症患者在血红蛋白电泳速率方面的差异，发表了《镰状细胞贫血症，一种分子病（sickle cell anemia，a molecular disease）》的论文，首次提出了分子病（molecular disease）的概念。他也是两次获得诺贝尔奖（1954 年获化学奖、1962 年获和平奖）的科学家之一。随着分子遗传学时代的到来，科学家们惊喜地发现所有生化遗传病均为分子病。

迄今已报道的生化遗传病达 4000～6000 余种。根据受累蛋白的不同，可将生化遗传病分为血红蛋白病、血浆蛋白病、酶蛋白病、受体蛋白病、膜转运载体蛋白病等类型。根据遗传方式的不同，可将生化遗传病分为常染色体显性遗传病、常染色体隐性遗传病、X 伴性显性遗传病和 X 伴性隐性遗传病。临床统计显示，生化遗传病主要呈常染色体隐性遗传，少部分呈 X 伴性隐性遗传，只有极少部分呈常染色体显性遗传或 X 伴性显性遗传。本章按受累蛋白的分类进行介绍。

第一节　血红蛋白病与珠蛋白生成障碍性贫血

由于血红蛋白分子结构异常或珠蛋白肽链合成速率异常所引起的一组遗传病称为血红蛋白病（hemoglobinopathy）。该病是人类最常见的生化遗传病之一，也是人类研究最为深入的生化遗传病之一。目前，临床上又将其分为血红蛋白变异体和珠蛋白生成障碍性贫血（或地中海贫血）两大类，其中前者主要表现为珠蛋白肽链的结构异常，后者主要表现为珠蛋白肽链合成速率的降低。据统计，全球至少有 1.5 亿人为血红蛋白病突变基因的携带者，他们主要居住在非洲、地中海沿岸和东南亚，中国南方为血红蛋白病的高发区。

一、血红蛋白的分子结构及其遗传控制

血红蛋白（hemoglobin）是人类红细胞携带、运输氧气和二氧化碳的载体。该蛋白是由 4 条珠蛋白肽链和 4 分子血红素按一定的空间构象结合而成的球状四聚体。珠蛋白肽链中包括 2 条 α 肽链和 2 条非 α 肽链，它们分别由人类 α 珠蛋白基因簇和非 α 珠蛋白基因簇所编码。

α 珠蛋白基因簇位于 16p13.3，总长为 30kb，其排列顺序为 5′-ζ2-Ψζ1-Ψα2-Ψα1-α2-α1-θ-3′，其中包括 2 个从胚胎期开始就持续表达的 α 珠蛋白基因（α1 和 α2，现称为 *HBA*1 和 *HBA*2），1 个胚胎期表达的 ζ2 珠蛋白基因，3 个不能翻译成结构蛋白的假基因（Ψζ1、Ψα2、Ψα1）和 1 个弱表达的 θ 基因（图 9-1）。非 α 珠蛋白基因簇位于 11p15.4，总长度为 60kb，其排列顺序为 5′-ε-^{G}γ-^{A}γ-ψβ-δ-β-3′，其中包括 1 个胚胎期表达的 ε 基因，2 个胎儿期表达的 γ 基因（^{G}γ 和 ^{A}γ），1 个成人期表达的 β 基因（现称为 *HBB*），1 个成年期低表达的 δ 基因，以及 1 个假基因 ψβ（图 9-2）。此外，在

α珠蛋白基因簇5′端上游60kb处及β珠蛋白基因簇ε基因上游约6kb处分别有一个α位点控制区（α-locus control region，α-LCR）和一个β位点控制区（β-locus control region，β-LCR）（图9-1或图9-2），它们对α和β珠蛋白基因簇基因的表达起到十分重要的调控作用。图中还可见珠蛋白基因均有3个外显子和2个内含子组成，经过切割、拼接和加工的过程形成成熟的mRNA分子，并进一步翻译成α珠蛋白肽链或β珠蛋白肽链，它们分别由141个氨基酸或146个氨基酸组成。

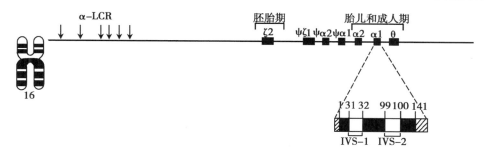

图9-1　α-珠蛋白基因簇和α-珠蛋白基因的结构

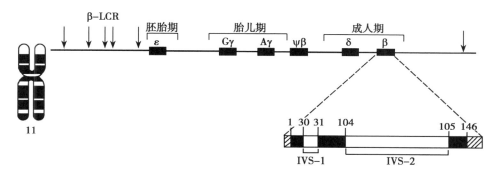

图9-2　β-珠蛋白基因簇和β-珠蛋白基因的结构

值得注意的是，α和β珠蛋白基因簇中5′→3′基因的排列顺序与它们在个体发育阶段的表达顺序保持一致。在胚胎发育早期，首先是ζ和ε珠蛋白基因开放，接着是 HBA 基因开放；到了胎儿期，ζ和ε基因关闭，而γ基因开放，HBB 也开始合成少量的β肽链；到出生前，δ基因开始合成；出生以后，β肽链的合成迅速增加，而γ肽链合成迅速减少；在成人阶段，处于开放状态的珠蛋白基因主要是 HBA 和 HBB。因此，人体从胚胎期到成人期，先后出现6种血红蛋白类型，即胚胎发育早期的 Hb Gower 1（$\zeta_2\varepsilon_2$）和 Hb Gower 2（$\alpha_2\varepsilon_2$），持续存在到第8周，它们是原始

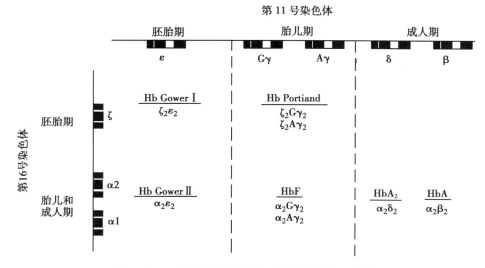

图9-3　正常人体发育过程中的血红蛋白分子类型

卵黄囊红细胞的产物；Hb Portland（$\zeta_2\gamma_2$）也仅见于胚胎期。胎儿期则主要是 Hb F（$\alpha_2\gamma_2$）。成人期可以有三种血红蛋白，Hb A（$\alpha_2\beta_2$）约占 95%，Hb A$_2$（$\alpha_2\delta_2$）约占 2.0%～3.5%，另外还有约 1.5% 的 Hb F（图 9-3）。需要强调的是，在人体不同的发育阶段，各种血红蛋白的合成呈现严格的消长过程（图 9-4）。

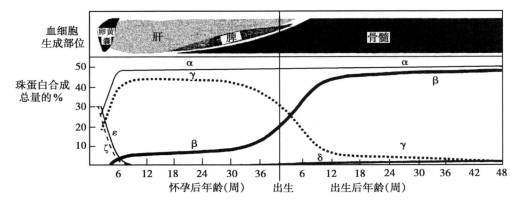

图 9-4　正常人体发育过程中珠蛋白肽链合成的演变

二、血红蛋白变异体与血红蛋白病

（一）血红蛋白变异体的类型

自 Pauling（1949）发现镰状细胞贫血症患者血红蛋白的电泳迁移速度与正常人不同以来，迄今已报道人类存在 1000 余种血红蛋白变异体（hemoglobin variant），其中大部分变异体并不影响血红蛋白的功能，更不会致病。但有些变异体可导致血红蛋白的溶解度降低，或与氧的亲和力改变、或稳定性改变，或合成速率减低从而致病。血红蛋白变异体的书写遵循以下原则，先写出异常肽链的名称，并标明取代氨基酸的位置，如 Hb S 可写成 $\alpha_2^A\beta_2^{6缬}$ 或 $\alpha_2\beta_2^{6谷\to缬}$。

1. **单个碱基替换**　DNA 序列发生点突变是产生单个碱基置换的原因。①错义突变（missense mutation）：指编码某种氨基酸的密码子经碱基替换后变成了另外一种氨基酸的密码子，从而在翻译时改变了多肽链中氨基酸的序列组成。如 Hb S（$\beta^{6谷\to缬}$）是由于碱基 A→U 所致；Hb G$_{Chinese}$（$\alpha^{30谷\to谷胺}$）是由于碱基 G→C 所致。②无义突变（nonsense mutation）：指由于碱基替换而使得编码某一种氨基酸的三联遗传密码变成为不编码任何氨基酸的终止密码（UAA、UAG 或 UGA）的突变形式。如 Hb Mckees Rocks 变异体，就是因为 β 链第 145 位编码酪氨酸的密码子 UAU 突变成终止密码子 UAA 所致。③终止密码突变（terminator codon mutation）：指由于终止密码子（UAA，UAG 或 UGA）发生碱基替换而成为可读密码子，使得肽链的合成延长直至下一个终止密码。如 Hb Constant Spring 的 α 链有 172 个氨基酸残基，是因为其第 142 个密码子 UAA（终止）→CAA（谷胺酰胺），导致肽链继续合成到第 173 位的 UAA（终止）之前。

2. **密码子缺失或插入**　指珠蛋白肽链基因的碱基缺失或插入刚好为 3 的倍数，从而导致若干密码子的缺失或插入，而缺失或插入前后的密码子保持不变。如 Hb Lyon 是由于 β 链第 17～18 位编码赖氨酸和缬氨酸的 2 个密码子的缺失，但第 16 位及其以前的氨基酸序列与第 19 位及其以后的氨基酸序列均无改变。Hb Grady 则是由于 α 链第 118～119 位之间插入了谷 - 苯丙 - 苏三个氨基酸残基，其余氨基酸序列不变。

3. **移码突变**　当珠蛋白肽链基因的碱基缺失或插入不是 3 个或 3 的倍数个碱基时，将导致突变部位以后的密码子变化，重新组合成新的三联密码子从而导致移码突变（frame-shift mutation）。如 Hb Tak 是 β 链在第 146～147 个氨基酸密码子（CAC-UAA）之间插入了碱基 AC，变为 CACACUAA…，导致原 147 位的终止密码 UAA 变成了为苏氨酸编码的密码子 ACU，最终使肽链合成延长到 157 个氨基酸。

Notes

4. 融合基因   由两种非同源基因的部分片段拼接而成的基因,称为融合基因(fusion gene)。产生融合基因的原因可能是减数分裂时同源染色体之间错位配对所引发的不等交换所致。如 Hb Lepore 的 α 链氨基酸顺序正常,其非 α 链由 δβ 融合基因编码,肽链 N 端为不等交换产生的 δ 链氨基酸顺序,C 端为 β 链氨基酸顺序,构成 δβ 链。对应的融合基因为 βδ 融合基因,见于 Hb Anti-Lepore(图 9-5)。

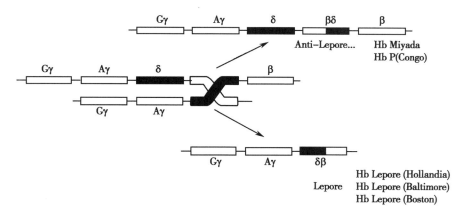

图 9-5   δ 和 β 珠蛋白基因发生不等交换形成 δβ 和 βδ 融合基因

(二)血红蛋白病

虽然大多数血红蛋白变异体是稀有的和不致病的,但仍有一些血红蛋白变异体可引发功能变化,如 Hb S 可出现溶解度降低、Hb Zurich 可导致分子不稳定、Hb Chesapeake 和 Hb Kansas 可分别导致对氧的亲和力增高或降低、Hb M_{Boston} 将形成不能带氧的高铁血红蛋白,最终产生血红蛋白病。临床上,血红蛋白病的常见表现为溶血性贫血,红细胞代偿性增多和青紫。

1. 镰状细胞贫血症(sickle cell anemia, MIM 603903)   本症是一种常染色体隐性遗传病,也是世界上第一个通过分子诊断明确的疾病。由于 β 珠蛋白基因发生碱基替换,导致第 6 位编码谷氨酸(GAG)的密码子被缬氨酸(GTG)所取代,从而产生 Hb S 血红蛋白。纯合子患者($\alpha\alpha\beta^S\beta^S$)血中的 Hb S 含量可达 90% 以上。当血液中氧分压较低时,红细胞便会发生镰状变(图 9-6),寿命缩短,引起严重的溶血性贫血及脾肿大,还可产生血管阻塞危象。这种危象可因阻塞部位的不同产生可变的临床表现,如腹部疼痛、脑血栓等。杂合子($\alpha\alpha\beta^A\beta^S$)血中的 Hb S 含量约为正常人的 20%～40%,故一般没有临床症状,但在氧分压降低的情况下也可出现红细胞镰状变,称为镰状细胞性状(sickle cell trait)。此外,还有少量复合杂合子个体,其中基因型为 $\alpha\alpha\beta^0\beta^S$ 的患者可检测到 Hb F、Hb S;基因型为 $\alpha\alpha\beta^+\beta^S$ 的患者可检测 Hb F、Hb S 和 Hb A 等 3 种血红蛋白;基因型

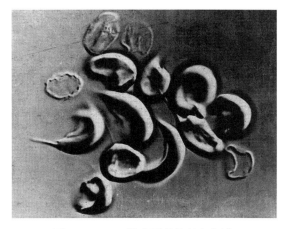

图 9-6   Hb S 纯合子的镰状红细胞

为 $\alpha\alpha\beta^C\beta^S$，可检测到 Hb F、Hb S 和 Hb C。镰状细胞贫血症主要见于非洲黑人群体，该人群杂合子携带者占非洲黑人的 20%，美国黑人的 8%。此外，也见于中东、希腊、印第安人及与上述民族长期通婚的人群。杂合子之间通婚，其子女有 1/4 机会患镰状细胞贫血。我国该病的发病率很低。

2. Hb C 病　本症亦为常染色体隐性遗传病，是由于 β 链第 6 位的谷氨酸被赖氨酸取代所致。纯合子患者（$\alpha\alpha\beta^C\beta^C$）呈现轻度溶血性贫血，可伴有肝脾肿大。杂合子（$\alpha\alpha\beta^A\beta^C$）可无临床症状。

值得一提的是，Hb C（$\beta^{6谷\to赖}$）与 Hb S（$\beta^{6谷\to缬}$）属等位变异，都是 β 珠蛋白链第 6 位的氨基酸被替代，这种由同一肽链同一位置的氨基酸替代所形成的珠蛋白基因称为真等位基因（eualleles）。而由同一肽链非同一位置氨基酸替代所形成的珠蛋白基因则称为异等位基因（heteroalleles），如 Hb C（$\beta^{6谷\to赖}$）与 Hb M$_{Saskatoon}$（$\beta^{63组\to酪}$）的 β 珠蛋白基因。

3. Hb M 遗传性高铁血红蛋白血症（methemoglobinemia）　本症为常染色体显性遗传病。如 Hb M$_{Boston}$（$\alpha^{58组\to酪}$），是由于 α 链第 58 位的组氨酸被酪氨酸所替代。这一替代导致酪氨酸占据了血红素 Fe 原子的配基位置，使 Fe 原子呈稳定的高铁状态，丧失了血红素与氧结合的能力，导致组织缺氧。患者无贫血的表现，但有发绀症状及继发性红细胞增多。已知的高铁血红蛋白尚有 Hb M$_{Iwate}$（$\alpha^{87组\to酪}$）等。

要想获取完整的血红蛋白变异体的信息可浏览 Hb Var 网站（http://globin.cse.psu.edu/globin/hbvar/）。迄今为止共收录了 Hb Var 信息共 1189 条。

三、珠蛋白生成障碍性贫血

珠蛋白生成障碍性贫血（也称地中海贫血症，thalassemia）是由于珠蛋白多肽链完全不能合成或合成不足所致。成人血红蛋白（Hb A）由 2 条 α 肽链和 2 条 β 肽链所组成，如由于 α 肽链合成减少或不能合成就称为 α 珠蛋白生成障碍性贫血（或 α 地中海贫血症，MIM 604131），由于 β 肽链合成减少或不能合成则称为 β 珠蛋白生成障碍性贫血（或 β 地中海贫血症，MIM 613985）。

α 或 β 珠蛋白链合成减少或完全缺如涉及相关基因的多种基因突变，由此将其分为非缺失型（包括微缺失型）和缺失型两大类。非缺失型珠蛋白生成障碍性贫血涉及从 5′ 转录控制信号、外显子密码、内含子（间隔顺序）拼接信号和共有序列（consensus sequence）、外显子和内含子潜在的拼接部位、终止密码和 3′ 多聚腺苷化信号等处的碱基取代、缺失、插入、移码突变等，导致转录受阻或转录产物异常，使 RNA 加工拼接或翻译受阻，RNA 不稳定或翻译后异常肽链不稳定，最终导致患者的 α 或 β 珠蛋白链减少（α^+ 或 β^+ 珠蛋白生成障碍性贫血）或完全缺如（α^0 或 β^0 珠蛋白生成障碍性贫血）。缺失型珠蛋白生成障碍性贫血涉及 α 或 β 珠蛋白基因簇较大范围的缺失，包括涉及 α 或 β 珠蛋白基因簇 5′ 上游 60kb 处的 α 或 β 位点控制区的缺失。大部分全缺失发生在 α 或 β 位点控制区。

（一）α 珠蛋白生成障碍性贫血

如前所述，一个 α 珠蛋白基因簇中有 2 个 *HBA* 基因（也称 α 珠蛋白基因）（即 1 个 *HBA*1 基因和 1 个 *HBA*2 基因）组成，因此一对 α 珠蛋白基因簇中共有 4 个 *HBA* 基因。当 *HBA* 基因发生缺失或突变时就可能导致程度不同的 α 珠蛋白生成障碍性贫血。本症属常染色体显性遗传病，杂合子亦可出现轻到中度的临床表现。根据 *HBA* 基因缺失或突变的数目，可将 α 珠蛋白生成障碍性贫血分为 4 种临床类型（图 9-7）。

1. Hb Bart's 胎儿水肿综合征（hydrops fetalis syndrome）　本症也称为 α^0 珠蛋白生成障碍性贫血。胎儿 4 个 *HBA* 基因均丧失功能（--/--），无 α 珠蛋白链合成，80% 以上的血红蛋白为 Hb Bart's（$^A\gamma_4$、$^G\gamma_4$），其余为 Hb H（β_4）和 Hb Portland（$\zeta_2 {}^A\gamma_2$、$\zeta_2 {}^G\gamma_2$）。Hb Bart's 有很高的氧亲和力，导致组织严重缺氧。胎儿因缺氧出现严重水肿，导致自发性流产或出生后不久死于严重水肿。

Notes

本症患儿基因型为 α 地 $_1$/α 地 $_1$（α 地 $_1$ 是指 α 珠蛋白基因簇中有 2 个 *HBA* 基因均发生缺失或突变），父母均为 α^A/α 地 $_1$ 杂合子。

2. Hb H 病　患者的基因型为 α 地 $_1$/α 地 $_2$（α 地 $_2$ 是指 α 珠蛋白基因簇中有 1 个 *HBA* 基因发生缺失或突变），由此导致 3 个 *HBA* 基因丧失功能（--/α-）。由于 α 珠蛋白链合成不足，故胎儿出生时有 20% 或更高的 Hb Bart's（$^A\gamma_4$、$^G\gamma_4$），出生后在 γ 链与 β 链的转换完成后 Hb H（β$_4$）达 4%～30%。本症属中度珠蛋白生成障碍性贫血（thalassemia intermedia），Hb Bart's 和 Hb H 沉淀形成包涵体（inclusion body），导致低色素小细胞性溶血性贫血，并有黄疸和肝脾肿大。

3. *α* 珠蛋白生成障碍性贫血性状　受累者有 2 个 *HBA* 基因丧失功能，其中东方人群的基因型为 α 地 $_1$/α^A（--/αα）的杂合子，而黑人中通常为 α 地 $_2$/α 地 $_2$（α-/α-）的纯合子。本症患者有轻度小细胞性贫血，也称为轻度 α 珠蛋白生成障碍性贫血（thalassemia minor）。

4. *α* 珠蛋白生成障碍性贫血静止型携带者　受累者的基因型为 α 地 $_2$/α^A（αα/α-）仅有 1 个 *HBA* 丧失功能，一般有正常血象，可无临床症状。

Hb H 病、α 珠蛋白生成障碍性贫血性状和静止型携带者均有不同程度的 α 珠蛋白链合成，可统称为 α$^+$ 珠蛋白生成障碍性贫血。

α 珠蛋白生成障碍性贫血主要分布在热带和亚热带地区，中国南方地区的发生率高于北方地区。广西壮族自治区曾对贫血患者进行筛查，结果显示，α- 地中海贫血基因携带者的频率约为 26.9%。另外，迄今在人类基因突变数据库（HGMD）共收录 *HBA1* 基因变异 145 种，其中 83 种产生血红蛋白变异体，58 种导致 α 珠蛋白生成障碍性贫血；*HBA2* 基因突变 190 种，其中 94 种产生血红蛋白变异体，86 种导致 α 珠蛋白生成障碍性贫血。不同人群中常见突变存在差异，其中地中海地区多见的突变为 α$_2$ 起始密码子 ATG→ACG 和 α$_2$ IVS-1 缺失 5 个核苷酸；中国人群常见突变为 Hb Quong Sze（α$^{125亮→脯}$）；沙特阿拉伯人常见突变为 α$_2$ 多聚 A 由 AATAAA→AATAAG 和 α$_1$ 密码子 14TGG-T。值得一提的是，广西壮族自治区自 20 世纪 60 年代起逐步建立了三级预防体系，以一级干预为主体，二级干预为重点，三级干预为补充，对降低和减少重型地中海贫血患儿出生，提高广西地区人口素质起到了积极的作用。

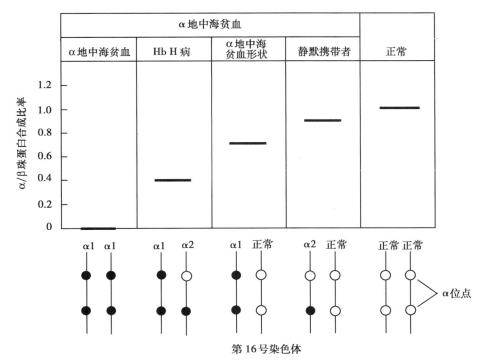

图 9-7　不同临床类型 α 地中海贫血的基因型与 α/β 珠蛋白合成比率

（二）β珠蛋白生成障碍性贫血

β珠蛋白基因的突变或缺失是引起β珠蛋白生成障碍性贫血的主要原因。本症为常染色隐性遗传病，纯合子呈现重型β珠蛋白生成障碍性贫血，杂合子表现为β珠蛋白生成障碍性贫血性状。

1. **β^0珠蛋白生成障碍性贫血**　本症亦称重型珠蛋白生成障碍性贫血（thalassemia major）或 Cooley 贫血。患者基因型为纯合子（β^0/β^0）或（β^0/β^+）双重杂合子。由于不能合成β链，或只能合成很少量的β链，故会出现Hbα_4。患儿出生时正常，3～12 个月时出现慢性进行性贫血，面色苍白，肝脾肿大，发育不良，常有轻度黄疸，症状随年龄增长而日益明显，有的可出现严重小细胞性溶血性贫血，过剩的α珠蛋白沉淀为包涵体。由于骨髓代偿性增生导致骨骼变大、髓腔增宽；患儿 1 岁后颅骨改变明显，表现为头颅变大、额部隆起、颧骨突出、鼻梁塌陷，两眼距增宽，形成典型的"地中海贫血面容"。实验室检测显示患者血红蛋白水平低于 5g/dl。当β^0地/β^0地纯合子患者同时合并有α珠蛋白生成障碍性贫血，尤其是 4 个α珠蛋白基因中仅有 3 个为有功能的珠蛋白基因时，症状往往较轻，不需要输血治疗，这种情况被称为β珠蛋白生成障碍性贫血中间型（β thalassemia intermedia）。推测可能是由于α珠蛋白链产生量减少使得体内无效造血减轻，随之临床症状也有所减轻。

2. **β^+珠蛋白生成障碍性贫血**　本症也称为β珠蛋白生成障碍性贫血性状。受累者的基因型为β^+/β^A、β^0/β^A，临床上通常仅有轻度贫血，约半数病例有轻度到中度脾肿大。还有一种β^+地中海贫血的基因型为β^+/β^+，也称为中间型β地中海贫血，其临床表现介于轻型和重型之间，可出现中度贫血，脾脏轻度或中度肿大，黄疸不确定，骨骼改变较轻。

β地中海贫血好发于地中海沿岸国家和地区，如意大利、希腊、马耳他、塞浦路斯等，以及东南亚各国的广大地区。中国β- 地中海贫血基因携带者的频率低于α- 地中海贫血基因携带者的频率。如广西壮族自治区β- 地中海贫血基因携带者的频率约为 19.9%。此外，迄今在人类基因突变数据库（HGMD）共收录 *HBB* 基因突变（亦称β珠蛋白基因）703 种。其中 291 种产生血红蛋白变异体，334 种导致β珠蛋白生成障碍性贫血。还有一些遗传变异可导致镰状细胞贫血症、溶血性贫血等。中国人群中较常见的 *HBB* 突变类型为：β41-42（-TCTT），约占 45%；IVS-Ⅱ654（C→T），约占 24%；β17（A→T），约占 14%；TATA 盒 -28（A→T），约占 9%。这些点突变分别导致转录受阻，mRNA 前体剪接加工错误，翻译无效，或合成不稳定的珠蛋白链而阻碍α-β 二聚体形成，使珠蛋白链不平衡等。

第二节　血浆蛋白病

血浆蛋白是血浆中含量最高、种类繁多的重要成分，发挥维持血浆渗透压、酸碱平衡、血液黏度、凝血与抗凝血、参与体液免疫等功能。如果血浆蛋白相关基因发生突变，就会导致人体血浆蛋白结构、功能或含量异常并致病，这类疾病统称为血浆蛋白病（plasma protein disease）。本节介绍由凝血因子相关基因突变所致的血友病及由抗凝血相关基因突变所致的蛋白 C 缺陷症。

一、血　友　病

血友病（hemophilia）是由于血液中某些凝血因子的严重缺乏所致。根据所缺凝血因子的不同，血友病主要被分为血友病 A（又称甲型血友病）和血友病 B（又称乙型血友病）。根据血液中所缺凝血因子含量的多少分为重度、中度和轻度三种，其中凝血因子含量不足正常水平的 1% 为重度，在 1%～5% 之间为中度，达正常水平的 5%～40% 者为轻度。

（一）血友病 A

由于 *F8* 基因突变导致凝血因子Ⅷ即抗血友病球蛋白（antihemophilic globulin，AHG）遗传

Notes

性缺乏称为血友病 A（hemophilia A，MIM 306700）。已知 *F8* 基因位于 Xq28，长 186kb，由 26 个外显子组成，mRNA 全长 9kb，编码一种由 2351 个氨基酸组成的 AHG，该蛋白包括 2 个成分，其中 FⅧ：C 具有因子Ⅷ凝血活性；FⅧ：Ag 是因子Ⅷ相关抗原。*F8* 基因突变的类型包括碱基替换、缺失、插入、倒位和移码等。迄今人类基因突变数据库（HGMD）已报道的 *F8* 基因突变共有 2056 种，其中无义突变或错义突变约占 60%，缺失约占 26%，拼接区突变约占 7%。值得一提的是，中国人群中 *F8* 基因内含子 22 倒位所致的血友病 A 约占 50%；常见的无义突变或错义突变有谷 272 甘（A→G）、精 372 组（G→A）、酪 1680 苯丙（A→T）等；基因缺失包括 IVS-1 缺失 7kb、外显子 1 缺失、外显子 1～26 缺失等；基因插入包括 IVS-10 插入 0.7kb 和外显子 14 插入 3.5kb 等。移码突变包括第 360 位密码子 GAA 缺失 GA。

血友病 A 的主要病理变化为凝血活酶生成障碍，主要临床表现为反复自发性或在轻微损伤后出血不止。体表、体内任何部分均可出血，可涉及皮肤、黏膜、肌肉内或器官内，如关节腔出血可致关节积血。血友病 A 呈 X 连锁隐性遗传，一般男性发病，女性为携带者。携带者女性虽有程度不同的因子Ⅷ活性减低，但一般无出血表现。约有 40% 的血友病 A 患者无家族史，可能由新的基因突变所致。血友病 A 在所有血友病患者中约占的 80%，累计 1/10 000～1/5000 的男性人群。

与血友病 A 相关的另一个遗传病是 von Willebrand 病（MIM 193400），也称假血友病。该病呈常染色体显性遗传，致病基因定位于 12p13.31。患者Ⅷc 和ⅧAg 均减少，反复出血多累及黏膜如鼻黏膜和胃肠道，出血的严重程度变异较大。与血友病 A 的主要区别是出血时间更长，但随着年龄的增长，特别是青春期后症状会有所减轻。

血友病 A 的治疗主要是输入人血浆中提炼或通过重组技术合成的Ⅷ因子，这种替代疗法在大部分病例中都有效，但有 10%～15% 的患者会产生中和性抗体，从而降低了治疗效果，此时需要加大剂量或改用猪的Ⅷ因子等非人类制品。近年来，定期输注Ⅷ因子以维持足量的凝血因子水平以防止自发或伤后出血过多的预防疗法正越来越得到提倡和应用，其效果优于对症治疗。

（二）血友病 B

血友病 B（hemophilia B，MIM 306700）是由于 *F9* 基因突变导致凝血因子Ⅸ即血浆凝血活酶成分（plasma thromboplastin component，PTC）的遗传性缺乏所致。该病曾以患者的名字 Stephen Christmas 命名，称为 Christmas 病，呈 X 连锁隐性遗传。

F9 基因位于 Xq27.1-27.2，全长 33.5kb，由 8 个外显子组成，编码一种由 461 个氨基酸残基组成的血浆凝血活酶成分（plasma thromboplastin component，PTC）。人类基因突变数据库（HGMD）已报道 *F9* 基因突变 1093 种，其中常见的突变类型为错义突变和无义突变，约占 64%，包括谷 27 赖（G→A）、甘 60 丝（G→A）、精 248 谷胺（G→A）等；其次是各种基因缺失，约占 18%；还有拼接区突变约占 9%，插入突变约占 4% 等。血友病 B 约占所有血友病的 20%。

血友病 B 的临床表现与血友病 A 相似，也有反复自发性或在轻微损伤后出血不止，皮肤、黏膜、肌肉或器官均可出血，但临床症状相对较轻。

血友病 B 的治疗主要采用替代疗法，即定期给患者输注 FIX 或血浆等替代制剂。国外从 80 年代开始应用基因疗法，使血友病 B 成为世界上少数几种进入基因治疗临床试验的病种之一。中国复旦大学遗传学研究所和第二军医大学附属长海医院曾在 20 世纪 90 年代成功地将人的 *F9* cDNA 转入血友病 B 患者的皮肤或纤维细胞，经过体外培养扩增及安全鉴定，再通过脂质体包埋法治疗血友病 B 患者，经过治疗患者的 FIX 凝血活性与抗原均升高，临床出血症状得到改善，为中国基因治疗血友病 B 奠定了基础。

二、蛋白 C 缺陷症

蛋白 C（protein C，PC）是依赖维生素 K 的丝氨酸蛋白酶原，与凝血酶调节蛋白（TM）、蛋白

Notes

S（PS）和活化 PC 抑制物（APCI）共同组成 PC 系统，在生理性抗凝过程中起着重要的作用。PC 的抗凝活性占全血的 20%～30%，体外只要达到 0.2μg/ml 即可引起明显的抗凝效应，直接影响凝血与抗凝血机制的平衡，是体内重要的抗凝因子。

蛋白 C 由 *PROC* 基因转录和翻译产生，该基因定位于 2q14.3，由 9 个外显子和 8 个内含子组成，长 11.2kb，mRNA 全长 1795bp。该基因突变可导致蛋白 C 缺陷症（protein C deficiency）也称易栓症。迄今，已报道的 *PROC* 基因突变有 275 种，其中错义突变或无义突变约占 73%，缺失及拼接区突变均占将近 9%。蛋白 C 缺陷症大多呈常染色体遗传（AD，MIM 176860），少数呈常染色体隐性遗传（AR，MIM 612304）。根据 PC 的抗凝活性（PC：A）与抗原含量（PC：Ag）可将该症分为两种类型：I 型为 PC：A 和 PC：Ag 含量平行下降，多由于 PC 合成减少或稳定性降低所致；II 型为 PC：A 下降但 PC：Ag 含量正常，多由于异常分子合成或前者较后者更低所致。

蛋白 C 缺陷症的临床表现高度多样。*PROC* 基因突变纯合子或双重杂合子的临床表现较重，一般在新生儿期即发病，可出现肺栓塞、出血性皮肤坏死、弥漫性血管内凝血和静脉血栓。杂合子大多无临床表现。据统计，人群中杂合子的比例高达 1/200～1/500，但出现 PC 缺陷症的杂合子只有 1/16 000～1/32 000。杂合子个体发生血栓的风险随年龄增大而增加。杂合子患者的好发年龄在成年期后，临床表现以深静脉血栓为主，少数可伴发肺栓塞或心肌梗死。因此，杂合子应作为 PC 缺陷症的独立危险因子。该病的治疗主要采用抗凝血药物华法林（Warfarin）。该药通过抑制维生素 K 在肝脏细胞内合成凝血因子 II、VII、IX、X，从而发挥抗凝作用。

第三节　酶　蛋　白　病

由于酶蛋白分子结构或数量异常所致的疾病称为酶蛋白病，也称遗传性酶病，属于经典的先天性代谢病。根据酶蛋白缺陷对生化代谢通路所构成的影响，可将该类疾病分为氨基酸代谢病、糖代谢病、脂类代谢病、嘌呤代谢病、卟啉代谢病和尿素循环障碍病等。迄今已报道的酶蛋白病达 4000 余种，是生化遗传病家族的主要类型。

一、氨基酸代谢病

由于氨基酸代谢过程中某个酶的先天性缺乏所致的疾病称为氨基酸代谢病。临床上常见的疾病有苯丙酮酸尿症、白化症、尿黑酸尿症等。

（一）苯丙酮酸尿症

苯丙氨酸（phenylalanine）是人体必需的氨基酸，其分解产物被用于制造黑色素、甲状腺素和肾上腺素等。苯丙氨酸分解代谢过程中任何一个酶的缺乏均可导致苯丙酮酸尿症（phenylketonuria，PKU）（MIM 261600）。临床上较常见的为经典型苯丙酮酸尿症，其次为恶性苯丙酮酸尿症。

1. **经典型苯丙酮酸尿症**　由于肝脏中苯丙氨酸羟化酶（phenylalanine hydroxylase，PAH）缺乏使苯丙氨酸不能转变成酪氨酸，进而导致苯丙氨酸在体内大量累积，血清中苯丙氨酸浓度增高。过量的苯丙氨酸使旁路代谢活跃，产生苯丙酮酸、苯乳酸、苯乙酸等代谢产物（图 9-8）。这些代谢产物由尿液和汗液排出，使患儿的头发、皮肤和尿液均带有特殊的气味。过量的苯丙氨酸同时抑制酪氨酸脱羧酶的活性，影响去甲肾上腺素和肾上腺素的合成，也减少了黑色素的合成，使患者的毛发和肤色较浅。患者体内大量的苯丙氨酸竞争性地抑制色氨酸的羟化作用，同时其旁路代谢产物抑制了 5- 羟色胺脱羧酶的活性，因此也影响了色氨酸的正常代谢。旁路代谢产物堆积还抑制 *L*- 谷氨酸脱羧酶的活性，使 γ- 氨基丁酸生成减少，5- 羟色胺和 γ- 氨基丁酸减少，还可导致脑发育障碍。

患儿出生时无显著异常，3～4 个月时开始出现智力发育障碍，未予治疗者 85% 将发展到白痴水平。半数左右患儿有锥体外系受损的表现，如易激动、好动、肌张力高、共济失调、震颤。

Notes

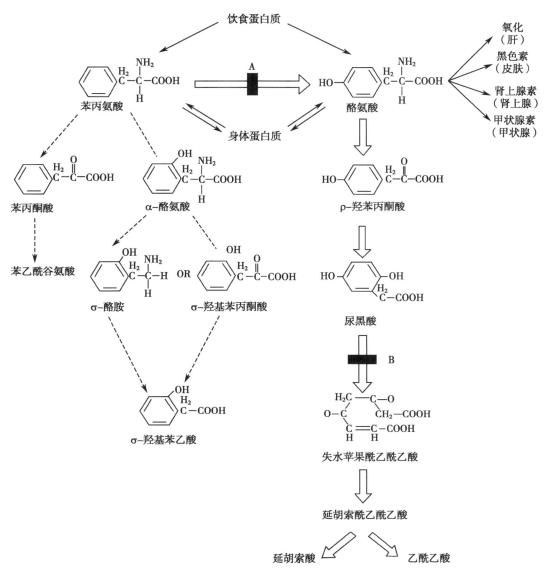

图 9-8 苯丙氨酸和酪氨酸的代谢

A：苯丙氨酸羟化酶缺乏导致苯丙酮酸尿症；B：尿黑酸氧化酶缺乏导致尿黑酸尿症

约 25% 的患儿有惊厥，多数有脑电图异常，骨骼发育迟缓，门齿稀疏。患儿还可有呕吐，且较严重，常被误诊为幽门狭窄。皮肤、毛发和眼睛颜色变浅。小便有特殊的臭味（霉臭或鼠臭）。

本症为常染色体隐性遗传病。致病基因 *PAH* 定位于 12q24.1，长约 90kb，有 13 个外显子组成。根据 HGMD 统计，已报道的基因突变共 625 种，其中错义突变或无义突变约占 67%，缺失约占 15%，拼接区突变约占 14%。中国患者中常见的基因突变为精 111 终止（C→T），白人患者中最多见的突变为 5'IVS-12 拼接区供位改变（GT→AT）。欧美人群的群体发病率约为 1/16 000。杂合子携带者约为 1/70～1/50。患者家系中近亲婚配发病率可高达 5%～14%。在智能低下的儿童中约 0.5%～1.0% 患有此病。中国自 1985 年至 2001 年共对 5 817 280 例新生儿进行了苯丙酮酸尿症（PKU）的筛查，检出 PKU 患儿 522 例。新生儿 PKU 的发病率为 1∶11 144。

2. 恶性或非典型性苯丙酮酸尿症 已知苯丙氨酸羟化成酪氨酸的过程中需要辅助因子——四氢生物蝶呤（tetrahydrobiopterin，XH4）的参与。XH4 有多个来源。其中之一是在苯丙氨酸羟化反应中转变为醌式二氢生物蝶呤（quinoid dihydrobiopterin，XH2），然后再在醌式二氢蝶啶还原酶（quinoid dihydropteridine reductase，QDPR）的催化下还原为 XH4（图 9-9）。如果醌

Notes

式二氢蝶啶还原酶缺乏将导致 XH4 缺乏,从而不能参与苯丙氨酸羟化酶的羟化过程,导致苯丙氨酸在体内积累,引起严重的苯丙酮酸尿症。这种由醌式二氢蝶啶还原酶缺乏所致的苯丙酮酸尿症被称为恶性或非典型性苯丙酮酸尿症,也称高苯丙酮酸尿症 - 四氢生物蝶呤缺乏 C 型(HPABH4C; MIM 261630)。已知 *QDPR* 基因定位于 4p15.32,迄今已收录 HGMD 的基因突变共 29 种。此外,还有 2 个途径也可导致恶性或非典型性苯丙酮酸尿症。其中由于丙酮酰基四氢生物蝶呤合成酶(pyruvoyltetrahydropterin synthase, PTS)缺乏可导致高苯丙酮酸尿症 - 四氢生物蝶呤缺乏 A 型(HPABH4A; MIM 261640)。已知 *PTS* 基因定位于 11q22.3,迄今已收录 HGMD 的基因突变共 66 种。由于尿苷三磷酸环化水解酶(GTP cyclohydrolase I, GCH1)缺乏可导致高苯丙酮酸尿症 - 四氢生物蝶呤缺乏 B 型(HPABH4B; MIM 233910)。已知 *GCH1* 基因定位于 14q22,迄今已收录 HGMD 的基因突变共 194 种。

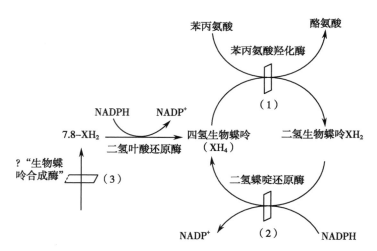

图 9-9　苯丙氨酸羟化反应系统及其辅助因子四氢生物蝶呤的生成
注:(1)苯丙氨酸羟化酶缺乏引起经典型苯丙酮酸尿症;(2)二氢蝶啶还原酶缺乏引起恶性苯丙酮酸尿症;(3)可能存在生物蝶呤合成酶缺乏

　　值得一提的是,XH4 也是酪氨酸羟化成多巴(3,4-dihydro-phenylalanine, DOPA),最后形成黑色素和肾上腺素以及色氨酸羟化成 5- 羟色胺所必需的辅助因子。所以醌式二氢蝶啶还原酶缺乏、丙酮酰基四氢生物蝶呤合成酶或尿苷三磷酸环化水解酶除了导致血中苯丙氨酸含量增高外,同时还使多巴、多巴胺、5- 羟色胺、儿茶酚胺等浓度降低,从而引起一系列神经系统症状。

　　恶性苯丙酮酸尿症的临床表现与经典型苯丙酮酸尿症十分相似,多数也在出生后 4~7 个月即出现症状,表现有智能障碍,毛发、肤色浅淡等。此外,还可表现为出生时体重低,头围小,流涎及不明原因的高热。肌张力低是本症的特点之一。本症的遗传方式也呈常染色体隐性遗传(AR)。

　　经典型苯丙酮酸尿症患儿出生时无明显症状,通过实验室检查可明确诊断。新鲜尿液中加入 FeCl₃ 可与尿中苯丙酮酸反应,形成绿色环。此法较简便,可用于筛选,但存在风险漏检。较为正确的方法是检查血中苯丙氨酸水平,患者血清中苯丙氨酸含量达 50~100mg/100ml(正常为 1~3mg/100ml)。恶性苯丙酮酸尿症的诊断可采用高压液相色谱法(HPLC)测定尿蝶呤谱,从中计算生物蝶呤占总蝶呤的百分值,还原酶缺乏时生物蝶呤百分含量较高,经典型苯丙酮酸尿症患者此百分值正常。

　　值得一条的是,经典型苯丙酮酸尿症患儿如能在出生后即明确诊断,并给予以低苯丙氨酸饮食,可使患儿的智力发育保持正常。但这种低苯丙氨酸饮食需终生维持。恶性苯丙酮酸尿症患者即使给予低苯丙氨酸饮食也不能改善神经系统症状,故称之为恶性苯丙酮酸尿症。但如用

Notes

四氢生物蝶呤治疗或配合左旋多巴、5-羟色胺再加上脱羧抑制剂联合治疗可减轻恶性苯丙酮酸尿症的症状。

（二）尿黑酸尿症

尿黑酸尿症（alkaptonuria，AKU）（MIM 203500）最早由 Garrod 发现并报道，后成为其提出"先天性代谢缺陷"的主要依据之一。该症由于尿黑酸氧化酶（homogentisic acid oxidase）缺乏，导致尿黑酸不能被氧化成乙酰乙酸和延胡索酸等产物，结果使大量尿黑酸未经分解就从尿液中排出，从而致病。

尿黑酸尿症为常染色体隐性遗传病，致病基因 HGD 定位于 3q13.33。迄今已收录的基因突变共 88 种，其中错义突变和无义突变约占 72%。群体发病率约为 1/250 000，携带者可通过尿黑酸负荷试验检出。

该症临床表现多样。新生儿期，患儿的尿布中出现紫褐色斑点，难以洗掉，日久渐使尿布呈黑褐色。儿童期，尿黑酸尿是唯一的临床特征，并无其他症状。成人期，患者主要表现为尿黑酸尿、褐黄病和褐黄性关节炎。褐黄病是由于尿黑酸在结缔组织沉着所致，多在 20 岁以后发病。沉着部位包括皮肤、耳郭、面颊、巩膜等处。此症如累及关节，则进展为关节炎，称褐黄病性关节炎。

（三）眼皮肤白化症

眼皮肤白化症（oculocutaneous albinism，OCA）为一种因眼睛、皮肤等部位的黑色素缺乏所导致的非综合征性常染色体隐性遗传病。因头发花白，故又被称为"羊白头"。目前已发现 OCA 有 4 种类型，即 OCA1、OCA2、OCA3 和 OCA4。

OCA1 型（MIM 203100）由酪氨酸酶（tyrosinase，TYR）基因突变引起，该基因定位于 11q14.3，含 5 个外显子，编码 529 个氨基酸残基，生成分子量为 60kDa 的酪氨酸酶。临床上将其分为 2 种亚型，其中 OCA1A 以 TYR 活性完全缺乏为特点、OCA1B 则以 TYR 活性降低为特征。因 TYR 基因突变，患者不能有效地催化酪氨酸转变为黑色素前体，最终导致代谢终产物黑色素缺乏而出现白化症表型。目前已报道的基因突变达 283 种。

OCA2 型（MIM 203200）的致病基因曾被称为 P 基因，现统一为（oculocutaneous albinism II，OCA2），该基因定位于 15q12-q13，含 24 个外显子，转录子长 3186bp，编码 838 个氨基酸残基。该基因的产物是真黑素合成所必需的物质。OCA2 基因突变引起真黑素合成减少，导致患者皮肤、毛发和眼中的真黑素缺乏。目前已报道的基因突变共 125 种。

OCA3 型（MIM 203290）的致病基因为酪氨酸酶相关蛋白 -1 基因（tyrosinase-related protein 1，TYRP1）突变。该基因定位于 9p23，含 8 个外显子，转录子长 2848bp，编码 536 个氨基酸残基。该基因突变可导致患者出现淡棕色皮肤和头发，蓝灰色虹膜。目前已报道的基因突变共 10 种。

OCA4 型（MIM 606574）的致病基因为膜相关转运蛋白基因（solute carrier family 45，member 2，SLC45A2）突变，该基因定位于 5p13.2，含 7 个外显子，转录子长 1714bp，编码 530 个氨基酸残基，生成分子量为 58kDa 的膜相关转运蛋白 MATP。目前已报道的基因突变共 62 种。

眼皮肤白化症的共同临床表现为皮肤、毛发和眼睛的虹膜缺乏色素，表现为全身皮肤白皙，头发呈淡黄色，虹膜呈浅蓝色、羞明、视物模糊、可有眼球震颤。日晒皮肤易灼伤，暴露皮肤易患皮肤癌。但各型也有一些特征性表型：如 OCA1A 型与 OCA1B 型的区别在于前者虹膜色素明显低于后者。OCA2 型患者出现的色素痣是区别 OCA1 型的重要标志。OCA3 型以明亮的铜红色皮肤与头发，以及虹膜颜色变淡为其特点，因此被称为"棕色眼皮肤白化病"。OCA4 型的表型与 OCA2 型相似。此外，各型的群体发病率均不高，约为 1/20 000，但不同地域或人种之间存在一定的差异。相对而言，OCA1 型和 OCA2 型较常见，而 OCA3 型和 OCA4 型较罕见；OCA2 型在非洲裔美国人、撒哈拉沙漠以南地区的非洲人中较常见；OCA3 型在非洲南部较常见，而 OCA4 型在日本和韩国人中较多见。

Notes

二、糖 代 谢 病

（一）半乳糖血症

半乳糖代谢需要半乳糖激酶（galactokinase）、半乳糖 -1- 磷酸尿苷转移酶（galactose-1-phosphate uridyltransferase）和尿苷二磷酸半乳糖 -4- 表异构酶（uridine diphosphate galactose-4-epimerase）的参与（图 9-10）。这三种酶中任何一种酶的缺乏均可导致半乳糖血症（galactosemia，MIM 230400）。根据所缺酶的不同，通常将半乳糖血症分为 3 种类型。它们的遗传方式均为常染色体隐性遗传。

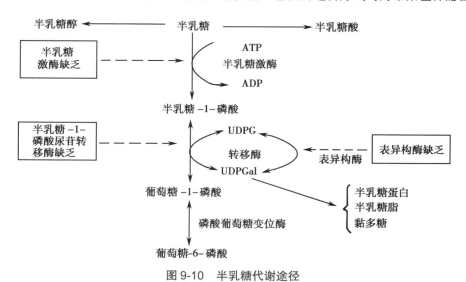

图 9-10　半乳糖代谢途径

半乳糖血症Ⅰ型也称为经典半乳糖血症，系由于半乳糖 -1- 磷酸尿苷转移酶缺乏所致。该酶缺乏使半乳糖 -1- 磷酸在脑、肝、肾等处累积，导致这些器官损伤而致病。白内障的产生则是由于半乳糖累积在晶体内，在醛糖还原酶的作用下转变成半乳糖醇，后者提高了晶体渗透压，使水分渗入晶体，导致晶状体变性。

半乳糖 -1- 磷酸尿苷转移酶的基因为 *GALT*，定位于 9p13.3。目前已报道的基因突变共 237 种，其中错义突变或无义突变约占 80%、缺失 11%。白人群体中常见的突变为 p.Gln188Arg 和 p.Lys285Asn，约占该群体患者的 70%。黑人群体中最常见的突变为 p.Ser135Leu，约占该群体患者的 62%。

半乳糖血症Ⅰ型的临床表现较严重，患儿出生后数天即因吸食乳汁（母乳、牛奶、羊奶等）出现呕吐、拒食、倦怠、腹泻等，1 周后可出现肝脏损害症状如肝肿大、黄疸、腹水等（图 9-11）。1～2 个月内可出现白内障。如不控制乳汁摄入，几个月后患儿会出现智力发育障碍，严重的肝脏损害。因凝血酶原缺乏而导致出血，低蛋白血症导致全身水肿。患者还可出现生长发育障

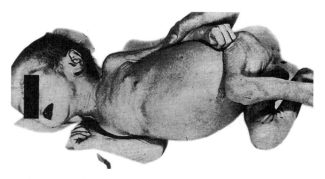

图 9-11　未经治疗的半乳糖血症婴儿示消瘦和腹水

碍、蛋白尿和氨基酸尿。血和尿中半乳糖含量增高,而血糖低下。患者最终因肝功能衰竭或感染致死。婴儿出生后第一周末或第二周出现黄疸,伴有拒食、呕吐和肝脾肿大,应即怀疑患有本症。

半乳糖血症Ⅱ型为半乳糖激酶缺乏所致。除半乳糖尿和白内障与Ⅰ型相同外,本症有假性脑瘤(pseudotumor cerebri),无氨基酸尿和蛋白尿等表现,黄疸、肝肿大和智力发育障碍不常见。半乳糖激酶基因 *GALK*1 定位于 17q25.1。目前已报道的基因突变共 32 种,其中错义突变或无义突变约占 69%,缺失和插入约占 16%。较常见的突变为 p.Val32Met、p.Glu80*、p.Pro28Thr、p.Gln382*、p.Ala198Val 等。

半乳糖血症Ⅲ型为尿苷二磷酸半乳糖 -4- 表异构酶(GALE)缺乏所致。致病基因 *GALE* 定位于 1p36.11。目前已报道的基因突变共 21 种,均为错义突变或无义突变。半乳糖血症Ⅲ型的临床表现多变,可无临床症状或类似经典型半乳糖血症。半乳糖血症三种亚型的临床症状比较见表 9-1。

表 9-1 半乳糖血症三种亚型的临床症状比较

	半乳糖血症Ⅰ型	半乳糖血症Ⅱ型	半乳糖血症Ⅲ型
半乳糖尿	有	有	
白内障	有	有	
黄疸	有	不常有	
肝肿大	有	不常有	无临床症状或类似半乳糖血症Ⅰ型
智力障碍	有	不常有	
氨基酸尿	有	无	
蛋白尿	有	无	
其他	拒食和呕吐、倦怠、偶有腹泻、肌张力低、生长障碍	假性脑瘤	

半乳糖血症患者可通过新生儿筛查发现。若能及早采取预防措施,严格限制婴儿饮食中的半乳糖成分,则可较好地控制患者的症状。本症的发病率各国存在较大的差别,英美和加拿大约为 1/6 万~1/4 万。中国尚无发病率数据,上海市筛查的 3 万例新生儿中未检出到患者。

(二)糖原贮积病

糖原(glycogen)是由许多葡萄糖组成的带分枝的大分子多糖,分子中的葡萄糖单位主要以 α-1, 4- 糖苷键相连,形成直链结构,部分以 α-1, 6- 糖苷键相连构成支链。一条糖链有一个还原端和一个非还原端,每形成一个分支即增加一个非还原端。糖原是人体内贮存碳水化合物的主要形式,大多分布在肝脏和肌肉中。

糖原分解代谢过程中涉及多种酶,从糖原分子的非还原端开始,由磷酸化酶催化 α-1, 4- 糖苷键分解,逐个生成葡萄糖 -1- 磷酸。糖原分子逐渐变小,直至距糖原分支部位 4 个葡萄糖单位为止。脱枝酶(转移酶)将 3 个葡萄糖单位转移到其他分枝的非还原末端,以 α-1, 6- 糖苷键相连的最后一个葡萄糖继续由脱枝酶水解生成游离的葡萄糖。

葡萄糖 -1- 磷酸在磷酸葡萄糖变位酶的作用下变为葡萄糖 -6- 磷酸,后者在肝脏中大多被葡萄糖 -6- 磷酸酶水解成为游离葡萄糖。葡萄糖 -6- 磷酸酶见于肝、肾,而不见于肌肉。肌肉中的葡萄糖 -6- 磷酸进入糖酵解,其在磷酸己糖异构酶的作用下转变为果糖 -6- 磷酸,然后在磷酸果糖激酶的作用下转变为果糖 -1, 6- 二磷酸,这样糖酵解得以继续进行。

糖原分解代谢过程中任何一种酶的缺乏,均可导致糖原贮积病(glycogenosis, glycogen storage disease)。糖原贮积病可分为 13 型(表 9-2)。

表 9-2　糖原贮积病分型

型别	病名	酶缺乏	糖原结构	累及器官和主要临床症状
0		UDPG- 糖原转移酶	正常	肝、肌肉
Ⅰ	Von Gierke	葡萄糖 -6- 磷酸酶	正常	肝、肾、肠胃粘膜。肝肾肿大、低血糖、酸中毒
Ⅱ	Pompe	溶酶体 α-1，4 葡糖苷酶	正常	全身性或肌肉。心脏扩大，心和呼吸衰竭
Ⅲ	Forbe	淀粉 -1，6- 葡萄糖苷酶及 / 或低聚 -1，4→1，4 葡萄糖转移酶	异常，外侧链很短（极限糊精）	全身性、肝、肌肉。肝肿大、中等度低血糖或酸中毒
Ⅳ	Andersen	淀粉 -1，4→1，6 葡萄糖转移酶	异常，内侧和外侧链长分支点很少（支链淀粉样）	全身性肝硬化
Ⅴ	McArdle	肌肉磷酸化酶	正常	肌肉运动时肌肉痉挛
Ⅵ	Hers	肝磷酸化酶	正常	肝、白细胞。肝肿大、中等度低血糖或酸中毒
Ⅶ	Tarui	肌肉磷酸果糖激酶	正常	肌肉、红细胞运动时肌肉痉挛
Ⅷ		磷酸己糖异构酶	正常	肌肉虚弱
Ⅸ		磷酸化酶激酶	正常	肝、白细胞、肌肉。肝肿大
Ⅹ		磷酸化酶激酶	正常	肌肉
Ⅺ		磷酸葡萄糖变位酶	正常	肝、肌肉
Ⅻ		3′，5′cAMP 依赖性激酶	正常	肝、肌肉

　　其中，Ⅰ、Ⅲ、Ⅵ、Ⅸ、Ⅺ和Ⅻ型临床表现相似，被称为肝肿型糖原贮积病。Ⅳ型主要为肝硬化。Ⅱ、Ⅴ、Ⅶ、Ⅷ、Ⅹ型主要涉及肌肉，但出现症状的时间各有不同，Ⅹ型好发于婴儿期，Ⅴ和Ⅶ型好发于儿童期到十几岁，Ⅷ型发病则较晚。

　　1. 糖原贮积病Ⅰa 型（von Gierke disease，MIM 232200）　本症是由于葡萄糖 -6- 磷酸酶（glucose-6-phosphatase，G6PC）缺乏所致，呈常染色体隐性遗传。*G6PC* 基因定位于 17q21.31，该基因突变可导致糖原分解障碍。目前已报道的 *G6PC* 基因突变共 91 种，其中高加索人群中常见的基因突变为 p.Arg83Cys 和 p.Gln347*；西班牙后裔和中国人群中的常见突变为 p.Arg83Cys。

　　该症的临床表现随年龄而异，新生儿期有轻度肝肿大，呼吸窘迫，低血糖抽搐和酮尿。1 岁时常有脂肪痢和间歇性发热，呼吸道感染会迅速发展为酮症酸中毒和低血糖，运动发育落后，衰弱而易疲倦；语音发育正常，一般智力也正常。6～7 岁后感染自行控制，仍可有 Cushing 面容，血清尿酸水平渐高。青春期后有发生痛风的可能。通常肝肾肿大，低血糖，生长严重阻滞者应疑及本症。该症的群体发病率约为 1/20 万。

　　2. 糖原贮积病Ⅱ型（Pompe disease，MIM 232300）　该病由于 α-1，4 葡糖苷酶（glucosidase，alpha acid，GAA）缺乏导致糖原不能正常分解而累积在肌肉细胞的溶酶体中，引发严重的神经肌肉病变，主要表现为进行性肌无力和运动能力降低，进而出现呼吸肌无力和呼吸衰竭，同时出现心脏扩大和心力衰竭。该病多见于婴幼儿，群体患病率约为 1/4 万～1/30 万，呈常染色体隐性遗传，致病基因 *GAA* 定位于 17q25.3。目前已报道的 *GAA* 基因突变共 304 种，其中错义突变或无义突变约占 61%，缺失约占 18%，拼接区突变约占 13%。群体中的常见突变包括 p.Asp91Asn、p.Met318Thr、p.Glu521Lys、p.Gly643Arg、p.Arg725Trp 等。

　　该病现已有酶替代药 Myozyme（α- 葡糖苷酶注射剂）加以治疗，疗效良好。2006 年美国食品与药品管理局（FDA）已批准该药用于临床，随后该药也已获欧盟批准上市。

Notes

（三）黏多糖贮积症

黏多糖（mucopolysaccharide）是由蛋白质和氨基多糖构成的糖蛋白。氨基多糖属直链杂多糖，多数是由糖醛酸和氨基己糖组成的二糖单位，再重复连接长链。因氨基多糖中含有较多的糖醛酸和硫酸基团，所以黏多糖呈酸性。大多数的氨基多糖通过木糖与蛋白质肽链的丝氨酸残基相连接。几种不同的氨基多糖链可同时存在于一条蛋白质肽链上，还可进一步聚合成更大的分子，结构十分复杂。氨基多糖中的硫酸基团种类较多，且分布较广，其中硫酸皮肤素和硫酸乙酰肝素是结缔组织的成分，硫酸皮肤素主要分布于皮肤、韧带、动脉及心瓣膜，硫酸乙酰肝素主要分布于大动脉、肝、肺等。

黏多糖贮积症（mucopolysaccharidosis，MPS）是由于糖苷酶或硫酸酯酶的遗传性缺乏，造成黏多糖的部分分解产物在组织器官中累积而致病。根据缺乏酶的不同，黏多糖贮积症可分为七型，见表9-3。

表9-3　黏多糖贮积症分型

病名	临床表现	酶缺乏	尿中过量的MPS	遗传方式
MPS I-H 型（Hurler 综合征）	角膜混浊，侏儒，骨骼异常，关节僵硬，智能发育落后，10 岁前死亡	α-L- 艾杜糖苷酸酶	硫酸皮肤素硫酸乙酰肝素	AR
MPS I-S 型（Scheie 综合征）	角膜混浊，可有关节僵硬，主动脉瓣病，智力正常，寿命正常	α-L- 艾杜糖苷酸酶	硫酸皮肤素硫酸乙酰肝素	AR
MPS I-H/I-S 型	介于 I-H 和 I-S 之间	α-L- 艾杜糖苷酸酶	硫酸皮肤素硫酸乙酰肝素	AR
MPS II-A 型（Hunter 综合征）MPS II-B 型	无角膜混浊，症状较 I-H 轻，通常 15 岁前死亡轻微角膜混浊，智力尚可，可活到 30～60 岁	硫酸艾杜糖醛酸硫酸酯酶	硫酸皮肤素硫酸乙酰肝素	XR
MPS III-B 型（Sanfilippo B 综合征）	躯体改变较轻，中枢神经受损严重	N- 乙酰 α 氨基葡萄糖苷酶	硫酸乙酰肝素	AR
MPS IV 型（Morquio 综合征）	严重骨骼变化，角膜混浊，主动脉回流	硫酸软骨素硫酸 N- 乙酰己糖胺硫酸酯酶	硫酸角质素	AR
MPS V 型	以前指 Scheie 综合征（I-S）			
MPS VI 型（Maroteaux-Lamy 综合征）	重型骨骼变化，角膜改变，心瓣膜病，白细胞有包涵体，智力正常。轻型症状轻微	芳香基硫酸酯酶 B	硫酸皮肤素	AR
MPS VII 型（Sly 综合征）（β- 葡萄糖苷酸酶缺乏症）	肝脾肿大，多发性骨发育不全，白细胞包涵体，智力落后	β- 葡萄糖苷酸酶	硫酸皮肤素	AR

1. **黏多糖贮积症 I 型**　根据等位基因异质性的不同，将黏多糖贮积症 I 型分为 3 种亚型：即黏多糖贮积症 I-H 型、I-S 型和 I-H/I-S 型。3 种亚型的致病基因均为 *IDUA*，该基因突变导致溶酶体中 α-L- 艾杜糖苷酸酶（α-L-iduronidase，IDUA）缺乏，无法降解硫酸乙酰肝素和硫酸皮肤素等代谢产物，最终导致本症。已知 *IDUA* 基因定位于 4p16.3，目前已报道的基因突变共 119种，其中 104 种突变导致黏多糖贮积症 I-H 型，7 种突变导致黏多糖贮积症 I-S 型，6 种突变导致黏多糖贮积症 I-H/I-S 型。本症呈常染色体隐性遗传。实验室检测可见患者尿中的硫酸乙酰肝素和硫酸皮肤素过量，取胎儿的羊水细胞培养后作 IDUA 的活性测定可用于产前诊断。

3 种亚型的临床表现存在一定差别。①黏多糖贮积症 I-H 型（Hurler syndrome，MIM 607014）：该亚型为黏多糖贮积症中的常见类型。患者面容粗犷，眉毛浓而连眉或称一字眉（synophrys），眼距增宽，鼻梁平塌，鼻孔宽而前倾，张口，唇舌大，牙小而疏，皮肤粗糙（图 9-12）；骨骼异常，胸部畸形，胸腰部驼背，四肢短，掌宽而手指粗短，手指部分屈曲，爪状手，关节僵硬，活动受限；呈现侏儒、渐进性智力发育不全，进行性肝脾肿大，角膜混浊。患者多数在 10 岁前死亡。新生儿中发病率约为 1/100 000，杂合子频率约为 1/150。②黏多糖贮积症 I-S 型（Scheie 综合征，MIM 607016）：该亚型的症状类似 Hurler 综合征，也有角膜浑浊，骨骼异常较黏多糖贮积症 I-H 型轻，身材不矮小，智力一般可在正常范围。还可有多毛，口大。通常有肝肿大，但无脾肿大。可活到成年。③黏多糖贮积症 I-H/I-S 型（Hurler/Scheie 复合综合征，MIM 607015）：Hurler 和 Scheie 综合征的隐性基因为等位性质，故可有 I-H/I-S 型复合杂合子导致复合综合征，其症状介于 Hurler 综合征与 Scheie 综合征二者之间。

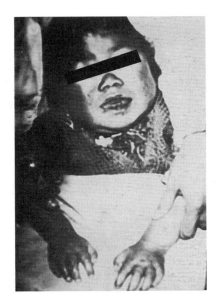

图 9-12　黏多糖贮积症 I 型
注：Hurler 综合征患儿示粗犷面容

2. **黏多糖贮积症 II 型**（Hunter syndrome，MIM 309900）　该型的致病基因为 *IDS*，该基因突变导致溶酶体中硫酸艾杜糖醛酸硫酸酯酶（Iduronate 2-sulphatase，IDS）缺乏，无法降解硫酸乙酰肝素和硫酸皮肤素等代谢产物，最终导致本症。已知 *IDS* 基因定位于 Xq28，故呈 X 连锁隐性遗传。目前已报道的 *IDS* 基因突变共 375 种，其中错义突变或无义突变约占 52%，缺失约占 26%，拼接区突变约占 10%。

黏多糖贮积症 II 型的临床表现与黏多糖贮积症 I-H 型相似，也有关节僵硬，矮小，爪状手，骨骼变化的表现，但相对较轻，发病较晚，进展较慢。II 型患者也可出现肝脾肿大，多毛，面容粗糙，但无角膜混浊或只有轻微的角膜混浊，无驼背（图 9-13）。根据临床表现可将 II 型分为 II-A 和 II-A 型。II-A 型有智力落后，无角膜混浊，通常 15 岁前死亡。II-B 型无智力落后，但有轻微角膜混浊，可活到 30～60 岁。此外，II 型患者尿中的硫酸乙酰肝素和硫酸皮肤素过量，可通过测定胎儿羊水细胞中 IDS 的活性作出产前诊断。

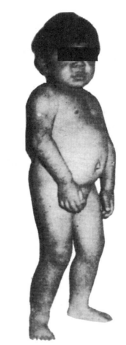

图 9-13　黏多糖贮积症 II 型
注：Hunter 综合征患儿的表型

三、脂类代谢病

脂类代谢病是由于脂类分解代谢过程中某种酶的缺乏，导致其作用的脂类底物不能被进一步分解，由此产生的中间产物储积在患者的内脏、脑部和血管中并致病。此类疾病总称为脂质贮积病（lipidosis）。由于脂类结构复杂，种类多样，因此脂类代谢过程中特异性酶的缺乏可导致多种多样的脂质贮积病，如神经鞘脂累积症、黏脂累积症等。下面重点讨论神经鞘脂累积症。

神经鞘脂的基本结构是酰基鞘氨醇，后者系由鞘氨醇与脂肪酰长链相接而成。在鞘氨醇的第一位碳上可接上其他残基，构成神经鞘脂类化合物。如接上磷酸和胆碱，即为鞘髓磷脂，存在于脑和神经组织中。如接上葡萄糖，则为葡萄糖脑苷脂。在接上多糖链后还可再接上 1 个或

Notes

数个 N- 乙酰神经氨酸，即成为神经节苷脂。脑苷脂和神经节苷脂均为糖脂，是神经髓鞘和膜结构的组成成分。正常情况下，神经鞘脂通过溶酶体中特异性水解酶水解而逐步分解，如特异性水解酶缺失，将使中间产物累积而致病（图 9-14、表 9-4）。

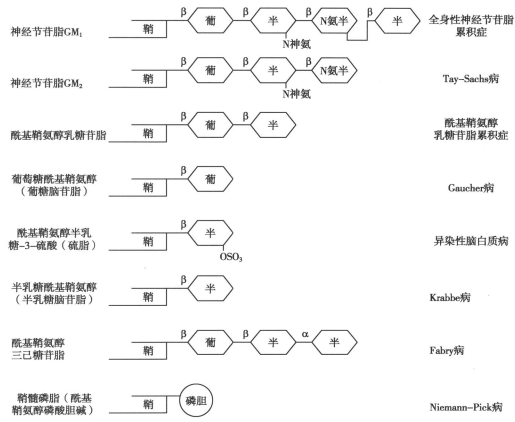

图 9-14　不同神经鞘脂累积症的主要神经鞘脂类的结构示意图

注：鞘：酰基鞘氨醇；葡：葡萄糖；半：半乳糖；磷胆：磷酸胆碱；N 神氨：N- 乙酰神经氨酸；N 氨半：N- 乙酰氨基半乳糖

表 9-4　神经鞘脂累积症

病名	缺乏的酶	累积物	主要症状
全身性神经节苷脂贮积病	β- 半乳糖苷酶	GM$_1$	精神运动障碍，癫痫，失明。视网膜樱桃斑
Tay-Sachs 病（黑矇性白痴）	氨基己糖苷酶 A	GM$_2$ Ⅰ型	重度精神运动障碍，癫痫，失明。视网膜樱桃斑
酰基鞘氨醇乳糖苷脂累积症	酰基鞘氨醇乳糖苷脂 β- 半乳糖苷酶	GM$_3$	临床症状各异
Sandhoff 病	氨基己糖苷酶 A 和 B	GM$_2$ Ⅱ型	同 Tay-Sachs 病，肝脾肿大，心肌病
Fabry 病	α- 半乳糖苷酶 A	酰基鞘氨醇三己糖苷脂	血管角化瘤，角膜混浊，肢端感觉异常，肾及心血管机能不全
Gaucher 病	葡萄糖脑苷脂酶	葡萄糖脑苷脂	肝脾肿大，骨髓等组织中有 Gaucher 细胞
Krabbe 病	半乳糖脑苷脂酶	半乳糖脑苷脂	重度神经运动障碍性痉挛，发音迟滞
异染性脑白质病	芳香基硫酸脂酶 A	酰基鞘氨醇半乳糖 -3- 硫脂硫酸	同上，进行性变性
Niemann-Pick 病	鞘髓磷脂酶	鞘髓磷脂	重度精神运动障碍，视网膜樱桃斑，肝脾肿大，骨髓有泡沫细胞等

Notes

（一）Gaucher 病

戈谢病（Gaucher disease，GD）是一种呈常染色体隐性遗传的溶酶体贮积病，致病基因为 *GBA*，定位于 1q22。该基因突变隐性纯合子或复合杂合子可导致葡萄糖脑苷脂酶（beta-glucocerebrosidase）缺乏，不能将葡萄糖脑苷脂分解为葡萄糖和神经酰胺，造成葡萄糖脑苷脂累积在肝、脾、骨骼和中枢神经系统的单核巨噬细胞中，最后致病。已报道的 *GBA* 突变共 375 种，其中常见的基因突变为 p.Asn370Ser、p.Leu444Pro、c.84GG、c.IVS2＋1，其中 p.Asn370Ser 约占 73%。

根据临床表现的不同可将戈谢病分为 3 种类型。

戈谢病Ⅰ型（MIM 230800）：也称非神经病变型，为最常见亚型。2/3 患者在儿童期发病，生长发育常迟缓；肝脾肿大，尤以脾肿大为显著，可伴脾梗死或脾破裂；可出现贫血和血小板减少；多数患者骨骼受累，表现为急性或慢性骨痛，严重者可出现病理性骨折，以股骨下端最常见；部分患者有肺部受累，表现为间质性肺炎、肺动脉高压等。患者还可有糖和脂类代谢异常。

戈谢病Ⅱ型（MIM 230900）：也称急性神经病变型。通常婴儿期发病，出现肝脾肿大，生长发育落后等表现；神经系统症状明显，可出现全身性肌张力增高，角弓反张，癫痫发作等表现，且精神运动发育落后；最后出现吞咽困难、呼吸困难和恶病质的表现，通常 2～4 岁前死亡。

戈谢病Ⅲ型（MIM 231000）：也称慢性或亚急性神经病变型。常于 2 岁至青少年期发病，肝脏轻微肿大，脾脏中度肿大；中枢神经系统症状进展较缓，如肌阵挛性抽搐、共济失调、癫痫、精神错乱等。伴发育迟缓、智力落后等。

戈谢病的诊断依据临床及实验室检测结果。如患者出现不明原因的肝脾肿大、贫血、血小板减少、骨痛等表现以及骨髓涂片找到 Gaucher 细胞（细胞大，直径 20～100μm，有 1 个或 1 个以上小而致密的细胞核位于细胞周边）时，应怀疑戈谢病。如患者外周血白细胞中葡萄糖脑苷脂酶活性明显降低（＜正常值的 30%）时，可确诊为戈谢病。基因检测找到 *GBA* 的基因突变可作出分子诊断。

戈谢病的治疗包括非特异性治疗和特异性治疗两部分。非特异性治疗可根据患者的临床症状作出对症治疗。如贫血可补充维生素及铁剂，骨骼病变可采用止痛、理疗等方法。特异性治疗可注射基因重组药物——葡糖脑苷脂酶（注射用伊米苷酶，商品名为思而赞），可明显改善患者的症状，维持正常生长发育，提高生活质量，现已成为治疗戈谢病Ⅰ型的首选方法。

（二）Tay Sachs 病

本症亦称 GM2 神经节苷脂贮积病（GM2 gangliosidosis，MIM 272800）和黑矇性白痴（amaurotic idiocy）。正常情况下氨基己糖苷酶 A（hexosaminidase A，HEXA）催化分解 GM2 神经节苷脂成为 GM3 和 N- 乙酰氨基半乳糖（图 9-15）。此酶缺乏时可导致 GM2 神经节苷脂累积。

本症为常染色体隐性遗传病，隐性纯合子或复合杂合子发病。致病基因 *HEXA* 定位于 15q23，目前已报道的基因突变共 134 种，其中常见的突变有 c.1274_1277dupTATC、c.1421＋1G＞C、c.1073＋1G＞A、p.Gly269Ser、p.Arg247Trp。本症起病时最常见的症状为听觉过敏。病程早期即可见视网膜黄斑变性，视网膜呈樱桃红斑点，进行性失明。可有抽搐，在局部性或全身性抽搐前数月可发生无动因的大笑。患儿进行性肌张力减退，衰弱，生长迟缓，到后期完全不能动弹，出现恶病质，平均存活 25.9 个月。本症在阿什克奈兹族（Ashkenazi）犹太人中发病率最高。

（三）Niemann Pick 病

Niemann Pick 病（MIM 257200）是由于鞘磷脂磷酸二酯酶 1（sphingomyelin phosphodiesterase 1，*SMPD1*）基因突变导致酸性鞘磷脂酶的活性下降，不能有效分解鞘磷脂而致病。本症为常染色体隐性遗传。致病基因 *SMPD1* 定位于 11p15.4。目前已报道的该基因突变共 129 种，其中常见的突变有 p.Arg608del、p.Ala482Glu 和 p.Tyr467Ser。患者的临床表现为肝脾肿大，全身性或局部性淡褐色黄斑，部分患者在口腔黏膜上出现蓝色色素斑，斑点中有樱桃红小点。神经

Notes

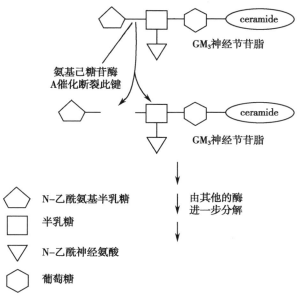

图 9-15 氨基己糖苷酶 A 分解 GM2 神经节苷脂

注：ceramide：酰基鞘氨醇

系统受损，有痉挛状态，最后成为白痴。发病较早，通常在出生 1 个月内发病。该病可通过羊水细胞的酶活性测定作出产前诊断。

四、嘌呤代谢病

已知在嘌呤代谢过程中需要多种酶的参与，这些酶的缺乏均可导致嘌呤代谢病。如为次黄嘌呤鸟嘌呤磷酸核糖基转移酶（hypoxanthine guanine phosphoribosyl-transferas，HGPRT）缺乏可导致 Lesch-Nyhan 综合征，临床表现为尿酸过量和痛风。如为腺嘌呤磷酸核糖基转移酶（adenine phosphoribosyltransferase）缺乏可导致肾结石。如为黄嘌呤氧化酶（xanthine oxidase）缺乏可导致黄嘌呤尿，可有尿路黄嘌呤结石和肌痛。如为腺苷脱氨酶（adenosine deaminase，ADA）缺乏则与严重联合免疫缺乏综合征相关。如为肌腺苷酸脱氨酶（myoadenylate deaminase）缺乏的患者可表现为虚弱，在剧烈运动后肌肉痉挛。下面介绍其中的 2 个疾病。

（一）Lesch-Nyhan 综合征

本征亦称自残综合征（self-mutilation syndrome，MIM 300322），呈 X 连锁隐性遗传。致病基因为 *HPRT*1，定位于 Xq26.2-q26.3。该基因突变可导致患者无法产生足量的次黄嘌呤鸟嘌呤磷酸核糖基转移酶（HGPRT）。正常情况下，该酶能催化 5- 磷酸核糖 -1- 焦磷酸（5-phosphoribosyl-1-pyrophosphate PRPP）上的磷酸核糖基，使之转移到鸟嘌呤和次黄嘌呤上，成为鸟嘌呤核苷酸和次黄嘌呤核苷酸。当这两种核苷酸达到一定量时可反馈抑制嘌呤前体 5- 磷酸核糖 -1- 胺的生成（图 9-16）。HGPRT 缺乏不仅使鸟苷酸和次黄苷酸合成减少，反馈抑制减弱，而且促使嘌呤合成加快，分解代谢加速，产生大量尿酸而致病。患者红细胞和白细胞中 HGPRT 的含量可减少到正常人的 2%～10%。目前已报道的 *HPRT*1 基因突变共 307 种，其中错义突变和无义突变约占 48%，缺失约占 26%，拼接区突变约占 14%。常见突变包括 p.Leu41Pro、p.Phe74Leu、p.Asp194Asn、c.1-bp Ins，c.56T Ex8Del 等。目前该基因突变可在 DNA 水平作产前诊断。

此酶完全缺乏时，患者表现为高尿酸血和尿酸尿，导致痛风性关节炎，大脑瘫痪，智力迟钝、舞蹈样动作，有强迫性自残行为（咬嘴唇和手指）（图 9-17）。此酶部分缺乏时，患者出现痛风，可无其他严重症状。Lesch-Nyhan 综合征患者可活至 20 岁左右，多死于感染和肾功能衰竭。

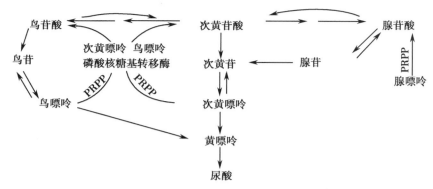

图 9-16　嘌呤的生物合成和转换

注：PRPP：5- 磷酸核糖 -1- 焦磷酸

（二）腺苷脱氨酶缺乏症

腺苷脱氨酶（adenosine deaminase，*ADA*）基因定位于 20q13.12，全长 32kb，包含 12 个外显子。目前已报道的 *ADA* 基因突变共 66 种，其中错义突变和无义突变约占 73%，缺失和拼接区突变约占 24%。常见的基因突变有 p.Arg101Trp、p.Arg101Gln、p.Arg211His、p.Leu304Arg、p.Ala329Val、p.Leu107Pro 等。

ADA 基因突变可导致腺苷脱氨酶缺乏症。该症呈常染色体隐性遗传或 X 连锁隐性遗传，临床表型多样。ADA 活性全部丧失可导致重症联合免疫缺陷（SCID），患者婴儿期发病，T 细胞（−）、B 细胞（−）和天然杀伤细胞（−），完全丧失免疫能力，因感染于幼年死亡。少数迟发患者 4 岁以后起病，表现为不太严重的感染和逐渐下降的免疫功能。如果为部分 ADA 缺陷的患者，一般免疫功能基本正常，临床主要表现为红细胞中 ADA 酶的活性下降，但白细胞及其他有核细胞中能保留大约 5%～80% 的酶活性。据统计，ADA 缺陷症中约 15% 为重症联合免疫缺陷（SCID）患者。

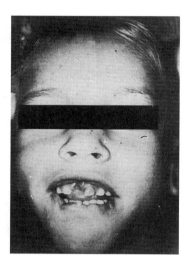

图 9-17　Lesch-Nyhan 综合征

注：患儿自残的下嘴唇

1990 年 9 月，采用基因治疗法治疗 ADA 缺陷症的方案获得美国 FDA 批准，随后一名名叫 DeSilva 的女孩接受了临床试验，结果临床症状明显改善。详见临床遗传一章。

五、卟啉代谢病

卟啉症是由于血红素合成过程中某种酶的缺陷所致。

血红素正常代谢过程首先需要 δ- 氨基 -γ- 酮戊酸合成酶（δ-amino-laevu-linic acid synthetase，ALA 合成酶）的参与。正常情况下此酶的含量较少，它是整个代谢过程中控制速率的酶。血红素合成代谢过程中 δ- 氨基 -γ- 酮戊酸下游反应中任何一个酶的缺乏均可使血红素合成减少，致使血红素对 ALA 合成酶的负反馈受到抑制，从而使 ALA 合成酶大量增加，大量卟啉前体物在体内累积，从而致病（图 9-18）。

卟啉症包括急性间歇性卟啉症、急性肝卟啉症、粪卟啉症、先天性红细胞生成性卟啉症等类型。下面以急性间歇性卟啉症为例作介绍。

急性间歇性卟啉症（acute intermittent porphyria，MIM 176000）是由于肝细胞中尿卟啉原合成酶（uroporphyrinogen synthase）活性下降，导致血红素合成量减少，进而解除了对 ALA 合成酶的负反馈作用，导致 δ- 氨基 -γ- 酮戊酸及卟胆原的合成过量，并大量从尿中排出，产生病理改变（图 9-18）。

Notes

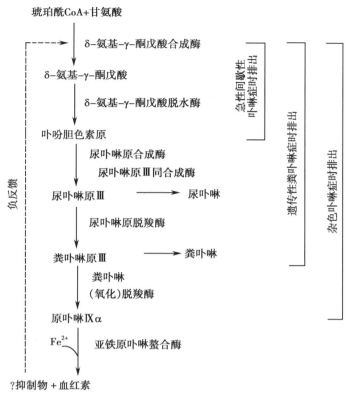

图 9-18　血红素的生物合成

　　本症以腹绞痛、精神和神经症状间歇发作为特征。急性发作时患者小腹部出现剧烈绞痛，伴便秘，恶心呕吐，类似急腹症表现，但腹痛无固定部位，亦无腹部反跳痛和肌紧张。神经症状表现为四肢软弱无力，轻瘫，约 2/3 患者有肌肉麻痹，偶尔出现锥体系的症状。精神症状表现为抑郁、精神错乱、幻觉等。患者一生可发作一次或几次，持续几天到几个月。好发年龄在 18～20 岁左右。本症呈常染色体显性遗传。致病基因羟甲基胆汁合酶（hydroxymethylbilane synthase，*HMBS*）定位于 11q23.3。已报道该基因突变共 342 种，其中错义突变和无义突变约占 41%，拼接区突变约占 23%，缺失约占 22%。一般纯合子为致死型，故患者多为杂合子，但并非所有杂合子都有临床症状和生化异常。值得一提的是，服用巴比妥类、磺胺类、乙内酰脲、苯乙哌啶酮、灰黄霉素、氯丙嗪、甲苯磺丁脲、麦角制剂、雌激素、孕激素等药物可诱发此病，原因是这些药物可促发 ALA 合成酶活性增高。其他诱发因素还有酒精、感染、饥饿和激素水平的改变等。此病急性发作时予以 10% 葡萄糖输注有助于病人恢复，在发作早期给予血色素和亚铁血色素可缩短发作时间和强度。

六、尿素循环代谢病

　　正常情况下，大部分的氨基酸代谢产物经尿素循环变成尿素排出体外（图 9-19）。尿素循环主要在肝脏中进行，涉及精氨酸酶、精氨酰琥珀酸酶、精氨酰琥珀酸合成酶、鸟氨酸精氨基甲酰酶等，其中任何一种酶的缺乏均可影响尿素循环，使血氨升高，而所有的临床症状均与血氨升高有关。该病在新生儿期或幼婴期常显示重症，有昏迷、抽搐或暴死。严重智力障碍是患者的共同特征，尤其在食用了高蛋白食物后症状更为严重。下面以精氨酸血症为例说明之。

　　尿素循环中的三种氨基酸（鸟氨酸、瓜氨酸和精氨酸）仅起催化作用。氨基酸的量并不因参加尿素循环而增减。尿素循环中的最后一步是精氨酸在精氨酸酶的作用下分解成尿素和鸟氨酸。如此酶缺乏，就可使血液和脑脊液中精氨酸显著增高，导致精氨酸血症（argininemia, MIM 207800）。

Notes

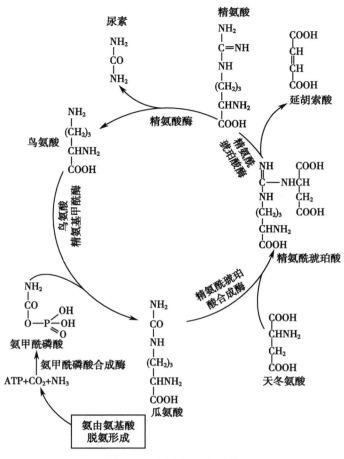

图 9-19   尿素循环中的酶

患者主要临床症状包括智力发育障碍、惊厥、嗜睡、呕吐。尿中可检出精氨酸、胱氨酸、赖氨酸、鸟氨酸和瓜氨酸等产物。

本症呈常染色体隐性遗传。精氨酸酶基因（*ARG1*）定位于 6q23.2，迄今已报道的基因突变共 22 种，其中错义突变或无义突变约占 55%，缺失约占 27%。通过测定胎儿红细胞中精氨酸酶的活性可进行产前诊断。此外，低蛋白饮食控制和苯甲酸钠的治疗可以减轻症状；减少血液中精氨酸的含量，智力发育可以高于同年龄其他患者。

第四节   受体蛋白病

细胞的代谢活动在一定程度上是通过受体蛋白对外界分子的反应来调节的。这些受体蛋白要么位于细胞表面，要么位于细胞质或细胞核内。已知具有调节功能的信号分子都含有它们特异的受体，包括多肽激素（如胰岛素、高血糖素和促肾上腺皮质激素），固醇类激素（如醛固酮、皮质醇和二氢睾酮），以及其他物质如血浆脂蛋白。这些信号分子结合到它们特异的受体上，会引起细胞产生一系列反应，特异地改变细胞的代谢格局，其中无疑涉及酶活性的改变。一旦受体的生物合成发生缺陷（如合成了结构异常的受体分子，或受体合成量不足甚至不能合成），就会干扰生化代谢过程并致病。下面介绍由于低密度脂蛋白受体（low density lipoprotein receptor，LDLR）缺陷所致的家族性高胆固醇血症（familial hypercholesterolemia），该症属于遗传性高脂蛋白血症Ⅱ型。

在正常的胆固醇代谢中，低密度脂蛋白（LDL）与细胞膜上的 LDL 受体结合，通过内吞进

Notes

入细胞，然后被溶酶体酸性水解酶水解，释放出游离胆固醇，后者在细胞内可激活脂酰辅酶 A：胆固醇脂酰转移酶（fatty acyl CoA：cholesterol acyltransferase，ACAT）使游离胆固醇变成胆固醇酯贮存在细胞内，同时游离胆固醇可抑制 β- 羟基 -β- 甲基戊二酰辅酶 A 还原酶（3-hydroxy-3-methyl-glutaryl CoA reductase，HMG CoA 还原酶）的活性，从而减少胆固醇的合成（图 9-20）。由于 LDL 受体缺陷，使细胞外胆固醇不能进入细胞，导致细胞外胆固醇水平增高，而细胞内因胆固醇水平减低随即抑制 ACAT 的活性，以防止胆固醇以胆固醇酯的形成贮存起来；同时，细胞内胆固醇的减低解除了对 HMG CoA 还原酶的抑制作用，促使内质网上大量合成胆固醇，导致胆固醇的堆积。最终细胞内外均出现高胆固醇水平而致病。

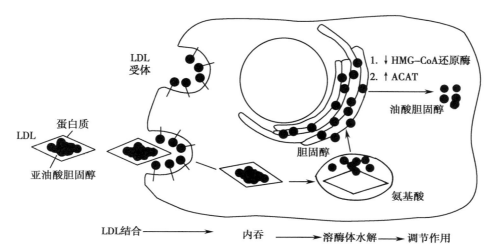

图 9-20　纤维母细胞低密度脂蛋白受体作用示意图

LDL：低密度脂蛋白；HMG-CoA 还原酶：β- 羟基 -β- 甲基戊二酰辅酶 A 还原酶；ACAT：脂酰辅酶 A：胆固醇脂酰转移酶

本症呈常染色体显性遗传，致病基因 *LDLR* 定位于 19p13.3，有 18 个外显子组成。迄今已报道的基因突变高达 1612 种，其中错义突变或无义突变约占 52%，各种缺失约占 27%，各种插入约占 10%，拼接区突变约占 8%。该症存在种族差异。白种人大多为杂合子患病，黄种人大多为纯合子得病。杂合子患者由于胆固醇沉积而出现黄瘤（xanthoma），而且随着患者的年龄增长日益严重（图 9-21）。此外，杂合子患者 40 岁左右即出现角膜弓（老人环）及冠心病。群体中杂合子的发生率约为 1/500，他们只能产生正常人 40% 的 LDL 受体，导致血浆总胆固醇高达 300～400mg/dl。纯合子患者病情更严重，通常在儿童期即发生冠心病，5～30 岁出现心绞痛和心肌梗死的症状，可能导致骤死。同时，也更早出现黄瘤和角膜弓。纯合子的发生率约为 1/1 000 000，他们只能产生正常人 10% 的 LDL 受体，因此血浆总胆固醇可高达 600～1200mg/dl。

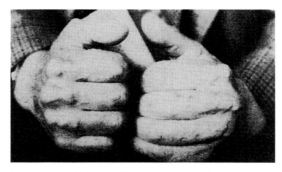

图 9-21　家族性高胆固醇血症患者手部示肌腱黄瘤

Notes

除了 *LDLR* 基因突变可导致家族性高胆固醇血症外，还有 2 个基因突变也可导致相似的疾病，它们分别是人类枯草溶菌素转化酶 9（proprotein convertase subtilisin/kexin type 9，*PCSK9*）和载脂蛋白 B（apolipoprotein B，*APOB*）（表 9-5）。

表 9-5　家族性高胆固醇血症的致病基因

突变基因产物	遗传方式	患病率	致病机制	LDL 胆固醇水平
LDL 受体	AD	杂合型：1/500 纯合型：1/ 百万	功能失活	杂合型：350mg/dl 纯合型：700mg/dl
载脂蛋白 B-100	AD	杂合型：1/1000 纯合型：1/ 百万	功能失活	杂合型：270mg/dl 纯合型：320mg/dl
PCSK9 蛋白酶	AD	很低	功能获得	杂合型：225mg/dl

第五节　膜转运载体蛋白病

小分子量物质进出细胞，很大程度上取决于细胞膜上的主动转运系统。如小肠对各种小分子量物质的吸收往往只对一种物质或对少数相关物质具有高度特异性，肾小管上皮对通过肾小球而流经肾小管的物质进行选择性重吸收，这些现象都属于主动转运系统。如细胞膜上主动转运系统中的载体蛋白发生缺陷，就将导致膜转运载体蛋白病。下面介绍肝豆状核变性和胱氨酸尿症。

一、肝豆状核变性

肝豆状核变性（hepatolenticular degeneration，MIM 277900）是一种因铜代谢障碍累及肝脏、豆状核等脏器所致的常染色体隐性遗传病。此症由 Wilson 于 1912 年首次描述，故又称 Wilson 病。

致病基因铜转运 β 多肽 ATP 酶（*ATP7B*）定位于 13q14.3，编码一种跨膜蛋白三磷酸腺苷酶（ATP 7B），该酶作为铜依赖的 P 型 ATP 酶发挥作用。迄今已报道的基因突变有 531 种，其中错义突变或无义突变约占 62%，各种缺失约占 19%，拼接区突变约占 9%。群体发病率约为 30/1 000 000，杂合子频率约为 1/90，致病基因频率约为 0.56%。ATP 7B 将铜转运至高尔基体，并与血浆铜蓝蛋白结合运送至胆汁中，最后将过多的铜排出体外。ATP 7B 功能缺陷导致铜在肝、肾、脑、角膜等处堆积，引发消化系统、神经系统、泌尿系统以及眼睛等处的病变。由于大量铜沉积于肝脏可引起肝细胞变性、坏死，进一步发展为肝硬化，患者表现为蜘蛛痣、黄疸、肝脾肿大、腹水、便血等肝功能不全的症状；大量铜沉积于肾脏，可使近曲小管受损而出现氨基酸尿、蛋白尿等。大量铜沉积于脑组织，可引起神经系统的毒性反应，患者主要表现为震颤、不自主运动、步态不稳、口齿不清、流口水、吞咽困难等；也有患者出现全身肌肉僵硬，动作笨拙缓慢，卧床不起；如肌肉僵硬发生在脸部就可能出现表情呆板，也称“面具样脸”。部分患者可出现精神症状，轻者表现为情绪不稳定，重者表现为忧郁、躁狂等精神病的症状。大量铜沉积于眼角膜，可形成具有诊断意义的角膜外缘绿色环（Kayser-Fleischer 环）。此外，铜被红细胞摄取后，可发生溶血性贫血。

此病起病的年龄段在 3～60 岁之间，好发年龄在 20～30 岁之间，起病方式及受累器官很不一致。约 40% 的患者以肝损害为主，多发生在儿童期，发病形式类似慢性活动性肝炎，随后发展到肝硬化，伴有蜘蛛痣、黄疸、肝脾肿大、腹水、便血等肝功能不全的症状，肝功能试验常见阳性，如白：球比例倒置，絮浊反应异常，碱性磷酸酶中度增高，凝血酶原时间延长等；约 40% 的患者以神经症状为主，多发生在成年患者，出现发音和吞咽困难、运动失调、体态异常、僵硬、震颤，偶有癫痫发作等表现；约有 20% 患者出现精神症状，有时可被误诊为精神分裂症，也有患者

Notes

兼有神经损害和肝病表现。

Wilson 病的诊断标准：①家族遗传史：父母是近亲婚配、同胞有 Wilson 病患者或死于原因不明的肝病者；②肉眼或裂隙灯证实患者角膜周边出现 K-F 环；③出现缓慢进行性震颤、肌僵直、构语障碍等锥体外系表现或肝病症状。④血清铜蓝蛋白＞1.6μmol/24h；⑤肝铜＞250μg/g（干重）。结果判断：凡完全具备上述第①～③项或第②及第④项者，可确诊为临床显性型；仅具有上述第③～⑤项或第③～④项者属无症状型 Wilson 病；仅有第①、②项或第①、③项者，应怀疑为 Wilson 病。

若在肝硬化或神经系统症状出现前就进行治疗，所有的症状均可得到控制。故现在部分实验室采用分子检测技术开展症状前诊断或产前诊断，以便早发现、早治疗和早预防。首选的药物为 D- 青霉胺（D-Penicillamine），该药为青霉素代谢产物、含有巯基的氨基酸，对金属离子有较强的络合作用；也可选择曲恩汀 / 三亚基四胺（Trientine），该药系螯合剂，可用于除去体内过量的铜。

二、胱氨酸尿症

胱氨酸尿症（cystinuria，MIM 220100）是由于肾小管存在遗传性转运缺陷，使其无法重吸收肾小球滤出液中的胱氨酸、赖氨酸、精氨酸和鸟氨酸，导致患者血浆中上述 4 种氨基酸低于正常水平，而尿液中上述 4 种氨基酸高于正常水平。由于赖氨酸、精氨酸和鸟氨酸均极易溶于水，而胱氨酸不易溶于水，所以当患者每天排出胱氨酸的量达到或超过 0.5～1.0g 时，尿中的浓度将达到饱和，胱氨酸就会从尿液中析出，形成结晶。据报道，患者小肠黏膜上皮细胞的主动转运也有类似的异常。

患者在生长或发育方面虽不会出现营养障碍问题，但容易形成尿路结石，可由此引起尿路感染和绞痛。

胱氨酸尿症分别受 2 个不同的基因控制，并以不同的方式影响主动转运过程，最后产生三种不同的临床类型。

Ⅰ型的致病基因为 SLC3A1，该基因定位在 2p21，呈常染色体隐性遗传。迄今已报道的 SLC3A1 突变基因共 143 种，其中错义突变或无义突变约占 63%，缺失约占 23%。常见突变为 p.Met467Thr。纯合子患者尿液中 4 种氨基酸排泄量均增加，并出现尿结石。杂合子和正常人 4 种氨基酸排泄量无异常。

Ⅱ型的致病基因也为 SLC3A1，呈常染色体不完全隐性遗传。纯合子患者 4 种氨基酸的排泄量均增加，但程度比Ⅰ型轻，偶有尿结石。杂合子胱氨酸和赖氨酸的排泄量有少量增加，正常纯合子 4 种氨基酸的排泄量均正常。

Ⅲ型与Ⅱ型相似，亦为不完全隐性遗传，但致病基因为 SLC7A9，该基因定位在 19q13.11。迄今已报道的该基因突变共 102 种，其中错义突变或无义突变约占 52%，缺失约占 28%。纯合子患者胱氨酸的排泄量高于正常水平，而杂合子并无明显异常。

本 章 小 结

生化遗传病是指因单个基因突变所导致的蛋白质结构异常或生化代谢缺陷，通常包括分子病和先天性代谢缺陷。

迄今已报道的生化遗传病达 4000 余种。根据受累蛋白的不同，可将生化遗传病分为血红蛋白病和珠蛋白生成障碍性贫血、血浆蛋白病、酶蛋白病、受体蛋白病、膜转运载体蛋白病等类型。

血红蛋白病主要表现为珠蛋白肽链的结构异常，如镰状红细胞贫血症、Hb C 病、Hb M 遗传性高铁血红蛋白血症等；珠蛋白生成障碍性贫血（亦称地中海贫血症）主要表现为珠蛋白肽链合成量的不足，如 α 地中海贫血症和 β 地中海贫血症等。

血浆蛋白病是指由于血浆蛋白相关基因的突变导致人体血浆蛋白结构、功能或含量异常并致病，包括由凝血因子相关基因突变所致的血友病及由抗凝血相关基因突变所致的蛋白 C 缺陷症等。

酶蛋白病（亦称遗传性酶病）是由于酶蛋白分子结构或数量异常所致的疾病。根据酶蛋白缺陷对生化代谢所产生的影响，将其分为氨基酸代谢病（如苯丙酮酸尿症、尿黑酸尿症和眼皮肤白化症等）、糖代谢病（如半乳糖血症、糖原贮积病和黏多糖贮积症等）、脂类代谢病（如 Gaucher 病、Tay-Sachs 病和 Niemann-Pick 病等）、嘌呤代谢病（如 Lesch-Nyhan 综合征和 ADA 缺乏症等）、卟啉代谢病（如急性间歇性卟啉症等）和尿素循环障碍病（如精氨酸血症等）。大部分酶蛋白病呈常染色体隐性遗传，少数呈 X 连锁隐性遗传，其余呈显性遗传（AD 或 XD）。

受体蛋白病是由于受体蛋白的结构异常或合成量不足所致的疾病。如低密度脂蛋白缺陷所导致的家族性高胆固醇血症。

膜转运载体蛋白病是由于细胞膜上主动转运系统中的载体蛋白发生缺陷所致，如肝豆状核变性和胱氨酸尿症等。

目前，部分生化遗传病的分子机制已经明确，其中有的因为基因突变导致蛋白质功能丧失所致，有的因为基因突变导致蛋白质功能获得所致，还有的因为基因突变后获得了新的蛋白质所致。由于生化遗传病归根到底均为分子病，所以这类疾病均可通过基因诊断加以确诊。此外，迄今有少数酶蛋白病可通过酶替代药物治疗。

（顾鸣敏）

参考文献

1. Pauling L, Itano HA, Singer SJ, Wells IC. Sickle cell anemia, a molecular disease. *Science*, 1949, 110: 543-548.
2. Levy PA. Inborn errors of metabolism: part 1: overview. *Pediatr Rev*, 2009, 30(4): 131-137.
3. Bolton-Maggs PH, Pasi KJ. Haemophilias A and B. *Lancet*, 2003, 361(9371): 1801-1809.
4. Lannoy N, Hermans C. The 'royal disease'--haemophilia A or B? A haematological mystery is finally solved. *Haemophilia*, 2010, 16(6): 843-847.
5. Mitchell JJ, Trakadis YJ, Scriver CR. Phenylalanine hydroxylase deficiency. *Genet Med*, 2011, 13(8): 697-707.
6. Xiong F, Sun M, Zhang X, et al. Molecular epidemiological survey of haemoglobinopathies in the Guangxi Zhuang Autonomous Region of southern China. *Clin Genet*, 2010, 78(2): 139-148.
7. Schilsky ML. Wilson disease: current status and the future. *Biochimie*, 2009, 91(10): 1278-1281.
8. Persons DA. Gene therapy: Targeting β-thalassaemia. *Nature*, 2010, 467(7313): 277-278.

Notes

第十章 线粒体遗传病

线粒体（mitochondrion）是真核细胞的能量代谢中心。自从1894年在动物细胞质内发现线粒体以来，人们对线粒体的结构、功能及其与疾病关系的认识逐渐深入。1963年Nass首次在鸡卵母细胞中发现线粒体中存在DNA；同年，Schatz分离到完整的线粒体DNA（mitochondrial DNA，mtDNA），从而开始了对mtDNA的探索。因为细胞呼吸作用（cell respiration）中的氧化还原（oxidation-reduction）反应在线粒体中进行，并在此过程中产生大量能量（ATP）供给整个细胞利用，所以线粒体被称为细胞的氧化中心和动力工厂。除此之外，线粒体还调控细胞质中的钙离子浓度，氧化应急（oxidative stress）和程序性细胞死亡（apoptotic cell death）。它是体内活性氧自由基（reactive oxygen specie，ROS）的主要来源地。有性生殖中受精方式的限制决定了线粒体遗传属母系遗传。早期曾有学者提出某些疾病可能是细胞质遗传所致，但直到1987年Wallace等通过研究线粒体DNA突变和Leber病之间的关系，才明确地提出线粒体DNA突变可引起人类的疾病。此后的二十余年中，这一领域的研究迅猛发展，目前已发现人类100余种疾病与250多种线粒体DNA病理突变有关。

第一节 线粒体DNA的结构特点与遗传特征

一、线粒体DNA的结构特点

线粒体是真核细胞核外唯一含有DNA的细胞器，它存在于所有的组织细胞中。Anderson等在1981年发表了完整的人线粒体DNA（mtDNA，mitochondrial DNA）序列。Andrews等在1999年对mtDNA序列进一步修订。mtDNA是一个长16 569bp的双链闭环DNA分子（图10-1/文末

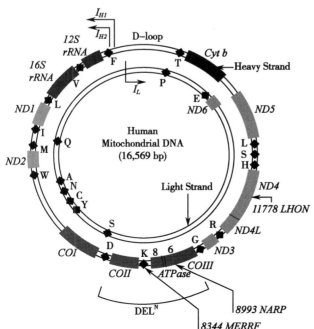

图10-1 人类线粒体基因组mtDNA

注：mtDNA为16 569bp。它可以由重链（H-）的两个启动子（I_{H1}，I_{H2}）或轻链（L-）的一个启动子（I_L）实行转录。所有的启动子和复制起始因子都位于mtDNA的唯一非编码区D-环。mtDNA编码22个线粒体tRNA（mt-tRNA），2个线粒体rRNA（mt-rRNA）和13个蛋白质编码基因（ND1-6；Cytb；COI-III和ATPase 6，8）

217

彩图 10-1），外环为重（H）链，内环为轻（L）链。mtDNA 编码 13 种蛋白质，编码呼吸链复合体Ⅰ、Ⅲ、Ⅳ和Ⅴ的核心亚基；22 种 tRNA 和 2 种 rRNA。mtDNA 无内含子，唯一的非编码区是约 1000bp 的 D- 环，它包含 mtDNA 重链复制起始点、轻重链转录的启动子以及 4 个高度保守的序列，分别位于 213～235bp、299～315bp、346～363bp 以及终止区 16 147～16 172bp。mtDNA 两条链的碱基组成差别较大，H 链富含 G，而 L 链多含 C。H 链是 12 种多肽链、12S rRNA、16S rRNA 和 14 种 tRNA 转录的模板，而 L 链仅作为 1 种多肽链和 8 种 tRNA 转录的模板。mtDNA 具有两个复制起始点，分别起始复制 H 链和 L 链。

　　与核 DNA 不同，mtDNA 分子上无核苷酸结合蛋白，缺少组蛋白的保护，基因与基因之间少有间隔，而且线粒体内无 DNA 损伤修复系统，这些成为线粒体 DNA 易于突变且突变容易得到保存的分子基础。线粒体 DNA 的另一特点是每一个细胞中含有数百个线粒体，每个线粒体内含有 1～15 个拷贝的 mtDNA 分子，由此每个细胞可具有数千个 mtDNA 分子，从而构成细胞 mtDNA 异质性的分子基础（表 10-1）。

表 10-1　核基因组和线粒体基因组的比较

	核基因组	线粒体基因组
大小	约 3.2×10^9bp	16 569bp
DNA 分子数	生殖细胞：23；体细胞：46	每个细胞可达数千个
基因数	约 25 000 个	37 个
基因密度	约 40 000bp 一个基因	450bp 一个基因
内含子	大多基因有	没有
编码 DNA	约 3%	约 93%
遗传密码	正常密码	AUA：蛋氨酸；TGA：色氨酸；AGA 和 AGG：终止密码
结合蛋白	组蛋白，核小体非组蛋白	没有组蛋白
遗传模式	孟德尔遗传	母体遗传
复制	DNA 聚合酶	DNA 聚合酶
转录	每个基因转录	全线粒体基因组转录
重组	同源重组	没有发现群体水平重组

二、线粒体 DNA 的遗传特征

　　mt 线粒体 DNA 与核 DNA 相比具有其独特的传递规律，了解线粒体的遗传规律可以更好地认识线粒体疾病的病因学与发病机制。

（一）mtDNA 的复制具半自主性

　　与诸如溶酶体和过氧化物酶体等膜囊结构的细胞器相比，线粒体具有自己的遗传物质，所以有人将 mtDNA 称为第 25 号染色体或 M 染色体。这是指 mtDNA 能够独立地复制、转录和翻译。mtDNA 可以在终末分化细胞（如神经细胞和骨骼肌细胞）中复制。但由于核 DNA 编码蛋白参与 mtDNA 的复制，同时有大量的维持线粒体结构和功能的大分子复合物以及大多数氧化磷酸化酶的蛋白质亚单位，故 mtDNA 的功能又受核 DNA 的影响，因而是一种半自主复制体。

（二）线粒体基因组所用的遗传密码和通用密码不同

　　mtDNA 中 UGA 编码色氨酸，而非终止信号。tRNA 兼用性较强，仅用 22 个 tRNA 就可识别多达 48 个密码子。

（三）mtDNA 为母系遗传

　　人类受精卵中的线粒体绝大部分来自卵母细胞，也就是说来自母系。这种传递方式称为母系遗传（maternal inheritance）。因此，如果家族中发现一些成员具有相同的临床症状，而且是从

Notes

受累的女性传递下来，就应考虑可能是由于线粒体 DNA 突变造成的。通过对线粒体 DNA 的序列分析可以确定是哪一种类型的基因突变。但是，小鼠和人类中也发现极少数 mtDNA 的父系遗传（paternal inheritance）。

（四）mtDNA 的"遗传瓶颈"

有丝分裂中，线粒体的分离式随机的。在发育过程中，一个人的卵母细胞虽有约 100 000 个线粒体，但在卵母细胞成熟时，数目减至 10 余个，最多不会超出 100 个。在这一过程中，细胞选择性的将带有特定 mtDNA 的线粒体从卵母细胞转移到单个成熟卵母细胞。此后，经过早期胚胎细胞分裂，线粒体通过自我繁殖使数目达到每个细胞含有 10 000 个或更多。这种线粒体数目从 100 000 个选择性地锐减到少于 100 个的过程称为遗传瓶颈（genetic bottleneck）（图 10-2/ 文末彩图 10-2）。如果通过遗传瓶颈保留下来的一个或多个线粒体携带一种突变基因，那么这个突变基因组就能够确保在发育完成之后的个体中占有一定的比例。这个比例的高低决定新个体是否发生线粒体遗传病。如果氧化磷酸化系统缺陷的线粒体数量超过野生型，就会造成组织中能量供应水平降低，进而影响组织的功能，特别是那些高需能的组织。

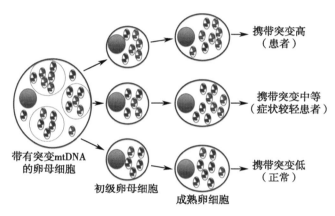

图 10-2 线粒体遗传瓶颈

（五）mtDNA 具阈值效应

"纯质 / 同质"（homoplasmy）是用来描述一个细胞或组织中所有的线粒体具有相同的基因组，或者都是野生型序列，或者都是携带一个基因突变的序列。"异质"（heteroplasmy）表示一个细胞或组织携带两种或两种以上的线粒体基因组。例如，一个细胞既携带突变型线粒体基因组又携带野生型线粒体基因组。一个细胞或组织携带某一种线粒体突变基因组可以从几个到100%。另外，如果一种线粒体基因突变会降低 ATP 的产生，那么那些高需能又含有同质性突变线粒体 DNA 的细胞就会遭受更为严重的损害，而相应的低需能细胞所受影响则较小。在异质性细胞中，突变型与野生型线粒体 DNA 的比例决定了细胞是否出现能量短缺。如果携带突变型线粒体数量很少，则产能不会受到明显影响。相反，当含有大量突变型线粒体基因组的组织细胞所产生的能量不足以维持细胞的正常功能时，这就会出现异常的性状，即线粒体病。换句话说，线粒体病存在表型表达的阈值。这种线粒体基因突变产生有害影响的阈值明显地依赖于受累细胞或组织对能量的需求。因此，那些高需能的组织，如脑、骨骼肌、心脏和肝脏，更容易受到线粒体 DNA 突变的影响。所以，同一线粒体突变在不同个体导致的症状和症状的严重程度变化较大。

（六）mtDNA 的克隆增殖特征

在终末分化细胞，mtDNA 突变有增殖优势，即克隆增殖。这种克隆增殖应该是线粒体基因组复制控制相对不严密引起的随机遗传漂移（random genetic drift）的结果。

（七）mtDNA 的高突变率

mtDNA 的突变率比核 DNA 高 10～20 倍。mtDNA 中氧化磷酸化基因的突变率远比核 DNA 高，mtDNA 的高突变率造成个体及群体中其序列差异较大。任何两个人的 mtDNA，平均每 1000 个碱基对中就有 4 个不同。人群中含有多种中性到中度有害的 mtDNA 突变，且高度有害的 mtDNA 突变不断增多。不过有害的突变会通过选择而消除，故突变的 mtDNA 基因虽很普遍，但线粒体遗传病却不常见。

（八）mtDNA 拷贝数的动态调节

mtDNA 拷贝数受到高度的有核细胞和组织特异性调节。不同组织、细胞或同一组织的不同发育时期和生理状况下，mtDNA 拷贝数可以有动态变化。高需能的细胞，如神经、肌肉细胞的 mtDNA 拷贝数远多于低能耗细胞如胰腺细胞核内带有的 mtDNA 拷贝数。这些变化与线粒体病影响的组织有很大的关系。衰老不仅增加 mtDNA 的突变而且降低细胞内 mtDNA 拷贝数。

三、细胞核与线粒体的相互作用

在线粒体上大约 800～1500 个蛋白质中，只有 13 个是由线粒体本身的基因组编码。由此可见细胞核基因对线粒体的结构和功能有决定性的作用。所以，细胞核与线粒体为发挥它们正常功能存在着相互协调和相互调节，这一机制就是细胞核与线粒体的相互作用（mitonuclear interactions）。细胞核基因组与线粒体基因组的相互作用调节线粒体在细胞中的数目，mtDNA 的复制，不同细胞或同一细胞在不同时期线粒体脊的形态和内膜的面积，不同组织中线粒体酶的活性等。尽管目前人们对参与线粒体合成和功能的核基因数目还不完全确定。这些基因至少可以分为两类。第一类是线粒体合成和功能所需的基因；第二类是参与线粒体所有生化反应及其调控的基因。

细胞核与线粒体的相互作用对线粒体本身的结构和功能十分重要。线粒体的细胞色素氧化酶（cytochrome oxidase）包含至少 13 个结构蛋白，其中 3 个由 mtDNA 编码，另外 10 个由核基因编码。这一复合体的合成和装配需要 mtDNA 和核基因共同调控和协作，使得 mtDNA 基因的表达适合于核基因的表达。

线粒体是一个对包括应急等外界环境敏感的细胞器。在不同的生理或病理环境条件下，线粒体会做出相应地反应。所以，细胞还存在环境因素 - 细胞核 - 线粒体的相互作用机制。例如，在应急情况下，细胞消耗 ATP 增加，产生 ATP 的线粒体氧化呼吸链就要适应细胞的需要，接受核基因和线粒体基因的共同调控，增加氧化呼吸链的活性。

细胞核与线粒体的相互作用目前研究比较清楚的是同一线粒体功能复合体中核基因和 mtDNA 的转录调控。核转录因子 NRF-1 结合到线粒体转录激活因子（mtTFA）的启动子调节 mtTFA 的表达。由于 mtTFA 参与 mtDNA 的复制和转录，所以 NRF-1 调控 mtDNA 在细胞内的拷贝数和线粒体基因组的表达。另外，NRF-1 和 NRF-2 调控众多呼吸链基因的转录。同时，它们又调节另一批决定呼吸链的表达和装配的基因。所以，NRF-1 和 NRF-2 可能协调呼吸链蛋白表达和这些蛋白装配的重要蛋白。

细胞核基因组与线粒体基因组相互作用的另一个重要证据是它们之间的兼容性。例如，人的 mtDNA 是不能在小鼠的细胞中长期存在的，反之亦然。

第二节　线粒体基因突变与常见线粒体遗传病

在线粒体基因组中，有 50 多种单核苷酸突变与一些多系统紊乱相关。线粒体突变所表现出的一些临床特征包括：肌病、心肌病、痴呆、突发性肌阵挛、耳聋、失明、贫血、糖尿病和大脑供血异常（休克）。这些临床缺陷的形成与严重程度依赖于多种因素，例如胚胎发育早期线粒体突变基因组的复制分离程度、突变的线粒体基因在某一特定组织中存在的数量以及在临床上出现异常之前组织中突变的线粒体 DNA 所需达到的阈值水平等。因此，确定是否存在线粒体基因突变是一个非常复杂的过程。在很多家庭中，线粒体疾病是确定无疑的母系遗传，线粒体基因的点突变也是母系遗传的。然而，由于某些突变的线粒体基因组不能够通过遗传瓶颈，因此线粒体病有时也不完全符合母系遗传方式。

一、线粒体基因突变的类型

（一）点突变

mtDNA 点突变可以出现在编码蛋白质、tRNA 或 rRNA 的基因。目前发现的与疾病相关的点突变一半以上是在线粒体 tRNA 基因中。线粒体蛋白编码基因的点突变影响呼吸链复合体的功能。这类突变主要与脑脊髓性及神经性疾病有关，如 Leber 遗传性视神经病和神经肌病。线粒体编码 tRNA 的点突变则广泛影响线粒体蛋白质的翻译。这类突变主要与线粒体肌病相关。典型的疾病包括癫痫伴碎红纤维病（MERRF 综合征）、线粒体脑肌病乳酸中毒及脑卒中样发作（MELAS 综合征）、母系遗传的肌病及心肌病。

点突变绝大部分是"异质"性的和高度的隐性，从而导致临床表型的异质性。很多的异质性病理突变只影响一种组织，被认为外显不全。有些情况下，有些被认为是非致病性的突变会影响到致病突变的外显。

（二）mtDNA 重排

大多数 mtDNA 重排突变是大片段的缺失。缺失的片段可以从 1.3kb 到 8kb 不等，且影响到多个基因。单个 mtDNA 缺失偶尔发生在发育的早期，这种缺失可能会出现在影响组织的所有细胞。同一组织中携带的多个 mtDNA 的不同长度缺失突变可能是由于控制 mtDNA 复制、维护和线粒体核酸代谢的核基因的突变造成的。mtDNA 缺失的量和组织分布是临床症状发生的决定因素。某些神经变性疾病病人的神经细胞中就带有多个 mtDNA 缺失突变。绝大多数的眼肌病是由缺失突变引起。这类疾病往往无家族史，散发。

（三）mtDNA 拷贝数目突变

拷贝数目突变指 mtDNA 拷贝数大大低于正常，这种突变较少，仅见于一些致死性婴儿呼吸障碍、乳酸中毒或肌肉、肝、肾衰竭的病例。

此外，线粒体 DNA 病变还具有相应的组织特异性。不同组织对氧化磷酸化的依赖性差异是线粒体病组织特异性的基础，有人认为这种依赖性的差异是由核 DNA 编码的氧化磷酸化基因的组织特异性调控造成的。应注意的是，氧化磷酸化过程中 5 种酶复合物是由 mtDNA 和核 DNA 共同编码，编码这些酶的核基因突变也可能产生类似于线粒体病的症状。因此，有些线粒体遗传病是核 DNA 与线粒体 DNA 共同作用的结果。

二、常见线粒体遗传病

作为细胞的能量代谢中心，线粒体一旦出现功能改变就会导致病理状态。随着对线粒体生物化学和遗传学的认识不断提高，根据线粒体突变确定出的线粒体疾病也逐渐增多。人类首先识别的线粒体疾病是 Leber 遗传性视神经病，它是因电子呼吸链酶复合体 I 中的亚单位 NADHQ 氧化还原酶基因发生突变所致，其临床表现为在中年时突发失明。部分线粒体基因突变可破坏 NADH 的利用能力，另一部分突变则能够阻断电子传递给辅酶 Q。数十年的线粒体基因突变的累积会导致生物个体衰老、退行性疾病和肿瘤。

人类卵细胞含有几十万个 mtDNA，而精子只有大约几百个。相对于卵子而言，精子对线粒体基因型的影响很小。由于线粒体是母系遗传，而且卵细胞线粒体的数目非常之多，线粒体突变并非涉及所有的线粒体，这也是线粒体疾病复杂的病理表型的分子机制。在一个线粒体疾

Notes

病家族中，由于突变型线粒体在线粒体总数中所占比例不同，家族成员的临床表型可以从正常表型到非常严重的综合征，并且发病年龄也不尽相同。只有细胞中突变型线粒体达到一定比例，线粒体产生能量的能力下降到一定的阈值时，细胞才会丧失其正常的功能。高度依赖于氧化磷酸化的高需能组织器官，例如神经系统和心脏，在 mtDNA 发生突变时遭受的损害更为严重。

（一）Leber 遗传性视神经病（MIM 535000）

Leber 遗传性视神经病（Leber hereditary optic neuropathy，LHON）是一种罕见的眼部线粒体疾病。典型的 LHON 首发症状为视物模糊，随后的几个月之内出现无痛性、完全或接近完全的失明。通常是两眼同时受累，或在一只眼睛失明不久，另一只也很快失明。视神经和视网膜神经元的退化是 LHON 的主要病理特征。另外还有周围神经的退化、震颤、心脏传导阻滞和肌张力的降低。LHON 通常在 20 岁～30 岁时发病，但发病年龄范围可从儿童时期一直到 70 多岁。该病通常存在性别差异，男性患病风险一般是女性的 5 倍，但原因尚不清楚。

在 9 种编码线粒体蛋白的基因（ND1，ND2，CO1，ATP6，CO3，ND4，ND5，ND6，CYTB）中，至少有 18 种错义突变直接或间接地导致 LHON 表型的出现。LHON 分为两种类型：①单个线粒体突变就足以导致 LHON 表型；②少见的、需要二次突变或其他变异才能产生的临床表型，但其发病的生物学基础尚不完全清楚。对于第一种类型的 LHON 来说，90% 以上的病例中存在 3 种突变（MTND1*LHON 3460A、MTND4*LHON 11778A、MTND6*LHON 14484C），而且在这些患者中，11778A 突变占 50%～70%。在这类 LHON 家族中，同质性是很常见的现象。在异质性 LHON 家族中突变线粒体 DNA 的阈值水平≥阈值。

11 778bp 突变使电子呼吸链酶复合体 I 中的亚单位（NADH 脱氢酶）上第 340 位 G 突变为 A，使高度保守的精氨酸替换为组氨酸，降低了 NAD 关联底物的氧化作用效率。3460A 突变减少了复合物 I 大约 80% 的活性，14484C 突变也降低了复合物 I 的活性。这三种主要的 LHON 突变都不同程度地影响了呼吸链的作用。复合物 I 在光诱导的神经传导通路中具有非常重要的作用。

LHON 的致病性突变会影响线粒体氧化磷酸化作用和产生 ATP 的能力，最主要的受累对象是那些依赖氧化磷酸化的组织。因此，线粒体成分的缺陷对某一特定组织产生影响从而形成临床表型而不是表现出综合征的形式。中枢神经系统（包括脑和视神经）对氧化代谢的需求非常高，这和 mtDNA 突变导致 LHON 的首发临床表现为失明一致。

（二）MERRF 综合征（MIM 545000）

MERRF 综合征即肌阵挛性癫痫伴碎红纤维病（myoclonnus epilepsy and ragged-red fibers，MERRF），是一种罕见的、异质性母系遗传病，具有多系统紊乱的症状，包括肌阵挛性癫痫的短暂发作，不能够协调肌肉运动（共济失调），肌细胞减少（肌病），轻度痴呆，耳聋，脊髓神经的退化等。碎红纤维（ragged-red fibers）是指大量的团块状异常线粒体聚集在肌细胞中，电子传导链中复合物 II 的特异性染料能将其染成红色。一般来讲，MERRF 是线粒体脑肌病的一种，包括线粒体缺陷和大脑与肌肉功能的变化。在患有严重的 MERRF 病人大脑的卵圆核和齿状核中发现神经元的缺失，并且在小脑、脑干和脊髓等部位也可观察到上述现象。MERRF 病一般在童年时初发，病情可持续若干年。

大部分 MERRF 病例是线粒体基因组的 tRNA^{Lys} 基因点突变的结果（A8344G）。这个突变正式的名称为 MTTK*MERRF 8344G。线粒体碱基替换疾病的命名包括 3 个部分：第一部分是确定的位点，MTTK 中的 MT 表示线粒体基因突变，第二个 T 代表 tRNA 基因，K 表示赖氨酸，这说明突变发生在线粒体的 tRNA^{Lys} 基因上。第二部分是在星号之后使用了描述临床特征的疾病字母缩略词，这些临床特征与特定核苷酸位点的碱基突变密切相关，在这里，缩略词就是 MERRF。第三部分中的术语 8344G 表示在核苷酸 8344 位置的鸟嘌呤（G）的变异。

Notes

如果神经和肌肉细胞中 90% 的线粒体存在 *MTTK*MERRF* 8344G 突变，就会出现典型的 MERRF 症状，当突变的线粒体所占比例较少时，MERRF 的特征也随之变轻。这种 MERRF 突变减少了线粒体蛋白的整体合成水平，产生了一系列 MERRF 特定的翻译产物，而且除了复合物Ⅱ，所有氧化磷酸化成分的含量均降低。

（三）MELAS 综合征（MIM 540000）

MELAS 综合征又称线粒体肌病脑病伴乳酸酸中毒及脑卒中样发作综合征（mitochondrial encephalomyopathy with lactic acidosis and stroke-like episodes，MELAS），是最常见的母系遗传线粒体疾病。临床特点包括 40 岁以前就开始的复发性休克、肌病、共济失调、肌阵挛、痴呆和耳聋。少数病人出现反复呕吐，周期性的偏头痛，糖尿病，眼外肌无力或麻痹，从而使眼的水平运动受限（进行性眼外肌麻痹，PEO），并出现眼睑下垂、肌无力、身材矮小等。乳酸性酸中毒是由于乳酸浓度的增加而导致血液 pH 值下降和缓冲能力降低。在 MELAS 病人中，异常的线粒体不能够代谢丙酮酸，导致大量丙酮酸生成乳酸，使后者在血液和体液中累积。MELAS 患者的一个特征性病理变化就是在脑和肌肉的小动脉和毛细血管管壁中有大量形态异常的线粒体聚集。MELAS 虽与 MERRF 的症状相似，但有其独特的临床表现。

在 MELAS 病例中，*MTTL1*MELAS* 3243G 突变的发生率超过了 80%。碱基突变发生在两个 tRNA^leu 基因中的一个上。值得注意的是，发生在 tRNA^leu(UUR) 基因上的 A3243G 突变中，UUR 代表亮氨酸 tRNA 的密码子，前两个位置是尿嘧啶，第三个位置（R）为嘌呤。一般情况下，*MTTL1*MELAS* 3243G 是异质性的，当肌肉组织中线粒体 DNA 的突变≥突变≥时，复发性休克、痴呆、癫痫和共济失调的发病风险就会增加。当 A3243G 突变的异质性达到 40%～50% 的时候，就有可能出现慢性进行性眼外肌麻痹（CEPO），肌病和耳聋。此外，MELAS 基因突变还可发生在 tRNA^leu(UUR) 基因内 3252、3271 和 3291 位点上，以及线粒体 tRNA^Val（*MTTV*）与 COX Ⅲ（*MTCO3*）基因上。

不同种类线粒体突变所导致的临床改变是复杂的。除了 MELAS，MTTL1 基因中的各种单核苷酸突变也能够产生线粒体遗传病复杂多变的表型。在一些有 A3243G 突变的个体中，唯一的表型特点是糖尿病和耳聋，而在 3250、3251、3302、3303 和 3260 位点突变的患者中，肌病是其主要特点。心肌病则是 3260 和 3303 位点碱基替换患者所具有的主要症状。存在 C3256T 突变的患者则表现出 MELAS 和 MERRF 两种疾病的共同症状。总而言之，不同的线粒体 tRNA 基因突变可引起不同的功能紊乱，一些线粒体 tRNA 基因突变能产生相似的临床症状，而同一 tRNA 基因不同位点的突变又能导致不同的临床表型。

（四）KSS 病（MIM 530000）

KSS 病（Kearns-Sayre syndrome，KSS）又称为慢性进行性外眼肌麻痹，因进行性外部眼肌麻痹和视网膜色素变性而得名。KSS 的表现还包括心肌电传导异常、共济失调、耳聋、痴呆和糖尿病。发病年龄一般低于 20 岁，大多数患者在确诊后几年内死亡。

KSS 并不表现出特定的母系或核基因遗传方式，但其症状表明它仍是一种线粒体疾病。KSS 患者的线粒体 DNA 存在结构上的改变，包括大片段缺失（>1000bp）和 DNA 复制。线粒体基因组的这种异常可以通过 Southern 杂交检测，使用线粒体特异性 DNA 探针可以确认受累者线粒体中存在的复制或缺失，而后借助序列分析确定 mtDNA 结构异常的性质和程度。大约三分之一的 KSS 病例与 4977bp 缺失有关，该缺失的断裂点位于 ATP8 和 ND5 基因内，并伴随间隔结构和 tRNA 基因的缺失。大多数的 KSS 病例是散发的，但不排除由无症状的母亲遗传而来的可能性。

KSS 的病情严重性是由异质性的程度和 DNA 结构发生改变的线粒体基因组的组织分布决定。当肌细胞中有缺失的线粒体基因组大于 85% 时，可发生 KSS 所有的临床特征。在异质性处于较低水平时，进行性眼外肌麻痹是主要症状。当缺失或（和）复制的线粒体基因组在造血干

Notes

细胞中大量存在时，就会表现出一种致命且早发的疾病，称 Pearson 综合征（PS）。PS 的主要特点是血细胞不能利用铁来进行血红蛋白的合成，从而引起缺铁性贫血。

当存在缺失的线粒体 DNA 分子在某一组织中的含量非常高时，由于线粒体部分 DNA 包括 tRNA 基因的丧失，能量的产生就会急剧下降。同样，当含有复制的线粒体基因组增加时，线粒体基因（包括 tRNA 基因）的过度表达将会导致氧化磷酸化（OXPHOS）亚基的失衡，从而影响呼吸链中蛋白复合物的组装。

第三节　核基因突变导致的线粒体病

如第一节所述，细胞核基因组在线粒体的结构和功能发挥上起到不可缺少的作用。所以，核基因突变可致线粒体的结构异常，线粒体代谢异常，或两者的异常，引起遗传性线粒体病。绝大多数的核基因突变导致的遗传性线粒体疾病是由于编码线粒体蛋白的核基因的突变造成的。

一、核基因突变导致线粒体病分类和临床特征

核基因突变引起的遗传性线粒体疾病的分类较为复杂。这些疾病可以是常染色体显性遗传，常染色体隐性遗传和 X- 连锁遗传。从机制上分类，核基因突变导致的线粒体疾病可分为：mtDNA 多片段缺失（multiple mtDNA deletion），线粒体 mtDNA 缺失（mtDNA deletion），呼吸链亚单位异常（respiratory chain subunit defects），线粒体辅助蛋白异常（defects of ancillary proteins），CoQ 合成异常（CoQ synthesis defect），铁代谢异常（iron metabolism defect），线粒体转运异常（motility defect），线粒体熔合异常（fusion defect），线粒体分裂异常（fission defect）和线粒体清除异常（clearance defect）等。相关疾病的例子如表 10-2。

表 10-2　核基因突变所致的线粒体病

机制	基因	遗传模式	临床表型
线粒体 DNA 大片段缺失	*TP*	AR	线粒体神经肠胃脑肌病（MNGIE）
	ANT1	AD	进行性眼外肌麻痹（PEO）
	TWINKLE	AD, AR	进行性眼外肌麻痹（PEO）、婴儿型脊髓小脑萎缩（IOSCA）
	POLG	AD, AR	进行性眼外肌麻痹（PEO）、SANDO 综合征、帕金森病
线粒体 DNA 缺失	*POLG*	AR	Alpers 综合征
	TK2	AR	线粒体肌病（MM）、脊髓型肌萎缩（SMA）
	SUCLA2	AR	Leigh 综合征
	DGUOK	AR	Alpers 综合征
	MPV17	AR	Alpers 综合征
呼吸链复合物功能缺陷	*NDUSFX*	AR	Leigh 综合征、GRACILE 综合征
	NDUFVX	AR	Alpers 综合征
	SDHA	AR	Alpers 综合征
装配因子功能缺陷	*BCS1L*	AR	Alpers 综合征
	SURF1	AR	Alpers 综合征
	SCO2	AR	Alpers 综合征、肥厚型心肌病、神经病变
	COX15	AR	肥厚型心肌病、Alpers 综合征
辅酶 Q 合成缺陷	*ATP12*	AR	
	COQ2	AR	线粒体脑肌病、肾小管病、共济失调
	PDSS2	AR	线粒体脑肌病、肾小管病、共济失调

Notes

续表

机制	基因	遗传模式	临床表型
铁代谢异常	*ALAS2*	X-linked	铁粒幼细胞性贫血
	ABCB7	X-linked	铁粒幼细胞性贫血伴共济失调
	FRDA	AR	Friedreich 共济失调
线粒体运动缺陷	*KIF5A*	AD	痉挛性截瘫
线粒体融合异常	*MFN2*	AD	腓骨肌萎缩症 2A 型（CMT2A）
	OPA1	AD	视神经萎缩
线粒体分裂异常	*DLP1*	AD	小头畸形、视神经萎缩、如酸性酸中毒
线粒体自噬异常	*PINK1*	AR	帕金森病
	PARKIN	AR	帕金森病

AD: 常染色体显性遗传；AR: 常染色体隐性遗传；X-linked: X 连锁遗传

核基因突变导致的遗传性线粒体病的临床表型也较为复杂，发病年龄可以是新生儿也可以是成年人。在儿科的病例中，严重的精神发育迟缓，肌张力低下，乳酸酸中毒较为常见。晚发病例主要表现为神经系统相关的疾病。

二、常见核基因突变导致线粒体病

1. mtDNA 多片段缺失　第一例 mtDNA 多片段缺失病例是由于胸腺嘧啶磷酸酶（thymidine phosphorylase，TP）基因突变造成的，TP 参与 mtDNA 的复制。其突变改变线粒体基质内的核酸含量。其他一些与核苷酸合成，DNA 合成等相关基因突变，同样可以导致 mtDNA 多片段缺失相关疾病。

2. 呼吸链异常　呼吸链异常可以是呼吸链亚单位的异常。线粒体病中呼吸链复合体Ⅰ（complex Ⅰ）异常较为常见，其临床表型包括早发性进行性神经变性综合征。呼吸链复合体Ⅱ（complex Ⅱ）异常的病例较少，其临床表型也主要是神经和精神相关症状。复合体Ⅲ、Ⅳ、Ⅴ改变相关的病例也有报道，与多数线粒体病相似，其临床症状主要来自于能量消耗较多的组织，包括神经和肌肉组织的异常。

3. CoQ 合成酶基因异常　CoQ 合成酶基因 CoQ2 和 PDSS2 的突变导致的疾病临床症状变化较大。从脑肌病（encephalomyopathy）到肾小管病变（renal tubulopathy）和共济失调神经病变（ataxic neuropathy）。CoQ 治疗对这类病人的一些症状有效。

4. 线粒体运动、融合、分裂和清除异常　线粒体通过细胞骨架调节其在细胞内的运动。同时，线粒体本身处于不断的分裂、融合、清除的动态过程中。细胞骨架蛋白基因 KIF5A 的突变引起线粒体运动异常导致痉挛性截瘫（spastic paraplegia）。调控线粒体分裂蛋白 OPA1 基因的突变导致视神经萎缩症（Optic nerve atrophy）。调控线粒体融合蛋白 MFN2 基因突变导致遗传性感觉神经病变（Sensorimotor neuropathy）。近年来，家族性早发性帕金森病病例中发现 Parkin 和 PINK1 基因的突变。Parkin 编码一个泛素化 E3 连接酶，PINK1 编码一个线粒体激酶，这两个基因产物结合在一起调节异常线粒体的自噬消除（mitophagy）。目前研究认为异常线粒体的消除是保证细胞正常功能的一个重要环节。异常线粒体不能及时消除导致细胞功能异常，最终引起人类疾病。

本 章 小 结

线粒体是真核细胞的能量代谢中心。它又独立于细胞核的线粒体基因组（mtDNA）。线粒体基因组为一个 16 569bp 的双链闭环 DNA 分子。线粒体本身包括 800～1500 个蛋

Notes

白质。这些蛋白质中的 13 由线粒体基因组编码，其余由核基因组编码。线粒体数目或 mtDNA 拷贝数受到高度的细胞核细胞和组织特异性调节。不同细胞，不同发育时期，不同生理和病理状态下细胞内的线粒体数目或 mtDNA 拷贝数不一样。同时，线粒体的生成和功能的发挥受到核基因组和线粒体基因组的共同调控。线粒体疾病可以是线粒体基因组突变或核基因组突变造成。线粒体基因组突变引起的线粒体疾病为母系遗传，并且与突变线粒体基因在同一细胞中的数量相关。核基因组突变导致的线粒体疾病为孟德尔遗传。

（张灼华）

参考文献

1. Scheffler IE. Mitochondria, 2nd Edition. New Jersey: John Wiley & Sons, Inc., 2007.

2. Ghezzi D, Zeviani M. Mitochondrial Disorders: Nuclear Gene Mutations. in: Encyclopedia of Life Science（ELS）. Chichester: John Wiley & Sons, 2011.

3. Taylor RW, Turnbull DM. Mitochondrial DNA mutations in human disease. *Nat Rev Genet*, 2005, 6: 389-402.

4. Scarpulla RC, Vega RB, Kelly DP. Transcriptional integration of mitochondrial biogenesis. *Trends Endocrinol Metab*, 2012, 9: 459-466.

5. Tuppen HA, Blakely EL, Turnbull DM, et al. Mitochondrial DNA mutations and human disease. *Biochim Biophys Acta*, 2010, 1797: 113-128.

Notes

第十一章　药物反应的遗传基础

临床医师都知道不同的患者对同一药物有不同的反应。例如，Hanzlik（1913）曾报道对水杨酸钠的不良反应有个体差异。他调查了 300 例服用水杨酸钠的男性患者，发现近 2/3 患者在药物总量达 65～130g 时发生不良反应，但少数敏感患者在 3.25g 时即出现不良反应，而个别耐受患者则在 130.0g 左右时才有不良反应。可见，引起不良反应的水杨酸钠剂量在不同个体间竟然相差 40 倍。

事实上，药物在体内的作用取决于机体对药物的吸收，药物在器官间的分布，药物与细胞受体的相互作用以及药物的代谢过程。这些过程必定受到环境因素（如食物和其他药物）的调控，但无疑更受到遗传因素即个体变异性（individual variability）的影响。这一观点在 20 世纪 50 年代得到了广泛公认，并于 1957 年由著名遗传学家 Motulsky 专门进行了强调。1959 年，Vogel 提出了"药物遗传学"（pharmacogenetics）的术语，主要从单个基因的角度解释药物与遗传之间的关系，认为药物代谢过程中涉及各种酶和受体。如果基因突变产生异常的酶，或由于酶的缺乏产生了异常的蛋白质，形成了异常的药物受体，则药物代谢过程就可能发生改变，从而引起异常的药物反应。

20 世纪 90 年代，随着人类基因组计划的提出和实施，一大批人类基因相继被定位和克隆，人们对药物与遗传之间关系的研究不断得到深化。目前认为，药物在人体内的代谢是一个十分复杂的过程，与遗传因素之间的关系非常复杂，不可能用单个基因的原理阐述清楚，而是要放在基因组的整体中加以考虑。因此，"药物基因组学"（pharmacogenomics）的概念于 1997 年应运而生。药物基因组学以药物效应安全性为目标，从整个基因组的全局角度审视各种基因突变与药效及安全性之间的关系。

第一节　药物遗传学

一、药物代谢的遗传学研究

药物被机体摄入之后，经过吸收、分布，在细胞内使药物发生生物转化后失去药效，排出体外。这是药物代谢的过程，也叫解毒（detoxication）（图 11-1）。药物的解毒作用主要在肝脏中进行，有些被彻底氧化为二氧化碳后呼出，有些则以各种不同形式被排出（或通过肾脏随尿液排出，或通过肝脏由胆汁随粪便排出）。许多药物通过各种生化反应提高了溶解度，使之易于排出。其中一个重要的生化反应是与葡萄糖醛酸（glucuronic acid）结合，如吗啡（morphine）及可待因（codeine）等吗啡衍生物的排出全依靠这一结合作用。而异烟肼（isoniazid）、磺胺类药物等在被乙酰化（acetylation）后排出。

研究一种药物的代谢及其效应，通常是给予一份标准剂量，经适当间隔后测定血液中的药物水平或其他表示药物代谢速率的参数。药物反应的个体变异可以是连续的或不连续的。若取一大样本进行测定，将受试者的反应分类后作图，连续变异者（continuous variation）可得到一条钟形曲线，呈单峰分布；在不连续变异（discontinuous variation）中，其频数分布曲线将呈双峰，有时为三峰分布。单峰分布意味着该药物代谢受控于多基因,很难分析其遗传机制;双峰或三峰分布则意味着该药物受单基因控制。如果某一药物的正常代谢受显性等位基因 R 控制,有些人由于是隐性基因纯合子 rr 而对该药物无代谢能力,这时就存在 3 种基因型:RR、Rr、rr。如果纯合子 RR 和杂合子 Rr 的表型难以区分,即它们对该药物有相同的反应,为双峰分布;如果 RR 和 Rr 的表型可以区分,即它们对该药物的反应略有不同,则为三峰分布,每个峰(或每个众数)代表一种表型(图 11-2)。

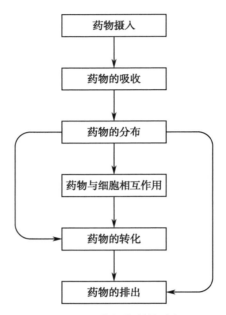

图 11-1　药物代谢的过程

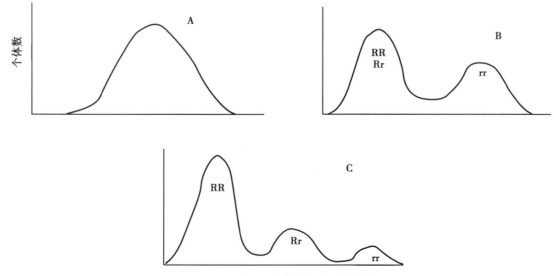

图 11-2　对不同药物的各种反应方式

注:横坐标表示为药物的反应,纵坐标为个体数;A:多基因调控的药物反应方式,表现为连续变异;
B:单基因调控的不连续变异(双峰);C:单基因调控的不连续变异(三峰)

　　某些药物反应的差异并非由遗传决定。例如,青年人和老年人对吗啡及其衍生物比较敏感。肝病患者也对吗啡及其衍生物较为敏感。药物遗传学研究的是由基因决定的药物反应差异(表 11-1)。

Notes

表 11-1 有异常药物反应的遗传性状

性状或缺乏的酶	受累系统	药物或作用因素	频率	临床影响
无过氧化氢酶	各种组织	过氧化氢	日本人群常见	对无过氧化氢无反应
α-1- 抗胰蛋白酶	血浆	吸烟	较为罕见	肺气肿
乙酰转移酶	肝	异烟肼	常见	多发性神经炎、异烟肼肝炎
血清胆碱酯酶缺乏症	血浆	琥珀酰胆碱	较为罕见	呼吸暂停
葡萄糖 -6- 磷酸脱氢酶（G6PD）缺乏症	红细胞	蚕豆、伯氨喹啉等	地中海地区及黑人常见，我国华南多见	药物性溶血
双羟香豆素抗性	凝血	双羟香豆素	罕见	抗凝作用降低
卟啉症	肝	巴比妥酸盐、磺胺类等	多变	急性发作
青光眼	眼	糖皮质激素	常见	眼压升高
周期性麻痹	? 细胞膜	胰岛素、肾上腺素等	罕见	麻痹
高铁血红蛋白还原酶缺乏症	红细胞	氨苯砜、伯氨喹啉等	多变	先天性高铁血红蛋白血症
不稳定血红蛋白	红细胞	磺胺类、氧化剂	罕见	溶血
恶性高热	肌肉神经	麻醉剂	较为罕见	寒战高热
Parkinson 综合征	脑	左旋多巴	较为罕见	舞蹈样动作

二、药物代谢异常揭示的遗传变异

（一）无过氧化氢酶症

无过氧化氢酶症（acatalasia；MIM 614097）患者不能分解过氧化氢。本病由日本耳鼻喉科医师 Takahara 于 1959 年发现。在为一个 8 岁女孩治疗口腔坏疽时，为了清除坏疽组织，Takahara 用过氧化氢溶液消毒。在正常情况下，由伤口渗出的血液是鲜红的，并有气泡产生。但女孩的伤口渗血与过氧化氢接触后转为棕黑色，而且不出现气泡。Takahara 认为，女孩可能缺乏能将过氧化氢分解为水和氧的过氧化氢酶（catalase）。后来的研究证实确为过氧化氢酶缺乏，患者不能分解过氧化氢，伤口渗血中的血红蛋白被氧化为棕黑色的高铁血红蛋白。家系分析表明，本病呈常染色体隐性遗传。测定血清过氧化氢酶水平可区分 3 种表现型：正常基因纯合子具有正常的酶活性，无过氧化氢酶基因纯合子血液中无酶活性，杂合子具有中等水平的酶活性。在日本广岛和长崎，杂合子的频率为 0.09%，而其他地区的日本人杂合子占 1.4%。

现已发现 5 种不同的疾病亚型，病情从轻（牙槽溃疡）到重（齿根坏疽和牙槽萎缩）。受累者仅约半数有口腔疾患，另外一半则正常。曾报道瑞士有一种很罕见的无过氧化氢酶症。瑞士型少量残存的酶的理化特性与正常酶不同，日本型残存的酶则是正常的。提示瑞士型可能代表结构基因突变，而日本型则系由于调控基因突变。过氧化氢酶基因 CAT 定位于 11p13。我国的无过氧化氢酶症发生率 <1%，其中华北为 0.65%，华中为 0.55%，华南为 0.23%，台湾为 0.29%。

（二）α_1- 抗胰蛋白酶缺乏症

α_1- 抗胰蛋白酶（α_1-antitrypsin）为血浆中必需的蛋白酶抑制物，能抑制胰酶及其他一些酶的蛋白水解作用。α_1- 抗胰蛋白酶缺乏症（α_1-antitrypsin deficiency；MIM 613490）可导致慢性阻塞性肺气肿，呈常染色体隐性遗传。在正常情况下，胰蛋白酶为 α_1- 抗胰蛋白酶所抑制；但在 α_1- 抗胰蛋白酶缺乏者，胰蛋白酶则损害肺组织。α_1- 抗胰蛋白酶缺乏症在我国和日本都很罕见，在高加索人种中常见。

Notes

$α_1$- 抗胰蛋白酶基因 *SERPINA1* 的等位基因有 100 多个，可分为 4 类：①正常型；②缺乏型；③无效型；④功能失调型。最典型的正常等位基因为 *Pi*M*，最重要的缺乏型等位基因为 *Pi*Z*、*Pi*P* 和 *Pi*S*。最常见的缺乏型等位基因为 *Pi*Z*，*Pi*ZZ* 纯合子产生的血浆 $α_1$- 抗胰蛋白酶量仅为正常个体的 12%～15%，*Pi*MZ* 杂合子仅为正常个体的 64%。

许多患有肺气肿的人为突变基因纯合子，推断吸烟等原因引起炎症而导致释放出胰蛋白酶。在中欧和北欧，*Pi*MZ* 杂合子的比例高达 2%～4%。杂合子如果有吸烟的习惯，也易得梗死性肺部疾患。因此，如果把吸烟也看作是一种服药的方式，这也可视为一种药物遗传病。

（三）异烟肼快乙酰化者和慢乙酰化者

异烟肼（isoniazid）又称雷米封（rimifon），是治疗结核病最常用的药物之一。吸收迅速，在体内被乙酰化灭活后排出（图 11-3）。有些患者排出很快，有些患者排出很慢，分别称为快乙酰化者（fast acetylator）或快灭活者（fast inactivator）和慢乙酰化者（slow acetylator；MIM 243400）或慢灭活者（slow inactivator；MIM 243400）。家系分析表明，这种乙酰化特征呈常染色体隐性遗传，由 N- 乙酰基转移酶 -2 基因（*NAT2*。8p22）多态性决定。快乙酰化者为显性基因纯合子，慢乙酰化者为隐性基因纯合子，杂合子则使异烟肼灭活的速度居中。欧美和非洲人群中约 50% 为慢灭活者，但东亚人约低于 20%。一项对中亚人群的研究显示，55% 的塔吉克人为慢灭活者，*NAT2*5B* 单体型的分布频率较高，而 63% 的乌孜别克人、吉尔吉斯人和哈萨克人为慢灭活者（更多见 *NAT2*4* 单体型）。

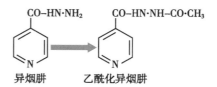

图 11-3　抗结核药物异烟肼的乙酰化

有些个体服用异烟肼后可引发多神经炎（polyneuritis）。原因是异烟肼可与吡哆醇（pyridoxine，即维生素 B_6）相互作用，导致维生素 B_6 缺乏。当然这只发生于慢灭活者，因为他们的血液中的异烟肼浓度在较长时间内维持较高水平。给予维生素 B_6 可预防这一并发症。在必须间歇给药时，快灭活者治疗反应较差。慢灭活者对治疗结核病也并不更为有利。

抗抑郁剂苯乙肼（phenelzine）的分子构型与异烟肼相似，也在体内被乙酰化。并非所有患者都对苯乙肼有治疗反应，根据患者的异烟肼灭活能力可预期哪些患者有治疗反应。有研究提示，异烟肼慢灭活者对苯乙肼的治疗反应较异烟肼快灭活者为佳，但慢灭活者可能出现视力模糊等不良反应。

同时患有结核病和癫痫的患者中，存在一种奇特的遗传性药物相互作用。在用苯妥英钠（phenytoin，Dilantin）治疗癫痫时，体内异烟肼含量高时可抑制肝脏氧化酶对苯妥英钠的作用而使苯妥英钠达到毒性水平。这种情况在异烟肼慢灭活者中更加明显。

异烟肼快灭活者有可能发生异烟肼肝炎。原因是异烟肼在肝内乙酰化后被水解为异烟酸（isonicotinic acid）和乙酰肼（acetylhydrazine），后者在肝内又形成乙酰作用物质，进而导致肝组织坏死。快灭活者的肝内有较多的乙酰异烟肼，从而产生较多的乙酰肼而导致异烟肼肝炎。

（四）伯氨喹敏感

有些个体对抗疟药伯氨喹（primaquine）较为敏感。在服药开始几天并无反应，继之则突然尿液变为暗黑色，出现黄疸。随着红细胞被破坏，红细胞计数和血红蛋白浓度下降。患者通常会逐渐恢复，但偶尔有患者由于大量溶血而致命。原因在于受累者缺乏葡萄糖 -6- 磷酸脱氢酶（glucose-6-phosphate dehydrogenase，G6PD）。G6PD 涉及红细胞酵解过程中的旁路代谢，借以维

Notes

持红细胞还原型谷胱甘肽（reduced glutathione）的浓度，这是维持红细胞稳定所必需的。G6PD缺乏或活性过低时，导致还原型谷胱甘肽缺乏，使红细胞易被破坏而导致溶血。患者红细胞内可见 Heinz 小体（图 11-4）。受累者在进食蚕豆或蚕豆制品时亦可引发溶血危象，故又称为蚕豆病（favism）。

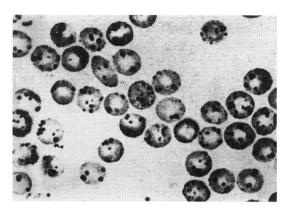

图 11-4　G-6-PD 缺乏者红细胞示 Heinz 小体

G6PD 缺乏者不仅对伯氨喹敏感，而且对其他许多药物敏感，参见表 11-2。

表 11-2　可诱发 G6PD 缺乏者发生溶血的药物

1．抗疟药	4．磺胺类药物
伯氨喹（primaquine）	氨苯磺胺（sulfanilamide, aminobenzen sulfonamide）
帕马喹（pamaquine, plasmaquine）	磺胺吡啶（sulfapyridine）
喷他喹（pentaquine）	磺胺异噁唑（sulfisoxazole）
喹西特（quinocide）	磺胺甲氧吡嗪（sulfamethoxy-pyrazine, sulfalene）
奎尼丁（quinidine）	磺胺醋酰（sulfacetamide）
奎宁（quinine）	水杨酸偶氮磺胺吡啶（salicy-lazosulfapyridine）
2．解热镇痛药	5．砜类药物
阿司匹林（乙酰水杨酸）	氨苯砜（dapsone, diaminodi-phenylfone）
（aspirin, acetylsalicylic acid）	硫氧二砜（sulfoxone）
乙酰苯胺（acetylphenylamine）	6．其他
非那西丁（phenacetin, acetophenetidin）	萘（naphthalene）
安替比林（antipyrine）	苯肼（phenylhydrazine）
氨基比林（aminopyrine, pyramidon）	水杨酰胺（salicylamide）
3．呋喃类药物	二巯基丙醇（2, 3-mercaptopropanol）
呋喃丹啶（furadantin, furantoin）	氯霉素（chloramphenicol）
呋喃西林（furacilin, furacin）	维生素 K（vitamin K）
呋喃唑酮（furaxone）	蚕豆素（favisin）
呋喃他酮（furaltadone）	

G6PD 基因定位于 Xq28，包括 400 多个等位基因。G-6-PD 缺乏症（MIM 300908）呈 X 连锁隐性遗传。女性杂合子有两类体细胞，是 Lyon 假说在人体最早的证据之一。两群细胞平均各为 50%，但可有很大变动，甚至达 99∶1。由于 X 染色体失活是随机的，如果造血组织来自 n 个细胞，则全部是有突变基因的 X 染色体失活，或全部是有正常基因的 X 染色体失活的机会是 $(1/2)^n$。如果全部有正常基因的那一条 X 染色体失活，则女性就会像带有突变基因的男性一样

Notes

易感（显示杂合子）。大约有 1/3 女性杂合子，其体内的突变细胞足以使她们在接触诱发药物时发生显著溶血。一般地，溶血的严重程度与 *G6PD* 缺乏的程度相关。使 *G6PD* 缺乏者发生药物性溶血的药物也可能导致某些异常血红蛋白携带者（如 Hb H、Hb Zurich 和 Hb Torino）发生溶血。

值得一提的是，*G6PD* 缺乏症呈世界性分布，但相对集中于非洲、地中海沿岸、中近东及东南亚、美洲黑人、中美洲及南美洲某些印第安人。我国主要分布在黄河流域以南各省，尤以广东、广西、贵州、云南和四川等省发生率较高，约为 5%～20%。

（五）恶性高热

恶性高热（malignant hyperthermia；MIM 145600）是麻醉时发生的一种虽然罕见但最可怕的并发症，发生率为：儿童 1/15 000，成人 1/100 000。当患者使用全身性吸入麻醉剂（氯烷、乙醚、甲氯氟烷、环丙烷等）或使用肌肉松弛剂（琥珀酰胆碱等）麻醉时，会出现体温骤然升高（可达 42℃）、肌肉强直、心动过速、心率失常、换气过度、呼吸困难、呼吸性和代谢性酸中毒、电解质紊乱（高钾血症、低钙血症）、尿中出现肌蛋白、骨骼肌中肌磷酸激酶（CPK）升高等体征。若不及时进行降温处理或用丹曲林（Dantrolene）药物等抢救，可由于心脏停搏而导致死亡。

本病呈常染色体显性遗传，也有多基因遗传的报道，具有不同的表现度，在不同的家系中症状的严重程度也各不相同。本病的易感基因 *RYR1* 定位于 19q13.2，编码兰尼碱（ryanodine）受体钙释放通道。由于心肌与骨骼肌的肌浆网膜与钙结合能力降低，当接触药物时，就有大量 Ca^{2+} 进入肌浆，引起体温高，肌肉强直，代谢亢进。某些遗传缺陷的个体，血清中磷酸肌酸激酶含量常增高，故在麻醉前检查血清 CPK 值，可粗略地预测其发病风险，准确诊断需作肌肉活检。

（六）香豆素（华法林）抗性

香豆素（coumarin）是抗凝血药，最常用的有双羟香豆素（bishydroxycoumarin）、华法林（warfarin）和苯茚双酮。香豆素类通过抑制正常凝血过程所需要的 4 种凝血因子（F2、F7、F9 和 F10 等）的合成而起作用，这些凝血蛋白在肝中合成时需要足够的维生素 K 浓度。在正常个体的肝脏中，维生素 k 环氧化物还原酶能使无活性的维生素 K（环氧化物）转变为有活性的维生素 K 而起凝血作用。而香豆素类药物与维生素 K 结构相似，能抑制维生素 K 的生成，使无活性的维生素 K（环氧化物）不能转变成有活性的维生素 K。香豆素抗性（coumarin resistance；MIM 122700）个体由于肝中的维生素 K 环氧化物还原酶受体部分变异，与抗凝剂的亲和力降低而产生耐药性。本病患者口服或静注常规药量华法林（每日 6.8mg/kg）治疗无效，血浆中药物浓度、半寿期均与正常个体无异，但要达到抗凝效果必需 20 倍于正常剂量才能起到抗凝血作用。

香豆素抗性呈常染色体显性遗传，已发现与 *CYP2A6*（19q13.2）、*VKORC1*（16p11.2）、*CYP2C9*（10q23.33）、*CYP4F2* 和 *F9*（Xq27.1）基因的突变相关。香豆素抗性是遗传变异引起受体突变，从而导致药理效应改变的一个典型例子。

第二节　药物基因组学

一、遗传多态性与药物代谢、分布

在临床实践中，药物作用的不良反应是一个长期困扰医师和患者的棘手问题。目前认为，对一种药物的药理作用都是由多基因控制的。因为在药物代谢途径中，一系列蛋白和酶的基因均可能对药物作用产生影响。以某种药物具有代谢酶多态性与药物作用受体多态性为例，不同的个体可能产生 9 种不同的药物治疗效果和药物毒性的表型（图 11-5）。在图 11-5A 中，具有野生型（wild type）纯合子代谢酶的个体在代谢后剩余 30% 的药物去作用于靶受体，按靶受体野生型和突变型（mutant）的不同，可产生 3 种治疗效果和毒性反应。在图 11-5B 和图 11-5C 中，由

Notes

于代谢基因型是杂合子或突变型纯合子，它们的药物代谢较慢，代谢后剩余的药物浓度分别达到 65% 和 99%，治疗效果和毒性也依不同受体的基因型而表现出很大差异。

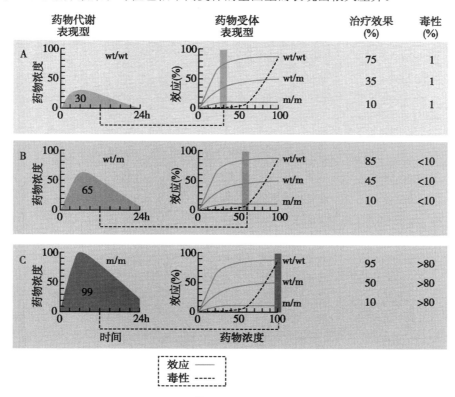

图 11-5　药物反应的多基因控制

wt/wt: 野生型纯合子；wt/m: 野生型、突变型杂合子；m/m: 突变型纯合子

　　细胞色素氧化酶 P450 2D6（CYP2D6）是迄今研究得最多、阐述最为清楚的药物代谢酶。CYP2D6 属于细胞色素氧化酶 P450 超家族成员，存在于肝细胞内质网和线粒体内，主要对药物及其他代谢物进行氧化修饰。细胞色素 P450（*CYP*）种类繁多，有的底物可被几种细胞色素 P450 催化，而有的细胞色素氧化酶 P450 可催化几种不同的底物。肝脏中的 CYP2D6 含量占 P450 肝脏蛋白总量的 1%～2%，虽然含量不高，但参与代谢的药物却占总 P450 代谢药物的 25% 以上，包括 β- 肾上腺能受体阻断剂、抗抑郁药、抗心律不齐药和抗精神病药。脑内的 *CYP2D6* 也具有多态性特点，而且影响脑的功能。

　　细胞色素氧化酶的命名方法是由 CYP 后接上阿拉伯数字表述族（1～4）、一个字母表示亚族（A～F）以及一个阿拉伯数字表明同工酶（1～20）。星号后面的数字表示等位基因的变异体。根据药物代谢重要性递减排列，P450 包括 *CYP3A4*、*CYP2D6*、*CYP2C9*、*CYP2C19* 和 *CYP2A6* 等 55 个基因。它们的主要变异和频率分布可见表 11-3。详细请参见 http://drnelson.utmem.edu/P450lect.html。

　　20 世纪 70 年代曾发现降压药异喹胍（debrisoquine）和催产药司巴丁（sparteine）在不同个体中存在很大差别的反应性。研究后发现，它们都是由 CYP2D6 氧化代谢失活造成的。大部分个体对这两种药物的代谢正常，称为强代谢者（extensive metabolizer，EM）；但有些个体代谢较弱，称为弱代谢者（poor metabolizer，PM；MIM 608902），对药物的反应和不良反应增加。统计显示，5%～10% 的高加索人为弱代谢者。家系研究显示，氧化代谢反应是由单基因控制的，PM 属于隐性纯合子，羟基化活性降低。

　　随着对 *CYP2D6* 基因多态性研究的不断深入，之后又发现在人群中除了 PM 和 EM 外，还存在中间代谢型 IM（intermediate metabolizer）和极快代谢型 UM（ultrarapid metabolizer）。

表 11-3　人类细胞色素氧化酶的主要等位基因分布

酶	主要的基因突变	突变种类	酶功能的改变	种族或民族的等位基因频率（%）			
				高加索人	亚洲	非洲	埃塞俄比亚、沙特
CYP2A6	CYP2A6*2	160 亮→组	酶失活	1～3	0	未知	未知
	CYP2A6del	缺失	没有酶产生	1	15	未知	未知
CYP2C9	CYP2C9*2	144 精→半胱	对 P450 的黏附性下降	8～13	0	未知	未知
	CYP2C9*3	359 异亮→亮	针对底物的特异性改变	6～9	2～3	未知	未知
CYP2C19	CYP2C19*2	异常联接点	酶失活	12	23～32	13	14～15
	CYP2C19*3	提前终止密码子	酶失活	0	6～10	未知	0～2
CYP2D6	CYP2D6*2xN (N=2, 3, 4, 5, 13)	基因重复	酶活性增高	1～5	0～2	2	10～16
	CYP2D6*4	缺陷联接	酶失活	12～21			
	CYP2D6*5	缺失	没有酶产生	2～7	1	2	1～4
	CYP2D6*10	34 脯→丝、486 丝→苏	酶不稳定	1～2	6	4	1～3
	CYP2D6*17	107 苏→异亮、296 精→半胱	对底物的黏附性下降	0	51	6	3～9
		486 丝→苏				未知	34	3～9

　　人类 CYP2D 基因位点定位于 22q13.2，包括 CYP2D8P、CYP2D7P 和 CYP2D6 三个基因。尽管 3 个基因之间的同源性很高，但 CYP2D8P 和 CYP2D7P 都有变异，不能转录为特异的 mRNA，故均为假基因（pseudogene），仅 CYP2D6 可编码产生蛋白质产物。CYP2D6 包含 9 个外显子和 8 个内含子，已发现了 18 种等位基因。由于基因突变导致的 CYP2D6 活性降低或缺失见表 11-4。

表 11-4　CYP2D6 基因多态性及其特征

表型	特征	临床后果
PM	主要变异体：CYP2D6*3、-*4、-*5、-*6 酶失活 分布频率：5%～10% 的白人，1%～2% 的中国人和日本人	血浆中的药物维持高水平 可能引发药物相关性不良反应 应减少用药剂量
IM	主要变异体：CYP2D6*9、-*10、-*41 低残余的酶活性	某些患者应低剂量用药
EM	没有统一的分类 代谢率正常	大多数患者使用标准剂量
UM	具有多拷贝的 CYP2D6 极高的酶活性 分布频率：1%～2% 的白人，30% 的埃塞俄比亚人	血浆中的药物水平极低 失去药效 应大剂量用药

　　CYP2D6 表型可以用探药（probe drug）来测定。探药有司巴丁、异喹胍和右美沙芬（dextro-methorphan）。

　　表 11-5 列举了 3 种细胞色素氧化酶在弱代谢者中清除能力降低的主要分子。对于这些酶，

Notes

除了 CYP2D6 之外，都是在诱导的情况下出现症状。诱导条件与剂量有关，并且都是可逆的。有几种亚族竞争结合同一区域，能产生阻碍作用。

表 11-5 三种细胞色素氧化酶弱代谢者的治疗结果

酶	清除减少的药物	不良反应	减少的药物前体形式
CYP2C9	S- 华法林	出血	洛沙坦（非肽类血管紧张素Ⅱ的受体拮抗药）
	苯妥英	共济失调	
	洛沙坦		
	甲磺丁脲	低血糖	
	NSAID	消化道出血（?）	
CYP2C19	奥美拉唑	镇定	氯胍（proguanil）
	地西泮		
CYP2D6	三环化物抗抑郁药	心脏毒性	曲马朵（镇痛药）
	氟哌啶醇	帕金森症状（?）	可待因
	抗心律失常药	心律失常	乙基吗啡（ethylmorphine）
	奋乃静		
	哌克昔林	神经症状	
	5- 羟色胺重摄取阻滞剂	恶心	
	珠氯噻醇（抗精神病药）		
	S- 米安色林（抗抑郁药）		

鉴定 CYP2D6 表型常用异喹胍代谢率法，即晚上口服异喹胍后收集 8h 尿样，用气相色谱测定尿中异喹胍及其代谢产物 4- 羟基异喹胍含量，然后以下列公式计算异喹胍代谢率（MR）：

MR = 尿中异喹胍量 / 尿中 4- 羟基异喹胍量

MR > 12.6 者为 PM，< 12.6 者为 EM。

PM 个体除对异喹胍 - 司巴丁有代谢缺陷外，还对 30 余种重要的药物有代谢障碍。如非那西丁、苯乙双胍、恩卡尼（encainide）和普萘洛尔（propranolol）等。

异喹胍氧化代谢多态性是 CYP2D6 酶的缺陷造成的。通过对弱代谢者肝 mRNA 的克隆和测序研究，目前已鉴定出 *CYP2D6A*、*CYP2D6B*、*CYP2D6C*、*CYP2D6D*、*CYP2D6E*、*CYP2D6F*、*CYP2D6H*、*CYP2D6L*、*CYP2D6T*、*CYP2D6Z* 和 *CYP2D6ch*（或称 *CYP2D6J*）等 18 个与异喹胍弱代谢者有关的 *CYP2D6* 突变型等位基因。

CYP2D6 除对药物有灭活作用外，还对某些药物修饰后起激活作用。如可待因就需在 CYP2D6 的作用下才能发挥止痛效果，PM 患者对此药有耐受。恩卡尼在 PM 患者中则达不到抗心律失常的作用。

除 CYP2D6 外，其他一些细胞色素氧化酶也都呈现多态性，如 CYP2C9，CYP3A4 等。细胞色素氧化酶被认为是药物代谢第Ⅰ期（修饰作用）中的主要酶类。而第Ⅱ期的酶主要起结合反应（图 11-6）。

CYP2D6 代谢多态性还与某些疾病的易感性有关，如肿瘤（肺癌、膀胱癌、肝癌和脑瘤等）、Parkinson 病、Alzheimer 病、强直性脊椎炎（ankylosing spondylitics）、系统性红斑狼疮（systemic lupus erythematosus）和风湿性关节炎（rheumatoid arthritics）。

细胞色素 P450 的多态性可改变药物的药动学（pharmacokinetics），导致药效增强或降低甚至毒性作用的增加，也是产生个体差异的遗传学原因。尤其对于治疗范围窄的药物，药物代谢多态性将会带来严重的临床后果。

Notes

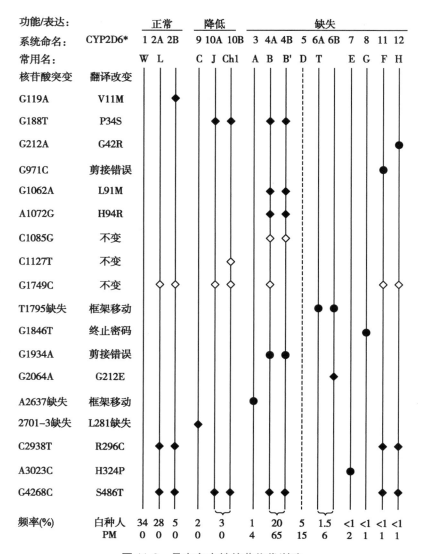

图 11-6　具有多态性的药物代谢酶

第 I 期的酶主要修饰底物功能基团　　第 II 期的酶催化底物的结合反应

ADH: 酒精脱氢酶　　　　　　　　　GST: 谷胱甘肽 -S- 转移酶

ALDH: 甘油醛脱氢酶　　　　　　　 HMT: 组胺甲基转移酶

CYP: 细胞色素 P450　　　　　　　 NAT: N- 乙酰基转移酶

DPD: 二氢尿嘧啶脱氢酶　　　　　　STs: 磺基转移酶

NQO1: NADPH: 泛醌氧化还原酶　　 TPMT: 巯基嘌呤甲基转移酶

COMT: 儿茶酚 -O- 甲基转移酶　　　 UGTs: 三磷酸尿苷葡糖醛酰基转移酶

二、新药开发和临床个性化用药

　　古语:"吃五谷,生百病。"在日常生活中,每个人都少不了与各种各样的药物打交道,但用药后的效果往往因人而异。机制何在?这正是药物基因组学探讨的内容。药物基因组学不仅研究与药物代谢有关的基因(这是药物遗传学的主要研究方向),而且研究所有与药物作用有关的基因,以及这些基因在不同个体中的多样性,多样性对药物的疗效、毒性作用或不良反应等的影响。因此,药物基因组学的研究将对药物的设计、开发以及应用等整个医药产业带来革命性的改变。

　　科学家已达成一致共识,即药物基因组学将产生重要的新型分子诊断技术,并将成为临床常规实验室的检测技术，医师和药剂师可以参考这些测试结果为患者选择最合适的药物和剂量，真正实现"药到病除"。不同于过去基于经验的逐步解析诊断方法，依靠第二代测序技术，药物基因组学可以为每个患者的不同病情诊断提供最优化的药物治疗方案。从几毫升血液中分离出的基因组 DNA 或 mRNA，可以同时检测出几千种相关基因型或所有 SNP（SNP profile，SNP fingerprint）。这一点尤为关键，因为许多药物的作用都是多基因作用的结果，故对于治疗方案的选取也应该基于一批 SNP 的诊断。这些测试结果还要进一步被翻译为患者诊断和治疗选择的临床指标。新的检验手段并不会完全代替传统的治疗，只是为优化用药方案提供新的选择。药物基因组学将使今后的用药和剂量趋于更有效、更低毒性的方向发展。

（一）寻找药物相关基因

每种药物进入体内后都会与许多蛋白质（如载体蛋白、转运蛋白、代谢酶类以及多种受体等）相互作用。这些蛋白质决定了药物的吸收、分布、靶向作用、药理作用、代谢和排泄等过程。因此，许多基因的多种多态性都可能影响药物的作用，需要在全基因组中寻找与药物有关的基因。

已知基因组内有几千种受体基因。但许多受体基因是由同一祖先基因进化而来，具有较高的同源性。因此，一种药物可能不只是与一种受体结合，而是与几种受体都有相互作用。例如，氯丙嗪就与几种多巴胺能受体、肾上腺素能受体和 5- 羟色胺能受体相互作用。因此，多种基因的多个多态性都可能影响药物反应。

以前，寻找和鉴定疾病相关基因主要是采用连锁分析的方法，即应用微卫星（microsatellite）DNA 多态性标志对家系成员进行基因分型，然后根据哪个微卫星标志与疾病相关，再去寻找与该微卫星连锁的基因，并最终分析确定相关致病基因。由于要找到家系中每个成员服用药物反应的详细记录非常困难，故连锁分析不适用于寻找药物相关基因。后来，又盛行全基因组关联研究（genome-wide association study，GWAS），即在人群无相关个体中分析染色体某一区域与某种表型的相关性。但由于在开放人群中无关个体亲缘关系比家系成员要远得多，因而需要 10 万个或更多的多态性标志。这样，已知的小卫星 VNTR（variable numbers of tandem repeat）和微卫星 DNA 即短串重复序列（short tandem repeat，STR）的多态性位点都不够用。幸好发现了单核苷酸多态性（single nucleotide polymorphism，SNP）可以用于此目的。目前在基因组数据库中登录的 SNP 位点有 1400 多万个，其中 6 万多个 SNP 分布于基因的编码序列区，具有功能相关意义。因此，这些 SNP 多态位点就可作为药物基因组学研究的相关位点。

（二）个性化用药时代

一般来说，医师根据人群中统计的平均适用药物剂量来进行治疗。这种"一种药物适合所有人（One size fits all）"的错误现状终将得到彻底改变。经过药物基因组研究之后，医师能够选择有效的药物与患者独特的基因型相匹配。这包括将具有相同表型的患者根据其不同的疾病遗传学变异和药物反应性分成更小的群体。针对这种小群体的用药比起针对广泛人群的用药显然更加有效、毒性更低。

因为在临床上，尽管疾病的症状看起来是似乎是相同的，但个体之间的差异，特别是患者自身多基因网络的作用，使得药物在每个机体身上会产生不同的疗效和毒性。药物基因组学可以将患者不同的反应与他们不同的基因变异联系起来。人们希望以此推进新药的研发，并且确定某一种药物特定适应的人群，这样也可以将过去一些由于不良反应而被"宣判死刑"的药物重新投入使用。不同的是，这一次是使用在适合的患者人群中。

在过去的 20 多年中，人们越来越发现遗传上的杂合子与药物反应的不同有着密切的关系。有些药物在一些患者身上能够达到其他人所没有的良好效果，而在另一些患者身上却会引起明显的毒性反应。许多证据已表明，药物反应受基因调控，与年龄、营养状况、健康状况和环境以及协同治疗一同起着非常重要的作用。为了使个体化药物治疗达到一个良好的预期转归，人们必须考虑患者所属的地理和种族或民族区域人群不同的药物反应模式。

Notes

由于在 DNA 分析上具备高输出的技术,药物基因组学可以更个性化地进行有预期的用药。判明个体独特的疾病易感性和药物反应的遗传特征将对人类理解疾病的病理、选择有针对性的治疗方案产生深远的影响,也可以在为个体选择药物剂量时提供信息。这样,才有可能真正达到理想化的个性化治疗(personalized medicine),通俗地说就是"针对某个患者进行的特定药物、适当剂量的治疗"。

(三)基因芯片(chip)及蛋白质分析技术

在基因组范围内进行药物相关基因的研究,工作量是巨大的。例如,研究某一药物的反应需在 1000 个患者中进行、对 10 万个遗传标志进行基因分型(genotyping),就需要做 1 亿次基因分型,用常规的方法显然不可能,故必须采用新的技术方法。近些年如火如荼的基因芯片技术是解决问题的方法之一。先将各种标志的探针点在膜上或玻璃片上,再与个体标本 DNA 进行杂交,就可迅速测定某一个体的所有基因型。然后与药物反应的表型进行相关分析,即可确定哪些多态性与此相关。研究甚至在不清楚药物的作用机制情况下也可进行,待找到相关基因多态性,再与功能联系起来分析。国外已有公司将 6 万个 SNP 标志放在基因芯片上进行临床药物试验的分析。更多 SNP 的发现和芯片技术的进一步完善,将大大扩展这种基因组扫描方法的应用前景。

在完成了人类基因组图谱和 SNP 图谱后,利用大量药物遗传学研究进行 SNP 基因分型检测是药物开发过程中不可缺少的一步。例如,Genometrix 研发出一种低成本、中密度阵列,使用了复合毛细管印刷技术(multiplex capillary printer)和高速机器人技术,每个阵列含有 256 个元件,96 个阵列可以排列在同一片板上。在每个阵列中 SNP 的基因型、野生型和特定变异探针紧密排列,含有来自基因组 DNA 序列的目的多态型的靶序列经过复合 PCR 反应,再分析杂交后的荧光信号,用一个阵列就可以分析多个 SNP(图 11-7)。

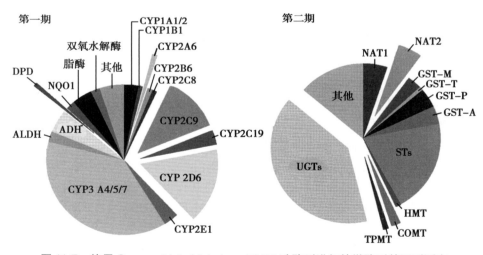

图 11-7   使用 Genometrix's VistaArrayTM96 孔阵列进行的微阵列基因型测定
在平板玻璃表面每个阵列含有最多 256(16×16)元件(features)。每个 SNP,野生型以及其他
不同的探针被设计黏附在阵列上。用荧光扫描仪分析杂交信号。与一个等位基因探针杂交
的是纯合子基因型,与野生型和变异型探针都杂交的是杂合子基因型

检测某种细胞或组织的全部基因表达图谱具有更强的科学意义。比较不同患者服药后基因表达图谱的差异,就可分析药物在不同个体中作用机制及代谢等方面的差异。组织基因表达图谱分析特别适用于癌症患者。可将组织活检标本或手术切除标本进行 mRNA 抽提和分析。肿瘤中改变的基因表达可指导有效药物的选择,避免不必要的毒性和无效药物的应用。例如,对乳腺癌患者的癌基因 *erb-B2* 进行扩增,就可预测用环磷酰胺 - 甲氨蝶呤 -5- 氟尿嘧啶(CMF)

Notes

佐剂治疗的效果。在其他疾病中，转录表达图谱也可用于确定一些候选基因的改变。如从气管中取得的上皮和炎症细胞转录图谱可确定哮喘治疗的药物反应等。在进行临床检测转录图谱中较困难的是取得单一种类的细胞。许多标本往往掺杂着各种细胞，对转录图谱有很大干扰。现已有激光捕获微量切片（laser capture microsection，LCM）方法，可从组织切片中只取单个细胞，然后进行单细胞测序和 mRNA 分析。这就保证了转录图谱分析的准确性。因为只需极少的临床样本，也有利于检测的开展。

通过基因芯片技术快速检测 *G6PD* 基因突变，进行 G6PD 缺乏症的筛查，早已在国外应用于临床的预防和治疗。

基因的最终产物是蛋白质，故蛋白质也是药物基因组学研究的重要对象。目前在基因组范围开展的蛋白质分析研究技术主要是二维凝胶电泳结合质谱分析技术。将细胞中所有的蛋白抽提出来，在聚丙烯酰胺凝胶上进行 PAGE 和等电聚焦双向电泳，再应用高灵敏度的质谱仪分析蛋白质斑点。比较用药前、后细胞表达蛋白的差异，可了解药物作用的效果等信息。而不同个体中表达图谱的差异可作为用药的依据。特别蛋白质芯片技术可能较适合于临床应用。它将抗体固定在膜片或玻片上，然后与细胞表达的各种蛋白分子分别结合。一些 SNP 位点可能正好位于蛋白质抗原决定簇，因而不同的基因型可产生不同的抗体。检测哪种抗体与蛋白质结合，就可了解个体是哪种基因型，同时也就掌握了蛋白质表达图谱。

理论上，了解人类基因组中结构基因所表达的每一种蛋白质的确切结构形成将有助于设计出化合物来填充蛋白质上的位置，从而或刺激或阻止蛋白质的相互作用。这种工作就是通常所说的合理药物设计，但至今尚未取得广泛的成功，因为目前只有极少量的人类蛋白质分子的结构被确定。但是，一旦人类蛋白质的结构全部搞清以后，风行一时的无疑将是蛋白质，而不是基因。

（四）药物遗传学向个性化医学、药物研发和药物调控的临床转化

通过药物基因组学的大规模研究，人类首先可以通过基因分型而避免极少数患者因个体差异而遭受严重的药物毒性反应，甚至丧失生命的悲剧。药物也可预先进行设计，以避免造成太大的个体差异。例如，设计的药物在代谢中不需与细胞色素氧化酶 P450 中的 CYP2D6 相互作用，以防止 PM 患者引发的毒性反应。

有些药物常常仅在少数患者中具有很好的治疗效果，而在大部分患者中效果很差，甚至没有效果。如晚期大肠癌手术加化疗治愈率仅为 20%～40%，大部分患者对化疗反应不良。因此，有必要在患者治疗前为其选择最合适的药物。构建 SNP 基因芯片在治疗前分析患者的基因型可达到此目的。关键是基因芯片必须含有经过基因组扫描获得关键信息的 SNP 位点。这样才可能判断哪些患者对哪种药敏感，对哪种药耐受等，选择最合适的药物治疗才会事半功倍。

但是，有些药物的作用可能受到太多基因的影响，每个基因又有许多多态性位点，要确定哪些多态性位点决定临床药物的有效性会有些困难。如抗癌药物 5-氟尿嘧啶在治疗肠癌时可被近 40 种不同的酶激活或灭活。要确定哪个酶、哪几种多态性位点是关键，还需做大量细致的研究工作。

药物基因组学可在药物开发研究上节省大量费用，因为原来有些药物的疗效很好，只是因为在某些患者中产生严重的不良反应而不得不忍痛放弃。采用药物基因组学技术区分出是哪种基因型个体产生了不良反应，就可在其他个体中应用这种药物。无疑会大大增加研究药物的可用性而减少了研发费用。

药物基因组学的当务之急是系统地鉴定出一整套频率大于 1% 的遗传多态性标记。在此基础上建立与药物反应差异相关的数据库。这套数据库既可对患者服药反应的表型进行相关基因型评估，又可为研究其他各种表型作进一步的铺垫，从而不断充实数据库。因此，应该大力鼓励个人和家庭建立各种细胞、组织和体液等样本的数据库，以便对疾病和药物作用进行精细

Notes

的研究并指导以后的治疗等。详细参见 www.pharmgkb.org。

　　几乎在人类基因组计划进行的同时，许多国家的学者便对其他生物的基因组进行分析研究，试图在人与一些简单生物的比较中发现和寻找能用于人类的新药。人类与果蝇、线虫、酵母和小鼠等模式生物的基因所编码的蛋白质十分相似。任何一个人类基因在线虫或果蝇的基因组中找到足够相似的对应者的概率约为 50%～90%，故可把这些简单生物作为模式来进行研究，寻找适用于人类的药物。对黑腹果蝇基因组的测序已于 2000 年完成。在 268 种已知的人类疾病基因中，60% 在果蝇中都有对应者，全部果蝇蛋白质的 50%（约 7000 种）与已知的哺乳类蛋白相似。与人类对应的果蝇基因之一是 TP53，这种类似性使得果蝇成了研究人类癌肿遗传的"良好对等物"，未来的抗人类肿瘤的新药很可能首先在果蝇身上取得突破。秀丽线虫基因组的测序也已于 1998 年便完成，结果发现，其 1/3 蛋白质（约 6000 种以上）与已知的哺乳类蛋白相似。一些生物工程和制药公司正利用这些长约 1mm 的线虫进行自动筛选试验，以寻找新的治疗糖尿病的药物。他们把因胰岛素受体基因突变而生长受阻的线虫放到药丸大小的凹槽里，然后加入不同的化学物到实验凹槽里，以检测哪些能恢复线虫的生长，从而表明这些化合物能通过有缺陷的受体。由于许多糖尿病患者的细胞不再响应胰岛素，因而这些化合物可以作为治疗糖尿病新药的基础。酵母是第一种被测序的有核生物（1996 年）。约 38% 的酵母蛋白质（2300 种左右）与已知的哺乳类蛋白相似，这使得酵母成为一种非常好的癌症研究物种模型。美国科学家从酵母的研究中了解了许多有关细胞分裂和 DNA 修复的大量知识，这些资料对肿瘤治疗的研究具有重要意义。利用酵母可解释一些现用的抗肿瘤药物是如何作用的，已有的发现之一就是普通的化学药物 cisplatin 对杀死癌细胞特别有效，而这些细胞在修复 DNA 的能力方面存在特定的缺陷。由于所有的新药最终都必须在哺乳类身上进行试验，而小鼠往往是首选的对象。因为从基因组的角度来说，小鼠与人是很接近的。而从已经识别出的小鼠蛋白质来看，与已知的人类蛋白质的结构很相似。作为一种理想的模式生物，小鼠基因组的测序已于 2002 年完成。小动物模型多见于筛选实验，大动物模型则多见于实验治疗和中毒机制的研究。显然，对大动物（big animal）尤其是灵长类模型的研究是未来的发展趋势。

　　总之，药物基因组学在药物设计、制造和应用方面正经历着一场根本性的革命。必须将目前依据患者群共性的药物治疗转向今后根据不同人群及不同个体遗传特征来设计和制造药物，从而最终达到个体化治疗（individualized therapy）的水平，为人类认识自我，保持健康，延长寿命作出贡献。

本 章 小 结

　　1. 药物基因组学是一门研究个体的基因组成与药物反应之间的相互作用的学科。药物基因组学与药物遗传学的主要区别在于：药物遗传学关注的是单个基因与个体药物反应变异性的关系，而药物基因组学从整个基因组的角度阐释个体的药物反应变异性。

　　2. 药物的代谢通常在肝脏中进行。许多药物的代谢涉及化学修饰，常常是接合其他分子（如乙酰化等）。这种生化改造有利于药物从人体内的排泄。

　　3. 许多药物的代谢途径在个体与个体之间可能有较大差异，这是由基因决定的。例如，对抗结核药异烟肼的灭活是通过肝脏内的乙酰化实现的，有些患者为快灭活者，有些患者则是慢灭活者。慢灭活者在异烟肼治疗中出现相关的毒性不良反应的风险增高。

　　4. 某些药物不良反应的遗传变异现象是通过现实生活和临床实践发现的。例如，G6PD 缺乏症患者在食用蚕豆或服用伯氨喹等抗疟疾药后出现急性溶血、头晕、头痛、倦怠、发热、恶心呕吐、腹痛、黄疸等表现；恶性高热是患者使用全身性吸入麻醉剂（氯烷、乙醚等）

Notes

或肌肉松弛剂（琥珀酰胆碱等）麻醉时，出现体温骤升（可达42℃）、肌肉强直、心动过速、心律失常、呼吸困难等体征，若不及时抢救，可致死亡。

5. 细胞色素氧化酶P450超家族成员存在于肝细胞内质网和线粒体内，主要对药物及其他代谢物进行氧化修饰。在55个基因中，最重要的是*CYP2D6*，其参与代谢的药物占25%以上。因为CYP2D6酶分子的高度多态性，某些个体对药物表现为快代谢，某些个体表现为慢代谢。

6. 有关疾病基因和药物基因组学的知识，是药物研发和个性化医疗（"量身制定"）的基础。例如，磺酰脲类药物专治某些单基因亚型的糖尿病，Herceptin专用于过表达*HER2*的乳腺癌患者，Gleevec（imatinib）专治慢性粒细胞白血病。而临床上给HIV感染者开具abacavir药处方之前，常规检测其HLA-B*5701基因型，以降低潜在的致命性过敏反应风险。

（张咸宁）

参考文献

1. Gurwitz D, Motulsky AG. "Drug reactions, enzymes, and biochemical genetics": 50 years later. *Pharmacogenomics*, 2007, 8(11): 1479-1484.

2. Ma Q, Lu AY. Pharmacogenetics, pharmacogenomics, and individualized medicine. *Pharmacol Rev*, 2011, 63(2): 4437-4592.

3. Meyer UA. Pharmacogenetics-five decades of therapeutic lessons from genetic diversity. *Nat Rev Genet*, 2004, 5(9): 669-676.

4. Roses AD. Pharmacogenetics in drug discovery and development: a translational perspective. *Nat Rev Drug Discovery*, 2008, 7(10): 807-817.

5. Stevens A, De Leonibus C, Hanson D, et al. Pediatric perspective on pharmacogenomics. *Pharmacogenomics*, 2013, 14(15): 1889-1905.

Notes

第十二章 免 疫 遗 传

免疫反应是机体对抗原物质进行识别和应答的过程。抗原物质既包括来自体外的病原或非病原生物分子，也包括机体自身的突变、损伤以及老化产生的异常分子；机体出于维持自身稳态的需要，对抗原的应答既可以是清除，也可以是耐受。免疫遗传学（immunogenetics）就是研究免疫反应的遗传基础的科学。由于免疫系统在自身稳态和对外来抗原进行反应中的作用，免疫系统的异常就不仅表现为免疫缺陷和过敏等免疫系统疾病，而且广泛参与恶性肿瘤、组织退行性疾病、代谢病等疾病的发生和进展。近年来，由于基因组学的飞速发展，免疫遗传学也进入了基因组时代并迅速取得重要成就。相关成果可浏览免疫基因组计划（Immunological Genome Project）网站（www.immgen.org）提供的数据。

免疫系统要完成对抗原物质的免疫反应，首先需要将自身的正常组分与外来组分或自身异常组分区别开，即进行"自我/非我"的区分，这个过程即免疫识别。免疫识别的分子基础是表达于自身细胞和非自身细胞或突变细胞之间的分子差异。负责免疫识别的分子或免疫受体可与被识别的分子相互作用，进一步通过信号转导分子的作用而引起免疫识别细胞的增殖、分化和功能改变，激发免疫应答。由于蛋白质的序列信息、立体结构信息以及翻译后修饰信息等都是由基因组编码，所以个体的免疫识别功能也是来自蕴含于基因组中的遗传信息。

第一节 血型系统的遗传

人体红细胞上的一些抗原分子可以被同种异体血清中存在的天然抗体所识别。这些抗原称为血型抗原。他们虽然一般不直接参与免疫应答，但在临床输血的相容性中十分重要。第一个血型系统是 1900 年奥地利维也纳大学的 Karl Landsteiner 发现的 ABO 血型系统。在此基础上，到目前为止人类已发现了 271 种红细胞血型抗原。这些抗原按 1995 年国际输血协会（International Society of Blood Transfusion，ISBT）的命名可分为 23 个血型系统（表 12-1），包括一组高频率抗原，一组低频率抗原和 5 个集合组血型。血型系统指采用血清学方法用相应抗体检出血型抗原，并且是由一个基因位点或数个紧密连锁基因位点所编码的抗原；集合组血型指含有几个在血清学、生物化学或遗传学上有关的抗原，但尚未达到独立系统标准的血型；低频率抗原在群体中抗原频率小于 1%，至少遗传 2 代；高频率抗原的抗原频率在群体中大于 90%。

表 12-1 23 个血型系统简况

ISBT	系统命名	系统符号	抗原数	基因命名	染色体定位
001	ABO	ABO	4	*ABO*	9q34.1-q34.2
002	MNS	MNS	40	*GYPA, GYPB, GYPE*	4q28-q31
003	P	P1	1	*P1*	22q11.2-qter
004	Rh	RH	45	*RHD, RHCE*	1p36.11
005	Lutheran	LU	18	*LU*	19q12-q13
006	Kell	KEL	22	*KEL*	7q34
007	Lewis	LE	3	*FUT3*	19p13.3

续表

ISBT	系统命名	系统符号	抗原数	基因命名	染色体定位
008	Duffy	FY	6	*FY*	1q22-q23
009	Kidd	JK	3	*JK*	18q11-q12
010	Diego	DI	9	*AEI*	17q12-q21
011	Yt	YT	2	*ACHE*	7q22
012	Xg	XG	1	*XG*	Xp22.32
013	Scianna	SC	3	*SC*	1p36.2-p22.1
014	Dombrock	DO	5	*DO*	未知
015	Colton	CO	3	*AQP1*	7p14
016	Landsteiner-Wiener	LW	3	*LW*	19p13.2-cen
017	Chido/Rodgers	CH/RG	9	*C4A, C4B*	6p21.3
018	Hh	H	1	*FUT1*	19q13
019	Kx	XK	1	*XK*	Xp21.1
020	Gerbich	GE	7	*GYPC*	2q14-q21
021	Cromer	CROM	10	*DAF*	1q32
022	Knops	KN	5	*CR1*	1q32
023	Indian	IN	2	*CD44*	11p13

一、ABO 血型系统

ABO 血型系统（ABO blood group system）是输血和器官移植中最为重要的血型系统。ABO 血型抗原分子为跨膜糖蛋白，主要分布在红细胞膜上，此外尚存在于淋巴细胞、血小板、内皮细胞、上皮细胞上，因此亦被称为组织血型抗原。另外，80% 个体在各种体液中（脑脊液除外）还存在分泌型的 ABO 抗原分子。

（一）ABO 抗原系统及其编码基因

ABO 抗原蛋白上的不同糖基化形成了不同的 ABO 抗原。负责形成 ABO 抗原的蛋白是一组糖苷转移酶，催化将不同的糖基转移到底物上。这些糖苷转移酶由三组基因所编码，即 *H* 和 *h*，*A*、*B* 和 *O*，*Se* 和 *se*，分别位于不同的染色体位点：人类 *ABO* 基因位于第 9 号染色体长臂末端（q34.2），与腺苷酸激酶连锁；*H* 基因与 *Se* 基因紧密连锁，位于人类第 19 号染色体上。

H 基因的产物是 L- 岩藻糖转移酶（L-fucosy transferase），可将 L- 岩藻糖转移到前体物质（precussor substances，PS）上形成 H 物质。H 物质是 A 和 B 抗原的前身物。*Se* 基因产物也是 L- 岩藻糖转移酶，能将 PS 转化为 H 物质，但主要作用于分泌腺。*h* 基因和 *se* 基因分别为 *H* 和 *Se* 的无效等位基因，均无编码产物。*A* 基因产物为 α1-3-N- 乙酰半乳糖胺转移酶（A 转移酶），能将 N- 乙酰半乳糖胺（GalNac）加在 H 物质的岩藻糖末端上，产生 A 抗原。*B* 基因产物为 α1-3-D 半乳糖转移酶（B 转移酶），能将半乳糖加在 H 物质末端产生 B 抗原。红细胞上既无 A 和也无 B 抗原者为 O 型，受 *O* 基因控制。*O* 基因为 *ABO* 位点的无效等位基因，不能产生 A 转移酶或 B 转移酶，因此，不能产生 A 或 B 抗原。AB 型者同时具有 *A* 和 *B* 基因，红细胞带有 A 和 B 两种糖基转移酶，能同时产生 A 和 B 抗原（图 12-1/ 文末彩图 12-1）。

同一个 *ABO* 基因位点为什么会在不同的个体产生不同的酶蛋白、从而形成不同的 ABO 血型抗原呢？这是因为人类的 *ABO* 基因是一个复等位基因，即在 *ABO* 基因位点上，在人群中存在两种以上的等位基因（*A*、*B* 和 *O* 基因）。事实上，在每个等位基因中，还存在大量的变异体。人类 *ABO* 基因至少由 7 个外显子与 6 个内含子组成，基因长度约为 18kb。其中，第七外显子在人群中的变异最大。目前已知 *A* 基因有 15 个变异体，*B* 基因有 11 个变异体，*O* 基因有 8 个变异体。

Notes

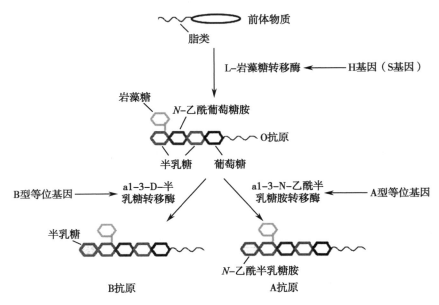

图 12-1　ABO 抗原的形成

（二）ABO 血型的遗传

AB 抗原的遗传遵循孟德尔规律。一个个体的 ABO 血型是由父母遗传而来,由三个等位基因中的一个(纯合)或二个(杂合)所决定。有 *A* 基因者称为 A 型,有 *B* 基因者称为 B 型。*A* 基因和 *B* 基因属于共显性遗传。因此,在同时具有 *A* 基因和 *B* 基因的个体,会表现为 AB 血型(同时具有 A 和 B 抗原)。有 *H* 基因而无 *A*、*B* 基因者则为 O 型(表 12-2)。

表 12-2　ABO 血型的基因型和表现型

血型	基因型	血型抗原
O	*OO*	—
A	*AA*	A
	AO	A
B	*BB*	B
	BO	B
AB	*AB*	AB

有一种人,由于缺乏 *H* 基因(*hh*),红细胞上不能形成 H 物质,从而也不能产生 A 抗原或 B 抗原,表现为一种特殊的 O 型,用 Oh 表示。因首次在印度孟买发现,故称为孟买型(Bombay phenotype)。

（三）ABO 血型抗体

正常情况下,红细胞上缺乏 A 或 B 抗原时,则在血浆中存在相应的抗体即抗 A 抗体或抗 B 抗体。出生时婴儿不存在此类抗体,在 3～6 个月后就逐渐产生直至生命晚期,在 5～10 岁时达成人水平。这类抗体称为天然抗体,可能是由于机体与广泛存在的各种微生物、种子、植物和食物中的类 ABO 物质接触所产生。这种抗原与抗体的互补关系成为红细胞分型的基础。

通常,这些"天然"抗体是以 IgM 为主,但如果由于输血、怀孕或类 ABO 物质的刺激使抗体浓度增加,则这种免疫抗 A 或抗 B 抗体则多半为 IgG,特别在 O 型母亲,母体 IgG 型抗 A 或抗 B 抗体可通过胎盘引起新生儿溶血症。

（四）ABO 血型的检测

临床上常规 ABO 血型检测用血清学方法来鉴定。血清学方法包括直接试验或正向定型试

Notes

验（direct or forward grouping test），即用已知抗 A、抗 B 抗体检查红细胞上有无相应的抗原。反向定型试验（reverse grouping test）则是用已知 A 及 B 型红细胞检查血清中是否存有抗 A 和抗 B 抗体。此外，也可以利用分子遗传学技术对 *ABO* 基因进行较为精确的分型。

二、RH 血型系统

RH 血型系统（RH blood group system）是临床上仅次于 ABO 血型的另一个重要的血型系统。1940 年 Landsteiner 和 Wiener 以罗猴（Macaca rhesus）红细胞免疫兔，发现兔抗罗猴红细胞的抗血清不仅可凝集罗猴，而且可凝集 85% 白人的红细胞，由此可将人群划分为凝集与不凝集两大群。这种凝集抗原用 rhesus 的前两字命名为 Rh 抗原。凝集者为 Rh 阳性，不凝集者为 Rh 阴性。

（一）*RH* 基因

编码 Rh 抗原的基因位于 1 号染色体短臂（p36.11），由两个紧密连锁的基因编码，分别是 *RHD* 和 *RHCE*。*RH* 是遗传学名词，指编码 RHD 和 RHCE 蛋白基因的总称。这两个基因十分靠近，间隔仅 30kb。*RHD* 和 *RHCE* 基因具有高度同源性。*RHCE* 和 *RHD* 基因共长 69kb，各含有 10 个外显子和 9 个内含子（图 12-2）。

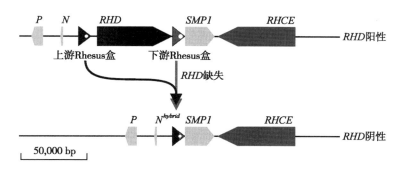

图 12-2 *RHCE-RHD* 基因结构

注：RHCE 基因和 RHD 基因 3′ 相对，二者之间存在 SMP1 基因，RHD 附件还存在 P（P29 相关蛋白）和 N（NPD014）基因。RHD 基因两侧分别有上、下游 Rhesus 盒（Rhesus box），二者之间的重组可使 RHD 缺失（deletion）

目前已知的 *RH* 等位基因有 60 个以上，其中最重要的是 D、C、E、c、e 五种。*RHD* 基因编码 D 抗原，*RHCE* 基因的编码产物为 C/c 和 E/e，C 和 E 一起遗传，排列为 DCE，不存在 *d* 基因也无 d 抗原。d 表示 D 阴性表现型。*RHD* 和 *RHCE* 基因编码的单倍型中最常见的有 8 种形式即 Dce、dce、DCe、dCe、DcE、dcE、DCE 和 dCE，它们的缩写分别为 Ro、r、R1、r′、R2、r″、R2 和 ry。大写 R 代表有 D 抗原表达，小写 r 则表示 D 抗原不表达。基因缺失用 - 表示，如 Dc- 表示 E 和 e 抗原缺失；D-- 表示红细胞缺失 C、c、E、e。Rhnull 表示无任何 Rh 抗原表达。

RhD 阳性个体有 *RHD* 和 *RHCE* 两个基因，而 RhD 阴性个体则一般为仅有 *RHCE* 基因，但在不同人种中 D 阴性现象的产生可有不同的机制。此外，第六号染色体短臂（6p12.3）上还存在一个称为 *RHAG* 的基因。*RHAG* 基因编码 Rh 关联糖蛋白。*RHAG* 基因与 *RHD* 和 *RHCE* 也是高度同源（同源性约 40%），也有 10 个外显子组成，长约 32kb。其基因结构与 *RHD* 相似。*RHAG* 发生突变时可发生 Rh 调节型缺陷综合征。

（二）Rh 抗原

Rh 抗原以复合体形式存在。Rh 复合体（Rh complex）包括 Rh 蛋白和 Rh 辅助蛋白（accessory proteins）。Rh 蛋白是由 2 个 RhAG 和 2 个 RhCcEe 或 RhD 蛋白分子组成的四聚体，分子量约 170kd。RhD 蛋白带有 D 抗原，RhCcEe 蛋白同时带有 C 或 c 抗原及 E 或 e 抗原，即 Cc 和 Ee 抗

Notes

原是同一个蛋白（RhCE 蛋白）所表现的二种抗原决定簇。RhD 蛋白及 RhCE 蛋白分子量均为30kD。氨基酸序列分析表明 N 端起的 41 个氨基酸序列两者完全相同。二者仅有 30～35 个氨基酸不同。尽管二者之间相似性很大，但各种 RhCcEe 蛋白不表现任何 D 抗原表位，RhD 蛋白也不表现 C 或 e 抗原表位。二者均跨越细胞膜 12 次，形成 6 个膜外区域即六个细胞外环。与ABO 血型分子不同，这些蛋白无任何糖基侧链。

Rh 辅助蛋白（Rh accessory proteins）是指一组与 Rh 蛋白相关的蛋白，包括 ICAM-4，是淋巴细胞相关抗原（LFA-1）的配体；整合素相关蛋白，即 IAP（CD47），在红细胞膜上以第二型形式存在；血型糖蛋白 B（GPB）；Fy 血型糖蛋白和 Band 3（AE1）（表 12-3）。

表 12-3　正常红细胞膜上具有的 Rh 蛋白家属和 Rh 辅助蛋白

蛋白	抗原	基因位点	分子量
Rh 蛋白家属			
RhD	D	1p36.11	30～32kD
RhCcEe	Cc、CE、Ce、cE	1p36.11	32～34kD
RhAG	有 MB2D10 表位	6p12.3	45～100kD
Rh 辅助蛋白			
ICAM4	LW	19p13.2	37～47kD
IAP	不明	3q13.12	47～52kD
GPB	N、S、s、U	4q31.21	20～25kD
Band 3	Diego	17q21.31	90～100kD

（三）Rh 抗原的变异

RHD 基因编码的 D 抗原是一个嵌合体结构，至少有 9 个表位（epD1～epD9）。D 抗原存在不同的变异体，其中最常见的为部分 D（Partial D）及弱 D（Week D）抗原。部分 D 抗原是缺失一个或几个 D 表位，因此可用单克隆抗体检测缺失的表位并对其进行相应的分类及命名。弱 D则是 D 抗原表达减弱，亦可用 Du 表示。弱 D 表型者携带结构正常 RhD 蛋白，但 D 抗原的量较少，不能产生抗 D 抗体。因此，Du 是一种量的而不是一种质的 D 变异体。Rh 抗原的这些变异体的存在给临床输血配型带来一定的困难。

三、新生儿溶血症

新生儿溶血症（hemolytic disease of the newborn）或称胎儿有核细胞增多症（erythroblastosis fetalis），系由胎儿与母亲红细胞抗原不相容所引起。由于胎盘渗血和分娩时胎盘剥离，少量胎儿红细胞有可能进入母亲血流。大约 5%～10% 的孕妇在妊娠 2 个月时，在血液中可以找到胎儿的红细胞；妊娠 7～9 个月时，可达 10%～20%。如胎儿从父源遗传的红细胞抗原恰为母亲所缺，母亲就会被致敏而产生 IgG 型抗体，可通过胎盘屏障而进入胎儿循环，导致胎儿红细胞大量凝集破坏，引起胎儿或新生儿的免疫性溶血症。新生儿溶血症大多为轻症，出生时无明显贫血，几天后逐渐出现贫血和黄疸，容易误诊为新生儿生理性黄疸。少数重症病例可致死胎、流产或早产；或出生时即有贫血、水肿、肝脾肿大、腹水、心脏扩大，如不及时治疗可死于心力衰竭；也可因大量胆红素渗入脑组织引起核黄疸。核黄疸死亡率高，幸存者常有神经细胞发育、智力和运动能力障碍。

母胎 ABO 血型不合常发生于母亲 O 型，胎儿血型为 A 型或 B 型时。其引起的新生儿溶血症一般病情较轻，往往不需治疗。RH 血型不合所引起的新生儿溶血症一般症状较重，常致宫内死亡或新生儿核黄疸。D 抗原具有高度免疫原性，当输入 D 阳性血液时，80%D 阴性个体会发生免疫应答。RH 血型不合所致新生儿溶血症常见于 Rh（−）孕妇妊娠 Rh（+）胎儿时。第一胎

Notes

时产生的抗 D 抗体效价较低，一般对胎儿无明显影响。如再次怀孕 Rh 阳性胎儿时，母亲的抗 D 效价很快升高并通过胎盘进入胎儿血循环，与胎儿的 Rh 阳性红细胞结合而导致 RH 新生儿溶血症。故妊娠分娩次数越多，抗体产生越多，胎儿患病的机会也越大，病情越重。

白种人中 ABO 血型 O 型频率约在 40%～50% 之间，我国约为 30%；白种人 Rh（－）频率高达 16.8%，我国一般汉族为 0.2%～0.5%。因此白种人中新生儿溶血症远比我国多见，尤其是 Rh 不合所致新生儿溶血症。据上海市调查，母胎血型不合中，ABO 血型不合占 85%，RH 血型不合占 14.6%，其他血型不合占 0.4%。

为了预防 Rh（－）母亲被 Rh（＋）胎儿所致敏，可以在 Rh（－）母亲出生第一胎 Rh（＋）婴儿后，给予母亲抗 D 血清制剂（Rh 免疫球蛋白）以破坏血流中的胎儿红细胞，可预防下一胎 Rh（＋）新生儿患溶血症。

第二节　免疫识别的遗传基础

免疫系统可分为固有免疫系统和获得性免疫系统。其对抗原的识别由各自的免疫识别受体及其下游信号转导途径完成。但固有免疫和获得性免疫的免疫识别受体却存在根本性的差异，将在本章分别加以介绍。

一、固有免疫识别

固有免疫是一类非特异性免疫。固有免疫系统包括组织屏障，固有免疫分子如补体、细胞因子、酶类物质等，以及固有免疫细胞如吞噬细胞、杀伤细胞、树突状细胞等，能对各种入侵的病原微生物和其他抗原进行快速反应，同时启动并调节特异性免疫。模式识别受体（pattern recognition receptor，PRR）是固有免疫细胞识别抗原的主要受体分子，可识别病原体表达的病原相关分子模式（pathogen-associated molecular pattern，PAMP）。PRR 在进化上高度保守。作为识别抗原的受体，PRR 由有限数量的胚系基因编码，呈组成性地表达。其缺陷或多态性可对机体的免疫应答产生重要影响。

（一）Toll 样受体

Toll 样受体（Toll-like receptors，TLR）是最重要的一类模式识别受体，在人类中已发现 11 个家族成员，其基因分别定位于 4 号染色体（TLR1、2、3、6、10）、9 号染色体（TLR4）、1 号染色体（TLR5）、3 号染色体（TLR9）和 X 染色体（TLR7、8）。TLR 是 I 型跨膜蛋白。其胞膜外区主要行使识别受体及与其他辅助受体结合形成受体复合物的功能，胞浆区与 IL-1R 家族成员胞浆区高度同源，称为 Toll-IL-1 受体结构域（TIR 结构域），通过与同样存在 TIR 域的胞浆蛋白如 MyD88 和 TIRAP 的相互作用，完成 TLR 的信号传导。详细内容可参考免疫学教材。

TLR 是机体抵抗感染性疾病的第一道屏障。不同 TLR 可识别不同的 PAMP。如 TLR4 可识别革兰阴性菌脂多糖（LPS）；TLR2 的配体包括脂蛋白、脂多肽、脂壁酸（LTA）、阿拉伯甘聚糖（LAM）及酵母多糖等；TLR5 可以识别鞭毛蛋白；TLR3 特异识别病毒复制的中间产物 ds-RNA；TLR7 识别咪喹啉家族低分子量的咪唑莫特、R-848 和 R-847 等；TLR9 识别细菌的 CpG-DNA。另外，不同类型的 TLR 还可以组合实现对不同的 PMAP 的识别。对病毒类病原体的识别除了依靠胞浆内 PRR，如识别核酸的 TLR（TLR9、7、8、3）外，还可通过一些其他蛋白特异识别病毒的核酸分子，如由我国科学家陈竺最先发现的维 A 酸诱导基因 I 样受体家族（RNA helicase RIG-1-like receptors，RLRs）、黑色素瘤分化相关抗原 5（melanoma differentiation-related 5，MDA5）和遗传学和生理学实验室蛋白 2（laboratory of genetics and physiology 2，LGP2）可识别病毒 RNA；而 DNA 依赖的干扰素调节因子激活物（DNA dependent activator of IFN-regulatory factors，DAI）等可识别病毒 DNA。有些 TLR 可以识别内源性抗原成分，如 TLR4 可识别宿主坏死细胞释放

Notes

的热休克蛋白、体内类肝素硫酸盐和透明质酸盐降解的多糖。

已经发现两种 TLR 信号完全缺陷造成的原发性免疫缺陷病。TLR3-Unc93b-TRAF3 缺陷造成对单疱病毒的高敏感性。MyD88-IRAK4 缺陷造成 TLR 和 IL-1 受体刺激后细胞应答降低，炎性因子产生减少，加剧后续的细菌侵入和生长，造成多种严重的细菌感染如肺炎双球菌和金黄色葡萄球菌引起的脑膜炎、败血症和关节炎等。在反复化脓性感染患者中已经在 *IRAK4* 和 *MyD88* 基因发现多种突变，包括插入突变、缺失突变、错义突变、无义突变、以及剪切位点突变。除了上述突变外，TLR 家族基因还存在众多的单核苷酸多态性（SNP），造成氨基酸水平的大量变异。全基因组关联研究（GWAS）已经将其中一些变异与对微生物感染的易感性相关联。例如，*TLR4* 基因的有些单体型与败血症高风险有关，而且对 LPS 的应答有缺陷。TLR2 和 TLR4 信号通路的接头分子 Mal 的 SNP（引起碱基替换 C558T 和 S180L）与抵抗结核菌感染相关。S180L 型的 Mal 还与疟疾、肺炎双球菌感染、菌血症和败血症等疾病相关。

（二）Nod 样受体

Nod 样受体（Nod-like receptor，NLR）家族是另一个 PRR 家族分子，定位于细胞浆，参与细胞内 PRR 的识别。人类有 23 个 *NLR* 基因。在结构上，*NLR* 家族分子含有一个中央 NOD 结构域用于结合核苷酸和寡聚体化，N 末端的效应分子结合区含有蛋白 - 蛋白相互作用区如 PYRIN（PYD）、Caspase 招募结构域（CARD）、杆状病毒抑制物重复序列（BIR）等，C 末端的亮氨酸重复序列（LRRs）结构涉及感知 PAMP 结构。NLR 家族分子可以分为两组。一组包括 NOD1 和 NOD2，是感知革兰氏阳性和革兰阴性细菌细胞壁成分的关键受体，并激活转录因子 NF-κB、MAPK、IRF，诱导促炎因子、抗菌肽、I 型干扰素的产生。第二组包括 NLRP3、NLRC4、NALP1、NLRP6 以及 NAIPs 等，介导炎性小体蛋白复合物的装配，激活 procaspase-1，导致 IL-1 家族细胞因子的成熟，激发抗感染反应。同时诱导一种特殊类型的细胞死亡，即焦亡（pyroptosis），限制细胞内细菌如鼠伤寒沙门氏菌的生长。值得注意的是，炎性小体的激活不仅取决于 PAMPS，也与危险相关分子模式（danger-associated molecular pattern，DAMP）及其他细胞内环境改变相关。如 NLRP3 可被细菌 PAMP、DAMP、细菌毒素和毒力因子、代谢应激等所激活，触发分泌 IL-1 家族细胞因子，参与多种人类疾病的发生发展。

NLR 家族分子的多态性与人类抗感染免疫和炎症性疾病密切相关。NOD1 的多态性与阿托品湿疹、哮喘以及高血清 IgE 水平相关。在皮肤和黏膜 NOD1 介导的对细菌产物的识别可能调节 Th2 偏移和 IgE 的产生，从而参与哮喘的发生。NOD2 的 LRR 区氨基酸序列的三种常见突变（R702W、G908R、L1007insC）是克隆氏病的遗传危险因素。NOD2 的突变可能造成 Paneth 细胞分泌抗菌肽降低、肠道吞噬细胞对细菌的识别和清除的减少、小肠巨噬细胞和树突状细胞 TLR2 介导的炎症反应的下降以及 IL-1β 产生的增加，参与克隆氏病的发生发展。这些 NOD2 变异还与 GVHD 以及同种异体骨髓移植死亡的发生相关，其机制可能与针对肠道菌群的异常天然免疫相关。此外，NOD2 的 NOD 区的错义突变造成 Blau 综合征和早发类肉瘤病，二者均为常染色体显性遗传病，其特点为多器官的肉芽肿样炎症。

（三）NK 细胞的免疫识别分子

自然杀伤细胞（natural killer cell，NK）是机体重要的固有免疫细胞，可表达低亲和力的 CD16 分子，与靶细胞 IgG 抗体复合物结合后，释放细胞毒性物质（如穿孔素和颗粒酶），杀伤靶细胞。NK 细胞还可以通过天然细胞毒性以及介导凋亡等方式杀伤靶细胞。此外，NK 细胞产生的细胞因子，如 IFN-γ、TNF-α、IL-1、IL-10 等，也发挥重要的免疫学功能。

NK 细胞区别"自我 / 非我"的方式与其他固有免疫细胞有所不同。20 世纪 80 年代，Karre 等首先提出 NK 细胞识别"丢失自我"的信号：正常细胞（自我）通过 NK 细胞受体抑制 NK 细胞的活性；当靶细胞（非我）抑制信号较弱时，NK 细胞能识别靶细胞而活化。NK 细胞受体主要有免疫球蛋白超家族（如 KIR）、天然细胞毒性受体（NCR）、C 型凝集素家族如 Ly49 和 NKG2 受体。

Notes

NK 细胞表达多种与 HLA 特异结合的 KIR 分子,在人群中具有较广泛的基因多态性。KIR 特异识别 MHC Ⅰ类分子,其中抑制性 KIR 抑制 NK 细胞毒性,但也可转导激活性信号(图 12-3A)。KIR 基因位于 19 号染色体(19q13.4),长 150kb。在此区域 KIR 基因头尾相连排列,并组成包含不同基因拷贝和不同基因数量的单倍型。人类最常见的是 A 单倍型,主要由抑制性 KIR 组成。B 单倍型变异较大,常常含有激活性 KIR 基因(图 12-3B)。*Ly49* 基因家族的多态性与人 KIR 基因相似,也同样识别 MHC Ⅰ及 MHC Ⅰ样分子。此外,NK 细胞还表达白细胞免疫球蛋白样受体(LIR/ILT),该家族在结构上亦类似于 KIR 分子,也能结合 MHC Ⅰ类分子,但等位基因变异是有限的。NKG2 属于多基因 C 型凝集素家族,其抑制性异二聚体 NKG2A、B、C、E/CD94 识别非经典的 MHC Ⅰ类分子(HLA E/Qa 1)。但人 NKG2D 同型二聚体是活化受体,识别 ULBP(UL16 结合蛋白)和 MHC 样分子 MICA 和 MICB。受感染的靶细胞 MICA、MICB、ULBP 等分子表达上调,与 NKG2D 结合而活化 NK 细胞。

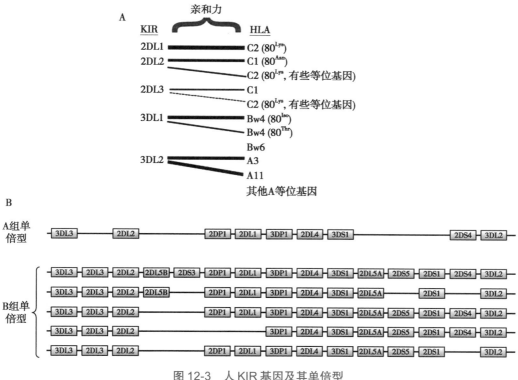

图 12-3 人 KIR 基因及其单倍型

注:A. 部分 KIR 分子与 HLA 分子的对应关系;B. KIR 基因组成的单倍型

二、适应性免疫识别

适应性免疫应答是针对特定抗原表位发生的免疫应答,由 T 淋巴细胞和 B 淋巴细胞完成,其抗原识别主要依赖两类受体蛋白:T 细胞受体和 B 细胞受体。这两种细胞表面分子的共同特点是其多样性,可以识别多种多样的抗原分子。

(一)B 细胞受体

B 细胞受体(B cell receptor,BCR)为膜结合型的免疫球蛋白(immunoglobulin,Ig)。Ig 分子是由重链和轻链组成的多聚体,分别由定位于不同染色体的 *IGK*、*IGL* 和 *IGH* 基因编码。编码一条 Ig 多肽链的基因是由胚系中数个分隔开的 DNA 片段经重组而形成:重链基因是由 *V*、*D*、*J* 和 *C* 四种基因片段组成,轻链基因则是由 *V*、*J* 和 *C* 三种基因片段组成。

1. Ig 的基因结构 人类 Ig 重链基因座位于 14 号染色体(14q32.33)。重链可变区基因是由

Notes

V、D、J 三种基因片段经重排后所形成。重链可变区基因全长约 2000kb，包括 V、D、J 三组基因片段。每个 V 基因片段上游有 L 基因片段，编码由 20～30 个疏水性氨基酸组成的信号肽。人 V_H 基因片段 65 个，至少可分为 V_H1～V_H7 七个家族。V 基因片段编码重链可变区约 98 个氨基酸残基，包括互补决定区（CDR）1 和 2。重链 D 基因片段位于 V_H 基因的 3′ 端。人类 D_H 片段有 27 个，编码重链 V 区大部分 CDR3。重链的 J 基因片段是连接 V 和 C 基因的片段，位于 D_H 基因的 3′ 端，编码约 15～17 个氨基酸残基。人有 9 个 J_H 基因片段，其中 6 个是有功能的。在 J 基因片段的下游是 Ig 重链恒定区（C 区）基因，由多个外显子组成，每个外显子编码一个结构域。人 C_H 基因有功能的片段为 9 个，排列的顺序是 5′-$C_μ$-$C_δ$-$C_γ$3-$C_γ$l-$C_α$1-$C_γ$2-$C_γ$4-$C_ε$-$C_α$2-3′（图 12-4）。

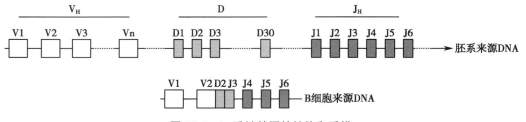

图 12-4　Ig 重链基因的结构和重排

Ig 轻链有 $κ$ 和 $λ$ 两种，分别由位于 2 号染色体（2p11.2）和 22 号染色体（22q11.22）/ 基因座和 / 基因座位编码。$V_κ$ 基因有 40 个片段，编码 V 区 N 端的 1～95 位氨基酸，包括 CDRl、CDR2 和部分 CDR3。$J_κ$ 基因位于 $V_κ$ 基因的 3′ 端，有 5 个片段，编码 V 区靠近 C 端侧的第 96～108 氨基酸。$C_κ$ 只有一个，编码 C 区（109～214 氨基酸）。$V_λ$ 有 30 个。$J_λ$ 基因片段和 C 基因片段的分布格局不同于 H 链和 / 链基因，即 $J_λ$ 与 $C_λ$ 成对排列，4 个 $J_λ$ 和 4 个 $C_λ$ 基因片段分别形成 $J_λ$1-$C_λ$1、$J_λ$2-$C_λ$2、$J_λ$3-$C_λ$3 和 $J_λ$4-$C_λ$4 的排列顺序。

2.　**免疫球蛋白基因的重排**　Ig 胚系基因中的重链和轻链基因片段通过 DNA 片段的重排（rearrangement）形成有功能的 V 基因（图 12-4）。重排主要由各基因片段附近的 DNA 重组信号和催化位点特异性 DNA 重组的酶来实现的。

（1）重组信号序列：Ig 的重组信号序列（recombination signal sequence，RSS）是由七聚体（heptamer，5′-CACAGTG）和九聚体（nonamer，5′-ACAAAAACC）寡核苷酸序列以及两者之间的间隔序列（spacer）所组成。间隔序列保守性低，长度为 12bp 或 23bp。带有 12bp 间隔序列的 RSS 基因片段只能和带有 23bp 间隔序列的基因片段重组，称为"12-23 规则"，以保证基因片段连接的正确方向。重链 V_H 基因片段 3′ 端和 J_H 基因片段的 5′ 端都带有 23bp 间隔序列的 RSS，而 D_H 基因片段在 5′ 和 3′ 端都为带 12bp 间隔序列的 RSS，这种结构特点保证了重链 V 必须先和 D 连接，然后再和 J 基因片段重排。同样在轻链，以 $V_λ$ 轻链为例，$V_λ$ 基因片段 3′ 端的 RSS 带有 23bp 间隔序列，$J_λ$ 基因片段 5′ 是含有 12bp 间隔序列的 RSS。因此轻链基因的 V、J 片段可实现直接的连接。

（2）V（D）J 重组酶：重组酶（recombinase）是一组参与 V、（D）、J 基因片段重组的酶，包括多种蛋白。重组活化酶 RAG-1 和 RAG-2 形成的复合物是一种内切酶，以二聚体方式特异性识别 RSS 和切断七聚体的一侧。末端脱氧核苷酸转移酶可将数个核苷酸通过不需要模板的方式加到 DNA 的断端。此外，还有切开发夹结构的内切酶、参与修复 DNA 双链断端的 DNA 外切酶、DNA 合成酶等，如 DNA 连接酶Ⅳ、DNA 依赖的蛋白激酶（DNA-PK）、与 DNA 修复紧密相关的 Ku70/Ku86 二聚体等，也参与 V（D）J 基因重排。$RAG-l$/$RAG-2$ 基因敲除小鼠，由于淋巴细胞在发育过程中丧失 BCR 和 TCR 基因重排能力，因而不能发育成为成熟的 B 细胞和 T 细胞；DNA-PK 缺陷小鼠由于编码 V 区基因片段之间的连接发生障碍而导致重症联合免疫缺陷（SCID）。

Notes

3. Ig 基因的表达　在 V 区基因片段重排连接成完整的 V 基因后，位于每个 V 基因片段上游的启动子与位于内含子或 3′ 端的增强子协同作用，启动 Ig 基因的转录，形成包含 V 基因片段和 C 基因片段的初级转录物。初级转录物经剪切加工成为成熟 mRNA，进入胞质翻译成轻链或重链。BCR 即膜表面 Ig（mIg）重链基因的外显子结构与分泌性 Ig 重链基因的外显子结构基本相同，但在 3′ 端的外显子构成有所差别：mIg 重链的转录本要比分泌性重链转录本多两个外显子，编码 C 端的一段疏水性氨基酸，将 mIg 插入到胞膜双层脂质中，形成 BCR。

在 Ig 表达中，B 细胞中存在着等位排斥（allelic exclusion）和同型排斥（isotype exclusion）的机制，保证了一个 B 细胞克隆只能形成一种抗原受体。等位排斥是指 B 细胞中一对同源染色体上的轻链或重链基因中，只有一条染色体上的基因得到表达。如一条 14 号染色体上的重链基因发生有效重排后，通过反馈信号抑制了另一条同源染色体上 Ig 重链基因的重排。与此类似，同型排斥或称轻链同型排斥是指 Igκ 和 λ 两型轻链中择一表达。这样，一个 B 细胞只能表达一种重链和一种轻链，配对后产生一种特异性 BCR。

综上所述，发生在 B 细胞中的遗传重组机制保证了 BCR/Ig 的多样性。这些机制包括：①不同的多基因片段的取用；②轻、重链的不同配对；③ V(D)J 基因片段重组时连接的多样性；④ B 细胞成熟中的体细胞高突变。这些机制据估计可以在体内产生 $10^7 \sim 10^9$ 甚至更多种带有不同 BCR 的 B 细胞克隆。

（二）T 细胞受体

编码 T 细胞受体（T cell receptor，TCR）α、β、γ 和 δ 链的基因定位于不同的染色体。人 TCRδ 链基因位于 α 基因的复合体中，均位于 14 号染色体（14q11.2）；人 TCRβ 和 γ 链基因分别位于 7 号染色体的长臂（7q34）和短臂（7p14.1）。

1. TCR 基因的结构　TCR 基因的结构和重排与 Ig 基因有许多相似之处。在胚系中，编码 TCR 多肽链的基因由几个分隔开的 DNA 片段组成。这些片段在 T 细胞发育过程中重排后，形成编码一条完整多肽链的基因。TCR 多肽链可变（V）区基因是由 2～4 个基因片段通过重排连接在一起。TCRβ、δ 链 V 区基因除 V、J 基因片段外，还有 1～2 个 D 基因片段，编码 V 与 J 之间数个氨基酸残基。因此 TCR 不同多肽链可变区基因的重排可有 V-J、V-D-J 或 V-D-D-J 等几种方式。TCR 多肽链 C 基因片段通常由 3～4 个外显子所组成，位于 J 基因片段的下游。

（1）TCRα 链基因：TCRα 链基因座位于 14q11.2，Vα 基因有 70～80 个片段，没有 Dα 基因片段。人有 61 个 Jα 基因片段。TCRα 链只有 1 个 Cα 基因片段。TCRα 链基因 RSS 中的长间隔序列（23bp）靠近 Vα3′ 端，短间隔序列（12bp）靠近 Jα5′ 端，允许 Vα 基因片段直接与 Jα 基因片段重排。Vα 基因 5′ 端有启动子，Cα 基因 3′ 端有增强子。

（2）TCRβ 链基因：人 TCRβ 链基因座位于 7q34，有 52 个 Vβ 基因片段，2 个 Dβ 基因片段，2 组 Jβ 基因片段（称为 Jβ1 和 Jβ2），分别有 6 个和 7 个功能性基因片段，下游为相应的 Cβ1 和 Cβ2 基因片段。Vβ 基因 5′ 端有启动子，Cβ2 基因的 3′ 端有增强子。

TCRα 和 β 链 V 基因编码区域包括了相当于 Ig 的 CDR1 和 CDR2，主要是识别 MHC 分子和加工后抗原的复合物。CDR3 主要是由 V-D-J 或 V-D-D-J 所编码，由于连接的多样性和广泛分布的 N- 核苷酸插入，所以有更高的可变性。

（3）TCRγ 链基因：人 Vγ 基因片段有 12 个，不含 D 基因片段，有 5 个 Jγ 基因片段，可分为 Jγ1 和 Jγ2 两组，其中 Jγ1 的 3 个基因片段位于 Cγ1 上游，Jγ2 的另 2 个 Cγ2 基因片段的上游。有 2 个 Cγ 基因片段。

（4）TCRδ 链基因：δ 链基因位于 α 链基因座内，位于 Vα 和 Jα 片段之间。人 δ 链基因中有 4 个 Vδ 基因片段，与 Vα 基因片段混杂分布。有 3 个 Dδ、3 个 Jδ 和 1 个 Cδ。某些 Vδ 基因片段是与 TCRα 链 Vα 基因共用的。由于 RSS 的分别，TCRδ 链基因 V、D、J 连接可有以下几种不同方式：V-D-J 连接、V-J 的直接连接、V-D1-D2-J 连接。

Notes

2. TCR 基因的重排和表达　T 细胞在胸腺中发育成熟过程中，TCR 基因片段按照一定的顺序发生重排。TCR 基因的重排顺序和表达与 Ig 基因的重排和表达十分相似。T 细胞有 $\alpha\beta$ 和 $\gamma\delta$ 两种类型的 TCR。$\gamma\delta$T 细胞的发育要早于 $\alpha\beta$T 细胞。在 T 细胞发育早期，γ、δ 链基因几乎同时重排，如重排成功，T 细胞就发育为 $\gamma\delta$T 细胞；如果失败，即开始 α、β 链基因重排。β 链和 δ 链 V 区基因重排的顺序同 Ig 重链 V 区基因重排的顺序相同，即 D-J 片段先重排，然后 V 与 D-J 再连接。β 链也可发生 V-J 直接连接。VDJ 与 Cβ1 或 Cβ2 的重排是随机的，目前尚未发现 Cβ 类似 Ig 重链类别转换那样从一个 Cβ 基因转换到另一个 Cβ 基因上。TCRβ 链基因的功能性重排和表达，诱导 TCRα 链基因的重排。α 链基因的重排与 β 链相似，但只有 V-J 连接。重排的 TCRα 和 β 链基因的表达也有等位排斥现象。

TCR 多样性的机制与 BCR 相似，其不同之处主要要有以下几方面。首先，胚系中有众多的 V、D 和 J 基因片段。尽管 TCRα 和 β 基因中 V 基因片段数比 Ig 基因少，但 J 基因片段明显比 Ig 基因多。如人 TCRJα 和 Jβ 片段则分别有 61 个和 13 个，提高了 V 基因配对的多样性。其次，在 TCRα 和 β 链基因在 V-J 片段或 V-D、D-J 之间的连接均可发生核苷酸的插入，即 N 插入，进一步提高 TCRαβ 连接的多样性。TCR 基因还常发生再次重排，即当第一次重排无效，没有重排过的 V、J 基因片段可进行另一轮的重排。但 TCRαβ 链和 $\gamma\delta$ 链基因在外周淋巴器官中很少发生体细胞高突变。

第三节　组织相容性和移植免疫

免疫系统的抗原识别受体中，固有免疫细胞的抗原识别受体在受到抗原刺激后，可直接通过信号转导通路激发后续反应；BCR 也可以与抗原分子直接结合，引起 B 细胞成熟和产生抗体等应答。但 TCR 一般不能直接与抗原结合。TCR 只能识别结合在另一个细胞表面主要组织相容性复合体（major histocompatibility complex，MHC）分子表面的肽片段。这种由一个细胞将抗原加工成肽片段、并通过 MHC 将肽片段展现在其表面以被 TCR 识别的过程称为抗原呈递。负责向 T 细胞呈递抗原的细胞称为抗原提呈细胞（antigen presenting cells，APC），如树突状细胞、巨噬细胞等。成熟 T 细胞的 TCR 只能识别自身 MHC 呈递的抗原肽。因此，TCR 对抗原的特异性识别不仅取决于 TCR，还取决于 MHC，这一现象称为 MHC 限制性。

一、人 MHC 基因的结构和多态性

MHC 的研究起源于同种异体器官移植中的组织不相容性。组织不相容性是指二个无血缘关系的个体间进行器官移植时，移植物被受者能否容忍的特性。当移植物中带有受者所缺乏的抗原时，就可被受者免疫系统所识别从而引起排斥反应。供者和受者之间的这种组织不相容性是临床上器官移植的主要障碍。

1958 年 Dausset 从三个多次接受输血病人的血清中检出人类第一个移植排斥相关的抗原——人类白细胞抗原（human leukocyte antigen，HLA），命名为 MAC。后来发现 HLA 就是人类的 MHC 抗原，MAC 就相当于目前正式命名的 HLA-A2＋A28。MHC 抗原是一组直接与器官移植成功与失败有关的抗原，代表移植双方（供体与受体）组织相容的程度，故亦称移植抗原。MHC 抗原在基因组上由 MHC 基因编码。至今研究过的脊椎动物染色体上都存在结构与功能相似的 MHC 遗传区域，如小鼠的 MHC 是 H-2，猪的 MHC 是 SLA，人的 MHC 是 HLA 系统（表 12-4）。

HLA 系统定位于第 6 号染色体短臂的 6p21.3 区，长 3600kb，相当于基因组的 1‰。HLA 区域内的基因位点根据其编码 HLA 分子的分布、多态性与功能不同分为三个区即 HLA I 类基因区（端粒侧）、II 类基因区（着丝粒侧）和 III 类基因区（图 12-5）。HLA 由一系列紧密连锁的基因位

Notes

点所组成,具有以下特点:①基因密度高,在 3.6Mb 区域内共确认了 224 个基因位点,其中 128 个为功能性基因,平均每 16kb 就有一个基因;②免疫功能相关基因多,128 基因中 39.8% 基因产物具有免疫功能;③多态性高度丰富,至 2014 年 10 月已正式命名的等位基因数目达 12 242 个,并且不断有新的等位基因被鉴定(可查看 HLA Nomenclature @ hla.alleles.org);④与疾病关联十分密切(表 12-5)。

表 12-4　一些动物物种 MHC 的名称

罗猴	食蟹猴	猪	牛	羊	马	狗	猫	兔	大鼠	仓鼠	荷兰猪	鸡	非洲爪蟾	小鼠
RhLA	CyLA	SLA	BoLA	OLA	ELA	DLA	FLA	RLA	RT-1	Hm-1	GPLA	B-F	XLA	H-2

表 12-5　HLA 区域内主要基因及已正式命名的等位基因数(2014 年)

I 类分子		I 类分子假基因		II 类分子		I 类 DRB 分子		非 HLA 基因	
位点	等位基因数	位点	等位基因数	位点	等位基因数	位点	等位基因数	位点	等位基因数
A	2946	H	12	DRA	7	DRB1	1582	TAP1	12
B	3693	J	9	DRB	1684	DRB2	1	TAP2	12
C	2466	K	6	DQA1	52	DRB3	58	MICA	100
E	15	L	5	DQB1	712	DRB4	15	MICB	40
F	22	P	0	DOA	12	DRB5	21		
G	50	T	0	DOB	13	DRB6	3		
		U	0	DMA	7	DRB7	2		
		V	3	DMB	13	DRB8	1		
		W	0	DPA1	38	DRB9	1		
		X	0	DPB1	472				

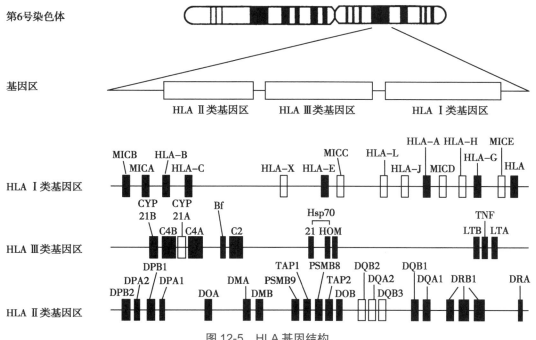

图 12-5　HLA 基因结构

（一）HLA 基因的结构

1. HLA Ⅰ类基因区

（1）经典 HLA Ⅰ类基因（HLA-Ⅰa）：经典Ⅰ类基因是指三个最早发现的功能位点：HLA-A，HLA-B 和 HLA-C。*HLA-Ⅰa* 基因均具有高度多态性，2014 年已命名的等位基因数分别为 2884（A 位点），3590（B 位点）和 2375 个（C 位点）。每个等位基因均编码 HLA Ⅰ类抗原分子的重链（*α* 链）。轻链（*β* 链）为 *β*2- 微球蛋白（*β*2m），其编码基因位于第 15 号染色体上。*α* 链与 *β* 链由非共价键相连组成 HLA-Ⅰa 分子。*α* 链有三个结构域分别称为 α1、α2 和 α3。α1 和 α2 结构域相对称，组成抗原结合沟槽，可容纳 8～10 个氨基酸大小的抗原肽。不同的 MHC 分子具有几乎相同的空间结构。TCR 识别的是 MHC 分子的螺旋的表面结构，也就是肽片段结合沟槽的形状和电荷，由此决定了向 TCR 呈递的肽片段。HLA-Ⅰa 分子几乎广泛分布于机体有核细胞表面，其主要功能是提呈经加工处理的内源性抗原肽给 CD8 阳性 T 细胞。

（2）非经典 HLA Ⅰ类基因（HLA-Ⅰb）：与经典 *HLA-A*，*B*，*C* 基因不同，HLA-E、-F、-G 三个基因位点的多态性有限，编码产物分布局限，称为非经典 HLA-Ⅰ类基因。*HLA-E* 基因位于 HLA-C 和 HLA-A 位点之间，已命名的等位基因有 15 个。*HLA-F* 基因位于 *HLA-G* 基因外侧。细胞膜表面低表达 HLA-E 分子，但在胎盘滋养层上有较高表达。HLA-E 分子是 NK 细胞抑制性受体 CD94/NKG2 的特异性配体，在免疫调节中起重要作用。*HLA-G* 基因位于 HLA-A 位点远侧。已被正式命名的等位基因有 50 个。*HLA-G* 基因编码产物的分布具有独特性，仅表达于与母体组织直接接触的胎儿滋养层细胞上，而这些细胞不表达经典的Ⅰ类与Ⅱ类抗原。HLA-G 分子可能是 NK 细胞抑制性受体 KIR2DL4 的配体，在母胎耐受中起重要作用。

（3）假基因：HLA Ⅰ类区域内存在很多假基因，主要位于 *HLA-A* 基因附近，已经命名的假基因有 *HLA-L*、*HLA-H*、*HLA-K* 和 *HLA-X*。所有假基因均因有突变而没有产物表达在细胞膜表面。

（4）*MIC* 基因：*MIC*（MHC class I chain-related，MIC）基因是一个家族，目前已发现有 5 个基因位点，分别命名为 MIC A、B、C、D、E。*MICA* 和 *MICB* 是 *MIC* 家系中的二个功能基因，*MICC*、*MICD* 和 *MIC*E 为假基因。*MICA* 基因也具有高度多态性，目前至少有 100 个 *MICA* 等位基因被确定。MICA 分子主要表达在胃肠道的上皮细胞上，其表达受到热休克蛋白的调节。现已清楚，MICA 分子是 NK 细胞抑制性受体 NKG2D 的配体。因此，可能在上皮细胞防止感染、肿瘤发生及某些疾病发病中发挥作用。

2. HLA Ⅱ类基因区域

（1）DR 亚区：DR 亚区有一个 *DRA* 基因，其产物为 DR 分子的重链（*α* 链）。有 9 个 *DRB* 基因分别命名为 *DRB1*～*B9*。*DRB1* 编码 DR 分子的 *β*1 链，它与 *DRA* 编码的 *α* 链共同组成由血清学方法检出的 DR1～DR18 抗原特异性。*DRB1* 等位基因已达 1540 个，是Ⅱ类区域中多态性最丰富的基因。DR 亚区中 *DRB* 基因的数目随单倍型的不同而变化，根据单倍型的不同可分为五个组。DR1 组主要包含 *DR1* 与 *DR10*；DR51 组包含 *DR15*、*DR16*；DR52 组主要包含 *DR3*、*DR11*、*DR12*、*DR13*、*DR14*；*DR8* 单独组成一组及由 *DR4*、*DR7* 及 *DR9* 组成的 DR53 组。

（2）DQ 亚区：位于 *DRB1* 和 *DOB* 基因之间。有两对 *DQA* 和 *DQB* 基因，其中 *DQA1* 和 *DQB1* 为功能基因，分别编码 DQα 链和 DQβ 链，α 链和 β 链构成 DQ 分子。*DQA2*、*DQB2* 和 *DQB3* 是一对假基因，无表达产物。与 *DR* 基因不同，*DQA1* 和 *DQB1* 基因均具有高度多态性，已被正式命名的 *DQA1* 等位基因有 52 个，*DQB1* 等位基因 664 个。

（3）DP 亚区：位于 DQA 内侧靠近着丝粒方向。有两对 *DPA* 和 *DPB* 基因，*DPA1* 和 *DPB1* 为功能基因，分别编码 DP 分子的 α 链和 β 链，*DPA2* 和 *DPB2* 为假基因无产物表达。

DR、DQ、DP 分子表达在 B 淋巴细胞、巨噬细胞、朗罕氏细胞、胸腺上皮细胞及激活的 T 细胞表面。*DR*、*DQ*、*DP* 基因所编码抗原分子的主要功能是将经过加工处理的外源性抗原肽呈递给 CD4 阳性 T 细胞，引起免疫应答。*DR*、*DQ* 及 *DP* 基因因其编码分子分布相似且均具有高度

Notes

多态性又被称为经典的 HLA Ⅱ类基因。

（4）DM 区域：位于 HLA 区域内 HLA-DQA 和 PSMB9 之间，含有二个 *DM* 基因，即 *DMA* 和 *DMB* 基因，亦称为非经典 HLA Ⅱ类基因。*DMA* 基因具有多态性，已正式命名的有 7 个等位基因。有 13 个 *DMB* 等位基因已被正式命名。*DM* 基因所编码的蛋白分子结构与 DR 分子相类似，在外源性抗原加工递呈中发挥重要作用。

（5）TAP 和 PSMB 区域：DMB 和 DQB2 之间含有一对 *TAP*（TAP1 和 TAP2）和一对 *PSMB* 基因（*PSMB9* 和 *PSMB8*）。与其他 HLA 基因一样，*TAP* 基因也具多态性。12 个 *TAP1* 等位基因和 12 个 *TAP2* 等位基因已被正式命名。*TAP* 基因所编码的 TAP 分子即抗原肽转运子，是由 TAP1 和 TAP2 亚单位组成的位于内质网膜上的跨膜异源二聚体，属于 ABC 转运体超家属成员。主要功能是将 PSMB 酶解后的内源性抗原肽选择性地转运到内质网中，与新合成的 MHC Ⅰ类分子结合。

两个编码蛋白酶体相关序列的基因分别位于二个 *TAP* 基因的端粒侧，称为 *PSMB9* 和 *PSMB8*。PSMB 的功能是在细胞内将要被处理的内源性蛋白质切割成小片段的肽，以供 HLA 分子结合。

3. HLA Ⅲ类基因区　HLA Ⅲ类基因区域位于 HLA Ⅰ类区域与Ⅱ类区域之间，亦称中央区。Ⅲ类区域是人类基因组中基因密度最大的区域，平均每 15kb 就有一个基因。其中典型的免疫相关的基因有补体基因 *C2*、*Bf* 和 *C4*，21- 羟化酶基因（*P450C21A* 或 *CYP21A*、*P450C21B* 或 *CYP21B*），70KD 热休克蛋白（HSP-70）家族基因，以及 *TNF*、*LTA* 和 *LTB* 基因等。这些基因具有重要的免疫学功能，但与组织相容性并不直接相关，HLA 数据库中已不收录 HLA Ⅲ类基因区的多态性信息。

（二）HLA 基因的多态性和连锁不平衡

1. HLA 基因的多态性（polymorphism）　HLA 复合体是由一系列紧密连锁的基因位点所组成，每一个基因又由于其 DNA 序列的变异而存在许多等位基因，如 A 位点有 2884 个、B 位点有 3590 个、DRB1 有 1540 个等位基因。每一个个体在任何一个基因位点上可拥有最多两个不同的等位基因，而且绝大多数个体在其两条染色体同一基因位点上的等位基因均不相同，即为该位点的杂合子。两条染色体同一位点上的等位基因所编码的产物均可表达在同一细胞表面，因此为共显性。HLA 系统的这种多基因性（polygenism）、多态性和共显性，使每一个体都带有自己独特的一套生物学身份证。HLA 系统的多态性保证了机体对各种病原体产生合适的免疫反应以维持机体稳定性。高度多态性使 HLA 抗原系统成为一个极好的人类遗传学标记，是人类学研究的有用工具。

2. HLA 基因位点的连锁不平衡（linkage disequilibrium）　HLA 系统的另一个特点是连锁不平衡现象。连锁不平衡是指实际观察到的某两个连锁的等位基因出现在同一单倍型上的频率与预期值有一定的差异，差异大小用△表示，称为连锁不平衡参数。如白人中常见的 *A1-B8-DR3-DQ2* 单倍型。其中 *A1* 基因频率为 0.12，*B8* 基因频率为 0.17，预期 *A1-B8* 单倍型应为 0.12×0.17 = 0.02，但实际为 0.09。不同人种有不同的连锁不平衡单倍型，如白人中 *A3-B8-DR3* 单倍型常见，而东方人中 *A2-B46-DR9* 为常见单倍型。

二、器官移植和排斥反应

临床上为了代偿器官功能的丧失，需要进行器官移植。由于供体和受体很难在遗传学上是同一的，所以移植可以启动多种体液的、细胞的特异和非特异免疫应答，即针对移植物的排斥反应。

（一）移植排斥反应

器官移植按照移植物的来源可以分为自体移植、同系移植、同种异体移植和异种移植。自体移植物和同系（来自遗传学上相同的同卵双生子）移植物都没有外来抗原，所以不引起免疫反应。临床上最常用的移植是一个人的器官移植给遗传学上不同的另一个人，即同种异体移植。由于在特定基因位点上存在差异，同种异体移植物的细胞表面存在可被受体识别的同种异体抗原。基因上差别最大的移植物是种间移植物。来自不同物种的移植物可以被受体的天然 IgM 抗体和快速的细胞性免疫应答所迅速排斥。通过减低抗原性处理的非存活组织，如猪的皮肤、血管、心脏瓣膜等，也可以向人类移植。但动物活体组织向人类的移植实验大多失败，只有心脏和肝脏有部分成功的例子。此外，异种移植还需要考虑供体动物源性疾病向人类的传入以及伦理学等问题。

宿主针对移植物的排斥反应有多种形式。同种异体器官移植排斥反应基本是受体针对移植物带有的某种抗原发起的排斥反应。但在骨髓移植时会发生特殊的现象，即移植物抗宿主反应或供体淋巴细胞对受体的攻击，严重时发生移植物抗宿主病（graft-versus-host disease，GVHD）。GVHD 是骨髓移植最重要的并发症，主要造成皮肤和肠道等组织的损伤。为了避免其发生，需要进行严格的组织配型，或者从移植细胞中去除成熟 T 细胞，以及使用免疫抑制药加以避免。

（二）排斥反应的机制

妨碍移植成功的根本机制是供体和受体之间的遗传差异，使得不同的组织中存在不同的抗原，即组织相容性抗原。编码这类抗原的基因称为组织相容性基因。已经知道存在 30 个以上的组织相容性基因位点，可引起不同程度的移植排斥反应。其中最重要的是 MHC，其编码的同种异体抗原可在同种异体间引起强烈的排斥反应。其他的组织相容性基因产物可引起较弱的排斥反应，因此也被称为次要组织相容性抗原。这些抗原通常是细胞成分，当大量的次要组织相容性抗原存在差异时，也能引起强烈的移植排斥反应。

T 细胞是移植排斥反应的主要细胞。MHC 分子表达于移植物上。Ⅰ类抗原可以表达于几乎所有的有核细胞，Ⅱ类抗原表达于抗原提呈细胞（如树突状细胞、巨噬细胞）、B 细胞、以及活化 T 细胞和血管内皮细胞。通常情况下，T 细胞的抗原识别需要通过 APC 将抗原加工成肽片段，并由 MHC 分子呈现于 APC 的表面，再呈递给 T 细胞。器官移植中，外来的 MHC 分子可以直接活化受体 T 细胞。参与排斥反应的 T 细胞可识别移植物上供体来源的肽片段和 MHC 抗原。移植物和宿主的 MHC 分子呈递不同的肽片段群。正常生理状态下，受体 MHC 分子沟槽中是细胞内处理的自身细胞来源的肽片段群。能够引起自身免疫的自体肽片段和自体 MHC 复合体在 T 细胞发育中清除了自身反应性 T 细胞克隆，从而形成不对自体发生反应的 T 细胞库；在感染的细胞（如病毒感染细胞）中，正常细胞来源的肽片段被外来肽片段置换，使得 T 细胞可以对结合有外来肽片段的 MHC 分子发生反应。然而在遗传背景不同的移植物中可出现第三种情况。移植物上的 MHC 分子的沟槽形状和电荷与受体不同，可向细胞表面提呈与受体完全不同的肽片段群；而移植物中存在大量与受体不同的等位基因产物（次要组织相容性基因位点的产物），也提供全新的外来肽片段群。这些组成了被受体 T 细胞识别的大量的外来抗原群。由供体和受体 MHC 差异（不同的沟槽形状和电荷）以及次要组织相容性抗原差异（不同的肽片段），可以激活同种异体移植受体中 10% 的 T 细胞。

辅助性 T（Th）细胞也参与移植排斥反应。Th 细胞被骨髓来源的表达 MHC Ⅱ类抗原的 APC 活化。启动排斥反应的 APC 可来自受体或供体。供体来源的 APC 就是移植物内存在的组织滞留白细胞如树突状细胞，可直接活化受体 Th 细胞。受体来源的 APC 位于引流淋巴结，可摄取来自移植物的抗原，并呈递给 Th 细胞，进行间接活化。上述受体直接感知供体 MHC 而产生的直接活化要比间接活化强很多，但移植物中的组织滞留白细胞对移植物的生存也有很大影响。

B 细胞、抗体以及其他细胞和细胞因子在移植排斥中也发挥作用。对细胞介导的排斥反应最重要的细胞因子是 IL-2 和 IFN-γ，IL-2 可活化细胞毒性 T 细胞，IFN-γ 可在许多不表达 MHC

Notes

的细胞上诱导大量的 MHC 表达,这与移植排斥反应密切相关。此外,活化 B 细胞的细胞因子 IL-4、5、6 可促进产生抗移植物抗体。这些抗体与补体一起损伤血管内皮细胞,引起出血、血管内血小板凝集和血栓形成,并可溶解移植器官的细胞并引起炎症。

排斥反应中血管内皮细胞的损伤会产生严重后果。内皮细胞本来不表达或表达很低水平的 MHC Ⅱ,但 IFN-γ 可明显提高内皮细胞上 MHC Ⅱ 的表达。IFN-γ 还上调血管内皮细胞的粘附分子群的表达,这使得血中的白细胞更加容易侵入到移植物中,因为与粘附分子的相互作用是白细胞向组织侵入的首要阶段。

(三)排斥反应的临床分期

1. **超急性排斥反应**　超急性排斥反应指移植物与受体血管接通后数分钟至 24 小时内发生的排斥反应。这一反应是患者血中存在的针对移植物的抗体引起的非常快速的排斥反应。其主要机制是已经存在的抗体与补体结合损害血管内皮细胞,引起细胞和体液向血管外泄漏,同时在血管内发生血小板凝集,阻断微循环,造成移植物血液供给障碍。输血、多次妊娠、既往器官移植史等都可产生抗 HLA 抗体。抗 ABO 血型抗体也可引起超急性排斥反应。此外,人体含有针对动物的 IgM 和 IgG 型天然抗体,可以引起动物向人体的移植器官的超急性排斥反应。通过除去抗体、补体、或通过基因工程方法改变供体动物,可使之不易引起超急性排斥反应。

2. **急性排斥反应**　急性排斥反应是最常见的移植排斥反应,一般发生在移植术后几个小时至六个月内。临床表现为发热、全身不适,移植物肿大和疼痛同时伴有移植物功能突然减退。Th 细胞介导的迟发型变态反应是造成移植物损伤的主要原因。移植物的 HLA 抗原直接刺激受体 T 细胞,或者 T 细胞接收呈递的移植物抗原间接启动免疫应答,造成移植物排斥。已经接触过移植物抗原的人再次接受移植物抗原刺激时,由于存在免疫记忆,其 T 细胞可启动二次免疫反应,产生加速性细胞排斥反应。这种二次免疫排斥在皮肤移植中可引起剧烈的排斥反应,即白色移植物排斥反应,使得移植物在外科伤口愈合前即被排斥。

3. **慢性排斥反应**　供体和受体的遗传学差异和免疫抑制处理的综合作用,使得排斥反应在移植后数月到数年间缓慢进行的状态。慢性排斥反应以体液免疫为主,由于循环中特异性抗体引起的低水平免疫应答导致血管周围炎症。其表现各种各样,可以是轻度的细胞性排斥反应,也可以是移植物上抗体或抗原抗体复合物的沉积。最终主要表现为血管腔闭塞和间质纤维化。这些过程是由于针对移植器官的免疫应答和其他原因造成的损伤引起各种细胞因子如 TGF-β 释放,伤害血管内皮细胞并使之活化,引起异常的修复反应。

三、组 织 配 型

如上所述,虽然器官移植已经成为许多临床疾病的重要治疗手段,但大部分同种异体器官移植仍然面临着排斥反应导致移植失败的风险。如何防止和降低移植排斥反应、提高移植器官的存活是重要的临床问题。综合起来,降低排斥反应的思路有免疫学和遗传学两种途径。

(一)免疫学方法

降低移植排斥的免疫学思路一方面是免疫抑制疗法,包括抗原非特异免疫抑制治疗和抗原特异性免疫抑制治疗;另一方面就是诱导供体对移植物的免疫耐受。这些方面涉及的免疫学知识可参考相关的免疫学教科书。

(二)遗传学方法:器官移植配型

排斥反应的根本原因是供、受体之间的遗传差异。通过组织配型(tissue matching)可以了解供、受体双方组织在遗传学上相容的程度,并可为受体寻找组织相容性最合适的供体。ABO 血型和 HLA 抗原是人类两大主要组织相容性系统。ABO 血型抗原不仅存在于红细胞表面,同时也存在其他组织细胞上。ABO 血型抗原相容是器官移植的首要条件。其配型原理、方法与输血相同。

1. **HLA 的遗传** 每一个体的 HLA 抗原均由其父母遗传而来。HLA 系统各基因位点紧密连锁，组成重组频率很低的单倍型（haplotype），作为一个单位遗传给子代（图 12-6/ 文末彩图 12-6）。从双亲获得的 HLA 单体型以单纯孟德尔方式遗传，呈共显性表达。子代总是得到一条父亲的单倍型和一条母亲的单倍型，因此亲子之间一定共有一条单倍型，即 HLA 半相同（semi-identical）。同胞之间则存在 3 种情况：HLA 完全相同（identical）、HLA 半相同及 HLA 不相同（non-identical）。以 ab 和 cd 分别代表父母的 2 条 HLA 单倍型，子代可有 ac、ad、bc、bd 四种基因型，每种基因型的机会各为 1/4。所以在家系中子代之间半相同的机会为 1/2，完全相同或完全不相同的机会各为 1/4，这为器官移植 HLA 相同供体提供了有利条件。由于 HLA 的遗传单位是单倍型，所以家系中数个位点基因相同即可代表一单倍型上其他基因也相同，这点与非血缘关系的供体不同。

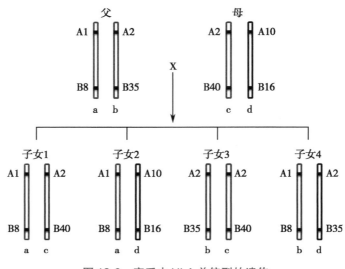

图 12-6 家系中 HLA 单倍型的遗传

组织相容性抗原完全一致的供体和受体只有同卵双生子。但这种情况在人类只是个例，几乎所有的供体和受体在主要以及次要组织相容性抗原上都有差别。由于Ⅰ类和Ⅱ类抗原众多的多态性，人群随机筛选 HLA 完全相合的几率极低，Ⅰ类抗原和Ⅱ类抗原基因型和表型完全相合的供体和受体几乎仅见于同胞兄弟姐妹之间，因此相配供者的来源相当有限。解决的办法一是选择单体型相同的家庭成员为供体，二是建立无血缘关系供体（URD）的组织器官库和骨髓库（UBMT），从中筛选 HLA 相合的供体。这对于采取独生子女政策的我国尤为重要。

2. **HLA 抗原的检测**

（1）用血清学及细胞学技术检测抗原特异性：HLA 抗原（分子）的检出最初由诺贝尔奖获得者法国 Dausset 用白细胞凝集反应测定。随后有荷兰 van Rood、美国 Terasaki 等建立了血清学分型技术，即补体依赖的微量淋巴细胞毒试验，其通用的标准方法称为 NIH 二步法。血清学检测只需 2～3 小时，适用于实时获得脏器供体后的检测。在微量滴定板上将备检细胞与抗原特异性抗血清（例如 HLA-B8）、补体及台盼蓝共孵育，细胞死亡以台盼蓝染色判定。细胞死亡则说明细胞表面具有加入的抗体针对的抗原（如 HLA-B8）。HLA-A、HLA-B 和 HLA-C 抗原及 HLA-DR、HLA-DQ 和 HLA-DP 抗原可用血清学方法分别检出宽特异性。

混合淋巴细胞培养（MLR）也可以检测受体对供体细胞表面抗原的反应性。HLA-Dw 与 HLA-DPw 特异性可分别通过纯合子分型细胞（homozygote typing cell, HTC）及预致敏淋巴细胞（primed lymphocyte test, PLT）方法检测，MLR 反应性低，则移植器官的存活率显著提高。但是混合淋巴细胞培养需要 4～5 天才能完成，而心脏死亡或脑死亡患者的供体器官很难保存 24～

Notes

48 小时以上，仅活体器官移植可以采用这一方法；分型所需细胞来源困难及细胞表面表达抗原的复杂性，细胞学方法已不再用于常规分型。MLR 对于骨髓移植十分重要，可以判定供体细胞是否对受体细胞起反应，即判断是否会发生 GVHD。

用细胞学方法所检出的特异性均加上 w。为了与补体成分相区别，C 位点抗原后也均加上"w"。血清学检测的特异性书写时在基因位点后直接写上抗原即可，如 HLA-A2、HLA-DR9 和 HLA-DQ3 等。

（2）用分子生物学方法检测等位基因：80 年代后期，分子生物学引入 HLA 领域，并进一步在 PCR 基础上发展了各种 DNA 分型技术，常用有 PCR-RFLP（限制性片段长度多态性）、PCR-SSO（序列特异寡核苷酸探针）、PCR-SSP（序列特异性引物）和 PCR-SBT（序列直接分型）等。进行等位基因分型后，发现同一个血清学特异性可被数个甚至数十个等位基因所编码。如编码 HLA-A2 抗原的等位基因至少有 39 个；编码 HLA-DR4 的等位基因也至少有 36 个以上。为此，世界卫生组织命名委员会制定了命名原则，其要点是：对一个等位基因命名，先写出位点名，下接 * 号，再用 4～8 个数字代表等位基因的名字。现以 *HLA-DRB1*13* 为例说明之（表 12-6）。

表 12-6　HLA 等位基因的命名

命名	含义
HLA	HLA 区域及 HLA 基因的前缀
HLA-DRB1	HLA 基因名称，即 DRB1 基因
*HLA-DRB1*13*	编码 DRB 抗原的一组等位基因，即相当于血清学命名
*HLA-DRB1*1301*	一个等位基因名称（氨基酸不同）
*HLA-DRB1*1301N*	一个无效等位基因
*HLA-DRB1*130102*	同义突变所致的等位基因
*HLA-DRB1*13010102*	编码区以外突变所致的等位基因
*HLA-DRB1*13010102N*	编码区以外突变所致的无效等位基因

根据对 HLA 等位基因检出的精细程度，DNA 分型方法可分三类：检出宽特异性的低分辨 DNA 分型（low resolution DNA typing）；检出部分等位基因的中等分辨 DNA 分型（medium resolution DNA typing）及可基本检出全部等位基因的高分辨 DNA 分型（high resolution DNA typing）。宽特异性的 DNA 分型相当于血清学方法检出的抗原特异性。通常，对供受体的 HLA 分型分两步进行，首先用血清学方法或低分辨 DNA 分型方法检出宽特异性，然而根据需要进一步检出其精细等位基因。

HLA 配型和移植成功之间有一定的规律可循。①供体和受体在 MHCⅡ类抗原、特别是 HLA-DR 位点相合，可明显提高移植器官的存活。这是因为该抗原可直接刺激受体的 Th 细胞。而且 HLA-DR 与 HLA-DQ 基因距离很近，DR 相合往往 DQ 也相合，而 DP 在移植中的作用还不明确；②供体和受体的 HLA-A 和 HLA-B 相配位点越多（3～4 个），移植物存活率越高，HLA-C 位点的重要性不高；③人群的近交程度越高，配型后效果越好，如欧洲人比美国人近交程度高，血缘关系相近，HLA 配型后移植排斥的发生率较低；④受体 HLA-DR 的类型对移植物存活影响也较大。

第四节　HLA 关联疾病和先天性免疫缺陷

免疫系统对抗原的应答需要多种细胞亚群和大量蛋白参与。这些蛋白的突变和多态性往往引起免疫应答的异常，严重时引起自身免疫病或免疫缺陷病。本节简要介绍 HLA 关联的人类疾病和人类免疫缺陷病。

Notes

一、HLA 关联疾病

HLA 是人类基因组上多态性最高的位点，而且 HLA 区域 39.8% 基因和免疫系统有关，HLA 与疾病的关联也一直是研究的热点。至今已研究过的疾病超过 500 种，绝大多数疾病与 HLA 关联都很弱，也有一些疾病与 HLA 呈强相关（表 12-7）。

表 12-7　一些与 HLA 关联的疾病

疾病	HLA 分子	频率（%）		
		患者	对照	RR
强直性脊椎炎（ankylosing spondylitis）	B27	>95	9	>150
Reiter 病	B27	>80	9	>40
急性前葡萄膜炎（acute anterior uveitits）	B27	68	9	>20
亚急性甲状腺炎（subacute thyroiditis）	B35	70	14	14
银屑病（psoriaisis vulgaris）	Cw6	87	33	7
发作性睡眠（narcolepsy）	DQ6	>95	33	>38
突眼性甲状腺肿（grave's disease）	DR3	65	27	4
重症肌无力（myasthenia gravis）	DR3	50	27	2
Addison 病	DR3	69	27	5
类风湿关节炎（rheumatoid arthritis）	DR4	81	33	9
乳糜泻（celiac disease）	DQ2	99	28	>250
多发性硬化（multiple sclerosis）	DR2，DQ6	86	33	12
1 型糖尿病（IDDM）	DQ8	81	23	14

（一）强直性脊椎炎（ankylosing spondylitis，AS）

AS 是第一个与 HLA 抗原有强相关的疾病，AS 与 B27 的强相关使检查 B27 抗原的存在与否可作为 AS 的诊断标准之一，并成为 HLA 与疾病关联研究的一个极好的模型。AS 与 B27 之间的强关联存在于几乎所有研究过的群体中；AS 发病率与 B27 在群体中频率有关；B27 的各个等位基因看来都与 AS 发病相关联；把人 B27 基因转入大鼠或小鼠中，可出现 AS 样疾病。这些证据充分证明 B27 基因与 AS 的发生直接有关，但确切机制仍不明。近年来，大量家系调查及基因组扫描工作，特别是双生子患病一致率的研究，强烈提示强直性脊椎炎是一个基因病，遗传因素作用约为 98%，同卵双生子患病率一致率与异卵双生患病一致率之比为 5.4，提示除 B27 以外尚有 HLA 区域内及 HLA 区域外的其他基因参与。

（二）类风湿关节炎（rheumatoid arthritis，RA）

在世界范围内不同群体研究均发现 RA 发病与 DR4 有关。在 DR4 频率较高的白人中 DRB1*0401、*0404 和 *0408 增加，而在 DR4 频率低的群体中则 DRB1*0101 增加，在日本人中则发现 DRB1*0405 增加。DRB1*0402 则在所有群体中均与 RA 发病无关联。把这些等位基因所编码的氨基酸序列进行比较，发现在 DRβ 链上共有 67～74 位的 L L E Q R R A A 序列。这段氨基酸正是形成抗原结合沟槽的位置。这可能代表了 RA 发病的遗传学基础，即特定的 HLA 基因产物能有效地与一定氨基酸侧链的多肽结合，而这些多肽则与其他 HLA 分子不能结合或不能很紧密结合。但约有 10% RA 病人不带有任何上述所列的 RA 关联 DR 分子。

（三）系统性红斑狼疮（systemic lupus erythematosus，SLE）

SLE 是一种多器官受累的自身免疫性疾病，以存在一系列针对细胞核和细胞表面抗原的自身抗体为特征。SLE 是一种多基因疾病，从近交系小鼠研究中发现参与 SLE 发病的基因至少在

Notes

10 个以上，其中 HLA Ⅱ 类和 Ⅲ 类基因在 SLE 发病中起重要作用。SLE 与 HLA Ⅲ 类抗原即补体成分的缺失有明显的关联。C2 缺失在 SLE 病人中为 6%（正常群体仅 1%~2%）。一个 C4A 抗原缺失时，SLE 的 RR 为 3，而两个 C4A 缺失时，RR 值则增高至 17。当 C4A 缺失与 DR2 同时存在时则 RR 增高至 25。Ⅲ 类区域中 TNFα 与 SLE 发病也发现有某些关联如带有 *DR2-DQw1* 单倍型的 SLE 病人的 TNF 的诱导性表达最低。HLA Ⅱ 类基因与 SLE 病人产生抗体类别之间存在较明显关联。

（四）1 型糖尿病

1 型糖尿病是 T 细胞参与的胰岛 β 细胞被破坏的自身免疫性多基因遗传病。1 型糖尿病发病有明显种族差异；同卵双生子患病一致率为 5%~50%；反映多基因遗传病的家族聚集程度的患者同胞与群体风险比为（λs）为 15。这些都说明 1 型糖尿病是一个遗传病。目前已发现的 1 型糖尿病易感基因至少有 15 个，分别命名为 *IDDM1*~*IDDM15*。现已证实 *IDDM1* 是 1 型糖尿病关联的主基因。IDDM1 并非单一的位点，它包含 HLA 区域内一组与 1 型糖尿病关联的连锁位点，主要是 DRB1、DQA1 和 DQB1。组成 IDDM1 的 *DRB1*、*DQA1* 和 *DQB1* 基因的易感或保护效应显示强弱的等级之差。这种等级差异在 DRB1*04 的等位基因中最为突出，即在 DRB1 等位基因中易感性按 0405 > 0402 > 0401 排列；保护效应按 0403 < 0406 < 0408 排列。此外，尚发现 DRβ 链或 DQβ 链第 57 位氨基酸为天冬氨酸时则具有一定的保护效应，如 DRB1*0602、0402、0401、03；第 57 位氨基酸为丙氨酸时则所有人种群中均为高度易感，如 DQB1*0201 和 0302。事实 HLA 关联的 1 型糖尿病风险性是由 DR 和 DQ 分子之间复杂的相互作用决定的。

二、先天性免疫缺陷

免疫缺陷是指免疫系统的一个或多个要素的缺损或低下引起的免疫功能不全。适应性免疫缺陷是 T 细胞或 B 细胞的异常，而固有免疫缺陷指补体、吞噬细胞等固有免疫成分的缺陷。原发性免疫缺陷是指免疫细胞内在原因造成的免疫缺陷，这些原因往往是遗传性的。

免疫缺陷造成患者对感染的易感性增加，其感染可大致分为两类：免疫球蛋白、补体蛋白、吞噬细胞缺陷对流感杆菌、肺炎球菌、金黄色葡萄球菌等带有荚膜的细菌易发生反复感染，常常为化脓性感染；另一方面，细胞免疫缺陷或 T 细胞缺陷患者则对环境中广泛存在的正常人可以抵抗的微生物缺乏抵抗而常常发生致死性感染，被称为共生菌感染，如真菌、疱疹病毒感染等。

（一）B 细胞免疫缺陷

常见的 B 细胞免疫缺陷患者有反复化脓性感染如肺炎、中耳炎、鼻窦炎等。由于治疗困难，反复的肺部感染造成气道弹性破坏，最终可合并重症阻塞性肺炎。

1. X 连锁无丙种球蛋白血症（X-linked agammaglobulinemia，X-LA） X-LA 是代表性的 B 细胞缺陷病。患病男子血中和淋巴组织中没有或仅有极少数 B 细胞，淋巴结很小，扁桃腺缺失。通常血液中检测不到 IgA、IgM、IgD、IgE，而 IgG 含量极低（低于 100mg/dl）。生后 6~12 个月可以依靠通过胎盘来自母亲的 IgG 防止感染，过了这一时期后血中 IgG 水平下降，出现反复的化脓性感染。静脉注射大量 γ 球蛋白可维持患者的健康生活。X-LA 基因位于 X 染色体长臂，该区域存在众多的与免疫缺陷相关的其他基因。确定这些基因对于产前诊断具有重要意义。致病基因是 Btk，其产物属 Btk/Tec 家族酪氨酸激酶，定位于胞浆。X-LA 患者骨髓中存在 Pre-B，Btk 的缺陷阻碍了 B 细胞的进一步发育。

2. IgA 缺陷及 IgG 亚型缺陷（IgA deficiency，IgG subclass deficiency） IgA 缺陷是最常见的免疫缺陷，在欧美人中患病率约 1/700。患者存在 B 细胞终末分化异常，易发生免疫复合物病（Ⅲ 型过敏反应）。IgA 缺陷患者约 20% 同时患有 IgG2、IgG4 缺陷，容易发生化脓性感染，这是因为人针对化脓性细菌的荚膜多糖的抗体多为 IgG2。IgG3 的缺陷也容易发生反复感染，原因不明。

3. IgM 增多伴随免疫缺陷（Immunodeficiency with increased IgM，HIGH）　患者不能进行免疫球蛋白恒定区类别转换。由于特殊的免疫缺陷，使得 IgG 和 IgA 缺陷而多克隆 IgM 大量产生（高于 200mg/dl）。患者易发化脓性感染，必须静脉注射 γ 球蛋白才能治疗。容易产生针对组织抗原、嗜中性粒细胞、血小板等血液成分的 IgM 自身抗体，出现免疫缺陷合并自身免疫的现象。组织、特别是胃肠道有 IgM 产生细胞的浸润。HIGM 患者不能进行 IgM 向 IgG、IgA、IgE 的类别转换。70% 的 HIGM 有 X 连锁隐性遗传的 CD40L 突变。此外，本病由于 CD40 刺激信号的缺陷，巨噬细胞功能也存在异常，易发原虫感染。

4. 分类不明的免疫缺陷病（common variable immune-deficiency，CVID）　存在 T 细胞向 B 细胞的信号缺陷。CVID 患者在 20、30 岁以后呈现获得性低 γ 球蛋白血症，男女都可罹患，反复发作 EBV 类型的病毒感染。CVID 患者易发化脓菌感染、重症痢疾，还对肠道内原虫易感。多数患者（80%）B 细胞未成熟或功能缺陷，但 B 细胞本身正常，而是来自 T 细胞的信号的缺陷，详细机制尚不清楚。静脉注射 γ 球蛋白可以预防和治疗化脓性感染。许多患者合并自身免疫病，如恶性贫血。致病基因不明，可与某些 MHC 单倍型连锁，如 HLA-B8、HLA-DR3。

5. 婴儿期一过性低　球蛋白血症（transient hypogammaglobulinemia of infancy）有 IgG 产生延迟。婴儿最初有来自母亲的 IgG，半衰期约 30 天。正常婴儿从 3 个月开始产生自身的 IgG，但抗细菌荚膜脂多糖的抗体直到 2 岁都不能开始。一部分婴儿的 IgG 产生可延迟到 36 个月时，在此之前容易发生化脓性感染。其原因也是来自 CD4$^+$ T 细胞的辅助信号异常。

（二）T 细胞免疫缺陷

T 细胞缺陷或功能低下患者易发共生菌感染。人的 B 细胞功能明显依赖于 T 细胞，所以 T 细胞缺陷也伴有 B 细胞功能障碍。

1. 重症联合免疫缺陷（severe combined immunodeficiency，SCID）　有淋巴细胞缺陷和胸腺发育缺陷。与 X-LA 相比出生早期即出现反复感染，是最严重的遗传学细胞免疫缺陷。胃肠道的 Lota 病毒和细菌感染引起腹泻，多种原虫感染引起的肺炎，口腔和皮肤出现白色念珠菌等共生菌增殖。脊髓灰质炎或结核（BCG）的活菌预防接种时，本来的减毒株微生物会造成进行性感染，引起患者死亡。大多数 2 年内死亡，成功进行骨髓移植后可形成供体来源的淋巴细胞的嵌合体状态，从而恢复正常。患儿血中淋巴细胞极低（少于 3000/mm^3），淋巴组织中也缺乏或缺少淋巴细胞，胸腺没有转化为淋巴组织。SCID 在女童多于男童，50% 以上由 X 连锁的基因异常造成。该基因编码 IL-2 受体的 g 链，该 g 链同时也是 IL-4、IL-7、IL-9、IL-15 受体的组成部分。其中 IL-7 和 IL-7R 的作用对于 T 细胞发育至关重要。该突变使得淋巴祖细胞增殖和成熟必需的多个信号途径受阻。其他的 SCID 为其他的染色体的隐性遗传，其中过半为腺苷脱氨酶（adenosine deaminase，ADA）或嘌呤核苷酸磷酸酶（purine nucleoside phosphorylase，PNP）的基因缺陷造成。这些嘌呤分解酶的缺陷造成淋巴祖细胞中毒性的 dATP 和 dGTP 的蓄积，抑制核苷酸还原酶的活性，阻断 DNA 合成和细胞增殖。虽然 ADA 和 PNP 在所有的哺乳类细胞中都存在，但在其他细胞中含有核苷酸酶，可以防止 dAMP 和 dGMP 的蓄积，代偿 ADA 和 PNP 的缺陷，所以这些基因缺陷只影响到淋巴祖细胞。SCID 的最佳治疗方法是完全相合的骨髓移植，通常是健康的兄弟姊妹来源的骨髓，但由于 70% 的兄弟姐妹间的组织相容性不相合，也可采用半相合的父母来源的骨髓。此外，还可进行针对 ADA 缺陷基因治疗。

2. MHC Ⅱ类分子缺陷病（MHC class Ⅱ deficiency）　有辅助 T 细胞缺陷。抗原提呈细胞（巨噬细胞、B 细胞）上不表达 MHC Ⅱ类分子，呈常染色体隐性遗传。与 6 号染色体上的 MHC 基因座不连锁。患儿有反复感染，尤其是胃肠道感染。由于 CD4$^+$ T 细胞的发育依赖于胸腺中的 MHC Ⅱ类分子，所以患者有 CD4$^+$ T 细胞缺陷。辅助 T 细胞的缺陷引起抗体产生的缺陷。其致病基因为与 MHC Ⅱ类分子基因 5′ 端结合的转录因子 CIITA 基因。

3. DiGeorge 综合征（DiGeorge anomaly）　有胸腺发育异常。人的胸腺上皮在胚胎 6 周末

Notes

从第 3、4 鳃弓发育而来。然后来自内胚层的淋巴祖细胞侵入，并分化成为 T 细胞。甲状旁腺发育自相同的胚芽器官。第 3、4 鳃弓的先天性发育缺陷导致 DiGeorge 综合征。T 细胞缺陷的程度随胸腺发育缺陷的程度而变化。患儿眼距加宽，耳廓低位，鼻唇沟缩短，此外还有心脏和大动脉畸形、甲状旁腺缺陷等异常。

4. 遗传性血管扩张性共济失调症（ataxia telangiectasis，AT）　有 T 细胞受体和 Ig 基因位点的染色体断裂。AT 为常染色体隐性遗传，患儿生后 18 个月出现摇摆步态，6 岁前出现眼和皮肤的毛细血管扩张。AT 伴有各种各样的 T 细胞缺陷，70% 的 AT 患者有 IgA 缺陷，还有些 IgG2、IgG4 缺陷。血中 T 细胞数和 T 细胞功能都大幅下降，细胞免疫功能低下，重症患者有鼻窦和肺部感染。核型分析可见染色体断裂，尤其是 TCR 所在的 7 号染色体和 Ig 重链所在的 14 号染色体的断裂多见。对辐射敏感。其致病基因是负责 DNA 切断修复的 ATM 基因。

5. Wiskott-Aldrich 综合征（WAS）　有 T 细胞缺陷和免疫球蛋白值的遗传；X 连锁的免疫缺陷。男性患者血小板变小，数量下降。化脓性感染和共生菌感染无异常，但有重症湿疹。血清 IgA 和 IgE 增加而 IgG 正常、IgM 降低。T 细胞功能异常，细胞免疫功能进行性低下。电镜下 T 细胞结构异常，细胞骨架有缺陷，细胞表面绒毛减少，这些可能导致 T-B 细胞相互作用异常。致病基因为 WASP。

（三）补体蛋白免疫缺陷

补体系统由众多蛋白构成，在天然免疫中发挥重要作用。人类几乎所有的补体系统组分都存在缺陷。

1. 补体缺陷　造成免疫复合物的除去、炎症、吞噬作用和溶菌的障碍。古典补体成分 C1q、C1r、C1s、C4、C2 缺损患者易发全身性狼疮样免疫复合物病。这与古典补体通路的基本功能——免疫复合物的解离有关。C3、H 因子、I 因子的缺陷易发化脓性感染，这是因为 C3 具有促进化脓性细菌调理素化的重要功能。古典途径的后半部分的 C5、C6、C7、C8 以及替代途径的组分 D 因子、备解素的缺陷造成对淋病奈瑟菌和脑膜炎球菌易感，因为这些细菌的溶菌需要替代途径和高分子膜侵袭复合体的作用。

2. 遗传性血管神经性水肿（hereditary angioneurotic edema，HAE）　系 C1 抑制因子缺陷造成。临床上最重要的补体缺陷病是 C1 抑制因子的缺陷。该分子与 C1r2C1s2 结合，解离活化的 C1，其缺陷造成 HAE。该疾病为常染色体显性遗传，患者体内不同部位出现反复发作的肿胀（血管性水肿）。当出现在肠道时，引起剧烈腹痛和呕吐；发生在上呼吸道时可引起气道闭塞甚至窒息，需要迅速采取措施保持呼吸通畅。此外，C1 抑制因子的作用不仅限于补体古典通路的移植，还与激肽（kinin）、血纤维蛋白溶酶（plasmin）等凝血相关因子有关。水肿的原因是对补体和接触凝血系统的移植不足，使得 C2 活化产生的 C2 激肽与接触凝血反应产生的缓激肽（bradykinin）增多引起。这两种多肽可作用于毛细血管微静脉，引起血管内皮细胞收缩，血浆外渗。HAE 有两种遗传学类型。Ⅰ 型是 C1 抑制因子基因缺陷而无转录物产生，Ⅱ 型是 C1 抑制因子基因点突变形成缺陷蛋白。值得注意的是 Ⅱ 会形成突变蛋白，因此不能单纯依靠 C1 抑制因子的定量来诊断，而需要同时测定 C4 的含量，因为不能抑制 C1 活化会造成 C4 耗竭，引起血浆中 C4 含量下降。C1 抑制因子缺陷也可以是后天性的。有些临床患者存在针对 C1 抑制因子的自身抗体。还有些慢性淋巴细胞白血病、多发性骨髓瘤、B 细胞淋巴瘤患者会产生单个 B 细胞克隆的大量增殖，引起抗 Ig 独特型抗体的大量产生。由于不明的原因，独特型 - 抗独特型反应造成 C3 沉积和负责清除补体复合物的 C3 转换酶形成减少，引起 C1、C4、C2 以及 C1 抑制因子的耗竭。

（四）吞噬细胞缺陷

吞噬细胞包括多形核白细胞和单核 - 巨噬细胞系细胞对于化脓性感染和其他的细胞内寄生微生物的宿主防御发挥重要作用。多形核白细胞的严重减少（中性粒细胞减少症）容易发生重

Notes

症细菌感染。慢性肉芽肿症和白细胞粘附缺陷症也是吞噬细胞基因异常造成，容易发生重症感染，常常临床致死。

1. **慢性肉芽肿病**（chronic granulomatous disease，CGD）　CGD 患者有 NADPH 氧化酶缺陷，因此不能将 O_2 还原生成 $-O_2-$。这样，患者的吞噬细胞在吞噬微生物后，由于不能产生超氧自由基和过氧化氢，因此不能杀灭吞噬的细菌或真菌，尤其是可以产生过氧化氢酶的细菌。因此 CGD 患者的吞噬细胞中有细菌生存。这种持续存在的细胞内微生物可以诱导针对细菌抗原的细胞免疫应答，形成肉芽肿。CGD 患儿常发生肺炎、淋巴结感染（淋巴结炎）、皮肤和肝脏等脏器的脓肿。CGD 的诊断依靠激活的吞噬细胞不能还原硝基四氮唑蓝（nitroblue tetrazolium，NBT）的色素的现象。NBT 为淡黄色透明的色素，吞噬细胞在吞噬颗粒的同时可吞噬 NBT，NADPH 氧化的结果使 NBT 接受 H 而还原，吞噬细胞内呈现深紫色的沉淀物。CGD 患者的吞噬细胞不能形成这种沉淀物。NADPH 氧化酶反应十分复杂。酶复合体含有众多亚基。静止期吞噬细胞的膜含有吞噬细胞特异的细胞色素（CytB558），这一细胞色素由位于 X 染色体短臂的基因编码 91kD 分子和位于 16 号染色体的基因编码的 22kD 蛋白组成。吞噬作用开始后，胞浆中的数个蛋白被磷酸化后向膜移位，与 CytB558 结合，形成的复合体作为催化 NADPH 氧化的酶，并催化氧自由基形成，CGD 最常见的突变是 X 连锁的 CytB558 的 91kD 蛋白缺陷。其他的三种突变还包括常染色体上 CytB558 的 22kD 蛋白缺陷，p47Phox 缺陷 p67phox 缺陷（phox 为吞噬细胞氧化酶的缩写）。

2. **白细胞黏附缺陷**（leukocyte adhesion deficiency，LAD）　为整合素基因缺陷造成。调理素化的微生物上的 C3bi 与吞噬细胞膜上的受体结合是吞噬细胞进行吞噬的必要步骤。在 LAD 患者，这一 C3bi 的受体（CR3，即整合素）缺陷，使得患者容易发生重症细菌感染，尤其是口腔和胃肠道感染。CR3 为 165kD 的 α 链（CD11b）和 95kD 的 β 链（CD18）组成。LAD 由 21 号染色体上的基因编码的 β 链的缺陷引起。还有两种整合素蛋白公用相同的 β 链，即 LFA-1（淋巴细胞功能相关抗原 1）和 p150/95。二者分别有各自的 α 链（CD11a 和 CD11c），LAD 中也发生缺陷。LFA-1 为重要的细胞黏附分子，与血管内皮细胞即其他细胞上的 ICAM-1 相结合。LFA-1 的缺陷使 LAD 患者的吞噬细胞不能与血管内皮细胞粘附，从而不能经血管向感染部位游走，因此感染部位不易化脓而使侵入的细菌很快播散。

本 章 小 结

免疫系统通过多种细胞亚群的协同作用完成免疫识别和免疫应答，实现抵抗感染、自身稳态和免疫监视的功能。基因组编码的大量分子参与免疫反应。一方面，这些分子是免疫识别的基础，如 ABO、Rh 等血型系统介导的同种异体识别、MHC 分子介导的自体识别（通过 NK 细胞受体）和同种异体识别（通过 T 细胞受体）、以及 TLR、B 细胞受体等介导的异种识别。另一方面，这些分子通过介导细胞毒作用、中和作用等参与免疫应答。这些分子的多态性是包括输血在内的器官移植配型的基础；而许多免疫分子的变异会造成免疫识别和免疫应答的异常，引起自身免疫病或免疫缺陷病。

（韩　骅）

参考文献

1. Immunological Genome Project. www.immgen.org
2. Yamamoto F. Molecular genetics of ABO. *Vox Sang*，2000，78（suppl 2）：91-103
3. Middleton D，Gonzelez F. The extensive polymorphism of KIR genes. *Immunology*，2009，129：8-19.

Notes

4. Flegel WA. Molecular genetics and clinical applications for RH. *Transfusion and Apheresis Science*, 2011, 44: 81-91.

5. Netea MG, Wijmenga C, O'Neill LAJ. Genetic variation in Toll-like receptors and disease susceptibility. *Nature Immunology*, 2012, 13: 535-542.

Notes

第十三章　遗传与肿瘤

肿瘤（tumor）泛指由一群生长失去正常调控的细胞形成的新生物（neoplasm），分为良性肿瘤（benign tumor）和恶性肿瘤（malignant tumor），其中恶性肿瘤生长不再受控制，且能够侵入其他邻近组织甚至扩散（转移）至更远的位置，又称为癌症（cancer）。肿瘤细胞持续生长将出现严重的组织损伤和器官衰竭，最终导致死亡。目前已发现的恶性肿瘤几乎涉及了所有类型的细胞、组织及器官系统，其中约 85% 是癌（carcinoma），起源于上皮组织；2% 是肉瘤（sarcoma），来源于间叶组织；约 5% 为淋巴瘤（lymphoma），来源于免疫系统，特别是脾及淋巴结中的淋巴细胞；约 3% 为白血病，来源于骨髓造血细胞。

肿瘤是一种体细胞遗传病，是相关基因发生表达突变的结果。这些基因参与控制细胞生长和凋亡（apoptosis）、细胞增殖或损伤修复。致癌突变主要分两种：一种是种系突变，直接通过双亲的生殖细胞传给子女，后代所有体细胞和生殖细胞都携带这种突变，有 5%～10% 的肿瘤由种系突变引起，称为遗传型肿瘤（发生在家族中）；另一种称为散发突变，可以在人生的任何时期发生，它不是从双亲继承而来的，而是后天的新生突变，发生在单个体细胞中，然后分裂发展为癌症。引起这些突变的原因涉及干扰细胞分裂和增殖调控，可能由紫外照射、病毒、烟草、年龄或其他因素诱发。散发突变引起的肿瘤称为散发型肿瘤，占全部肿瘤的 90%～95%。突变基因的不同组合可导致同一类型的肿瘤。

肿瘤的遗传基础十分复杂，进入 21 世纪，人类对肿瘤病因的了解依然有限。多数肿瘤的发生并没有明显的决定性因素。但可以肯定的是，各种遗传学改变都可以引发癌症，肿瘤一旦引发，则参与 DNA 损伤修复和维持染色体形态稳定的若干基因发生突变，造成累积性遗传损伤，促进肿瘤发展。此外，环境污染、压力增加及不良生活方式（如吸烟等）的影响，也在一定程度上提高了肿瘤的发生率。当正常细胞分裂过程出现失控、细胞分裂周期出现调控缺陷和（或）程序性细胞死亡（凋亡）的控制被破坏时均会导致肿瘤的发生。

第一节　染色体异常与肿瘤

自从细胞遗传学技术应用于人类肿瘤的研究以来，肿瘤细胞中频发且复杂的染色体畸变一直备受关注。染色体畸变与肿瘤之间的相互关系还不甚清楚，有些染色体综合征易发肿瘤，如唐氏综合征患白血病的几率比正常人群高 15～20 倍；而在几乎全部人类肿瘤中均伴有染色体数目或结构的异常。染色体改变与肿瘤发生发展之间关系的探索仍然是人类肿瘤研究中的一个重要领域。

一、肿瘤细胞的克隆演进与染色体变异

多数肿瘤细胞具有染色体异常（图 13-1）。在一个肿瘤的细胞群体中，通常是由单克隆构成，即单克隆起源。但肿瘤生长演进过程中，由于细胞内外条件改变，会出现异质性，即由单克隆起源的瘤细胞核型出现多样性，演变为多克隆性，即不同克隆体中染色体畸变不一致。其中占主导地位的克隆构成肿瘤干系（stem line），干系肿瘤细胞的染色体数目称为众数（modal number）。多克隆细胞群肿瘤中占非主导地位的克隆称为旁系（side line）。由于细胞内外条件变化，干系

与旁系地位可以相互转变,甚至单克隆细胞群亦可以发展为多克隆肿瘤细胞群,这种现象称为肿瘤细胞的克隆演进。

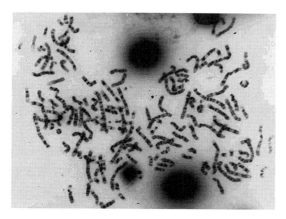

图 13-1 人类恶性肿瘤细胞中染色体数目与结构异常

肿瘤细胞的核型多伴有染色体数目的改变,大多是非整倍体,包括超二倍体、亚二倍体、亚三倍体、亚四倍体等。胸、腹腔积液中转移的癌细胞染色体数目变化较大,常超过四倍体。实体瘤染色体数目多为三倍体左右。此外,肿瘤细胞核型中亦频发染色体的结构异常。在肿瘤的发生发展过程中,由于肿瘤细胞的增殖失控等原因,导致细胞有丝分裂异常并产生部分染色体断裂与重排,形成了一些结构异常的染色体,称为标记染色体(marker chromosome),分为特异性和非特异性标记染色体两种。特异性标记染色体在肿瘤细胞中稳定遗传,与肿瘤的恶性程度及转移能力密切相关。

二、标记染色体的发现及其意义

Nowell 及 Hungerford 于 1960 年发现慢性髓细胞性白血病(CML)中有一个小于 G 组的染色体,由于首先在美国费城(Philadelphia)发现,故命名为 Ph 染色体。最初认为是 22 号染色体的长臂缺失所致,后经 Rowley 用显带技术证明 Ph 染色体是 t(9; 22)(q34; q11.2)(图 13-2)。大约 95% 的慢性髓细胞性白血病患者都是 Ph 阳性,因此它可以作为慢性髓细胞性白血病诊断的依据,也可以用以区别临床症状相似但 Ph 染色体为阴性的其他血液病(如骨髓纤维化等)。有时 Ph 先于临床症状出现,故又可用于早期诊断。此外,已知 Ph 染色体阴性的慢性髓细胞性白血病患者对治疗反应差,预后不佳。Ph 染色体的发现首次证明了一种染色体畸变与一种特异性肿瘤之间的恒定关系,是肿瘤遗传学研究的里程碑。

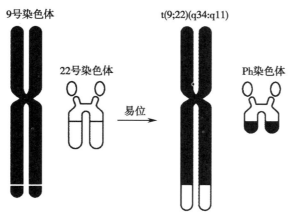

图 13-2 Ph 染色体构成示意图

　　除了 Ph 染色体，在特定肿瘤中还发现了一些特异性标记染色体，它们的特点是与特定的肿瘤相关（表 13-1）。如在 90% 的 Burkitt 淋巴瘤（非洲儿童恶性淋巴瘤）病例中可以见到一个长臂增长的 14 号染色体（14q+）。这是一条 8 号染色体长臂末端的一段（8q24）易位到了 14 号长臂末端（14q32），形成了 8q- 和 14q+ 两个异常染色体。另外，在部分 Burkitt 淋巴瘤中可见 t（8；22）（q24；q11）或 t（2；8）（p12；q24）这两种标记染色体。在视网膜母细胞瘤（RB）中常见 13 号染色体长臂缺失，即 del（13）（q14）。Wilms 瘤常累及 11 号染色体短臂的中间缺失，del（11）（p13p14）。在大多数肺小细胞癌中证实存在大的 3 号染色体短臂等位基因片段丢失，即 del（3）（p14p23）。肺腺癌中出现 del（6）（q23→qter）（图 13-3）。脑膜瘤常有 22 号染色体长臂缺失（22q-）或整条 22 号染色体丢失（-22）。

　　随着分子遗传学的发展，如 FISH 杂交、光谱分析和微阵列比较基因组杂交（aCGH）等技术在遗传结构识别方面的应用，结构异常识别的分辨率显著提高，更多更小的染色体异常被发现，如肿瘤相关的微缺失、额外小标记染色体（small supernumerary marker chromosome，sSMC）。另外，随着生物信息学的发展，很多公共的细胞和分子遗传学数据库的建立（如 SKY/M-FISH &CGH，DGV，DECIPHER）及其数据的不断扩充，将为肿瘤研究提供巨大的便利。

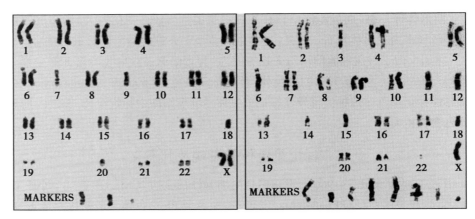

图 13-3　原发性非小细胞肺癌细胞中的染色体改变

表 13-1　肿瘤中的特异性标记染色体

肿瘤	标记染色体
慢性髓细胞白血病	t（9；22）
急性早幼粒细胞白血病	t（15；17）
前列腺癌	del（10q）
视网膜母细胞瘤	del（13）（q14）
Burkitt 淋巴瘤	t（8；14）（q24；q32） t（2；8）（p12；q24） t（8；22）（q24；q11）
软组织肉瘤	t（12；22）（q13；q12）
Wilms 瘤	del（11）（p13p14）
小细胞肺癌	del（3）（p14q23）
肺腺癌 胃癌	del（6）（q23qter） del（7）（p15） del（7）（q22） t（1；3）（p11；q11）

Notes

第二节　癌　基　因

20 世纪初，德国动物学家 Boveri 提出了"在分子水平上，肿瘤是由于细胞 DNA 损伤引起的"这一观点。随后研究发现，在反转录病毒的基因组中除了编码病毒本身复制所必需的病毒核心蛋白、外壳糖蛋白及反转录酶等基因外，还包括一个能引起动物宿主细胞恶性转化的基因。这种基因就是癌基因（oncogene），它是包括人类在内的动物细胞及致癌病毒固有的一类能启动细胞分裂的原癌基因（protooncogene）异常活化转化而来的，又名转化基因。

一、癌基因的发现及识别

癌基因的发现可追溯到 20 世纪初对动物致癌病毒的研究。当时人们注意到将患白血病家禽的细胞提取物注入正常家禽体内可引起白血病，并发现这些肿瘤细胞中含有病毒。

1910 年，Rous 发现一种病毒可使禽类产生肿瘤。此病毒能使鸡胚成纤维细胞在培养过程中恶性转化，再给鸡接种后还能诱发肉瘤，称为 Rous 肉瘤病毒（Rous sarcoma virus，RSV）。后经证实 RSV 是一种 RNA 反转录病毒，除含有病毒复制所需基因外，还含有一种特殊的转化基因，不仅能使培养的细胞转化并呈现恶性表型，也能在动物中引发肿瘤，这种基因被称为病毒癌基因（v-oncogene）。这项研究意义深远并使 Rous 于 1966 年获诺贝尔生理学或医学奖。

1969 年，Huebner 和 Hodaro 提出癌基因假说（oncogene hypothesis），认为所有的细胞中都含有致癌病毒的全部遗传信息，这些遗传信息代代相传，其中与致癌有关的基因称为癌基因。通常情况下癌基因处于被阻遏状态，只有当细胞内的有关调节机制遭破坏时癌基因才表达，进而导致细胞癌变。

1970 年，Temin 等发现致癌的 RNA 病毒中存在一种反转录酶，于是提出了原病毒假设（provirus hypothesis），认为 RNA 病毒通过反向和正向转录以及与宿主细胞 DNA 发生交换或重组，形成癌基因。Temin 于 1975 年凭此研究成果获得诺贝尔生理学或医学奖。

自 20 世纪 70 年代起，癌基因研究得到快速发展，并取得了一些实质性突破。1970 年 Martin 用 RSV 的温度敏感突变体证实 RSV 基因组内确实存在能使体外培养的正常细胞转化为癌细胞的基因，即被称为 src 的病毒癌基因。src 是人类发现的第一个病毒癌基因。

1971 年，Duesberg 等比较野生型 RSV 和突变型 RSV（src 缺失）的基因组，发现 src 基因位于野生型 RSV 基因组 RNA 的 3′ 端，突变型 RSV 除了无致癌作用外一切正常，提示 src 对 RSV 的生长和增殖并非必需。在观察了 RSV 及其亲缘病毒后，大多数遗传学家认为，只有 RSV 才是真正的自然病毒，而它们的亲缘病毒则由于某种缘故失去了 src 基因，成为相关致癌能力有缺陷的突变病毒。那么 RSV 中 src 基因从何而来？

Evarmus 和 Bishop 合作研究很快证实了 src 基因的真正来源：1975 年，他们用 v-src 序列作为探针作 Southern 杂交分析正常鸡细胞及感染 RSV 的鸡细胞基因，发现在未感染病毒的细胞和感染病毒的细胞中都有与 v-src 相同的 src 基因，这说明正常鸡细胞在感染 RSV 之前，就已拥有至少一个 src 基因，src 基因本来就是一个正常的鸡细胞基因，当 RSV 病毒感染鸡细胞时，通过遗传重组，把鸡细胞的 src 基因插入自己的病毒基因组中，使正常的细胞基因转化成致癌基因。这是第一个被确认的"细胞癌基因"（cellular oncogene，c-oncogene）。其后，在鸟类和包括人类在内的脊椎动物基因组内也相继发现了 src 基因，表明 src 基因是所有脊椎动物正常遗传物质。至此，Huebner 和 Hodaro 有关癌基因的假设在许多实验中得到了证实，病毒癌基因是通过转导作用从宿主细胞基因组中掳获的，即癌基因起源于动物。Evarmus 和 Bishop 小组把正常细胞中的 src 基因称作原癌基因，其具有在适当环境下被激活变为癌基因的潜力。目前，在包括人类在内的所有脊椎动物基因组中，均能发现多种类型的原癌基因。Bishop 由于在癌基因研究中的贡献而获 1989 年诺贝尔生理学或医学奖。

二、癌基因、原癌基因及其功能

原癌基因大多是编码调控细胞生长的蛋白质,其通过异常激活转变为癌基因并出现功能改变,诱导易感细胞形成肿瘤。根据原癌基因蛋白产物的功能及生化特性,可将其分为五类:生长因子、生长因子受体、信号转导因子、转录因子及其他,如程序性细胞死亡调节因子。表 13-2 列出了部分根据其功能进行分类的原癌基因。

表 13-2　原癌基因分类

分类	原癌基因	染色体	肿瘤类型	蛋白功能
生长因子	PDGFB	22q12.3-q13.1	胶质瘤 / 纤维肉瘤	血小板衍生生长因子 B 链
	FGF3	11q13	乳腺癌	成纤维细胞生长因子家族成员
	KS3	11q13.3	Kaposi 癌	成纤维细胞生长因子家族成员
	FGF4	11q13	胃癌	成纤维细胞生长因子家族成员
	酪氨酸激酶:组成性膜蛋白			
生长因子受体	EGFR	7p12.3-p12.1	鳞状细胞癌	表皮生长因子受体
	CSF1R	5q33.2-q33.3	肉瘤	集落刺激因子 1 受体
	KIT	4q12	肉瘤	干细胞因子受体
	ROS1	6q22	肉瘤	蛋白酪氨酸激酶
	MET	7q31	MNNG 处理的人软骨细胞系	造血生长因子受体
	NTRK1	1q21-q22	结肠 / 甲状腺癌	神经生长因子
	ERBB2	17q21.1	成神经细胞瘤 / 乳腺癌	表皮生长因子受体 2
	RET	10q11.2	甲状腺癌	GDNF/NTT/ART/PSP 受体
	缺乏蛋白激酶活性的受体			
	MAS1	6q24-q27	表皮样瘤	血管紧张素受体
	细胞质酪氨酸激酶			
	SRC	20q12-q13	结肠癌	蛋白酪氨酸激酶
	YES1	18p11.3	肉瘤	蛋白酪氨酸激酶
	FGR	1p36.2-p36.1	肉瘤	蛋白酪氨酸激酶
	FES	15q26.1	肉瘤	蛋白酪氨酸激酶
	ABL1	9q34.1	慢粒	蛋白酪氨酸激酶
	膜相关 G 蛋白			
	HRAS	11p15.5	结肠癌、肺癌、胰腺癌	GTP 酶
	KRAS	12p12.1	AML、甲状腺癌、黑色素瘤	GTP 酶
信号传递因子	NRAS	1p13.2	肉瘤、黑色素瘤	GTP 酶
	GSP	20	甲状腺腺癌	Gs alpha
	GIP	17q21.3-q22	卵巢癌、肾上腺癌	Gi alpha
	GTP 酶交换因子(GEF)			
	MCF2	Xq27	弥漫性 B 细胞淋巴瘤	Rho 和 Cdc42Hs 的 GEF
	VAV1	19p13.3-p13.2	造血细胞	Ras 的 GEF
	细胞质丝氨酸 / 苏氨酸激酶			
	MOS	8q11	肉瘤	蛋白激酶(丝氨酸 / 苏氨酸)
	RAF1	3p25	肉瘤	蛋白激酶(丝氨酸 / 苏氨酸)
	PIM1	6p21.2	T- 细胞淋巴瘤	蛋白激酶(丝氨酸 / 苏氨酸)
	细胞质调控因子			
	CRK	17p13.3		SH-2/SH-3 接头

Notes

续表

分类	原癌基因	染色体	肿瘤类型		蛋白功能
转录因子	*MYC*	8q24.12-q24.13	肉瘤 / 髓细胞瘤		转录因子
	MYCN	2p24.1	神经母细胞瘤、肺癌		转录因子
	MYCL1	1p34.3	肺癌		转录因子
	MYB	6q22	成髓细胞性白血病		转录因子
	FOS	14q24.3	骨肉瘤		转录因子 API
	JUN	1p32-p31	肉瘤		转录因子 API
	SKI	1p36.3	癌		转录因子
	REL	2p13-p12	淋巴性白血病		突变型 NFKB
	*ETS*1	11q23.3	成红细胞增多病		转录因子
	*ETS*2	21q22.3	成红细胞增多病		转录因子
	THRA	17q11.2	成红细胞增多病		T3 转录因子
	THRB	3p24.3	成红细胞增多病		T3 转录因子
细胞凋亡调节因子	*BCL2*	18q21.3	B 细胞淋巴瘤		抗凋亡蛋白
	MDM2	12q14.3-q15	肉瘤		p53 调控蛋白

（一）生长因子

生长因子是分泌性多肽，作为细胞外信号可以刺激靶细胞的增殖。几乎所有的靶细胞都具有和相应生长因子相结合的受体。生长因子与反转录病毒癌基因之间的关系是在研究猴肉瘤病毒的 *pdgfb* 基因的过程中发现的，该病毒是从猴纤维肉瘤中提取分离出来的反转录病毒。序列分析证实 *pdgfb* 基因编码 pdgf 的 β 链，这表明异常表达的生长因子具有癌蛋白的作用。

（二）生长因子受体

另一种癌基因为编码具有内源性酪氨酸激酶活性的生长因子受体基因。其蛋白质结构包括 3 个基本区：细胞外配体结合区、转膜区及细胞内酪氨酸激酶催化区。生长因子与受体的胞外配体结合区相结合，使细胞内酪氨酸激酶催化区激活，触发一系列生化反应，最终导致细胞分裂。当生长因子受体基因突变或者异常表达时会自发维持激活的酪氨酸激酶向胞内传递细胞分裂信号，造成细胞无控式增殖，许多原癌基因都属于生长因子受体，如 *EGFR*、*ERBB2*、*CSF1R*、*KIT*、*MET*、*RET*、*ROS*1 及 *NTRK*1 等。

（三）信号转导因子

促有丝分裂信号由位于细胞表面的生长因子受体传递到胞核中需要经过一系列复杂的反应途径，即信号转导的级联反应。信息的传递一部分是依靠胞质中相互作用的蛋白质的逐级磷酸化，也有一部分与鸟氨酸结合蛋白及第二信使（如腺苷酸环化酶系统）相关。人类发现的第一个反转录病毒癌基因 *SRC* 就是编码信号转导因子。

许多原癌基因都是信号转导通路的组成部分，信号转导因子由于突变可转变为癌基因，使其活性不受控制，继而使细胞出现无限增殖。

（四）转录因子

转录因子是一种能够调节目的基因或基因家族表达的核蛋白。转录因子是信号转导途径的最后一个环节，它将细胞外信号转换为调节基因表达的效应。

在研究同源反转录病毒时发现许多原癌基因属于转录因子家族，例如 *THRA*、*ETS*1、*FOS*、*JUN*、*MYB* 及 *MYC*，其中 *FOS*、*JUN* 构成 AP-1 转录因子，AP-1 能促进很多目的基因的表达而引起细胞分裂。在造血系统肿瘤和实体瘤中，有转录因子功能的原癌基因通常是由于染色体易位而被激活。

Notes

（五）程序性细胞死亡调节因子

正常组织在细胞增殖与死亡之间的调节会达到平衡。在正常胚胎形成及器官发育过程中，程序性细胞死亡是一个重要的调节机制。研究发现不受程序性细胞死亡调节的细胞可出现无限增殖并容易形成肿瘤。如 Follicular B 细胞淋巴瘤的致病基因是调节程序性细胞死亡的原癌基因 *BCL2*。由于染色体易位导致 *BCL2* 异常高表达，进而导致 B 细胞凋亡程序破坏，引发不适宜的免疫反应导致肿瘤发生。

三、癌基因的激活机制

癌基因的激活来源于细胞原癌基因的遗传特性改变。这些遗传特性变异的结果使细胞获得了一定的生长优势。在人类肿瘤中癌基因激活有 3 种机制：突变、基因扩增（gene amplification）及染色体重排，这些机制或改变原癌基因的结构或增加其表达量。

（一）突变

突变的原癌基因通过其编码的蛋白质结构的改变而激活。这些变异通常涉及一些关键的蛋白调节区域，导致突变蛋白不受调控并出现持续性激活。各种类型的基因突变如碱基替换、缺失或插入，都有可能激活原癌基因。例如，反转录病毒癌基因，经常由于缺失而被激活。此外，还有 EGFR、KIT、ROS1、MET 及 TRK 癌蛋白是由于氨基末端配体结合区的缺失而被激活。但在人类肿瘤中，典型的癌基因突变多数是由于错义突变导致的，即编码蛋白中仅有一个氨基酸的变异。

人类肿瘤的早期研究发现：在原癌基因 *RAS* 家族（*KRAS*、*HRAS*、*NRAS*）中经常可以检测到点突变，*KRAS* 的突变在恶性肿瘤中尤为常见。在 30% 肺腺癌、50% 结肠癌及 90% 胰腺癌中存在 *KRAS* 的突变。*NRAS* 的突变主要发生在造血系统的恶性肿瘤中，在急性髓细胞白血病及骨髓异常增生综合征中 *NRAS* 的突变率为 25%。大部分甲状腺癌中同时存在 3 种癌基因（*KRAS*、*HRAS*、*NRAS*）的突变，特别是在已分化的滤泡型甲状腺癌中，3 种 *RAS* 基因突变的联合作用尤为明显。*RAS* 基因源自膀胱癌细胞系，编码三磷酸尿苷（GTP）结合蛋白（G 蛋白）大家族中的一员。正常情况下，通过鸟苷酸交换因子与 GTP 酶激活蛋白来调控是否与 GTP 结合，而传递细胞分裂信号。由于基因突变使自身的 GTP 酶失活，使 RAS 蛋白持续结合 GTP 刺激下游有丝分裂信号，使细胞增殖变为肿瘤细胞。

（二）基因扩增

很多基因突变涉及染色体的部分重复或缺失。一旦细胞某些染色体位点（通常含一个或多个癌基因以及毗邻的遗传单位）出现多个拷贝（常常 20 个以上），就导致了基因扩增，即基因组中某个基因拷贝数的显著增加。基因通过其在基因组内异常扩增，引起核型改变，并产生均质染色区（homogeneous staining regions，HSRs）（图 13-4）和双微体（double minute chromosomes，DMs）（图 13-5）等。均质染色区是缺少正常深、浅染色区带的染色体区段；双微体是成对存在的无着丝粒的微小遗传结构。双微体、均质染色区均代表基因组 DNA 高度扩增，其中至少含有几百个拷贝。扩增使基因的表达增高，为细胞生长提供了优势。

人类肿瘤核型中频繁出现均质染色区与双微体，表明在肿瘤中某些原癌基因的扩增是很常见的，其中 3 个原癌基因家族：*MYC*、*EGFR* 及 *RAS* 的扩增在人类肿瘤中占有很大比例。

（三）染色体重排

在造血系统恶性肿瘤及实体瘤中经常可检测到染色体重排。这些重排主要是染色体易位，其次是染色体片段插入。在血液系统肿瘤中，染色体重排主要通过两种机制致癌：原癌基因的转录激活或产生融合基因。其中原癌基因转录激活是由于染色体重排导致原癌基因易位至免疫球蛋白或 T 细胞受体基因附近，使原癌基因的转录受免疫球蛋白或 T 细胞受体调节因子的控制，调节原癌基因异常表达并使细胞恶性转化。当染色体断裂点位于两个不同基因的时候，染

Notes

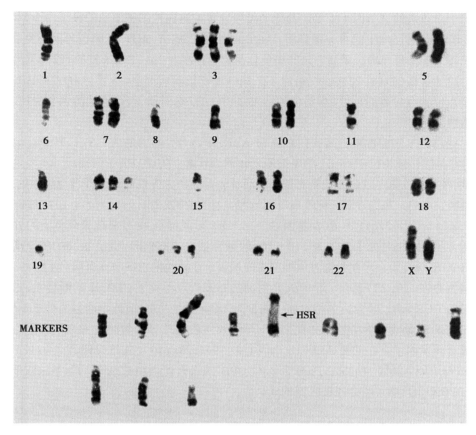

图 13-4 人类恶性肿瘤细胞染色体上的均质染色区（箭头示）

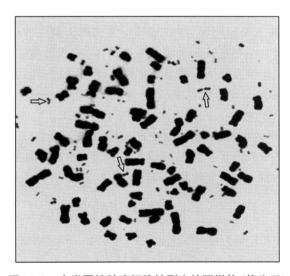

图 13-5 人类恶性肿瘤细胞核型中的双微体（箭头示）

色体重排就可能形成融合基因，即两个不同的基因片段连接形成一种复合结构，由一个基因的"头"和另一个基因的"尾"组成的融合基因。融合基因编码具有转化活性的融合蛋白。一般来说，参与融合的两个基因均编码具转化能力的融合原癌蛋白。此外，在造血系统肿瘤中，免疫球蛋白或 T 细胞受体基因的重排错误往往又增加了染色体重排发生的频率。

　　1. 基因激活　在 Burkitt 淋巴瘤中，有 75% 的病例存在 t(8；14)(q24；q32)，这是原癌基因转录激活的一个典型例子。染色体重排使位于染色体 8q24.21 的 *MYC* 基因受到位于 14q32.33

的免疫球蛋白重链的调节因子控制。易位的结果导致编码调控细胞增殖的核蛋白 *MYC* 基因激活，这在 Burkitt 淋巴瘤中起了关键作用。在 Burkitt 淋巴瘤中，*MYC* 基因也可因与免疫球蛋白轻链基因相关的染色体易位激活。这些染色体易位包括涉及 2p11.2 上 κ 链的 t（2；8）（p12；q24）及 22q11.22 上 λ 链的 t（8；22）（q24；q11）。在 Burkitt 淋巴瘤病例中，尽管与 *MYC* 基因相关的染色体断裂点位置有显著的差异，但易位的结果是相同的，均引起 *MYC* 表达的调节失控，导致细胞异常增殖。

在一些急性 T 细胞性淋巴细胞白血病（T-ALL）中，*MYC* 基因是由 t（8；14）（q24；q11）易位激活，*MYC* 基因转录由位于 14q11 的 T 细胞受体基因 α 链上的调节因子调控。

2. **基因融合**　基因融合并使原癌基因激活首先是在研究慢性髓细胞性白血病中的 Ph 染色体断裂点时发现的。在慢性髓细胞性白血病细胞中，染色体发生 t（9；22）（q34；q11）使位于 9q34 的 *ABL1* 基因与位于 22q11 的 *BCR* 基因融合在一起，形成位于 22 号易位染色体上的 *BCR/ABL* 融合基因，它编码相对分子质量为 210×10^3 的融合蛋白，这种蛋白具有很高的酪氨酸激酶活性。BCR/ABL 融合蛋白可使骨髓肿瘤细胞克隆增多。在急性淋巴细胞白血病（ALL）中，有 20% 以上的病例存在 t（9；22）易位，其中 *BCR* 基因的断裂位点不同于 CML 中的断裂点，这种融合基因编码的 BCR/ABL 融合蛋白相对分子质量为 185×10^3。但目前还不清楚为什么 BCR/ABL 融合蛋白在两种血液肿瘤中差异如此之小，而导致的表型差异却如此之大。基因融合有时也会形成融合转录因子。在儿童 ALL 中，出现 t（1；19）（q23；p13），其结果使 E2A 转录因子基因（19p13.3）与 *PBX1* 基因（1q23）发生融合。E2A/PBX1 融合蛋白由 E2A 蛋白氨基末端的反向激活区域与 PBX1 的 DNA 结合同源区域构成。

第三节　肿瘤抑制基因

在 20 世纪 60 年代，通过肿瘤细胞与正常细胞杂交研究，发现正常细胞与肿瘤细胞融合形成的杂种细胞丢失了肿瘤细胞的表型，这表明正常细胞的染色体可以逆转肿瘤细胞表型。因此，人们提出了正常细胞中存在抑制肿瘤发生的基因，称为肿瘤抑制基因。肿瘤抑制基因（tumor suppressor gene）是一类存在于正常细胞中的、与原癌基因共同调控细胞生长和分化的基因，也称抗癌基因（anti-oncogene）或隐性癌基因（recessive oncogene）。肿瘤抑制基因是保护性基因，正常情况下可抑制细胞生长，此作用通过监控细胞分裂速率、修复错配的 DNA（突变诱因）和控制细胞死亡等多种途径来实现。当肿瘤抑制基因发生突变（由于遗传或环境因素），细胞会出现持续增长并最终形成肿瘤。自从 1986 年在人类视网膜母细胞瘤中首次发现肿瘤抑制基因 *RB* 以来，目前已经发现了 800 余种肿瘤抑制基因。

一、肿瘤抑制基因的发现

事实上，早在 20 世纪初期研究癌基因的过程中就发现了肿瘤抑制基因存在的线索。Boveri 通过海胆卵操作实验（诱导多级有丝分裂和染色体异常分离），发现了有丝分裂纺锤体，并偶然观察到异常的有丝分裂会导致子代染色体缺失，产生与恶性肿瘤中低分化组织团块相似的异常细胞团块，由此推测染色体的不正确联合会产生能够遗传的、有无限增殖能力的恶性细胞。同时，Boveri 还用自己的观点解释了和肿瘤相关的许多现象，甚至想象有毒物质、物理损伤、病原体、慢性炎症和组织修复等因素都可能间接促进染色体异常分离或导致染色体不平衡等情况的出现，进而导致肿瘤的发生。除了这些重要的发现与假设，Boveri 还提到了在一种组织中会出现不同类型的肿瘤、隐性染色体等位基因丢失和肿瘤易感性的遗传率等多个问题。然而，Boveri 的假说在当时并没有引起重视，首先是由于缺少来自动物及人类核型研究的实验证据，而且尚无研究证实染色体数目的改变确实导致了肿瘤。随后，Charlest 和 Clausen 根据苯并芘致

Notes

乳头状瘤的实验结果，提出肿瘤的发生可能与细胞中肿瘤抑制基因的失活有关，并提出了肿瘤抑制基因的概念，但也未得到足够重视。而 Rous 在 1910 年用患肉瘤鸡的无细胞滤液导致正常鸡患肉瘤的发现，直接证明了肿瘤的遗传基础，引发了癌基因研究的高潮。相比之下，所有肿瘤抑制基因的证据都是非直接的，肿瘤抑制基因的研究迟迟没有进展。

直到 1969 年，Ephrussi 和 Harris 的体细胞杂交实验才使寻找肿瘤抑制基因的研究拨云见日。他们将小鼠恶性肿瘤细胞与正常小鼠细胞融合后，发现形成的四倍体杂种细胞并无恶性表型，接种到特定宿主体内也不再生长肿瘤。由于四倍体细胞不稳定，传代过程中，来自小鼠正常细胞的染色体会逐渐丢失，随着正常染色体的逐步丢失，杂种细胞的恶性表型逐步恢复（即致瘤回复体）。既然杂种细胞有来自恶性肿瘤细胞中已激活的癌基因，理应致癌，这显然不符合癌基因显性作用这一理论。由此，Harris 等推测小鼠正常细胞中可能存在另一种抑制肿瘤的基因，可以抑制癌细胞的恶性表型，并提出肿瘤是一种隐性性状，在体细胞杂种细胞中因存在来自正常细胞的染色体（基因）而被抑制。随后一系列的啮齿类体细胞杂交实验及啮齿类肿瘤细胞 - 正常人细胞形成的杂种细胞研究结果也都支持此论点。接续发展起来的微细胞技术（将单个染色体从正常细胞转移到癌细胞中）也证实特定的人正常染色体可抑制癌细胞的致瘤性生长。

与体细胞杂交研究基本同步，Knudson 在进行视网膜母细胞瘤的流行病学研究中发现多数视网膜母细胞瘤病例是散发的，但也有以常染色体显性遗传模式传递的家系。与散发型病例相比，遗传型病例发病年龄较早，往往呈双侧或多灶性。1971 年，Knudson 提出了著名的"二次突变"或"二次打击假说"（two-hit theory）。解释了遗传型与散发型视网膜母细胞瘤的遗传机制。两种类型的肿瘤都起源于同一基因的两次以上的突变。遗传型视网膜母细胞瘤患者的第一次突变发生于生殖细胞，使婴儿的所有体细胞都含有此突变，成为突变的杂合子，第二次突变则发生于同一视网膜体细胞中另一等位基因，二次突变完成肿瘤的始动，使良性细胞转变为恶性细胞。因此，遗传型病例发病早，常呈双侧与多灶性。在散发病例中，二次突变均发生在体细胞，而且必须在同一视网膜母细胞中的两个等位基因先后发生才能完成肿瘤的始动过程，这种机会很少，需要漫长的时间积累，因此散发病例发病较晚，多为单侧。此外，Knudson 对其他几种儿童肿瘤（如 Wilms 肾母细胞瘤和多发性内分泌瘤等）的调查分析都支持二次突变理论。

其后的系列研究确定了参与视网膜母细胞瘤发生的具体染色体和基因。1976 年 Francke 报道在遗传型视网膜母细胞瘤患者外周血淋巴细胞和皮肤成纤维细胞中都发现了 13q14 缺失。1983 年，Cavenee 等用检测杂合性缺失（loss of heterozygosity，LOH）方法证实散发性病例瘤细胞中 13q14 存在杂合性丢失。1985 年 Cavenee 等又在两个视网膜母细胞瘤家系中发现肿瘤细胞中丢失的正是 13 号染色体上的正常等位基因。1987 年李文华等发表了人视网膜母细胞瘤易感基因的克隆、鉴定和序列，这是人类发现的第一个肿瘤抑制基因。

二、肿瘤抑制基因分类

在细胞复杂的生命过程中，肿瘤抑制基因通过发挥不同的功能来抑制肿瘤的发生。根据其参与生命过程的不同，可将肿瘤抑制因子分为七类：①转录调节因子；②负调控转录因子；③周期蛋白依赖性激酶抑制因子；④信号通路的抑制因子；⑤ DNA 修复因子；⑥发育及凋亡相关的信号途径组分；⑦其他。由于基因组中一些重要基因具有多重功能，可同时分属不同类别，因此按最主要的功能进行归类。

1. 转录调节因子　转录调节因子能够通过调节转录因子活性来间接控制转录过程，进而改变细胞代谢。具有抑癌作用的转录调节因子能够抑制细胞的生长、迁移、周期进程等多种生命过程。属于这一类的典型基因有 *RB1*、*TP53*、*SMAD* 家族、*TGFBR2*、*MAP2K4* 和 *VHL* 等。

2. 负调控转录因子　基因转录具有正负两种调控形势，其中负调控起到抑制基因转录的作用。在正常细胞中，某些负调控转录因子能够抑制细胞的生长，起到抑制癌症发生的作用。典

Notes

型的基因如 *WT1*。

3. 周期蛋白依赖性激酶抑制因子　细胞周期的正常运行是细胞增殖的基本保证，因此当调节周期进程的激酶受到抑制时，细胞增殖也会相应受到影响。周期蛋白依赖性激酶抑制因子就是基于这一机制发挥抑癌作用。典型的基因包括 *CDKN2A*（*P16*）、*CDKN2B*（*P15*）、*CDKN1A*（*P21*）和 *CDKN1B*（*P27*）等。

4. 信号通路相关抑制因子　细胞的生长需要多种信号通路网络的协同作用，有效抑制这些通路的功能，能够实现对细胞增殖能力的调控。然而，当这些调节出现障碍时，细胞可能出现恶性增殖。属于这一类的基因有 *PTEN*、*NF1* 和 *MCC* 等。

5. DNA 修复因子　基因组复制、转录等生命过程中常产生 DNA 损伤，若未能及时合理修复，可能会引起基因组不稳定，甚至导致细胞的癌变。因此在 DNA 损伤修复中起到重要作用的因子都是抑制癌症发生的候选基因，包括：①参与同源重组修复的基因 *BRCA1/2*、*ATM*、*FANC* 家族、*WRN* 和 *BLM* 等；②参与碱基错配修复的基因 *MSH2*、*MSH6*、*MLH1*、*PMS1* 和 *PMS2* 等；③参与核苷酸切除修复的基因 *XPA*、*XPB*、*XPC*、*XPD*、*XPF* 和 *XPG* 等。

6. 发育及凋亡相关的信号途径组分　分化能力较强的细胞分裂能力相对较弱，因此细胞执行分化时可阻止其发生不正常的分裂。细胞凋亡是维持有机体内细胞数动态平衡的最关键的生命程序，当其出现功能障碍时，可导致肿瘤的发生。这类基因包括 *APC*、*CDX2*、*BAX*、*DCC* 和 *NF2* 等。

7. 其他　随着对肿瘤抑制因子的研究深入，又发现了许多具有肿瘤抑制功能的基因。这些基因发生功能异常时，会对细胞的增殖、迁移、粘附等多方面功能造成影响，进而增加肿瘤发生的可能。例如，*NM23* 基因是一种肿瘤转移相关抑制基因，在低转移性肿瘤中的表达水平明显高于高转移性肿瘤的表达水平。另外还有 *FHIT*、*MEN1*、*PTCH1* 等。然而这些基因的具体功能仍有待进一步的研究。

三、部分重要的肿瘤抑制基因

（一）*TP53* 基因

TP53（Tumor protein p53）基因定位于染色体 17p13.1，长 20kb，含有 11 个外显子，其中含有一个非编码的第一外显子和一个很长的 10kb 的第一内含子，编码 393 个氨基酸组成的蛋白质。*TP53* 名字的起因是产物在 SDS-PAGE 中呈现相对分子质量为 53×10^3 的蛋白。

p53 蛋白是一个转录因子，参与细胞周期调控、DNA 修复、细胞分化、细胞凋亡和衰老等细胞进程。在正常细胞中，p53 蛋白通过持续性的降解保持较低浓度，p53 蛋白的降解受 mdm2 调控。mdm2 通过与 p53 结合形成复合物抑制 p53 的功能，并将 p53 蛋白从细胞核运输到细胞质。同时 mdm2 作为泛素连接酶，共价结合泛素与 p53，从而促使 p53 被蛋白酶体降解。

TP53 称为基因组的守护者，是一种肿瘤抑制基因。*TP53* 基因缺失会引起基因组不稳定性，最常见的是导致非整倍体的表型。如果 *TP53* 基因突变，肿瘤抑制作用就会降低。只遗传了一个有功能的 *TP53* 等位基因的个体可能在刚成年时就产生肿瘤，经典的例子就是 Li-Fraumeni 综合征。约 50% 的人类肿瘤与 *TP53* 基因的等位失活或突变有关。

突变的 p53 不能与 DNA 有效结合，随之带来的后果是 p21 蛋白将无法充当"停止信号"阻断细胞分裂。突变型 *TP53* 则具有癌基因的作用，促进细胞恶性转化。*TP53* 基因的突变常发生在结肠癌、乳腺癌、肝癌和肺癌等多种肿瘤中。

（二）*RB1* 基因

视网膜母细胞瘤基因（retinoblastoma gene，*RB1*）最初是在研究视网膜母细胞瘤家系时发现的肿瘤抑制基因。*RB1* 基因定位于 13q14.2，基因组长约 200kb，有 27 个外显子，单一外显子从 31bp 到 1889bp 不等，内含子最大的超过 60kb，最小的只有 80bp。*RB1* 基因编码蛋白质（rb1 蛋

Notes

白）由 928 个氨基酸组成，相对分子质量 1.05×10^5。在视网膜母细胞瘤、乳腺癌和骨肉瘤等不同类型的肿瘤观察到第 13～17 外显子缺失，可以预测在该区域存在一个潜在的重组"热点"。

rb1 蛋白是一种核磷酸蛋白质，具有细胞周期调控元件，是一种核磷酸蛋白质，通过磷酸化／去磷酸化机制调节细胞增殖和细胞分化。在细胞 G0/G1 期，所有的 rb1 蛋白都为去磷酸化形式，而 S 和 G2 期时都为磷酸化的 rb1 蛋白。未磷酸化或低磷酸化 rb1 与转录因子 e2f 结合，阻止细胞从 G1 期进入 S 期。当有丝分裂原刺激、活化 CDK 后，CDK 使 rb1 蛋白磷酸化，后者与 e2f 解离，e2f 恢复转录因子活性，细胞从 G1 期进入 S 期。

rb1 蛋白通过稳定异染色质的组成从而维持染色体的整体结构，对细胞衰老进行调控。同时 *RB1* 基因在细胞增殖和细胞分化等方面也有一定作用。

RB1 基因的缺失突变是儿童视网膜母细胞瘤、膀胱癌和骨肉瘤的主要原因。除视网膜母细胞瘤外，在骨肉瘤、小细胞肺癌、膀胱癌、乳腺癌、软组织肉瘤、肝癌等许多肿瘤中都发现有 *RB1* 等位基因的等位失活或缺失。

（三）*WT1* 基因

Wilms 瘤是儿童常见的一种肾脏恶性肿瘤，累及单侧或双侧肾脏。*WT1* 也称为 Wilms 瘤候选基因，位于染色体 11p13，全长近 50kb，含有 10 个外显子，转录的 mRNA 长约 3kb。*WT1* 基因编码的蛋白在进化过程中高度保守，提示此基因具有重要作用。wt1 蛋白含有几个功能结构域，其中包括羧基端 4 个锌指结构域，提示它是个转录因子；蛋白中心有亮氨酸拉链，与癌基因表达调控功能有关；氨基端有一个富含谷氨酸／脯氨酸的区域，发挥转录调控功能。

与 *RB1* 基因不同，*WT1* 基因的表达具有局限性。11p13 区域纯合性缺失的 Wilms 瘤中检测不到 *WT1* 基因的 mRNA。另有一些 Wilms 瘤表现为 *WT1* mRNA 高表达，这是由突变的 *WT1* 基因产生的。

（四）*CDKN2A* 基因

CDKN2A 基因也称多重肿瘤抑制基因（multiple tumor suppressor 1，*MTS1*），由于其编码的蛋白质产物相对分子质量为 16×10^3，因此又称为 *P16* 基因。Serrano 等在 1993 年利用酵母双杂交蛋白相关性筛选法研究与细胞周期依赖性激酶 4（cyclin dependent kinase 4，CDK4）作用的蛋白时，发现了 *CDKN2A* 基因。

CDKN2A 基因定位于染色体 9p21，全长 8.5kb，含有 3 个外显子，编码 148 个氨基酸组成的蛋白质。p16 蛋白可与 CDK4、CDK6 结合，抑制 cyclin D 与 CDK 形成具激酶活性的复合物，阻断该复合物对 rb1 蛋白磷酸化，使细胞停止于 G_1 期，对细胞周期进行调控。如果 *CDKN2A* 基因发生突变或缺失，就解除了对 cyclinD-CDK4 复合物的抑制，使其发挥抑制 rb1 的功能，细胞周期中的 G_1 关卡出现异常，细胞获得无限增殖能力。

在恶性黑色素瘤、肺癌、胰腺癌、膀胱癌、头颈部肿瘤和白血病等多种人类肿瘤中都证实有 *CDKN2A* 基因突变。*CDKN2A* 基因蛋白产物的缺失与 *CDKN2A* 基因本身的缺失、点突变及重组有关，其中 *CDKN2A* 基因的纯合性缺失是其主要原因，*CDKN2A* 基因启动子区域的突变可以导致 *CDKN2A* 基因失活，转录与翻译水平上的调控异常也可使 *CDKN2A* 基因功能产物丧失。此外，*CDKN2A* 基因启动子区 CpG 岛的甲基化可导致 *CDKN2A* 基因转录停滞。

（五）*CDKN2B* 基因

在研究 *CDKN2A* 基因的同时，发现 9p21 区域部分序列发生突变，而 *CDKN2A* 基因又能保持完整，由此推论此区域可能存在另外的肿瘤抑制基因。经过基因克隆和序列分析发现了另一个多重肿瘤抑制基因，称为 *CDKN2B* 基因，又称 *MTS2* 基因（multiple tumor suppressor 2），由于其编码相对分子质量为 15×10^3 的蛋白质，又称 *P15* 基因。

CDKN2B 基因全长约 6kb，编码由 138 个氨基酸组成的蛋白质。*CDKN2B* 基因与 *CDKN2A* 基因具有高度同源性，从功能上来说，*CDKN2B* 基因与 *CDKN2A* 基因也具有相似性。p15 蛋白

Notes

可以特异性抑制 cyclin D-CDK4 和 cyclin D-CDK6 复合物的蛋白激酶活性。

CDKN2B 基因作为 *CDKN2* 基因家族中的第二个成员，对多种恶性肿瘤均具有抑制作用。*CDKN2B* 基因突变与一些肿瘤发生之间存在有一定关联，如儿童急性淋巴母细胞性白血病和非小细胞性肺癌。

（六）*NF1* 基因

NF1 基因定位在染色体 17q11.2，它是在研究神经纤维瘤（neurofibromatosis）时发现的。*NF1* 基因的 mRNA 长约 11～13kb，包含 7.5kb 的编码区。编码的蛋白质（nf1）含有 2485 个氨基酸，又称为神经纤维瘤蛋白，在神经系统内含量丰富。它在人体所有组织中均有表达。

NF1 突变可导致神经纤维瘤、青少年性单核细胞白血病、Watson 综合征及乳腺癌等。*NF1* 基因是一种肿瘤抑制基因，该基因编码的 nf1 蛋白是 ras 信号转导通路的负向调节因子，nf1 蛋白可调节 GTP 酶 HRAS，导致 GTP 水解进而失活。

（七）*CDKN1A* 基因

CDKN1A 基因是 1993 年发现并克隆的。*CDKN1A* 基因定位于染色体 6p21.1，全长 2.1kb，编码 164 个氨基酸组成的蛋白质，相对分子质量为 21×10^3，因此也称 *P21* 基因。p21 是细胞周期依赖激酶抑制因子，可以与细胞周期因子 CDK1、CDK2 和 CDK4/6 复合物结合并抑制其活性，进而可以在 G1 期及 S 期调节细胞周期进程。此外，还发现 p21 是一种衰老细胞衍生的抑制因子。p21 表达受 p53 调控，同时又可以调节 p53 依赖性的细胞周期。在人干细胞中，p53 也可通过激活 microRNA 而抑制 p21 表达。但目前也有研究发现在某些 p53 非依赖性细胞分化中，也出现了 p21 的表达并阻止细胞增殖。

（八）*CDKN1B* 基因

CDKN1B 基因是 1994 年被克隆的。*CDKN1B* 基因定位于染色体 12p13，cDNA 长度为 594bp，编码 198 个氨基酸组成的蛋白质，相对分子质量为 27×10^3，也称 *P27* 基因。*CDKN1B* 与 *CDKN1A* 属于同一基因家族，在氨基酸水平上，两者具有明显的同源性。

P27 编码的蛋白属于细胞周期依赖性激酶（CDK）抑制蛋白家族，可与 cyclinE-CDK2 或 cyclinD-CDK4 复合物结合，抑制其活性，进而调控细胞周期，使其停滞在 G1 期。因此，p27 被认为是细胞周期抑制因子。该基因突变会导致细胞周期调控缺失，进而导致细胞无限增殖。在肿瘤中，通常是先出现原癌基因的激活，加速 p27 蛋白水解，从而使肿瘤细胞出现快速的分裂及无限增殖。这一过程经常是经 RTK 通路、PI3K 通路、SRC 通路或 MAPK 通路来完成的。在肿瘤的发生发展中，p27 的表达水平与肿瘤大小、分级、转移及预后等相关，因此，可作为肿瘤严重程度、预后及个体化治疗的分子标志物。

（九）*BRCA1* 基因

BRCA1 基因是乳腺组织特异性肿瘤抑制基因，其突变能够增加遗传性乳腺癌 - 卵巢癌综合征中乳腺癌的发生几率，*BRCA1* 基因的失活符合 Knudson 二次突变假说。家族性乳腺癌患者携带一个来自生殖细胞的 *BRCA1* 基因突变，当乳腺组织再次发生突变时，即可形成杂合性缺失，导致肿瘤的发生。

BRCA1 是应用定位克隆技术发现的肿瘤抑制基因。*BRCA1* 基因定位于染色体 17q21，全长 81kb，含有 22 个外显子，可以转录成 19 种不同的转录本。其中转录本 1 全长 7224bp，编码由 1863 个氨基酸组成的蛋白质。brca1 蛋白含有 4 个结构域：N 端附近的锌指结构域、brca1 丝氨酸结构域以及 2 个 brca1 C 端结构域。

（十）*DCC* 基因

DCC 基因位于染色体 18q21.2，全长 1.4Mb，29 个外显子。*DCC* 基因在包括结肠腺体等的正常组织中均有表达，且在多数结直肠癌中表达异常。结直肠癌 *DCC* 基因的体细胞突变形式包括 5' 端的纯合性缺失、点突变和外显子下游 170bp 片段的 DNA 插入等。

Notes

dcc 蛋白是神经生长因子 Netrin-1 的功能受体，介导轴突生长和转向反应。dcc 蛋白不与配体 Netrin-1 结合时，在肿瘤生长和转移过程中通过诱导细胞凋亡发挥其肿瘤抑制作用。

dcc 蛋白属于免疫球蛋白家族的跨膜蛋白，结构与细胞黏附因子相似，dcc 蛋白可协同其他蛋白参与细胞之间或细胞与胞外基质之间的黏附作用，因此可作为Ⅱ期肠癌的预后标志。

（十一）*APC* 基因

APC 基因定位于染色体 5q22.2，它在家族性腺瘤性息肉（familial adenomatous polyposis-1，FAP1）的癌变中起重要作用。*APC* 基因含有 15 个外显子，全长 125kb。*APC* 基因的 mRNA 长 8.5kb，编码 2843 个氨基酸，相对分子质量为 311.8×10^3 的蛋白质。*APC* 基因表现为显性遗传模式。

APC 基因编码的产物是一个具有多功能域的蛋白，在 Wnt 通路中发挥抑癌因子的作用。在家族性结肠息肉的癌变过程中，一个 *APC* 等位基因的丢失发生在结肠腺瘤阶段，另一个正常的等位基因丢失发生在结肠腺瘤向腺癌转变的阶段。此过程通过 apc 功能缺失激活 Wnt 信号通路，促进家族性结肠息肉癌变。此外，*APC* 基因在细胞迁移、黏附、染色体分离、纺锤体组装、细胞凋亡和神经元分化过程中还具有作用。

APC 基因种系突变散在分布于编码区 5′ 端的半区之内，其突变位置与家族性结肠息肉患者息肉的数目相关。

（十二）*NM23* 基因

NM23 基因是 1988 年由 Steeg 通过削减杂交（subtractive hybridization）方法从黑色素瘤 K-1735 细胞系中克隆得到的，又被称作 *NME1* 或 *NM23-H1*，其编码产物为核苷二磷酸激酶 A，该蛋白有 a 和 b 两种异构体，分别由 177 和 152 个氨基酸组成，能抑制肿瘤细胞的转移。*NM23* 基因与其下游的 *NME2* 基因（也被称作 *NM23-H2*）共转录成转录复合体 nme1-nme2，最终编码为由两个序列高度相似的蛋白单体所组成的融合蛋白。nm23 蛋白具有核苷二磷酸激酶的活性、脱氧核糖核酸酶活性、嘌呤结合能力以及镁离子结合能力等，能够参与细胞的多种生物学功能，如：细胞黏附、细胞迁移、细胞分化、微管聚合以及血管侵袭等。*NM23* 基因是一种肿瘤转移抑制基因（tumor metastasis suppressor gene），其表达水平在低转移性肿瘤中明显高于高转移性肿瘤。将 *NM23* 基因转染（transfection）到高转移肿瘤细胞中可使癌细胞转移潜能降低。目前发现 *NM23* 基因参与乳腺癌、肺癌和结肠癌等多种恶性肿瘤的转移过程。

（十三）*PTEN* 基因

PTEN 基因也称为磷酸酯酶与张力蛋白同源物基因（phosphatase and tensin homolog，*PTEN*）。该基因参与细胞周期调控，阻止细胞过度增殖。在多种肿瘤病例中存在高频率突变，*PTEN* 基因突变是多种癌症进展过程的环节之一。

PTEN 基因定位于染色体 10q23.31，蛋白产物是一种磷脂酰肌醇 -3，4，5- 三磷酸肌醇 -3- 磷酸酶。该蛋白同时含有一个张力蛋白样结构域和一个酪氨酸磷酸酶的催化结构域，具有脂质磷酸酶和蛋白磷酸酶的双特异性磷酸酶活性，通过脂质磷酸酶活性拮抗 PI3K 信号通路，并通过蛋白磷酸酶活性对 MAPK 通路进行负调控。

PTEN 基因在人类肿瘤中是最常发生丢失的抑癌基因之一。70% 的前列腺癌存在 *PTEN* 基因拷贝丢失。随着肿瘤进展，*PTEN* 基因突变和缺失可使其编码的磷酸酶活性丧失，肿瘤细胞增殖能力增加，细胞死亡减少。在神经胶质瘤、子宫内膜癌和前列腺癌中可以见到 *PTEN* 基因的遗传学失活，在肺癌和乳腺癌等许多其他类型的肿瘤中可以观察到 *PTEN* 基因表达降低。

第四节　遗传型恶性肿瘤

部分人类恶性肿瘤的发生具有家族聚集性，即一个家族内有多个成员患有同一种肿瘤或几种肿瘤，这又称为遗传型恶性肿瘤综合征。随着人类肿瘤分子遗传学的研究进展，人们对其发

Notes

生的分子机制有了更深刻的认识。目前认为，各种癌基因、肿瘤抑制基因、生长相关基因、细胞周期调控基因、信号转导基因和细胞凋亡相关基因等的改变均是肿瘤发生的遗传学基础，他们构成了个体对肿瘤的遗传易感性。这种对肿瘤的遗传易感性可以从亲代传递到子代，使子代更易患肿瘤，并对环境致癌因素更加敏感。遗传型恶性肿瘤综合征在人群中具有发病早、恶性程度高和多发性等特点，符合孟德尔遗传规律。

一、常染色体显性遗传的恶性肿瘤综合征

（一）视网膜母细胞瘤

视网膜母细胞瘤（MIM 180200）是一种起源于胚胎视网膜细胞的眼内恶性肿瘤，遗传方式为常染色体显性遗传。儿童早期即发病，发生率约 1/21 000～1/10 000，多在 4 岁以前发病。其临床表现为早期出现眼底灰白色肿块，开始在眼内生长时外眼正常，多无自觉症状，所以很难发现。此后，肿瘤增殖突入到玻璃体或接近晶体，使瞳孔呈黄色光反射，故称为"猫眼"，此时常因视力障碍而瞳孔散大、白瞳症或斜视而被家长发现。有染色体 13q 中间缺失的视网膜母细胞瘤病例均呈现典型的面貌特征：前额突出、鼻根低且宽、鼻短呈球状、嘴大、上唇薄及耳垂突出。

视网膜母细胞瘤可分遗传型和非遗传型两类。遗传型为双侧发病，约占全部病例的 20%～25%，多在 1 岁半以前发病，有家族史。如双亲正常，则双亲之一可能为携带者（10%）。因此，遗传方式符合常染色体显性遗传。

非遗传型多为单侧发病，且在 2 岁以后才发病，约占全部病例的 75%～80%。10% 的单侧发病病例为遗传型，其双亲之一可能为携带者或患者为新生的基因突变所致。

遗传型病例中，第一次突变发生于生殖细胞中的一个 *RB* 等位基因，结果每一个视网膜母细胞均带有一个突变，成为突变的杂合子。在这个基础上发生的另一个 *RB* 等位基因突变是体细胞突变。二次突变相加，即可完成始动（initiation）而从良性细胞变成肿瘤细胞。

（二）Wilms 瘤

Wilms 瘤（Wilms tumor，WT）（MIM 194070）或称肾母细胞瘤（nephroblastoma），是一种婴幼儿常染色体显性遗传的恶性胚胎肿瘤。德国外科医生 Max Wilms 首次报道了这种肿瘤，因此而得名。Wilms 瘤是由于保留胚胎分化潜能的肾干细胞功能异常所致，发病率约为 1/10 000，占婴儿肿瘤的 8%，3/4 的肿瘤发生在 4 岁前，90% 在 20 岁内发生。可分为遗传型和非遗传型。遗传型多为双侧发病且发病早，符合常染色体显性遗传，约占 38%；非遗传型常为单侧且发病较晚，约占 62%。患者腹部有无症状的肿块，肿块光滑、质坚硬。

Wilms 瘤临床表现如伴有 / 无虹膜、偏身肥大、泌尿生殖系统异常和智力低下，称为 WAGR 综合征，该综合征患者有 11 号染色体短臂的中间缺失，即 del（11）（p13）。

研究表明，Wilms 瘤基因是一种肿瘤抑制基因，目前发现与 Wilms 瘤发生相关的基因及染色体区域包括：*WT1* 定位于 11p13；*WT2*（MIM 194071）定位于 11p15.5；*WT3*（MIM 194090）定位于 16q；*WT5*（MIM 601563）定位于 7p15-p11.2；*WT4*（MIM 601363）定位于 17q12-q21。Wilms 瘤患者的肿瘤组织中有 *WT* 基因的纯合缺失，而正常组织中则为杂合子，其发生机制与视网膜母细胞瘤相同。

（三）家族性腺瘤性息肉综合征

家族性腺瘤性息肉综合征（MIM 175100）是常染色体显性遗传病，以结肠和直肠多发息肉为特征，病例多在十几岁时便开始向多发性息肉发展，直至产生癌变。典型的家族性腺瘤性息肉患者发展成癌的平均年龄为 39 岁。本病还有一种变异型，称为衰减型家族性腺瘤性息肉综合征，此型息肉增长较缓，发生癌变的平均年龄为 55 岁。此外，家族性腺瘤性息肉也可发生于上消化道，肿瘤可转移到脑、甲状腺等身体其他器官。

家族性腺瘤性息肉病典型的临床症状为结肠和直肠的腺瘤性息肉；在肠远端黏膜表面可见

Notes

很多息肉,这是一种严重的癌前病变,如不经治疗这些息肉会出现恶性变。肿瘤可发生于儿童期到 70 岁间的任何年龄,其症状为恶病质,如体重减轻、营养不足、肠梗阻及血性腹泻。

位于染色体 5q22.2 的 *APC* 基因为该病的主要致病基因。*APC* 基因突变可导致典型的和衰减的家族性腺瘤性息肉。这些突变影响细胞的正常生长和功能,使细胞过度增长可产生结肠息肉。尽管带有 *APC* 基因突变的个体最终将发展成结直肠癌,但是息肉的数量及成癌的时间取决于基因突变的位点。

本病也曾被命名为多发性结肠息肉、遗传型结肠息肉、家族性多发性息肉及家族性息肉病(familial polyposis coli,FPC),而目前则根据其发病部位并非局限于结肠而称其为家族性腺瘤性息肉。

Gardener 综合征是本病的另一种类型,具有明显的肠道外症状,其中典型症状为骨瘤和严重的视网膜损伤。发生在上消化道的腺瘤性息肉是导致患者死亡的主要原因,而口腔、皮肤及骨的症状可作为重要的诊断依据,但通常为良性。

二、常染色体隐性遗传的恶性肿瘤综合征

一些以体细胞染色体断裂为主要表现的综合征多具有常染色体隐性遗传特性,统称为染色体不稳定综合征。

(一) Bloom 综合征

又称为 Bloom-Torre-Machacek 综合征(MIM 210900),是一种罕见的常染色体隐性疾病,由皮肤科医生 David Bloom 博士发现并于 1954 年首次报道,患者常见的临床表现包括:身材矮小,慢性感染,免疫功能缺陷,日光敏感性面部红斑和轻度颜面部畸形,面部红疹呈蝴蝶形,独有的面部特征表现为面部窄长、下颌小和耳鼻突出。该病的并发症之一是支气管扩张症和慢性肺部疾病。另外一种并发症在许多方面类似于标准的成人型糖尿病,但发病早于一般人群。多数患者性发育异常,女性患者绝经期早于一般人群,但少数可正常生育,男性患者均不育。部分患者可见智力发育迟缓。最显著的并发症为高度肿瘤易感性且多在 30 岁前发生各种肿瘤和白血病。据美国康奈尔大学医学院 Bloom 综合征患者登记处报道,至 2009 年,在北美、南美、欧洲、亚洲、非洲以及澳大利亚不同人群中共发现 265 例 Bloom 综合征患者,其中 69 例(26%)为犹太裔,这提示 Bloom 综合征发病具有明显的种族特异性。

高频率的染色体断裂和重组是 Bloom 综合征患者细胞遗传学的显著特征,主要表现在:①染色体易发生断裂并形成结构畸变,细胞分裂间期常见多个微核结构;②染色体断裂发生在同源序列之间,从而出现频发的姐妹染色单体交换(SCEs)现象;③在非编码序列之间也同样存在断裂性突变;④细胞中常见四射体结构。

Bloom 综合征的编码基因(*BLM* 基因)定位于 15q26.1。*BLM* 基因突变是 Bloom 综合征发病的分子遗传学基础。尽管 *BLM* 突变率非常低,目前已发现超过 60 种不同形式的致病突变。其中一种突变在东欧犹太人群中频率高达 1%,简称为 BLM^{Ash},这是 Bloom 综合征在犹太人群中相对高发的原因。

(二) Fanconi 贫血

Fanconi 贫血(Fanconi anemia,FA)(MIM 227650)在临床上相当罕见,1927 年瑞士科学家 Fanconi 第一次报道了此病,属于常染色体隐性遗传病,发病率约为 1/160 000。主要表现为骨髓干细胞发育受阻(全血细胞减少症),最终导致贫血、白血病及血小板减少症。贫血多发生在 5～10 岁,多数病例伴有先天性畸形,特别是在骨骼系统,如拇指短小或缺如、多指、桡骨缩短、体格矮小、小头、眼裂小,少数伴有肾畸形及心血管畸形等,皮肤色素沉着及咖啡牛奶样色斑也很常见。儿童期发生肿瘤的风险增高,特别是白血病,尤其易患急性单核细胞性白血病。

Fanconi 贫血细胞中普遍存在染色体不稳定,染色体自发断裂率明显增高,单体断裂和裂隙

Notes

等染色单体畸变较多，双着丝粒染色体、染色体片段、核内复制也很常见。Fanconi 贫血的染色体畸变类型要多于 Bloom 综合征，但是 Bloom 综合征中染色体的交叉互换多发生在同源染色体之间，而 Fanconi 贫血中则多发生在非同源染色体之间。另外，Fanconi 贫血细胞在端粒序列 -TTAGGG 处多发生断裂，导致端粒完整性破坏并使其保护功能丧失，这也增加了染色体的不稳定性。

　　Fanconi 贫血细胞主要对一些化合物如丝裂霉素 C、双环氧丁烷、顺氯氨铂反应敏感，他们可以导致两个核苷酸之间形成交联。Fanconi 贫血细胞在一定浓度的交联剂存在时停止生长并死亡，而野生型细胞则很少出现这种情况。检测培养细胞对丝裂霉素 C 的敏感性是诊断 Fanconi 贫血的一个有效方法。

　　目前发现有 13 个基因的突变会导致 Fanconi 贫血：*FANCA*、*FANCB*、*FANCC*、*FANCD1*、*FANCD2*、*FANCE*、*FANCF*、*FANCG*、*FANCI*、*FANCJ*、*FANCL*、*FANCM* 和 *FANCN*。其中 *FANCB* 是 Fanconi 贫血的一个特殊致病基因，定位于 X 染色体上。

　　目前，全世界大约有 1000 人患有此病。回顾性研究发现，Fanconi 贫血的转归很差，多数将发生白血病及实体瘤，如阴道癌、食管癌及头颈部肿瘤。

（三）共济失调毛细血管扩张症

　　共济失调毛细血管扩张症（ataxia telangiectasia，AT）（MIM 208900）是一种罕见的常染色体隐性遗传病，发病率为 1/100 000～1/40 000。其主要临床表现是进行性小脑共济失调、肺部反复感染以及眼和面部皮肤毛细血管扩张。其他特征包括对射线异常敏感、染色体不稳定性增加、易患肿瘤和免疫缺陷等。共济失调毛细血管扩张症的致病基因于 1995 年克隆发现，这也确定了共济失调毛细血管扩张症为单基因遗传病。1995 年，Savitsky 在研究共济失调毛细血管扩张症时发现了相关的致病基因，命名为 *AT* 基因。*AT* 基因定位于染色体 11q22.3，是迄今为止发现的外显子最多的人类基因之一，也是最重要的基因之一，全长 150kb，编码序列约 12kb，共有 66 个外显子，编码一个有 3056 个氨基酸残基、相对分子质量为 3.50×10^5 的蛋白质。

　　自 *AT* 基因克隆以来，对其功能的研究取得了一定的进展。共济失调毛细血管扩张症是一种多系统综合征，累及多种组织和细胞，如小脑 Purkinje 细胞、成纤维细胞及淋巴细胞等都表现出对射线的异常敏感，因此 *AT* 基因被视为持家基因。

　　到目前为止，在共济失调毛细血管扩张症中已发现了 30 多种突变，这些突变分布于 *AT* 基因的全部编码序列，其中多数突变造成 *AT* 基因的截短或大片段缺失，从而导致 AT 蛋白失活。共济失调毛细血管扩张症病例易患多种肿瘤，肿瘤发病率比正常人群高近 10 倍，其中尤以淋巴瘤和白血病最为常见。

（四）着色性干皮病

　　着色性干皮病（xeroderma pigmentosum，XP）（MIM 278700）是一种罕见的、致死性常染色体隐性遗传病，发病率为 1/250 000。主要临床特点为早发的皮肤癌，同时也易患其他类型肿瘤包括恶性黑色素瘤、角化棘皮瘤、肉瘤、腺癌。此外，有些患者还伴有生长迟缓、性发育不良、智力障碍、小头和神经性耳聋等神经方面的表现。着色性干皮病患者对光极其敏感，皮肤、眼和舌部易受损，皮肤有许多色素斑点，也常常是皮肤癌的发生部位。患者最常见的死因是转移性的恶性黑色素瘤和鳞状细胞癌，很少能活过 20 岁。

　　紫外线辐射可促使 DNA 相邻嘧啶形成稳定的共价连接，如 T-T，C-T，C-C 等，在这些嘧啶二聚体中，T-T 出现频率最高。除此之外，一些化合物也具有核苷酸交联剂的作用，还有些化合物可为 DNA 碱基添加化学基团。二聚体核苷酸交联和特殊的核苷酸侧基破坏了染色体结构并导致基因突变。核酸切除修复通路（nucleotide excision repair，NER）是哺乳动物细胞 DNA 修复的主要途径，也是防御紫外线致癌的主要机制。正常情况下，核苷酸切除修复系统可切除这些受损的核苷酸并重建正常核苷酸序列。由于 XP 患者的切除修复基因（*XPA-XPG*）发生缺陷导致

Notes

核苷酸切除修复系统无法正常运行，细胞对紫外线辐射高度敏感，被紫外线照射之后，患者皮肤发红，随之发生萎缩和毛细血管扩张，这些部位逐渐变成疣状，最终发生多发性皮肤恶性肿瘤。

第五节　肿瘤发生的遗传学理论

一、单克隆起源假说

致癌因子引起体细胞基因突变，使正常体细胞转化为前癌细胞，然后在一些促癌因素作用下，发展成为肿瘤细胞。按照这个学说的观点，肿瘤细胞是由单个突变细胞增殖而成的，也就是说肿瘤是突变细胞的单克隆增殖细胞群，这就是肿瘤的单克隆起源学说。肿瘤的细胞遗传学研究结果证实，所有的肿瘤几乎都是单克隆起源，也就是说患者的所有肿瘤细胞都起源于一个前体细胞。最初是肿瘤相关基因累积突变导致单一细胞向肿瘤细胞转化（transformation），随后产生失控的细胞增殖，最后形成肿瘤。

许多证据可证明肿瘤的克隆特性。通过白血病和淋巴瘤的分子分析表明所有的淋巴瘤细胞都有相同的免疫球蛋白基因或 T 细胞受体基因重排，提示它们来自单一起源的 B 细胞或 T 细胞。而体细胞突变和克隆选择（clonal selection）模式也说明肿瘤在构成上是单克隆的，女性 X 连锁基因的分析为肿瘤克隆特性提供了最初的证据。根据 Lyon 假说，女性所有体细胞中的 X 染色体都是嵌合型的，在不同细胞克隆体中 X 染色体失活是随机的。一个细胞克隆体中 X 染色体上的基因与另一细胞克隆体中 X 染色体上的等位基因不同，就可以区分为两种细胞。葡萄糖 -6- 磷酸脱氢酶（*G6PD*）基因是一个 X 连锁基因，在人群中存在高突变率，杂合子个体一条 X 染色体上有一个野生型基因（wild-type gene），另一条 X 染色体上的等位基因由于突变而失活。失活的 X 染色体可以通过细胞染色检测 G6PD 活性得以验证。这种情况下，正常组织是包含有活性的和失活的 G6PD 细胞的嵌合体。对女性肿瘤的研究发现，一些恶性肿瘤的所有癌细胞都含有相同 G6PD 失活的 X 染色体，表明它们是单一细胞起源。

同时，肿瘤细胞学研究发现同一肿瘤中所有肿瘤细胞都具有相同的标记染色体，再次证明了恶性细胞的单克隆起源。近年来，对癌组织中突变的癌基因或肿瘤抑制基因进行分子分析也证实了肿瘤的单克隆特性。

二、癌基因理论

癌基因理论认为，人类肿瘤的发生、发展与体细胞中累积的各种遗传物质改变相关。这些遗传变异涉及染色体重排和癌基因的激活，这对于肿瘤的发生至关重要。癌基因是原癌基因的突变形式，而原癌基因则是一组与细胞生长调控有关的基因，包括生长因子、生长因子受体、信号转导因子、转录因子及程序性细胞死亡调节因子。原癌基因可因基因突变、染色体重排或基因扩增而被激活。原癌基因原始功能的较小改变即可使其成为癌基因。一方面，原癌基因的突变导致蛋白结构的改变，从而出现蛋白（酶）活性增高和被调节的功能丧失；另一方面，原癌基因突变导致蛋白丰度的提高，主要由于蛋白表达提高（通过错误调控）、蛋白稳定性提高和基因重复（染色体异常的一种），导致细胞中蛋白量的增高。此外，染色体易位导致在错误的时间或者错误的细胞中基因出现高表达，并产生有活性的融合蛋白。近来发现 microRNA 的突变也可以导致癌基因的激活。正常情况下 microRNA 可以通过下调癌基因的表达而起到调控作用，所以反义 RNA 可以起到抑制癌基因的作用。可见，基因的改变是肿瘤起源与发展的分子基础。一旦这些基因在表达时间、表达部位、表达数量及表达产物结构等方面发生了异常，就可以导致细胞无限增殖并出现恶性转化。

癌基因的发现为研究肿瘤的分子及遗传学基础提供了突破点。癌基因也为人们理解正常细胞的增殖、分化及程序性死亡提供了重要的线索。异常癌基因的确认为肿瘤的分子诊断及监测提供了工具。更重要的是，癌基因代表了新一代肿瘤治疗的靶标，应用针对特异癌细胞靶点的新型化疗制剂治疗肿瘤已经不仅仅是一个梦想。在不远的将来，新的抗肿瘤药物可以选择性杀死肿瘤细胞，而保留正常细胞。

三、肿瘤抑制基因理论——Knudson 的二次突变假说

20 世纪 70 年代，Knudson 提出了肿瘤抑制基因模式，以解释遗传型视网膜母细胞瘤的发病机制。在研究双侧（遗传型）和单侧（非遗传型）视网膜母细胞瘤的特征时，提出上述两种类型的视网膜母细胞瘤之间存在关联，并假设两种类型视网膜母细胞瘤都是由两次独立而连续的基因突变产生的，即二次突变事件引起的。遗传型肿瘤病例中，第一次突变发生于生殖细胞，是种系突变，而第二次突变则随机发生在体细胞中。这种情况下，双侧视网膜的细胞都有可能发生第二次突变而形成肿瘤。相比之下，非遗传型视网膜母细胞瘤是来自同一个体细胞发生的两次独立突变，因而在双侧视网膜都发生二次突变的可能性较小。Knudson 提出的二次突变假说，最简单地解释了肿瘤的显性特征（图 13-6）。二次突变假说还说明肿瘤的发生是一种隐性事件，即野生型基因产物可以抑制肿瘤发生，当这对等位基因都突变了，就发生肿瘤。Knudson 称这种基因为抗癌基因，也称肿瘤抑制基因。遗传型视网膜母细胞瘤患者的 G 显带分析结果也支持二次突变假说，即肿瘤细胞均有 13q14 缺失。在克隆出 RB 基因后，基因突变筛查发现视网膜母细胞瘤的 RB 基因均发生了突变或缺失。Knudson 完成了肿瘤抑制基因理论这一开创性工作。

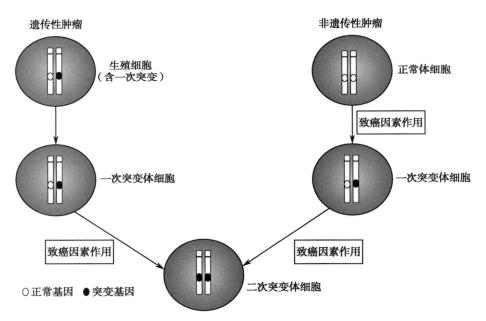

图 13-6　Knudson 二次突变假说示意图

20 世纪 80 年代的一系列实验结果更证明了 Knudson 二次突变假说的精确性，并认为需要两次或两次以上基因突变才能形成恶性肿瘤，而两次突变所发生的时期或阶段决定了是否是遗传型。遗传型肿瘤是由于第一次突变发生在生殖细胞或者是由父母遗传而来，所以该个体的所有体细胞实质都是潜在的前癌细胞，任何体细胞如果发生第二次突变就会转化为肿瘤细胞，因此这种肿瘤发生具有家族性、多发性（双侧性）和早发性的特点。而非遗传型肿瘤则是由于第一次突变发生在某个体细胞中，只影响这个体细胞增殖而来的细胞克隆，成为前癌细胞，如果这个体细胞或其克隆发生第二次突变才可形成肿瘤。因此，非遗传型肿瘤发病迟，并具有散发性

Notes

（单发性）和单侧性等特点。这一学说除用于视网膜母细胞瘤分析外，还解释了 Wilms 瘤等儿童肿瘤的发病原因和规律，而后被广泛用于分析各种肿瘤的发生。但没能很好地分析肿瘤发生中的各种遗传因素和环境因素的影响，是该学说的弱点。

目前，Knudson 二次突变假说也遭遇到挑战。有研究发现一些肿瘤抑制基因仅有一个拷贝失活即可有效引发肿瘤，此现象称为单倍剂量不足（haploinsufficiency），是指一个等位基因突变后，另一个等位基因虽能正常表达，但只有正常水平 50% 的蛋白质不足以维持细胞正常的生理功能。大量实验证实，由单倍剂量不足引发肿瘤的时间要长于经二次突变的致癌过程。

四、肿瘤发生的染色体理论

20 世纪初，Boveri 发现两次受精的海胆幼胚细胞呈不均等分裂，染色体分配不平衡，这种细胞与肿瘤细胞相似，失去正常生长特点。Boveri 在分析了肿瘤细胞中存在的一些特殊现象的基础上，提出了肿瘤的染色体理论。这个理论认为肿瘤细胞来源于正常细胞，是一种有染色体异常的缺陷细胞，染色体畸变是引起正常细胞向恶性转化的主要原因。但是，由于动物细胞染色体的制备和分析技术的限制，Boveri 假说直到 40 年后才得以证实。

除血液系统恶性肿瘤外，实体瘤中很难观察到高度一致的"恒定的或特异的"标记染色体，这可能归结于实体瘤间或肿瘤内存在高度异质性，存在遗传复杂性和不稳定性。

染色体数目或结构改变可能导致不同的分子事件发生，包括基因的激活、失活、转录调节异常、扩增、缺失，并导致基因及相关区域的结构改变。这些变化可能涉及癌基因或肿瘤抑制基因序列，其他还可能涉及代谢途径控制、组织特异性分化调节以及编码生长因子或细胞 - 细胞相互作用相关的表面膜分子等基因序列，通过改变细胞的生长与分化并使受累细胞克隆及瘤性增殖。从血液系统恶性肿瘤的研究结果来看，肿瘤中的原癌基因结构和功能的改变会受到染色体结构变化的影响。关于染色体畸变介导的原癌基因改变在人类实体瘤中的作用机制尚缺乏明确证据。其中只有个别证据，如神经母细胞瘤细胞的均质染色区和双微体可见 *MYCN* 基因扩增，以及与 7 号染色体重复和结构改变相关的上皮生长因子受体 *EGFR* 基因（定位于 7p11.2）过表达。

染色体的稳定性与肿瘤发生密切相关。人体内的细胞融合实验证明，杂种细胞如果保留大量的肿瘤染色体，则具备转化和肿瘤特性；同时许多研究证明，某些正常染色体对恶性细胞表型有抑制作用。种内杂交（正常二倍体 / 人类恶性细胞）实验证实 1 号及 11 号染色体对肿瘤形成具有抑制作用。Wilms 瘤细胞中通过微细胞融合导入正常的 11 号染色体可以抑制细胞的肿瘤特性。染色体介导的肿瘤抑制作用说明有些基因（肿瘤抑制基因或肿瘤相关基因）可以显著阻抑细胞水平的恶性表型，这些基因的纯合丢失或失活对肿瘤的形成意义重大。

渐进性累积的染色体改变可能对肿瘤克隆的进展起促进作用。早、晚期或转移性的纤维母细胞瘤、黑素瘤和膀胱癌中可见到不同的染色体异常。早期神经母细胞瘤的特征为染色体众数在三倍体范围，结构异常少见，双微体或均质染色区缺如。与此相反，进展期或复发的神经母细胞瘤中染色体众数在二倍体或亚四倍体范围，并可见到复杂的结构变化，还有大量与 *MYCN* 基因扩增有关的双微体和均质染色区。

五、肿瘤的多步骤遗传损伤学说

目前的研究证明肿瘤的发生是多步骤的，涉及多种相关基因包括癌基因和抑癌基因的变异。一种肿瘤会有多种基因的变化，而同一基因的改变也会在不同类型肿瘤的发生中起作用，多数肿瘤的发生与癌基因的活化和（或）肿瘤抑制基因的失活有关。美国麻省理工学院 Land 等人在 1983 年发现，若只用 *RAS* 癌基因转染，仅能诱导体外培养的大鼠胚胎成纤维细胞发生过量增殖，但并未出现癌变；然而若将 *RAS* 癌基因与 *MYC* 病毒癌基因共同转染，则能使这些细胞转化为癌细胞。由此可见,细胞的癌变至少需要两种致癌基因的联合作用,每一个基因的改变只完成其中的一个步骤,多基因多步骤的变异最终完成癌变过程。这个观点陆续得到了许多实验结果的进一步证实,并逐渐发展成为得到普遍认同的多步骤致癌(multistep carcinogenesis)假说,也称多步骤损伤学说。目前认为,恶性肿瘤的发生是一个多阶段逐步演变的过程(图13-7),正常细胞是通过一系列进行性的改变而逐渐变成恶性的。在这种克隆性演化过程中,常积累一系列的基因突变,涉及不同染色体上多种基因的变化,包括癌基因、肿瘤抑制基因、细胞周期调节基因、细胞凋亡基因及维持细胞基因组稳定性基因(包括 DNA 修复、DNA 复制及染色体分离基因)等。这些基因的变异,有的是从种系细胞(germ-line cells)遗传而来,有的则是从环境因素引起体细胞突变而后天获得的,故肿瘤有遗传型和散发型之别。在肿瘤进展过程中,肿瘤细胞群中常有新的基因突变发生,赋予细胞选择性优势,例如更快速的生长,或具有侵袭和转移的特性,使它们在肿瘤细胞群中占据优势,该过程称为克隆演进与选择。通过克隆演进与选择,肿瘤生长更加迅速,恶性表型更加明显。在多步骤损伤学说的基础上,目前将致癌过程分为启动、促进和进展 3 个时段。

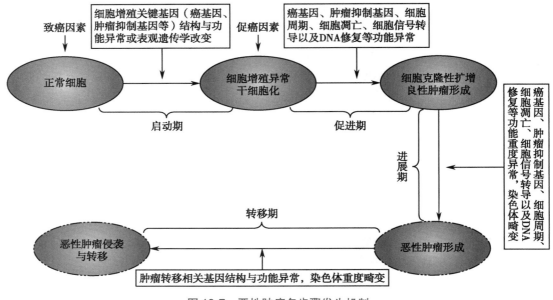

图 13-7　恶性肿瘤多步骤发生机制

本 章 小 结

　　肿瘤泛指由一群生长失去正常调控的细胞形成的新生物。人类恶性肿瘤是一种体细胞遗传病,其中又分为遗传型肿瘤和散发型肿瘤,分别由肿瘤相关基因的种系突变和散发突变导致。作为肿瘤相关基因的主体,癌基因和肿瘤抑制基因本为控制正常细胞生长的关键因子,它们相互调控、相互协调,只要其中一个基因发生变异而打破这种平衡,细胞就会出现生长失控,导致肿瘤发生。但是肿瘤的遗传基础并非我们想象得那么简单,这表现在一种基因突变可见于多种类型肿瘤,而另一种基因突变只限于特殊类型的肿瘤。肿瘤的始动和发展需要多次体细胞突变,这其中染色体改变与基因组重组发挥了重要作用。

　　进入 21 世纪,人类对肿瘤病因的了解依然有限。由于感染性疾病得到有效控制及人类寿命的延长,肿瘤已成为我国居民的第一位死因,目前每年肿瘤发病人数约 300 万,

Notes

死亡 200 万人。世界范围的调查发现不良生活习惯占致癌因素的 35% 或更多，其中全球肺癌死亡人数的 80% 至 90% 是由吸烟导致，这说明 1/3 以上的肿瘤是可以预防。由此引发的思考是，在目前肿瘤发生原因还不明了的情况下，我们是否更应该关注肿瘤的预防。

（傅松滨）

参考文献

1. http://www.ncbi.nlm.nih.gov：Online Mendelian Inheritance In Man.
2. Bunz F. Principles of Cancer Genetics. New York：Springer，2008.
3. Heim S，Mitelman F. Cancer Cytogenetics. 3rd Edition. New York：Wiley-Blackwell，2009.
4. Gelehrter TD. Principles of Medical Genetics. 2nd Edition. Philadelphia：Lippincott Williams&Wilkins--a waverly company，1999.
5. Schulz WA. Molecular Biology of Human Cancers（An Advanced Student's Textbook）. New York：Springer，2007.

Notes

第十四章　临　床　遗　传

临床遗传学（clinical genetics）也称遗传医学（genetic medicine），是医学遗传学的重要组成部分，是遗传与临床医学相交叉的领域，是医学遗传学向临床的延伸。其内容包括遗传病的诊断、治疗和预防。临床遗传帮助临床医生以医学遗传学的基本理论、规律去认识疾病，探究疾病的正确诊疗方法及干预手段，进而提高出生人口质量和人们整体健康素质。

第一节　遗传病的诊断

遗传病的诊断是开展遗传病防治工作的基础。遗传病的病因是身体内遗传物质的改变，但其表型的改变可能涉及身体的各个组织器官，因此遗传病的诊断是项复杂的工作，往往需要临床多个学科的密切配合。遗传病的诊断包括常规诊断和特殊诊断。常规诊断指与一般疾病相同的诊断方法，特殊诊断指利用遗传学的方法进行诊断，如家系分析、染色体检查、基因诊断等。遗传病的特殊诊断往往是确诊的关键。根据诊断时间的不同，遗传病诊断可分为临症诊断（symptomatic diagnosis）、症状前诊断（presymptomatic diagnosis）、产前诊断（prenatal diagnosis）或称出生前诊断几种类型。近年来，随着生物技术与生殖医学的发展，产前诊断又形成了一个新的分支——胚胎植入前遗传学诊断（preimplantation genetic diagnosis，PGD）。

一、临　症　诊　断

临症诊断是医务工作者根据已出现症状患者的各种临床表现进行分析，并进行疾病的诊断和遗传方式的判断，是遗传病临床诊断的主要内容。

（一）病史、症状和体征

1. **病史**　遗传病多有家族聚集现象，由此病史的采集极为重要，采集过程中要遵循准确、详细的原则。另外，还要根据不同的遗传病进行特别的调查。

2. **症状和体征**　遗传病有和其他疾病相同的症状和体征，往往又有其本身特异性综合征，为诊断提供线索。由于大多数遗传病在婴儿或儿童期即可有体征和症状表现，故除观察外貌特征外，还要注意身体发育快慢、智力增进情况、性器官及第二性征发育是否异常。

（二）系谱分析

准确地记录家族史对遗传病的诊断非常重要，最有效的方法就是绘制系谱。系谱分析有助于判断遗传病的遗传方式，以区分某些表型相似的遗传病。系谱分析时应注意：系谱的系统性、完整性和可靠性；分析显性遗传病时，应注意对已有延迟显性的年轻患者，由于外显不全呈隔代遗传时，不要误认为是隐性遗传；要注意显性与隐性概念的相对性，同一遗传病可因观察指标不同而得出不同的遗传方式，从而导致发病风险的错误估计；近亲婚配者隐性遗传病的发病风险远高于随机婚配者，出现此类遗传病时，应询问双亲是否近亲婚配；现代家庭子女数较少，小家系越来越多，有些遗传病家系除先征者外，家庭成员中找不到其他患者，此时应优先考虑是否是隐性遗传病，再考虑是否为新发基因突变导致的显性遗传病。

（三）细胞遗传学检查

细胞遗传学检查，即染色体检查或称核型分析，是较早应用于遗传病诊断的辅助手段。目前随着显带技术的应用以及高分辨染色体显带技术的出现和改进，能更准确地判断和发现更多的染色体数目和结构异常综合征，还可以发现新的微畸变综合征，因而该方法是确诊染色体病的主要方法。

染色体检查标本的来源，主要取自外周血、绒毛、羊水中脱落细胞和脐血、皮肤等各种组织。

染色体检查的指征：有明显的智力发育不全；生长迟缓或伴有其他先天畸形者；夫妇之一有染色体异常，如平衡结构重排、嵌合体等；家族中已有染色体异常或先天畸形的个体；多发性流产妇女及其丈夫；原发性闭经和女性不育症；无精子症男子和男性不育症；两性内外生殖器畸形者；疑为先天愚型的患儿及其父母；原因不明的智力低下伴有大耳、大睾丸和多动症者；35岁以上的高龄孕妇。

1. 染色体显带技术　20世纪70年代前后发展起来的染色体显带技术是细胞遗传学的一大突破。最基本的是G显带，即制备中期染色体标本，用胰酶处理后以吉姆萨溶液染色，最后在光学显微镜下观察深浅相间的区和带，该技术称G显带。根据对染色体处理方法和染料的不同，先后又发展了10余种显带技术，包括：Q显带（氮芥喹吖因等染色，带型与G带相同），R显带（用加热、荧光或其他处理获得与G带深浅相反的带），T显带（显示端粒），C显带（显示着丝粒），N显带（显示核仁组织区）以及最新的限制性内切酶显带。

利用染色体显带技术，可以使许多疾病在染色体水平找到原发性改变，如肿瘤、发育缺陷、心血管疾病等。通过显带技术，可以把与此疾病的相关基因确定在一个较小的范围内，以利进一步研究。

2. 染色体原位杂交（chromosome in situ hybridization）　应用标记的DNA片段（标记物可为生物素、地高辛、荧光等）与玻片上的细胞、染色体或间期核的DNA或RNA杂交，在这些核酸不改变原来结构的情况下，研究核酸片段的位置、相互关系，因此称为原位杂交。用生物素、地高辛等标记物标记的DNA探针进行原位杂交后，用荧光染料（喹吖因、罗丹明、FITC等）标记的生物素亲和蛋白和抗亲和蛋白的抗体进行免疫检测和放大，使探针杂交的区域发出荧光，这种原位杂交称为荧光原位杂交（FISH）。FISH技术具有快速、经济、安全、灵敏度高、特异性强等优点。它自问世以来，已广泛应用于细胞遗传学、基因定位和基因制图等领域中。

（四）生化检查

生化检查是遗传病诊断中的重要辅助手段，包括一般的临床生化检验和遗传病的特异检查。不同类型的遗传病的缺陷不同，因此生化检查也各种各样，用于分析酶变型的方法主要有电泳速率、酶动力学、指纹分析和免疫反应等常用技术；用于分析蛋白质变型的方法主要靠电泳技术、肽链和氨基酸顺序分析来辨认。另外，测定中间代谢产物也有助于诊断代谢病，比如，通过测定尿中苯丙酮酸或苯乙酸可诊断苯丙酮酸尿症。

遗传性代谢病是一组先天性生化紊乱所致的疾病，属单基因病。目前已知的遗传性代谢病中，多数为酶缺陷病，少数为非酶缺陷病。酶缺陷病中大部分为常染色体隐性遗传，个别为X连锁隐性遗传。各种遗传性代谢病的发生率都很低，一般在1/5万~1/10万，它在不同地区、不同种族中发病率的差异很大。遗传性代谢病是基因突变的结果，基因表达调控异常、基因缺失、基因点突变导致蛋白质缺如和结构异常或翻译后加工修饰缺陷等，即可导致酶蛋白的缺如或功能异常。目前临床上常用的生物化学检查方法是用于检测酶的缺陷和代谢中间产物。血和尿液由于易采集，及其方法学的不断改进，一直被检测者常规采用，被制成滤纸片和显色反应进行检测。

（五）基因诊断

基因诊断（gene diagnosis）又称为分子诊断，是指利用分子生物学技术，直接检测体内DNA或RNA在结构或表达水平上的变化，从而对疾病做出诊断。基因诊断区别于传统诊断主要在于直接从基因型推断表型，即越过产物（酶与蛋白质）而直接检测基因做出诊断。基因诊断不仅

Notes

可以对遗传病患者做出直接的临症诊断，还可以在发病前做出症状前诊断，也可以对有遗传病风险的胎儿／胚胎做出产前／植入前诊断。由于基因诊断不受基因表达的时空限制，也不受取材细胞或组织类型的限制，还可以有效检出携带者，因此自基因诊断于 1978 年应用于镰状细胞贫血症的检测以来，其已逐渐从实验研究进入临床应用，并且在遗传病的诊断中发挥出越来越重要的作用。基因诊断常用的方法有：

1. **限制性片段长度多态性**（restriction fragment length polymorphism，RFLP）　DNA 顺序上发生变化而出现或丢失某一限制性内切酶位点，使酶切产生的片段长度和数量发生变化称为RFLP。任何一个基因内切大片段的缺失、插入以及基因重排，即使不影响到限制性内切酶位点的丢失或获得，也很可能引起限制性内切酶图谱的变化，使限制性酶切片段的大小和数量发生变化，因而这类基因突变可以通过限制性内切酶酶切或结合基因探针杂交的方法将突变找出。例如镰状细胞贫血症的基因诊断（图 14-1）、血友病 A 的诊断（图 14-2）。

已知镰状细胞贫血症的突变基因是编码 β 珠蛋白链的第 6 位密码子由 GAG 变为 GTG，可用限制性内切酶 MstⅡ进行检测。因为这一突变使正常存在的 MstⅡ切点消失，这就使正常情况下存在的 1.15kb 及 0.2kb 条带变成患者（纯合子）的 1.35kb 条带，见图 14-1。

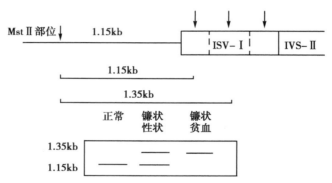

图 14-1　镰形红细胞贫血症的基因诊断

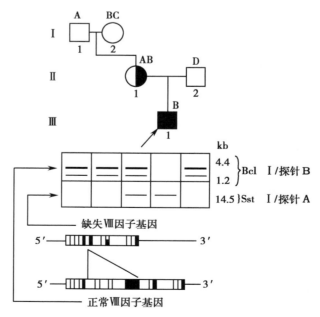

图 14-2　*F8* 基因部分缺失所致血友病 A 的基因诊断

注：探针 A 是 *F8* 基因 1.7kb Kpn I cDNA 片段，包括 1～12 外显子。探针 B
是 *F8* 基因 4.7kb EcoR I cDNA 片段，包括 14～25 和部分 26 外显子。患者
无 Bcl I/ 探针 B 1.2kb 和 4.4kb，但有 Sst I/ 探针 A 14.5kb

Notes

血友病 A 是一种 X 连锁隐性遗传病。用Ⅷ因子(F8)基因的 cDNA 片段作为探针对待检者 DNA 酶切片段进行杂交,就可检出 F8 基因部分缺失的男性患者和女性携带者。图 14-2 家系Ⅲ-1 患有严重的血友病 A。用两种不同的内切酶和探针组合对家系成员作 RFLP 分析。应用 Bcl I/探针 B(F8 基因 4.7kb EcoRI cDNA 片段,包括 14~25 和部分 26 外显子),患者不见 1.2kb 和 4.4kb。应用 Sst I/探针 A(F8 基因 1.7kb Kpn I cDNA 片段,包括 1~12 外显子),患者和他的母亲(必然杂合子)出现异常的 14.5kb。这一实验结果表明,F8 基因 3′ 端部分缺失后,其 5′ 端残留部分可由 Sst I/探针 A 检出。杂合子兼有 Bcl I/探针 B 检出的 1.2kb 和 4.4kb 与 Sst I/探针 A 检出的 14.5kb。

2. **聚合酶链反应**(polymerase chain reaction,PCR)**及相关技术** PCR 通过变性、退火、延伸的循环周期,使特定的基因或 DNA 片段在短短的 2~3 小时内扩增数十万至百万倍,大大缩短了诊断时间。PCR 常结合其他技术进行遗传病的诊断,以 PCR 为基础的相关技术有多种,如巢式 PCR(nest PCR)、多重 PCR、PCR 等位基因特异性寡核苷酸杂交(PCR/ASO)、PCR-单链构象多态性(PCR-SSCP)、PCR 产物变性梯度凝胶电泳(PCR-DGGE)等。PCR 技术和遗传病分子诊断的具体内容见第四章。

3. **DNA 测序**(DNA sequencing) DNA 序列测定是基因突变检测的金标准,适应于已知和未知突变检测,不仅可确定突变的部位,还可确定突变的性质。第一代测序技术包括 Gilbert 发明的化学降解法和 Sanger 发明的双脱氧测序法,最常用的是 Sanger 双脱氧测序法。第二代测序又称为高通量基因组测序,使用焦磷酸测序、DNA 簇、可逆性末端终结或四色荧光标记寡核苷酸的连续连接反应为基础,能够在短时间内高效检测包含数亿碱基的序列,目前已广泛用于全基因组重测序(whole genome sequencing)、外显子组测序(exome sequencing)、转录组测序(transcriptome sequencing)、小分子 RNA 测序(small RNA sequencing)以及长链非编码 RNA 测序(long noncoding RNA sequencing)等多方面。近年来,随着二代测序成本的逐渐降低,高通量基因组学技术正逐渐走向临床应用,将极大推动个人基因组及个体化医学时代的到来。

目前,第三代测序技术也在研发中,相比第二代测序,三代测序的最大特点是单分子实时测序,具有快速、精确、低成本的优势。可以预想,第三代测序将为肿瘤等体细胞遗传病的诊断、个人单体型图谱的构建以及表观遗传学的发展起到重要作用。

4. **DNA 芯片**(DNA chip) 这是一种基于 DNA 杂交的核酸检测技术。它是把上万种寡核苷酸或 DNA 样品密集排列在玻片、硅片或尼龙膜等固相支持物上,通过激光共聚焦荧光显微镜获取信息,电脑系统分析处理所得资料,一次微排列可对上千种甚至更多基因的表达水平、突变和多态性进行快速、准确的检测。

DNA 芯片技术是一种高效准确的 DNA 序列分析技术,常应用于已知突变检测,如非综合征性耳聋的基因诊断。由于耳聋的遗传异质性强,致病基因位点多,因此可利用基因芯片技术一次性检测多个致病基因的已知突变。

5. **变性高效液相色谱**(denaturing high performance liquid chromatography,DHPLC) DHPLC 是一种针对可能的未知单核苷酸多态性和突变的筛查技术。近年来应用 DHPLC 技术对一些遗传病开展了基因诊断或突变筛查,包括常染色体显性遗传的 Marfan 综合征、隐性遗传的白化病、X 染色体连锁遗传的 Duchenne 型肌营养不良以及一些线粒体疾病和甲基化异常疾病。

二、症状前诊断

某些常染色体显性遗传病的杂合子个体往往发病年龄延迟,比如 Huntington 舞蹈病杂合子的好发年龄在 40 岁左右,而这时的杂合子个体已经生儿育女,它们有 1/2 的机会将致病基因传给子代,造成子代得病。如能在可疑杂合子个体生育之前就作出诊断,就能避免影响子代。

常染色体显性杂合子个体的症状前诊断主要依赖于家系调查和系谱分析,依赖于各种临床

Notes

检查和实验室检查，也依赖于 DNA 诊断技术的应用。通过家系调查和系谱分析，可估计出家系中各成员的杂合子风险。对风险较高的个体，应作进一步检查，以明确诊断。目前，在症状出现前能明确诊断的方法只有 DNA 检查。

下面以 Huntington 舞蹈病为例说明 DNA 分析在常染色体显性杂合子症状前诊断中的应用。图 14-3 显示了一个 Huntington 舞蹈病家系。图中 I-1 和 II-1 已经发病，其他成员尚未得病，他们是否也带有致病基因呢？DNA 分析可作出诊断。患者和家系部分成员的 DNA 以 Hind Ⅲ酶切，用 Huntington 舞蹈病连锁 G8 探针进行分子杂交，检出 A、B、C、D 四种分子单倍型，如表 14-1 所示。患者 I-1 和 II-1 共有分子单倍型 B（4.9、17.5kb），提示分子单倍型 B 与 Huntington 舞蹈病基因连锁。分析家系中其他成员，II-2 和 III-1 也含有分子单倍型 B，在不发生重组的情况下，II-2 和 III-1 为杂合子，它们迟早要发病，应提前做好生育的医学安排与心理准备。

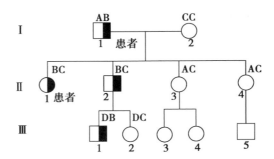

图 14-3　Huntington 舞蹈病家系成员症状前连锁 DNA 分子单倍型诊断

注：该家系 Huntington 舞蹈病与分子单倍型 B（Hind Ⅲ/G8 探针：4.9kb、17.5kb）连锁，II-2 和 III-1 为症状前患者

表 14-1　Huntington 舞蹈病连锁 G8 探针分子单倍型

分子单倍型	Hind Ⅲ酶切部位 1	酶切片断（kb）	Hind Ⅲ酶切部位 2	酶切片断（kb）
A	−	17.5	+	3.7
B	−	17.5	−	4.9
C	+	15.0	+	3.7
D	+	15.0	−	4.9

三、产 前 诊 断

产前诊断或出生前诊断是以羊膜穿刺术和绒毛膜取样等技术为主要手段，对羊水细胞、绒毛膜及脐血中胎儿细胞的染色体或基因进行遗传学分析，以判断胎儿的染色体或基因等是否正常。产前诊断是预防遗传病患儿出生的有效手段，也属于遗传病预防的重要环节。

（一）产前诊断的对象

每个国家、每个地区接受产前诊断的指征可能会略有不同，公认的产前诊断指征包括：①母亲年龄达到或超过 35 岁；②母体血清学筛查异常；③有不良孕产史，包括畸胎史或智力障碍儿分娩史、染色体异常儿分娩史、2 次以上流产、死胎或新生儿死亡史等；④家族有遗传病史，或遗传病儿分娩史；⑤夫妇一方有染色体异常；⑥遗传性疾病基因携带者；⑦正在孕育的胎儿有畸形或可疑畸形。

产前诊断的目的是在当父母未来生育某种受累子女的风险极高时，能够为他们提供一种无受累子女的相对安全保证。产前诊断在一定程度上改变了患某种特定疾病的风险概率，但不包括可能发生的所有遗传病及先天畸形。

Notes

（二）产前诊断的方法与应用

产前诊断主要从以下几方面进行：遗传学检查，如染色体检查、基因诊断；生化检查，如检测特殊蛋白质、酶、代谢底物、中间产物和终产物等，主要针对生化遗传病进行；物理诊断，如 B 超、X 线、电子监护等。

B 超能详细地检查胎儿的外部形态和内部结构，使许多胎儿的遗传性疾病得以早期诊断。B 超可进行如下诊断：中枢神经系统异常主要包括神经管缺陷（NTD）、脑积水、小脑畸形等；面、颈部异常，如唇、腭裂和颈部囊状淋巴管瘤等；先天性心脏病；胸部异常包括支气管、肺发育畸形，先天性膈疝，膈膨出和胸腔积液等；染色体异常，已有报道证实超声检查的某些征象与染色体异常有关，如股骨短小和颈部皮褶增厚提示 21 三体征；脐动脉血流异常或单根脐动脉均提示染色体异常；肢体缺陷；其他如先天性肾缺如、肾囊肿、先天性巨结肠等。由于 B 超对胎儿和孕妇基本无损害，因此 B 超检查仍为目前常用的产前诊断方法。

胎儿骨骼在妊娠 20 周后开始骨化，所以在妊娠 24 周后对胎儿进行 X 线检查较为适宜。诊断剂量的 X 线照射，对胎儿并无不良影响。X 线摄片检查可诊断无脑儿、脑积水、脊柱裂等骨骼畸形。

产前诊断根据胎儿遗传物质获取方式的不同可分为侵袭性（invasive）和非侵袭性（noninvasive）两类。

1. **侵袭性方法**　主要包括羊膜穿刺法、绒毛取样法、脐带穿刺术、胎儿镜检查等。不同怀孕阶段采用不同的取样方法，一般孕早期取绒毛，孕中期经羊膜腔穿刺取羊水、经胎儿镜取胎儿标本、直接经腹壁取脐静脉血等。

（1）羊膜穿刺法（amniocentesis）：羊膜穿刺技术（图 14-4）是在 B 超监视下，用注射器经孕妇腹壁、子宫到羊膜腔抽取羊水的方法。羊水中含有一定数量的胎儿脱落细胞，多为成纤维细胞和上皮细胞，可以通过体外培养达到细胞增殖的目的，从而进行胎儿的染色体分析、生化检查和 DNA 诊断。羊膜穿刺一般在妊娠 16～20 周时进行，此时羊水量较多，成功率高。羊膜腔穿刺是相对安全的侵入性产前诊断操作，但仍然存在一定的并发症，超声波引导下羊膜腔穿刺胎儿的丢失率为 0.5～1% 左右。

（2）绒毛取样法（chorionic villus sampling, CVS）：绒毛取样技术在妊娠早期诊断中常见，一般在妊娠 7～12 周时进行。它是在 B 超的监视下，用一特制的导管从阴道经宫颈进入子宫，再沿子宫壁到达预定的取样位置，并用内管吸取绒毛。但经宫颈取样有

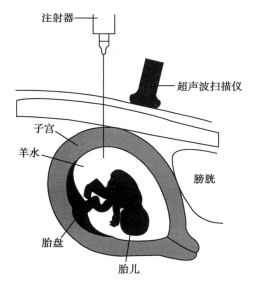

图 14-4　羊膜腔穿刺术

易致标本污染、胎儿或母体感染以及操作不便等缺点，也有人采用经腹壁获取绒毛的方法，因为该途径感染的风险低。绒毛的检查内容与羊水相似，只是绒毛组织含有大量的处于分裂期的细胞，获取的绒毛细胞可以直接用于染色体制备。绒毛取样的缺点是引起胎儿丢失的风险较羊膜穿刺高。另外，由于绒毛组织镶嵌型的存在，对胎儿而言，绒毛染色体检查可以出现假阳性或假阴性的结果。

（3）脐带穿刺术（cordocentesis）：是在 B 超监视下，用一细针经腹壁进入胎儿脐带并抽取胎儿血样。脐带穿刺一般在妊娠 18 周后至分娩前都可以进行，与羊膜腔穿刺比难度增大，手术并发症也增高。但由于这一技术可用于妊娠中晚期胎儿遗传物质的检测，为已超过羊膜穿刺时间的孕妇赢得了做产前诊断的机会，而且它所获得的胎儿血液相当于从遗传病患者身上抽取的血

样,可直接进行染色体分析以及其他分子诊断技术,还可诊断胎儿血液系统疾病。因此,脐带穿刺技术在产前诊断侵袭性取材技术中仍然占有重要地位。

（4）胎儿镜检查（festoscopy）：又叫羊膜腔镜或宫腔镜检查,是一种带有羊膜穿刺的双套管的光导纤维内窥镜,又细分为胚胎镜和胎儿镜,前者应用于妊娠12周以前,镜子细小;在12周后应用的多为胎儿镜,孕中期胎儿镜的功能已由诊断转向宫内治疗领域。胎儿镜的并发症有羊膜腔内出血、胎儿丢失、胎膜早破和羊水遗漏等。

20世纪80年代初,胎儿镜还是一种非常有用的技术,用于诊断早孕、中孕期超声波难以诊断的畸形以及获取胎儿组织进行组织活检,此外还可用于胎儿宫内输血。随着高分辨超声检查的出现,提高了对胎儿畸形的诊断水平,在超声波连续监测下也可以进行胎儿活检和胎血取样,因此80年代后期,中孕期诊断性胎儿镜应用逐渐减少。如今随着治疗性胎儿镜应用的发展,妊娠中后期胎儿镜应用于宫内治疗的价值甚至超过了其诊断价值。近年来,由于纤维内窥镜技术的发展,出现了更小直径的胚胎镜和胎儿镜,使操作创伤减少,同时高分辨率超声波将胎儿畸形的发现提前到早孕期12周之前,而某些畸形在12周前的超声又比较难以确诊,需要尽早进行超声-内镜评估,因此,早孕期诊断性胚胎镜又开始重新被认识。

2. **非侵袭性方法** 由于侵袭性产前诊断对胎儿及母体有一定比例的风险与损伤,非侵袭性（无创性）产前诊断技术的研制和开发成为国内外学者共同努力的目标,近年来也取得了一系列实质性进展。应该指出的是,所谓的无创,只是相对于有创而言,并不是完全对人体无创。但是相对于前述的羊膜腔穿刺、绒毛取样等有创技术,抽取母体外周血与平常体检一样更易于被孕妇接受,因此具有重要的临床意义。

（1）母体外周血胎儿有核红细胞的发现与应用：继1959年有研究证实母血循环中存在胚胎滋养层细胞以来,1969年在孕妇外周血中发现了核型为46,XY的淋巴细胞,母血中的其他胎儿细胞也相继被发现。存在于母血中的胎儿细胞包括滋养层细胞、胎儿淋巴细胞、胎儿有核红细胞等。胎儿有核红细胞是公认的较适合进行遗传诊断的胎儿细胞,其表面有多种胎儿特异性的抗原标志物可供鉴别,且半衰期相对较短。

通过分离胎儿有核红细胞进行某些单基因遗传病、非整倍体染色体病的遗传学分析早在90年代就已在实验室开展,并取得良好的实验结果。但该方法仍有其本身固有的技术瓶颈限制,导致临床应用至今不能推广。胎儿有核细胞在遗传诊断中存在的问题主要有：母体外周血中的胎儿细胞非常稀少,约1个细胞/ml孕妇血;分离富集的方法相对价格昂贵、繁琐复杂;有研究表明,前次妊娠的胎儿有核红细胞在分娩后会存在母体血中若干年,从而影响检测的准确性。

（2）母体外周血胎儿游离DNA/RNA的发现与应用：1997年,Lo等利用实时定量PCR的方法从孕妇血浆的总游离DNA中成功扩增出男性胎儿的Y染色体特异性序列（SRY基因序列）,首次证实胎儿DNA可以进入母体外周血循环,并以游离DNA的形式稳定存在。孕妇外周血中胎儿游离DNA的发现为无创性产前诊断带来了新希望,胎儿游离DNA含量相对高,提取及分析过程也相对简单,易于发展为可应用于临床的大样本高通量的检测方法。另外胎儿DNA在孕早期就可检测到,且分娩后很快被清除,不会受前次妊娠的影响。因此,对孕妇外周血中胎儿游离DNA/RNA的检测推向临床应用,优势要大于对胎儿细胞的检测。

胎儿游离DNA/RNA在产前诊断中的应用主要有：胎儿Rh血型D抗原判断;胎儿性别鉴定,以除外患性连锁遗传病的风险;父系遗传的单基因遗传病;胎儿非整倍体染色体病;异常妊娠,如先兆子痫等孕妇外周血中胎儿DNA水平变化明显且早于临床症状出现,因此有可能把它作为一个高危妊娠的早期筛查指标。

2014年7月,我国国家食品药品监督管理总局（CFDA）首次批准第二代基因测序诊断产品上市,华大基因成为CFDA批准的首个高通量测序诊断产品提供机构。该机构开发的胎儿染色体非整倍体无创产前基因检测,通过采集5ml孕妇外周血,提取其中胎儿游离DNA采用第二代高通量测序技术进行测序,通过生物信息分析,得出胎儿患染色体非整倍体(13,18,21-三体)的风险率。目前非整倍体无创产前检测作为一种筛查手段,已在多家有资质医院开展。

四、胚胎植入前诊断

由于各种原因,约 10%~15% 的育龄夫妇患有不育症,由此诞生了辅助生殖技术以帮助这些夫妇达到怀孕与生育的目的。目前较成熟的辅助生殖技术包括人工授精(AI)、体外受精和胚胎移植(IVF-ET)、卵细胞浆内单精子注射(ICSI)等。同期发展起来的辅助生殖技术与分子遗传学技术的有机结合,使人们能够在种植之前的早期胚胎中取出部分细胞检测疾病,从而筛选出正常的胚胎进行宫腔内移植,即胚胎植入前遗传学诊断(PGD)。广义讲,PGD 还包括受精前配子的检测,如精子的分离、卵子取极体进行基因或染色体检测等。与传统产前诊断不同,PGD 在妊娠发生之前进行,因而避免了选择性流产以及随之而来的伦理道德观念的冲突。PGD 为降低遗传病发生率、控制遗传病患儿出生、探讨出生缺陷发病机制等方面提供了新途径。

目前,可开展 PGD 的遗传病主要包括:①单基因遗传病;②三联体重复异常的疾病;③染色体异常性疾病等。由于 PGD 突破了产前诊断中某些伦理学的限制,使产前诊断中难以实施的适应证在 PGD 中可以进行,因而近年来其应用范围进一步拓展,如在有地中海贫血或 Fanconi 贫血等需要长期输血疾病的患儿家庭行胚胎植入前诊断的同时行 HLA 配型,选择与现存患儿 HLA 相配的胚胎移植,使出生婴儿在健康的同时,其脐血和骨髓还可以治疗现存患儿;PGD 也可应用于某些遗传易感性的晚发性疾病,如对于有卵巢癌家族史患者的胚胎行易感基因的筛选,可使后代发生卵巢癌的风险降低。

PGD 本身还存在一些技术上的挑战,例如可安全获得用于检测的遗传物质数量有限,限制了对样本的进一步确认;早期胚胎的嵌合现象可能使误诊率增加;将胚胎植入同步化的子宫,需要在很短的时间内完成遗传分析工作,增加了工作难度等。近年来,单细胞 PCR、荧光原位杂交(FISH)技术逐渐成熟,比较基因组杂交(CGH)、基因芯片等技术也已应用于 PGD,这些技术扩展了 PGD 检测疾病谱的范围,相信不久的将来,PGD 也将成为临床上常规的诊断技术。

第二节　遗传病的治疗

遗传病由于发病机制不同,治疗方法也因此不同。染色体病不仅没有办法根治,改善症状也很难,个别性染色体异常,如 Klinefelter 综合征早期使用睾酮,真两性畸形进行外科手术等,有助于症状改善。多基因病发病中由于环境因素起重要作用,因而药物、外科手术治疗有一定的疗效。目前随着人们对遗传病发病机制的认识逐渐深入,及分子生物技术在医学中的广泛应用,使遗传病的治疗已从常规治疗跨入了基因治疗,为根治遗传病带来了希望。

一、常规治疗手段

(一)手术治疗

如果遗传病已发展到各种临床症状都出现尤其是器官组织已出现了损伤,可对某些遗传病患者进行手术矫正畸形、器官和组织移植来进行治疗。例如,先天性心脏病的手术矫正,肝移植治疗 α_1 抗胰蛋白酶缺乏等。

(二)药物及饮食疗法

遗传病因代谢过程紊乱而造成的底物或前体物质堆积时,进行特殊的饮食疗法或配以药物治疗,以控制底物或前体物质的摄入量,降低代谢产物的堆积,从而减轻或缓解临床症状。药物及饮食疗法的原则为禁其所忌、去其所余、补其所缺。

1. 禁其所忌　由于酶缺乏不能对底物进行正常代谢的患者,可限制底物的摄入量以达到治疗的目的。1953 年 Bickle 等首次用低苯丙氨酸饮食疗法治疗苯丙酮酸尿症患者,收到显效。目前已针对不同的代谢病设计出上百种奶粉和食谱。患儿年龄越小,治疗效果越好。

2. 去其所余 由于酶促反应障碍,体内贮存过多"毒物",可使用多种理化方法将过多的毒物排除或抑制其生成。可用促排泄剂、螯合剂、代谢抑制剂、平衡清除法、换血或血浆过滤等方法减少体内多余的毒物,以减缓症状。

3. 补其所缺 根据某些遗传病的病因,给患者针对性地补充某些成分。如对某些因 X 染色体畸变引起疾病的女性患者,可补充激素;对分子病及酶蛋白病的病人补充相应蛋白质等。

目前有一定治疗方法的遗传病举例见表 14-2。

表 14-2 可进行治疗的遗传病举例

治疗策略	治疗方法或饮食/药物	遗传病举例
手术切除或修复	手术切除	唇裂及腭裂
	结肠切除术	多发性结肠息肉病
禁其所忌	禁苯丙氨酸	苯丙酮酸尿症
	禁半乳糖(乳类制品)	半乳糖血症
	禁支链氨基酸类(亮、异亮和缬氨酸)	枫糖尿症
去其所余	青霉胺(去铜)	肝豆状核变性
	考来烯胺(去胆固醇)	高胆固醇血症
	别嘌呤醇(抑制黄嘌呤氧化酶)	原发性痛风
补其所缺	胰岛素	1 型糖尿病
	生长激素	垂体性侏儒
	类固醇激素	先天性肾上腺皮质增生
	丙种球蛋白	先天性无丙种球蛋白血症
	尿苷	乳清酸尿症
	β- 葡萄糖苷酶	脑苷脂病(Gaucher 病)
	苯巴比妥	新生儿非溶血性高胆红素 I 型(Gilbert 综合征)
器官或组织移植	骨髓移植	重型地中海贫血 某些严重的免疫缺陷病
	肾移植	家族性多囊肾 遗传性肾炎 先天性肾病综合征
基因治疗	ADA 基因导入 T 细胞	腺苷脱氨酶(ADA)缺乏症
	IX 因子导入皮肤成纤维细胞	乙型血友病

二、基 因 治 疗

基因治疗(gene therapy)是指将正常基因植入靶细胞代替遗传缺陷的基因,或关闭、抑制异常表达的基因,以达到预防和治疗疾病目的的一种临床治疗技术。随着基因治疗新方法的建立和应用范围的扩大,基因治疗的概念也在更新,目前基因治疗是指基于改变细胞遗传物质所进行的医学干预。基因治疗是 21 世纪具有广阔发展前景的新型医疗技术,是理论上根治遗传病的唯一方法。

(一)基因治疗的原理与策略

1. 原理 DNA 是遗传的物质基础,基因编码产生特异蛋白质,发挥正常的生理功能,从而来维持正常的生命现象。遗传病的根源即在于基因异常,那么若对异常基因给予纠正,就可以使疾病获得根治。基因疗法正是基于这种思考而产生的。

2. **策略**　根据宿主病变的不同,基因治疗的策略也是多种多样的,概括起来大致有以下几种:

(1) 基因修复:原位修复有缺陷的基因,使其在质和量上均能得到正常表达。目前在技术上似乎还无法做到。

(2) 基因代替:指去除整个变异基因,用有功能的正常基因取代之,使致病基因得到永久的更正,目前尚无法做到。

(3) 基因抑制和(或)基因失活:导入外源基因除去干扰,抑制有害的基因表达。

(4) 基因增强:是指将目的基因导入病变细胞或其他细胞,目的基因的表达产物可以补偿缺陷细胞的功能或使原有的功能得到加强。这一方案最适宜隐性单基因疾病的治疗,目前所作的基因治疗均属此类。

(5) 重新开放已关闭的基因:目的在于促使有类似功能的基因表达,以超过或代替异常基因的表达。例如通过去甲基化使已关闭的 γ 珠蛋白基因重新开放,合成 Hb F($\alpha_2\gamma_2$),用以治疗 β 地中海贫血症。

基因治疗遗传病的策略有多种,但总的来说不外乎是基因的修饰和操作。而就基因转移的受体细胞不同,基因治疗又有两种途径,即生殖(种系)细胞基因治疗和体细胞基因治疗。生殖细胞基因治疗是将正常基因转移到患者的生殖细胞(精细胞、卵细胞和早期胚胎),使其发育为正常个体,显然这是最理想的方法,实质上,这种靶细胞的遗传修饰尚无实质性进展。体细胞基因治疗,指以体细胞为受体细胞,将目的基因转移到体细胞,使之发挥作用以达到治疗的目的。这种方法的理想措施是将目的基因导入靶体细胞内染色体上特定基因座位,进行遗传病的治疗。但目前,对特定座位基因转移还有很大困难。

(二)基因治疗的方法与临床应用

1. **基因治疗的方法**

(1) 基因转移的方法:基因转移是基因治疗的关键和基础。基因转移的途径有两类:一类是 *in vivo*,称为直接活体转移;另一类为 *ex vivo*,称为在体转移。对于遗传病而言,理想的基因治疗是将遗传物质高效率转移到个体细胞中,并且能整合到细胞基因组中,在细胞中长期表达。但是目前的基因转移方法很难满足理想基因转移方法的全部要求,因此探索理想的基因转移方法是基因治疗的一项重要内容。基因转移方法可分为物理、化学和生物学等方法。

1) 物理法:①显微注射法:是在显微镜直观下,向细胞核内直接注射外源基因。这种方法一次只能注射一个细胞,工作耗力费时;②电穿孔法:是利用脉冲电场提高细胞膜的通透性,使得细胞膜上形成纳米大小的微孔,可将外源 DNA 转移到细胞中,但有时也会使细胞受到严重损伤;③ DNA 颗粒轰击:这种方法近年来发展较快,它是利用微小的金、钨等贵金属颗粒将 DNA 吸附,在高压作用下将 DNA 伴随金属颗粒高速进入细胞,这种方法能有效地将 DNA 在活体组织、贴壁细胞和悬浮细胞中表达;④脂质体法:该方法是应用人工脂质体包围外源基因,再与细胞融合,或直接注入病灶组织,使之表达。

2) 化学法:将正常基因 DNA 与带电荷物质和磷酸钙、DEAE-葡聚糖、聚-L-鸟氨酸和聚卤化季胺盐或与若干脂类混合,形成沉淀的 DNA 微细颗粒,以加强细胞摄取外源 DNA。但此法转移效率比较低,成功率在 $1/10^2 \sim 1/10^3$。

3) 生物学法:主要指病毒介导的基因转移,包括 RNA 病毒、DNA 病毒两大类。病毒为载体是当今最有效的转移目的基因的方法,能够用作载体的病毒有 SV40、牛乳头状瘤病毒、单纯疱疹病毒Ⅰ型、巨细胞病毒、腺病毒和反转录病毒等。其中较常用的是反转录病毒和腺病毒。

①反转录病毒载体:反转录病毒虽然是 RNA 病毒,但有反转录酶,可使 RNA 转录为 DNA,再整合到宿主细胞基因组。反转录病毒具有高效感染细胞、稳定表达外源基因、宿主范围广泛等优点;但它也有基因容量小、可致细胞恶变等缺点,然而这些缺点可通过人工改建和体外包

Notes

装而克服。在反转录病毒载体中，最常用的是莫洛尼鼠白血病病毒（murine leukemia virus，Mo-MLO）。②腺病毒（adenovirus，AD）载体：腺病毒属于 DNA 病毒，是一类无胞膜病毒，基因组长约 36kb。AD 载体大多是以 2 型和 5 型 AD 为基础构建而来，其中多缺失 E1 和 E3 区，代之以外源目的基因。AD 载体因为缺失 E1 和 E3 区，自身不能表达包装蛋白，故需要在 293 细胞或 Hela 细胞（含有 E1 和 E3 区）的帮助下才能形成病毒颗粒，从而感染细胞。它具有插入 DNA 较长，不需要正在分裂的靶细胞，可以原位感染和病毒滴度高等优点。另外，腺病毒载体一般不会整合到宿主的基因组中，从而大大减少了插入突变的潜在危险。

应用腺病毒载体已用作肺、肝、中枢神经系统、内皮细胞、肌细胞和唾液腺上皮细胞的基因治疗实验，对呼吸系统的遗传性疾病和肿瘤，可采用多次滴注法，特别有效方便。目前，这一方法在临床上用于囊性纤维化患者的基因治疗。

另外还有通过受体介导的基因转移、同源重组法进行的基因转移。有资料表明，前者外源基因在活体内的表达只是暂时性的，因此，此种方法的应用前途可能有限。后者如能改进技术，提高重组率，仍是有广阔前景的。

（2）反义核酸疗法：包括反义 RNA 技术和反基因技术两种。前者是将人工合成的反义 RNA 导入靶细胞，与特定 mRNA 分子互补结合，抑制特定基因的表达。近来又有人引入核酶，使 mRNA 特异的分子降解，以抑制特异基因的表达。反基因技术是将一段 DNA 分子导入靶细胞，与 DNA 双螺旋分子的专一序列形成三螺旋 DNA 以阻止基因的转录。

此外，还可将"自杀基因"（如 T_k 基因），多药抗药性基因、抑癌基因（如 $P53$）等基因导入靶细胞进行疾病的治疗。

2. 临床应用   目前发现的遗传病已有近万种，然而由于受种种因素的限制，只有较少数的遗传病被列为基因治疗的主要对象，其中部分疾病研究已进入了临床试验阶段（表 14-3）。

表 14-3   目前临床试用的基因治疗遗传性疾病

疾病	传递的基因或产物	靶细胞或组织	载体
α- 抗胰蛋白酶缺乏症	α- 抗胰蛋白酶	呼吸道	脂质体
慢性肉芽肿	p47^{PHOX}	骨髓细胞	反转录病毒
囊性纤维化	囊性纤维化跨膜调节蛋白	呼吸道	腺病毒、脂质体腺伴随病毒
家庭性高胆固醇血症	低密度脂蛋白受体	肝细胞	反转录病毒
范可尼综合征（Fanconi syndrome）	互补组 C 基因	造血祖细胞	反转录病毒
戈谢病（Gaucher disease）	葡萄脑苷脂酶	周围血细胞或造血干细胞	反转录病毒
亨特综合征（Hunter syndrome）	艾杜糖醛酸 -2- 硫酸	淋巴细胞	反转录病毒
腺苷脱氨酶缺乏引起的免疫缺陷病	腺苷脱氨酶	淋巴细胞	反转录病毒

（1）ADA 缺乏症：腺苷脱氨酶（ADA）的缺乏可使 T 淋巴细胞因代谢产物的累积而死亡，从而导致严重的联合性免疫缺陷症（SCID）。大约 25% 的 SCID 病人是由于 ADA 缺乏引起的。ADA 缺乏症已成为遗传病基因治疗的首选疾病。主要集中在用反转录病毒载体将基因 ADA 转移到离体细胞中，均能较好地表达外源基因 ADA，而且可以在小鼠体内长期表达，达到治疗水平。1990 年 9 月美国 Blease 小组对一 4 岁 ADA 缺乏症儿童进行了世界首次基因治疗临床试验：向患者体内输注遗传修饰的自身 T 细胞，使患者的症状得到改善。1999 年，法国学者 Cavazzana-Calvo 等在造血干细胞的水平上，对两名患 ADA 缺乏症的婴儿（分别为 11 个月和 8 个月龄）进行基因治疗，经 10 个月的随访，情况良好，T、B 细胞和天然杀伤细胞的数目以及免疫系统均正常。这可以称得上是人类历史上第一次真正意义上的基因治疗。

Notes

（2）乙型血友病：乙型血友病是 X 连锁隐性遗传病，患者凝血因子Ⅸ缺乏（相应基因定位在 Xq26.3-q27.2），临床表现为出血、凝血时间异常。我国复旦大学遗传所尝试将Ⅸ因子（*F9*）基因插入反转录病毒载体并转移到患者皮肤成纤维细胞中，获得表达；随后把这些转染的细胞再送回到患者体内以期达到治疗目的。结果显示，患者体内表达Ⅸ因子，其临床症状也有所改善，但其长期疗效还有待观察。

（3）*β*- 地中海贫血：是一种遗传性溶血性贫血。重型 *β*- 地中海贫血需要靠输血维持生命，但并不能从根本上治愈，反而加大铁负荷以致患者出现铁色素沉着、青春期发育迟缓以及心脏、肝脏和内分泌功能异常等。造血干细胞移植是目前能够治愈 *β*- 地中海贫血的手段，但由于供者来源困难、移植失败等原因，限制了移植技术在临床的普及应用，因此该病的基因治疗成为重要研究方向。2010 年 8 月，米兰圣拉斐尔研究所报告，采用转基因方法，可以纠正重型地中海贫血患者骨髓造血干细胞的突变基因，并恢复其红细胞生成功能。研究者先从患者骨髓中提取 CD34 阳性造血干细胞，用含有正常 *β*- 珠蛋白基因的慢病毒载体进行基因转染，患者在接受基因治疗后自身能够生成正常的红细胞，虽然还有轻微贫血，但可以持续数月不再需要输血。

（三）基因治疗存在的问题

基因治疗应用于遗传病的治疗只有较短的时间，虽然它对基础医学或临床医学的发展均起到了推动作用，但应清醒地看到，目前的基因治疗尚存在许多问题。

1. **稳定性**   目前在动物实验和人的临床治疗中，基因通过媒介进入靶细胞后，基因表达不稳定，甚至不表达。靶细胞在复制时，新基因可能被丢失。这可能因为：①基因转录系统不稳定；②形成不正确的信息 RNA；③基因表达的控制因素复杂；④靶细胞寿命短，产生毒素等。现已有许多实验室正在研究寿命较长的靶细胞，如造血干细胞和骨髓前体细胞，法国已有成功的例子。

2. **安全性问题**   应用病毒载体进行基因治疗的安全性，已引起广泛重视，主要预防下列问题：一是感染；二是有益基因的丢失；三是诱发癌变。

3. **导入基因的高效表达问题**   迄今所有导入细胞的目的基因表达率都不高，目前不少实验室正在研究将高效的启动子构建入反转录病毒载体。

4. **免疫性**   临床治疗有时需要多次操作，使机体产生免疫反应，排斥携带基因的病毒或靶细胞，给进一步治疗造成困难。为了减少免疫反应，有些研究者将一种基因组合到若干不同的腺病毒中，这样有可能避免免疫反应发生。另外，尽可能多地将与免疫有关的病毒基因删除也是解决问题的方法。

基因治疗所蕴藏的巨大潜力有力地证明，遗传病是可治的。尽管目前基因治疗的成功率还不能令人满意，长期疗效难以确定，安全性、可靠性及伦理等方面也存在各种问题，但基因治疗的临床成功案例，仍激励科学家们在这一领域的基础、临床及相应策略上的研究。相信不久的将来，基因治疗成为人们攻克遗传病的重要且常规的手段。

第三节   遗传病的预防

由于遗传病多涉及染色体或基因的改变，很多遗传病难以治疗或目前尚无有效疗法；有些即便能够治疗，也只是纠正某些临床症状难以达到根治，或是费用昂贵难以普及。我国卫生工作的基本方针一向贯彻"预防为主"，对于遗传病来说，这一方针显得尤为重要。世界卫生组织（WHO）提出出生缺陷"三级预防"策略来减少出生缺陷及遗传病的发生：一级预防是指通过健康教育、选择适宜生育年龄、遗传咨询、孕前保健、合理营养等孕前阶段综合干预，减少出生缺陷的发生；二级预防是指通过孕期筛查和产前诊断识别胎儿的严重先天缺陷，早期发现，早期干预，减少缺陷儿的出生；三级预防是指对新生儿疾病的早期筛查，早期诊断，及时治疗，避免

Notes

或减轻致残，提高患儿生活质量。其中一级预防最经济安全、积极有效，是减少出生缺陷及遗传病发生的关键环节。

实施遗传病的预防，首先要找出遗传病高危人群，确定高危人群的主要办法是进行遗传病的普查，在此基础上对已明确的遗传病通过遗传筛查手段找出遗传病患者或遗传病易感基因携带者，以利于后续遗传咨询或遗传病产前诊断等工作。为了更好地了解各地区的遗传病种以针对它进行有效的预防，控制其在一些家庭中的发生和群体中的流行，遗传病的登记和随访、遗传保健也是遗传病预防不可缺少的方法。本节就遗传病的筛查、咨询、登记和随访、保健等方面对遗传病的预防进行论述。

一、遗传筛查

遗传筛查（genetic screening）是在人群中对某种特定的基因型进行的一项普查，以确定携带此基因型的个体，这种基因型可能是致病基因或疾病易感基因。通过遗传筛查可及早发现致病基因携带者和症状前患者，以便早期诊断、及时治疗。遗传筛查包括产前筛查（prenatal screening）、新生儿筛查（neonatal screening）、携带者筛查（carrier screening）。

（一）出生前筛查

产前筛查，又称出生前筛查（antenatal screening），是指通过生化遗传学、细胞遗传学、分子遗传学技术对孕早、中期孕妇进行检查从而发现高风险胎儿的检测。出生前筛查本身不是一种诊断手段，经过筛查得到的高风险病例必须再通过其他综合诊断方法做出正确的诊断。出生前筛查适用于高风险、危害大，并且已建立筛查手段的遗传病。

可进行出生前筛查的遗传病主要包括以下几类：染色体病；特定酶缺陷所致的遗传性代谢病；能够进行 DNA 检测的遗传病；多基因遗传的神经管缺陷；有明显形态改变的先天畸形。

（二）新生儿筛查

新生儿筛查是筛查出生后的症状前患者，以便早期诊断，早期治疗，最大限度地减少遗传病对患儿机体的危害，同时也为患者父母提供有关疾病知识的教育和遗传咨询服务。开展新生儿筛查的疾病主要是针对那些对机体危害大，出生时临床症状不明显，早期治疗收效明显且可防止不可逆性损伤的疾病。目前，国际上将苯丙酮酸尿症、半乳糖血症、先天性甲状腺功能低下和先天性肾上腺皮质增生症等遗传病作为新生儿筛查的首选病种。我国大多数城市已建立了新生儿筛查中心与网络，新生儿常规筛查的疾病有苯丙酮酸尿症、先天性甲状腺功能低下和 G6PD 缺乏症（南方地区）等。新生儿筛查一般采用脐血、静脉血或尿作为材料。

苯丙酮酸尿症是由于苯丙氨酸羟化酶缺乏所致的一种代谢病，它是一种常染色体遗传病。此症临床表现严重，但如果能在新生儿期发现，就可以通过饮食控制等措施防止或减缓症状的出现和发展。Guthrie 细菌抑制法是普遍采用的筛查方法。新生儿出生后 3～4 天，从足跟部采血，用滤纸吸取全血制成干血片，将干血片置于含有与苯丙氨酸结构相似的细菌抑制剂 β-2- 噻嗯丙氨酸（β-2-thienylalanine）的培养板上，孵育过夜后，观察干血片周围的细菌生长环。在正常标本，枯草杆菌因受培养板中抑制剂的作用而不能生长或出现较小的生长环。若血液中苯丙氨酸浓度增高时，则细菌生长就不受抑制，培养板上出现大菌环。筛查所得阳性个体均应采静脉血作苯丙氨酸及酪氨酸测定。一旦明确诊断，应立即进行饮食控制，减少苯丙氨酸的摄入。

近年来开展的串联质谱技术是遗传性代谢病筛检领域中重要突破之一。利用一种样品并且只需通过一种实验程序，串联质谱技术可以在短时间鉴别出 20 种甚至更多的不同的遗传性代谢病，实现"一次实验检测多种疾病"。

在新生儿筛查工作中应强调的是：必须有完善的遗传病登记；有敏感、准确的筛查方法；筛查出的新生儿应送到遗传咨询中心，经有经验的临床生化遗传专家进一步确定诊断；对确诊的患儿提出治疗方案并定期随访。

Notes

（三）携带者筛查

遗传携带者指表型正常，但带有致病遗传物质（致病基因或染色体畸变），能传递给后代使之患病的个体。一般包括：带有隐性致病基因的个体（杂合子）；带有平衡易位染色体的个体；带有显性致病基因而暂时表达正常的顿挫型或迟发外显者。

携带者筛查是指当某种遗传病在某一群体中有高发病率，为了预防该病在群体中的发生，采用经济实用、准确可靠的方法在群体中进行筛查，筛出携带者后则进行婚育指导，即可达到预期目标。携带者筛查对遗传病的预防具有积极意义，表现在：人群中许多隐性遗传病的发病率较低，但杂合子的比例却相当高，如遇到两个携带者婚配，及时检出这些隐性基因携带者，进行婚育指导，意义很大；染色体平衡易位者可有较大比例出生死胎或染色体异常患儿，如母亲是染色体 14/21 的平衡易位携带者，其子女中，正常儿、携带者和患儿各占 1/3，一部分缺少一条染色体的胎儿不能存活而中途流产，所以及时检出有助于对该病的确诊和发病风险的推算，也便于进行遗传咨询和指导；对显性遗传病的携带者，如能及时检出，更可以预先控制发病的诱因或中间环节，防止发病或阻止病情进展，意义更大。国外杂合子筛查常见的疾病有黑人中的镰状细胞贫血，犹太人中的 Tay-Sachs 病以及北欧、北美白种人的囊性纤维变性。我国南方地区地中海贫血和 G6PD 缺乏症的发病率较高，也是杂合子筛查的重点疾病。可见杂合子筛查具有较强的种族性和地区性。

针对迟发型显性遗传病的症状前筛查，目前开展的疾病有成人多囊肾、亨廷顿舞蹈病、遗传性乳腺癌等。预测性筛查对于检出一些常见病的相关基因非常重要，如乳腺癌的 *BRCA1*、*BRCA2* 基因，这对于此类疾病的防治、人类寿命的延长及生存质量的提高都具有重要意义。又如，肝血色素病也是发病较高的成人迟发型疾病，由于过多的铁元素在体内不断沉积，特别是在肝脏里的长期沉积，造成相应器官的严重损害，疾病常在青壮年显现，持续发展，严重者致死。肝血色素病相关基因 *HFE* 是一种遗传性高风险易感基因，在美国，大约每三百个白种人群中就有一人携带与之相关的最常见的两种易感基因型 *C282Y* 和 *H63D*。该病外显率在男女之间有明显差别，携带同样的突变基因，女性携带者症状很轻甚至无症状，而大部分男性携带者都会发病并且症状较重。对该病的对症治疗简单有效，就是通过反复换血，除掉体内病变的红细胞。因此，如果能在病症发生前诊断出该疾病，通过有效的预防性治疗，避免过量的铁沉积对肝、心等重要器官的损害，从而显著降低该病的致残致死率。近年来，美国与欧洲国家对肝血色素病的筛查已取得了很好的效果。其他一些发病率高并且可以很好地开展预防性治疗的疾病，如遗传性高脂蛋白血症、遗传性高胆固醇血症等，也是遗传筛查的对象。

二、遗 传 咨 询

遗传咨询（genetic counseling）是由临床医生和遗传学工作者解答遗传病患者及其亲属提出的有关遗传性疾病的病因、遗传方式、诊断、治疗及预防等问题，估计患者的子女再患某病的概率，并提出建议及指导，以供患者及其亲属参考。

遗传咨询的意义在于：减轻患者身体和精神上的痛苦，减轻患者及其亲属的心理压力，帮助他们正确对待遗传病、了解发病概率，采取正确的预防、治疗措施；降低人群遗传病的发生率，降低有害基因的频率及减少传递机会。

为适应近几十年来基因组学的迅速发展以及对遗传咨询师本身职业的新要求，美国国家遗传咨询协会（NSGC）于 2006 年对遗传咨询重新定义，即遗传咨询是一个帮助人们理解和适应遗传因素对疾病的作用及其对医学、心理和家庭影响的程序，这一程序包括：①通过对家族史的解释来评估疾病的发生或再发风险率；②进行有关疾病的遗传、实验室检测、治疗处理及预防的教育；③辅导促进知情选择和对所患疾病及再发风险的逐步认知和接受。在新定义的指导下，遗传咨询的范围将不断扩展，未来遗传咨询的内容将会更加广泛，包括机体对药物治疗敏感性或对环境污染物反应的遗传多态性,也会包括人的正常行为和生理特征等的咨询。随着分子生物学检测技术的进步,对咨询师的知识面及知识更新要求更高。现代咨询师不仅要向咨询者解释检查结果及其对诊断、治疗和预后的意义、疾病的遗传性与风险,商讨生育方面的选择,还要讨论在此过程中可能引起的一系列伦理学问题,也由此产生了医学伦理学下的一个分支学科,即遗传伦理学。

(一)遗传咨询的对象和步骤

1. 遗传咨询的对象　需要进行遗传咨询的人群有两种类型,一类是主动前来咨询的,这类人一般是因为一家中几个成员都患有某种遗传病,可以意识到自己或子女有患病风险;另一类是由咨询医师根据"遗传登记"经其宣传、解释后,被动前来咨询的,此类人群一般属于散发的遗传病家庭,由于看不到发病的家族聚集,未注意到患病或再发风险。归纳起来遗传咨询指征通常包括:①遗传筛查阳性者;②高龄孕妇,孕妇年龄达到或超过35岁;③曾怀有遗传病的胎儿或生育过有遗传病的孩子;④父母之一是遗传病患者;⑤父母是遗传病基因携带者;⑥有反复发生的自发性流产或不孕不育病史的夫妇;⑦夫妇之一有遗传病家族史;⑧近亲婚配;⑨有环境致畸物接触史;⑩肿瘤和遗传因素明显的常见病。

2. 遗传咨询的步骤　遗传咨询过程中,咨询医师是起主导作用的,对咨询者来说,是一个解疑求助的简短的教育过程,遗传咨询原则上贯彻非指令性遗传咨询的原则。另外咨询医师要根据患者或患儿父母心理学上的变化进行必要的开导,使他们理智地面对现实,才能使咨询达到良好的效果。遗传咨询可遵循下列程序:

(1)认真填写病例:填写详细的遗传咨询病历,并妥为保存,以备后续咨询用。

(2)对患者作必要的体检,作出诊断:根据患者的症状和体征,建议患者作辅助性检查及必要的、有针对性的实验室检查。有时这类检查还需扩展到其一级亲属。一般在第二次或第三次咨询时作出初步诊断。在判定是否为遗传病时,咨询医师要排除一些干扰性因素,以明确诊断。

(3)对再发风险的估计:由于部分遗传病是致残、致愚的,甚至是致死的,故应对那些需要生育第二胎的咨询者作出再发风险的估计(估计方法详见下面内容)。

(4)与咨询者商讨对策:包括结婚、避孕、绝育、人工流产、人工授精、产前诊断、积极改善症状等方面的措施。此时应由咨询者选择由咨询医师提出的方案。

(5)随访和扩大咨询:为了明确咨询者提供信息的可靠性,观察遗传咨询的效果和总结经验教训,有时需要对咨询者进行随访,以便改进工作。如果从全社会或本地区降低遗传病发病率的目标出发,咨询医生还应主动追溯家属中其他成员是否患有该病,特别是查明家属中的携带者,这样可以扩大预防效果。

(二)遗传病再显危险率的估计

再显危险率的估计是遗传咨询的核心内容,也是遗传咨询门诊有别于一般医疗门诊的主要特点。再显危险率又称为复发风险率,是指曾生育过一个或几个遗传病患儿,再生育该病患儿的概率。现在这一概念已经扩大到凡有信息可导致一对夫妇再生育患儿(包括第一胎)的概率,但这一情况称患病风险较适当。

再发风险的估计一般遵循下列原则:染色体病和多基因病以其群体发病率为经验危险率,只有少数例外。单基因病则根据孟德尔规律作出再发风险的估计,现介绍如下:

1. 染色体病再发风险的估计　染色体是遗传物质的载体,其数目和结构的相对稳定是个体基因组的完整、结构和功能表达正常的保证,更是维持生物遗传性状相对稳定的基础。染色体病一般均为散发性,其畸变主要发生在亲代生殖细胞的形成过程中,因此再发风险率实际上就是经验危险率或称群体发病率。临床上较少见到一个家庭中同时出现2个或2个以上染色体病患者。

然而,也有一些例外的情况,如双亲之一为平衡易位携带者或嵌合体,子代就有较高的再发

Notes

风险率。下面以易位型 Down 综合征为例说明。假如父亲或母亲的染色体核型是 45,XX(XY)，−14,−21,+t(14q21q)，由这种核型所产生的生殖细胞与正常生殖细胞形成受精卵时，可产生 6 种不同的核型(图 14-5)。其中 21 单体型和 14 单体型是致死的；14/21 易位型 14 三体综合征也很少能成活；剩下的要么是 14/21 易位型 21 三体综合征，要么是平衡易位携带者，要么是正常个体，且理论上各占 1/3。但实际上 14/21 易位型 21 三体综合征的出生率要低于上述理论值，原因可能与流产有关。

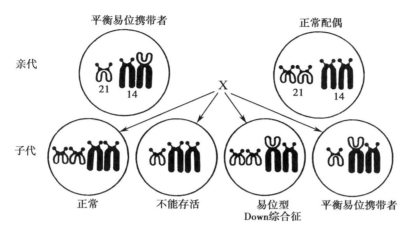

图 14-5　14/21 易位型 Down 综合征家系子代的各种可能性

另外，母亲是平衡易位携带者，其子代风险要高于父亲是平衡易位携带者，原因可能在于母亲每月只排出 1 个卵细胞，不像精子存在机遇。表 14-4 示 21 三体综合征的再发风险率。

表 14-4　21 三体综合征的再发风险率

患者	核型		再发风险率
	父亲	母亲	
D/G 易位型	正常	携带者	0.10~0.15
	携带者	正常	0.05
21/21 易位型	正常	携带者	1.00
	携带者	正常	1.00
21/22 易位型	正常	携带者	0.10~0.15
	携带者	正常	0.05
21 三体型	正常	正常	0.01
易位型或嵌合型	正常	正常	小

还有应注意的是大多数三体综合征的发生与母龄呈正相关，即随着母亲年龄增大，三体综合征的再发风险率也随之增大。有人推测，这可能是由于 35 岁以上的妇女的卵巢开始退化，从而导致卵细胞形成过程中高发染色体不分离之故。

2. 单基因病再发风险率的估计　单基因病再发风险率可根据家系咨询提供的信息，并按孟德尔遗传规律加以估计。如果所获信息能肯定亲代的基因型，那么子代的再发风险率可按单基因不同遗传方式的传递规律加以估计。如果所获信息还不足以肯定亲代的基因型，那么子代的再发风险率可按 Bayes 逆概率定理加以估计。

(1) 亲代基因型已推定时再发风险率的估计：一对夫妇的基因型如能通过他们本身或他们的父母、子女所患的遗传病加以推定，那么根据此遗传病的遗传方式就能计算出子代的再发风险率。

Notes

1）常染色体显性遗传病：此类疾病的显性纯合子一般均在胎儿期死亡或幼年死亡，极少数能活到成年并有生育能力。因此，能结婚并生儿育女的主要是杂合子患者。夫妇一方患病时，子代每胎再发风险率是 1/2；夫妇双方均为患者时，子代再发风险率为 3/4；夫妇双方均正常时，子代再发风险率是 0。

2）常染色体隐性遗传病：此类疾病的患者均为隐性纯合子。因此，一对表型正常的夫妇生了一个病孩，此时即可推定这对夫妇双方均为杂合子，他们子代再发风险率是 1/4，表型正常的子代是杂合子的可能性为 2/3，即（2/4）/（1/4＋2/4）＝2/3，完全正常的机会是 1/4；如夫妇一方为患者，另一方为显性纯合子，此时子代不会发病，但全部是杂合子；如夫妇一方为患者，另一方为杂合子时，子代发病机会是 1/2，携带者的机会也是 1/2。需要注意的是遗传异质性现象，如白化症夫妇或先天性耳聋夫妇生育了正常子代，这是因为这对夫妇的致病基因不在同一位点上，造成子代为双重杂合子（double heterozygote），但不构成隐性纯合子。图 14-6 示常染色体隐性遗传病家系中表型正常亲属是杂合子的概率。人体基因在同源染色体上成对存在，子代得到一个亲代一对等位基因中某个特定等位基因的机会是 1/2。如 AA×Aa 婚配，子 1 代是 Aa 杂合子的机会是 1/2，子 2 代也是 Aa 杂合子的机会是（1/2）（1/2）＝1/4。同理，Aa×Aa 婚配，前已述及表型正常子 1 代的杂合子机会为 2/3，子 2 代也是 Aa 杂合子的机会就应为（2/3）（1/2）＝1/3。

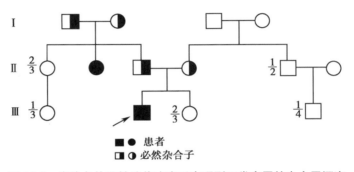

图 14-6　常染色体隐性遗传病家系表现型正常亲属的杂合子概率

3）X 连锁显性遗传病：此类疾病的发病率男女有别。当丈夫患病、妻子正常时，他们的儿子全部正常，而女儿全部是杂合子患者；当妻子有病、丈夫正常时，他们的儿子和女儿的发病机会均为 1/2；当夫妇双方均为患者时，女儿全部得病，而儿子仅有 1/2 机会得病。

4）X 连锁隐性遗传病：此类疾病，女性患者为隐性纯合子，男性患者为半合子。在丈夫患病、妻子正常时，儿子全部正常，女儿全部是杂合子；在妻子是患者、丈夫正常时，儿子全部患病，即再发风险率为 1，女儿全部是杂合子；在妻子为杂合子、丈夫正常时，儿子得病机会是 1/2，女儿得病机会为 0，但女儿有 1/2 机会成为杂合子；在丈夫为患者、妻子是杂合子时，儿子得病的机会是 1/2，女儿得病机会也是 1/2。图 14-7 示 X 连锁隐性遗传病家系男性亲属再发风险率和女性亲属杂合子概率。

（2）亲代基因型未能推定时再发风险率的估计：如果双方或一方的基因型未知，这时则要利用家系资料或其他有关数据，用 Bayes 逆概率定理来推算。Bayes 定律是概率论的基本定律之一，是一种确认两种相互排斥事件相对概率的理论。按照 Bayes 理论，遗传咨询中的概率计算包括下述几个层次：

1）根据遗传规律算出携带者的概率，称为前概率（prior probability）。对同一遗传病的每一家系，每一组合的前概率都是固定不变的。

2）从咨询者的子代发病情况等条件，算出条件概率（conditional probability）。

3）将前概率和条件概率相乘，算出各自的联合概率（joint probability）。

4）将所有联合概率相加作为分母，将每项联合概率作为分子，即可得出后概率（posterior

Notes

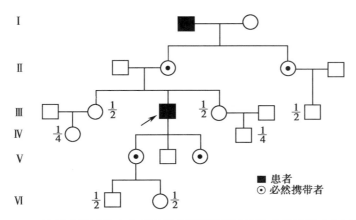

图 14-7　X 连锁隐性遗传病家系男性亲属再发风险率和女性亲属杂合子概率

probability)，又可称为总概率。由于后概率除前概率外，还包括该家系的其他信息，所以数据更为准确。

A. X 连锁隐性遗传：按孟德尔分离律，男性患者（半合子）的全部女儿均为杂合子；若女性为杂合子，则子女中携带此基因的概率各为 1/2；但男性若获得此基因（半合子）则可发病，女性为携带者。某些常见的 X 连锁遗传病，女性杂合不易测出，有时出现男方患病，儿子也罹患的情况（母亲为未测出的杂合子）。如果女性杂合子完全不能检测或测出机会很少时，可用 Bayes定律来推测，例如图 14-8 是一例假肥大型肌营养不良（DMD）的系谱。从 II_1 为患者、II_2 为肯定携带者（已生育一个患儿 III_1）来分析，I_2 是杂合子无疑。问题是 II_3 是否为杂合子携带者？由于I_2 是杂合子，故 II_3 是携带者的前概率是 1/2，她不是携带者的前概率也是 1/2。她已生了 3 个儿子都正常，如果她是携带者，而 3 个儿子正常，则条件概率是 $(1/2)^3 = 1/8$；如果她不是携带者，3个儿子正常，则条件概率是 $1^3 = 1$。这样 II_3 是携带者的合并概率为 $1/2 \times 1 = 1/2$。由此她是携带者的后概率为：$(1/16)/[(1/16)+(1/2)] = 1/9$，即由于 II_3 已生育了 3 个正常男孩，她是携带者的概率由 1/2 降至 1/9，而不是携带者的可能性是 8/9。

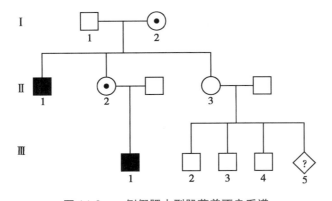

图 14-8　一例假肥大型肌营养不良系谱

B. 常染色体隐性遗传：按一般孟德尔定律计算再发风险，即 1/4。如生育一个以上患儿再发风险仍为 1/4。但有时要作具体分析。例如：

a. 一对表兄妹拟结婚，而他们的亲属中有一个常染色体隐性遗传病患者，如系谱图 14-9 所示：III_3 为患者，III_2 外表正常，故有 2/3 的机会为杂合子，考虑到 I_1 和 I_2 一方为杂合子的可能性较大，在这种情况下，II_1 和 III_1 为携带者的概率分别为 1/2 和 1/4。III_1 和 III_2 结婚生育第一胎为患儿的概率为 $1/4 \times 1/4 \times 2/3 = 1/24$。若表兄妹结婚亲属中未发现有某种常染色体隐性遗传病患者，则所生子女患病风险将根据该病在人群中发病率和近婚系数推算。

Notes

　　b. 双方为某种常染色体隐性遗传病患者，结婚后生子女患该病的风险如何？按孟德尔分离律，他们的子女将全部为患者。但事实上并非如此。据一项观察，6 对聋哑夫妇结婚，他们中仅一对为全部子女聋哑。这是由于疾病的遗传异质性造成，表型相同的患者，由于存在不同的基因型，所以他们的后代可以是不同基因的双重杂合子，不表现症状。

　　C. 常染色体显性遗传：在一般情况下，常染色体显性遗传病的再发风险为 1/2，即使已生育一个或多个患儿，再发风险仍为 1/2，但在下列情况下这一概率会有所变动。

　　a. 迟发显性：显性症状要在若干年后才表现。例如 Huntington 舞蹈病（Huntingtons chorea，HC）是一种常染色体显性遗传病，携带此基因的杂合子一般发病较迟。图 14-10 中咨询者 II_2 的父亲为患者，母亲正常，则咨询者获得致病基因的概率为 1/2，未获得此基因的概率亦为 1/2。随着咨询者年龄的增长而不出现症状，表明她实际上获得致病基因的概率日益减少，而未获得致病基因的概率则越来越大。据统计，本病于 30 岁前发病约占 1/3。咨询者为 30 岁时，如果她携带有致病基因，她尚有 2/3 的机会发病，而如果她未携带此基因将不会发病。此咨询者患致病的总概率或后概率可计算如表 14-5。

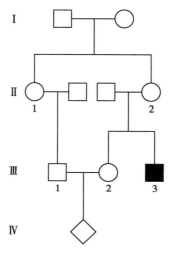

图 14-9　一例常染色体隐性遗传病系谱

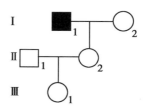

图 14-10　Huntington 舞蹈病家系

表 14-5　Huntington 舞蹈病患者儿子 30 岁时为携带者的概率

	获得致病基因的概率	未获得致病基因的概率
前概率	1/2	1/2
条件概率（30 岁时）	1−0.33＝0.67	1
合并概率	1/2×0.67＝0.33	1/2×1＝0.5
后概率	0.33/（0.33＋0.50）＝0.4	0.50/（0.33＋0.50）＝0.6
携带者风险	0.40	

　　从表 14-5 可以看出：由于咨询者 30 岁仍未表现症状，故她是患者的风险由 50% 降至 40%，如果他 40 岁仍未发病，她患病的风险还会降低。

　　b. 外显不完全：在显性遗传病中，如有外显不全的情况（即外显率低于 100%），此时，子女患病概率为 1/K（K 为外显率）。例如视网膜母细胞瘤的遗传方式为常染色体显性遗传，其外显率为 70%，按公式计算，生育患儿的概率为 1/2×0.70＝0.35（35%）；携带者（这里指携带显性基因而未表现病症的个体）的概率为 1/2（1−K），即 0.15（15%）。又例如父亲为患者，女儿外表正常，假设此基因的外显率为 90%，试问女儿的下一代患病风险有多大？此时有几种可能：女儿未携带此基因，前概率为 1/2；女儿携带此基因但未表现，则其合并概率为：1/2（前概率）×1/10

Notes

（条件概率）＝1/20；她作为一个携带者的总概率（后概率）为：（1/20）/[（1/20）＋（1/2）]＝1/11，即此女儿为携带者的概率只有 1/11，而她的第一个子女的患病风险为：$1/11 \times 1/2 \times 9/10 = 9/220$，即约 4%。

3. **多基因病再显危险率估计**　多基因遗传病是遗传因素和环境因素共同作用所致，故不能像单基因遗传病那样通过分离律和自由组合律来确切地算出其再发风险率，而只能通过群体发病率和家系中受累者的多少加以估计，这种估计概率称为经验危险率（empirical risk）。表 14-6 列举了一些常见多基因遗传病的经验危险率。另外，根据 Edwards 公式，如某种多基因遗传病的群体发病率在 0.1%～1%，遗传度在 70%～80%，这时患者一级亲属的发病率（q_r）为群体发病率（q_g）的平方根，即 $q_r = \sqrt{q_g}$。

表 14-6　常见多基因遗传病的经验危险率（%）

疾病	群体发病率	男:女	父母正常二个孩子受累	一个亲代和一个孩子受累	一个亲代和二个孩子受累
无脑儿	0.20	1:2	2	—	—
腭裂	0.04	2:3	2	7	15
腭裂＋唇裂	0.10	3:2	4	4	10
畸形足	0.10	2:1	3	3	10
多发先天性心脏病	0.50	—	1～4	1～4	—
早发型糖尿病	0.20	1:1	3	3	10
髋关节脱位	0.07	1:6	4	4	10
癫痫（特发性）	0.50	1:1	5	5	10
巨结肠（Hirschsprung 病）	0.02				
男性先证者		4:1	2	—	—
女性先证者			8	—	—
躁狂抑郁型精神病	0.40	2:3	5～10	5～10	—
智力障碍（特发性）	0.30～0.50	1:1	3～5	—	—
幽门狭窄	0.30	5:1			
男先证者			2	4	12
女先证者			10	17	38
精神分裂症	1～2	1:1	14	16	—
脊柱侧凸（特发性青年型）	0.20	1:6	7	5	—
脊柱裂	0.30	2:3	4	—	—

多基因遗传病的发病还具有下列特点，即亲缘关系越近，再发风险率越大；家系中患病人数越多，再发风险率也越大；再有该病的遗传度越高，一级亲属的再发风险率也越高。近年来，由于一些实用的多基因遗传数学模型的相继建立，加上电子计算机的逐步普及，使多基因遗传病再发风险率的估计更趋准确。同时，由于对多基因遗传基础中主基因（major gene）的研究逐步深入，可望对此类疾病的研究也进入分子水平。在不久的将来，对多基因遗传病再发风险率的估计必将会有较大的突破。

三、遗传登记与随访

临床遗传学的中心为控制群体发病率高、危害严重遗传病的发生，在遗传普查、筛查与咨询的基础上，应对这些遗传病进行登记。遗传登记（genetic register）根据不同的目的可分为以下几类：①临床遗传登记，目的在于观察某些遗传病的发病过程及不同治疗手段的效果等，又可

Notes

使一些新的诊断和治疗手段及时提供给先证者亲属以便早期发现、诊断和治疗；②遗传流行病学登记，目的是为确定某个群体中遗传病的发病率和流行规律，以便正确估计遗传因素、环境因素在遗传病发病中所起作用的大小，从而促进遗传病的预防工作；③跟踪遗传登记，目的是估计遗传咨询或产前诊断的效果，同时也可以对一个地区的遗传保健工作作出评估；④预防性遗传登记，通过对高风险产妇进行遗传咨询和产前咨询，减少遗传病的发病率和遗传病的负荷。

遗传登记的内容要尽可能全面、真实、详细，应包括个人病史、发育史、婚育史、生育次数、亲属病情、系谱绘制、风险个体、近亲婚配、资料的统计整理等内容。遗传登记中还需注意一个重要问题：遗传登记是为遗传病家系服务，储存的数据均为有关家系的隐私，如需使用，必须遵守伦理学规范，并取得知情同意。

遗传随访（genetic follow-up）是对已确诊的遗传病患者及其家属作定期的门诊检查或家访，以便动态观察患者及其家属各成员的变化情况，同时给予必要的医疗服务。随访又分短期随访和长期随访两种。短期随访一般为期 3 个月，目的是保证患者及其亲属理解咨询过程中医生所提供的信息，理解减少或避免子代再发风险的方法，以及医生在第一次咨询过程中未表明的一些问题。长期随访是指与患者及其亲属保持长期联系，时间可持续十年以上，能够及时发现患者及其家属的变动情况，包括地址变更、婚姻状况、生育情况、患者表现型的变化以及新病例的发病情况等；如果家系中有高风险成员婚配，应及时进行婚姻和生育指导；有新的诊疗措施问世，也可及时提供给家系成员；长期随访还可以与患者及其家属保持沟通，为他们提供心理学帮助。一般来讲，遗传登记的家系应进行长期随访。

四、遗 传 保 健

遗传保健（genetic health care）是遗传医学的一个组成部分，它不仅为遗传病患者提供服务，更重要的是为遗传病家系成员和人群中的遗传病高风险对象提供医学遗传服务。它要为遗传病患者提供最好的现代医学处理，为遗传病家系成员和人群中的遗传病高风险者提供遗传咨询，通过婚前咨询、群体筛查、杂合子检出、出生前诊断、症状前诊断等各个环节的措施预防出生遗传病患儿，尽可能保证遗传病家系成员的健康。

未来，延长人类的寿命与提高生活质量等都将归入遗传保健的范畴。未来的保健是遗传保健，未来的医学是遗传医学。

本 章 小 结

临床遗传学是医学遗传学的重要组成部分，是医学遗传学向临床的延伸，其内容包括遗传病的诊断、治疗和预防。遗传病的诊断是开展遗传病防治工作的基础，遗传学检查如染色体分析与基因诊断为遗传病确诊提供重要依据。根据诊断时间与目的的不同，遗传病诊断分为临症诊断、症状前诊断、产前诊断、胚胎植入前诊断。遗传病的治疗分为常规临床治疗与基因治疗。常规治疗手段包括手术矫正和器官、组织移植以及药物、饮食治疗等。基因治疗是在分子水平上修复或弥补患者细胞中有缺陷的基因，使之恢复正常功能，因此理论上只有通过基因治疗才能从根本上治愈遗传病。基因治疗必将成为遗传病重要的治疗手段，但必须注意目前基因治疗还存在一些问题。由于遗传病多涉及染色体或基因的改变，大部分遗传病难以治疗或目前尚无有效疗法，因此对于遗传病来讲，预防更为重要。遗传病的预防主要包括遗传筛查、遗传咨询、遗传病产前诊断、遗传病登记与随访、遗传保健等工作。

Notes

（张　毅　孙树汉）

参考文献

1. 孙树汉. 临床遗传学导论. 上海：第二军医大学出版社，2013.

2. 陆国辉，徐湘民. 临床遗传咨询. 北京：北京大学医学出版社，2007.

3. 孙树汉. 遗传与疾病. 北京：人民卫生出版社，2009.

4. Kinsdon HM. ABC of Clinical Genetics. 3rd ed. London：BMJ Publishing Group，2002.

5. Read A，Donnai D. New Clinical Genetics. 2nd ed. Oxfordshire，UK：Scion Publishing Ltd，2011.

Notes

第十五章　遗传服务的伦理问题

第一节　遗传服务

一、遗传服务的概念和它的历史发展

遗传服务（genetic service）是一种医学服务，是将遗传学知识和技术用于解决人类自身的医学问题，即生、老、病、死的问题。因此，它是一种面向社会的医学实践。

作为面向社会的医学实践，遗传服务是在 20 世纪下半叶医学与遗传学的理论和技术发展到一定阶段，与医学实践结合，达到了可以认真干预人类的生、老、病、死之后才开始出现的。在干预的过程中，人们发现有许多伦理、道德和社会方面的问题需要研究和解决，从而逐渐形成一门新的伦理学分支，即遗传伦理学（genetic ethics）。遗传伦理学是规范遗传服务中人与人之间的关系和行为的学科。

把遗传学知识用于人类自身的想法和实例，在古代东方或西方都可以找到。例如在我国，《后汉书》上曾记载，冯勤的祖父因身材矮小而"自耻短陋"，于是给儿子选娶了一个高大的儿媳，结果生出了"长八尺三寸"的冯勤的故事。这是我国古代把遗传学知识和手段（选型婚配）用于促进性优生，即个体性状的优化的实例。不过总的说来，这只是极个别的例子，因为当时遗传的概念还非常原始，干预的手段也极为有限。

真正把遗传学知识用于人类自身，即开展遗传服务始于 20 世纪 50 年代，当医学和遗传学有了长足发展之后。首先是人类细胞遗传学有了突破性进展。在这之前，人们并不清楚人类体细胞中染色体的正确数目，也不知道染色体的数目和结构异常可以引起疾病。20 世纪 50 年代以后，由于组织培养、秋水仙碱、低渗处理等技术的发展和应用，瑞典的 A.Levan 和华裔学者 Joe Hin Tjio（蒋有兴）才报道了人类体细胞染色体的正确数目是 46。此后，一系列的技术进展，如把外周血淋巴细胞作为制备染色体标本的培养对象、植物凝血素（PHA）作为淋巴细胞转化刺激剂的应用以及空气干燥制片法的发展，都大大促进了临床细胞遗传学检查的普及和许多染色体综合征的发现。20 世纪 70 年代初显带技术的发展更使人们得以根据带型鉴别每一条染色体。它不仅解决了染色体的识别问题，还能在染色体上区别许多区和带，为深入研究染色体的结构异常及其定位创造了条件。此后发展起来的高分辨显带技术则有助于发现更细微的染色体异常，使其定位更准确。再加上荧光原位杂交等技术的应用，染色体病的诊断服务更趋完善。其次是分子遗传学技术的迅猛发展。20 世纪 70 年代以后，DNA 重组技术、PCR 技术和测序技术使人们认识的致病基因愈来愈多，可用于家系连锁分析的基因标记也愈来愈丰富，这就为在家系中分析其成员是否带有致病基因，即进行基因诊断创造了条件。自 P.Harper 1983 年首次将连锁分析用于 Duchenne 型肌营养不良（Duchenne muscular dystrophy, DMD）致病基因携带者的检查以来，能通过连锁分析和致病基因的直接检测进行诊断与产前诊断的遗传病不断增加，基因诊断现已成为遗传服务的主要内容之一。

与此同时，基因克隆、细胞培养、显微操作等技术的发展使人们想到，可以用正常基因来替代突变基因，达到治疗遗传病或肿瘤的目的。从 20 世纪 90 年代开始，基因治疗逐渐发展成为

一种临床遗传服务，尽管规模还比较有限。

从遗传服务的发展历程可以看出，遗传学技术的重大突破和应用对遗传服务的普及和内容的充实起着关键性的作用。可以预见，随着人类基因组测序的完成，基因组学、生物信息学和各种高通量测序技术的发展与普及必将大大拓展遗传服务的内容。例如，随着新一代测序技术的应用以及遗传信息的逐步解码，将来医师可以根据就诊者提供的个人基因组信息，特别是与疾病和药物敏感性相关基因的情况，开展个性化的治疗。

二、遗传服务的内容、特点和目的

（一）遗传服务的内容

前面已提到，遗传服务的内容将随着遗传学知识与技术的进步而不断扩展。在现阶段，遗传服务的内容主要包括以下几个方面：遗传咨询、遗传检查（染色体检查、基因诊断）、产前诊断、基因治疗和辅助生殖（人工授精、试管婴儿）等。这些遗传服务限于解决个体和后代的健康与生育问题，它仅仅是一种医学服务，可以称之为狭义的遗传服务，或简称为医学遗传服务。在未来，用遗传学手段延长人的寿命也可归入医学遗传服务之列。

除此以外，遗传服务还可扩大到社会生活的其他许多方面，可以称之为广义的遗传服务。例如，在健康和人寿保险、就业、升学，户籍管理和个人识别，保密、防盗和社会安全等许多领域，都可以使用遗传学技术进行鉴定和鉴别，并根据结果做出选择与决策。例如，保险公司无疑希望了解参保人的遗传健康资料，如带有哪些致病基因或易感基因、预期寿命如何等，以便对参保人健康和寿命做出预测，从而确定保险金额。同样，雇主也可能希望对应聘人员和员工进行身体、智力和性格方面的遗传预测，以便做出聘用方面的选择。同理，学校或老师也可能希望了解学生的身体、智能和性格等与遗传有关的资料，作为招生或培养的参考。政法部门可能希望建立个人的遗传资料数据库，以便在必要时用于个人识别和罪犯追踪。然而人们有理由担心，遗传信息应用不当可能导致基因歧视或种族歧视以及个人隐私的丧失，同时还担心现阶段这种预测的可靠性，以及被简单化和滥用的危险。

为此美国国会在 1996 年通过了"健康保险流通及责任法案"（Health Insurance Portability and Accountability Act），禁止保险业者把预测性检测结果阳性、但尚无临床症状的人排除在保险之外。1999 年又通过"健康保险与就业反遗传歧视法案"（Genetic Non-Discrimination in Health Insurance and Employment Act），并于 2000 年由总统签署一项行政命令，禁止在雇员的任用和晋升时使用遗传信息，以支持政府保护遗传信息，禁止受雇歧视的政策。

最后，还有一些违背常理的遗传服务领域，即把遗传学知识与技术用于发展基因武器和进行基因战争。理论上，通过 DNA 重组技术发展高毒性的或使神经瘫痪的病原体或毒素，或根据不同种族的遗传易感基因发展有针对性的生物武器是可能的。但这些领域的应用遭到了大部分人的反对。广义的遗传服务及其引发的社会伦理问题将不在本章讨论之列。本章讨论的只限于医学中的遗传服务。

（二）遗传服务的特点

遗传服务虽是一种医学服务，但与一般的医学服务仍有很大不同。这是因为：①个体的遗传物质即其基因组终生不变，遗传物质异常引起的疾病即遗传病也具有终生性；②在现阶段，许多遗传病还缺乏有效的治疗措施。药物、手术等不能改变或矫正遗传物质的异常。例如染色体病迄今仍没有有效的治疗方案，而就大多数单基因病而言，治疗也多限于改善临床状况，根治还是未来的事；③由于遗传物质异常，通常可传递给下一代，这就使遗传咨询、遗传病的检查和处理不仅关系到患者本人，也牵涉到其他家庭成员和亲属；④上述咨询和检查获得的遗传信息不仅涉及患者个人，对家庭其他成员，包括下一代的健康也具有预测意义，因而可能引发一系列心理的和伦理的问题。正是由于遗传病的终身性、难治性和可遗传性等特点，要求医务人

Notes

员在提供遗传服务时,应充分考虑到该项服务对个人、家庭甚至社会可能产生的影响。

（三）遗传服务的目的

遗传服务的目的是帮助那些患有遗传缺陷的人们及其家庭,使他们能尽可能像正常人一样生活和生育,帮助他们在有关生育和健康的问题上做出知情选择,使他们能得到相应的医疗服务(如诊断、治疗、康复或预防等方面)或社会保障,帮助他们适应其独特的境况,并了解有关新进展。

作为以人为对象的医学服务,遗传服务与将遗传学知识和技术用于选育或改造动植物品种不同。在充分考虑和认识长远后果,并达成社会共识以前,遗传服务不应用来改造人类正常基因或基因组的结构;不应用来改变一个民族、国家或群体的基因库的构成;也不应在尚未充分论证其有效性以前,为了盈利目的而开展任何有关个体智力发育、健康状况、疾病,尤其是多基因病和肿瘤易感性的预测性遗传检查。

三、遗传服务遵循医学伦理学的一般原则

遗传服务应遵循医学伦理学的一般原则。这些原则的核心是尊重(respect),即尊重个人的自主权(autonomy)、知情同意权(informed consensus)以及隐私权(privacy)和保密(confidentiality)等。就遗传服务而言,要求和接受何种遗传服务,其后做出何种生育或人工流产的决定,都应由当事人自主决定;而遗传咨询和检查获得的信息和结果是否公开,也应由当事人自主决定。其他应遵循的医学伦理学原则还有:有益原则、无害原则、公义原则。

由于遗传服务在对象、方法和后果方面有一系列的特点,因此在遵循医学伦理学一般原则的同时,还应考虑遗传服务的特殊性,尤其是遗传病及其检测不仅涉及个人,还涉及家庭成员,而检测的结果和获得的信息对于后代和亲属也可能有重要意义,因而可能引发更多的伦理问题。1997 年 WHO 在日内瓦召开了"医学遗传学的伦理问题"会议,提出了 WHO 的《医学遗传学与遗传服务伦理问题的建议国际准则》,其内容见表 15-1。

表 15-1　遗传服务中应用的伦理学准则

1. 公共资源平均分配给最需要的人(公义原则)。
2. 遗传相关的所有问题中的自主选择权。在生育问题上妇女应该是重要的决策者(自主权)。
3. 自愿接受服务,包括检验和治疗;避免政府社会或医生的压力(自主权)。
4. 尊重人群的多样性,尊重观点属于少数派的人(自主权、非恶意)。
5. 无论个人的知识水平如何,尊重他们的基本智慧(自主权)。
6. 给大众、医学和其他一些卫生工作者、神职人员和其他一些宗教知识来源的人普及遗传学知识(善意)。
7. 如果存在患者及其父母组成的团体,应与他们密切合作(自主权)。
8. 防范在就业、保险和升学等问题上因遗传信息而出现的不公平的歧视或优待现象(非恶意)。
9. 通过转诊网络与其他专业人员合作。如果可能的话,介绍患者及其家庭加入这种团体(善意、自主权)。
10. 应用非歧视性语言,尊重患者的人格(自主权)。
11. 及时提供应有的服务和后续治疗(非恶意、有利)。
12. 禁绝医学上不需要的检查和治疗(非恶意)。
13. 提供持续的质量控制服务,包括实验室操作(非恶意)。

另外,在讨论和贯彻遗传伦理学的原则时还应注意以下两点,即伦理观念的多样性和伦理观念总是处于发展过程中。

伦理观念的多样性:人们的伦理道德观念是由他们所处的历史环境,包括社会经济条件、历史文化背景和宗教信仰决定的,因而也是随着社会的发展而发展变化的。因此,不同民族、社会在伦理道德观念上的差异是自然的,甚至是必然的。就遗传伦理学而言,当前各国在对遗

Notes

传服务、计划生育与优生、产前诊断、胚胎干细胞研究和克隆技术的应用等一系列问题上的认识、态度和政策就有很大不同。此外，即使是同一社会，由于宗教信仰等不同，人们在对待遗传服务的态度上也可能不同。因此，要就诸如产前诊断的适用范围、产前诊断后人工流产的指征，辅助生殖措施应用过程中是否应该和如何进行供体选择等达成共识还有待时日。

遗传伦理学是发展的：既然人们的伦理道德观念是随着社会经济文化发展而变化的，遗传服务的技术和内容也是发展的，那么遗传伦理学的内涵、研究重点和观念也在变化中。每一次技术方面的突破，尤其是遗传学技术的重大突破，都可能产生新的遗传服务内容，同时也产生新的伦理道德问题或加剧原有伦理道德问题的困惑。例如，本世纪初人类基因组计划的完成和大规模高通量测序技术的进步，不仅带动了系统生物学和生物信息学迅猛发展，也使与医学有关的遗传检查和基因诊断日益普及。当前遗传检查正从染色体病和单基因病为主的诊断检查过渡到心血管疾病、肿瘤等常见复杂疾病相关基因的检查。这一重要发展固然是临床遗传学的福音，但同时也使遗传选择和基因歧视问题更加突出；而大量个人遗传信息的获得也增加了保护隐私权、知情权的困难。可以设想，当胎儿全基因组测序变得非常容易和廉价时，父母和社会必将面临更加艰难的选择与伦理困惑，因为每个胎儿通过检查都可能发现一些致病的或"不良的"基因，而遗传工程技术的发展又可能诱惑人们追求完美无缺的婴儿。可见，随着新技术的不断出现，现有的伦理问题尚未解决，新的问题又将出现。遗传学家与医务人员对此应有充分的思想准备，及早开展对新技术引发的伦理学问题的探讨。

第二节　遗传咨询中的伦理问题

遗传咨询的目的是广泛应用现代医学及遗传学技术，降低遗传病的发病率，从根本上改善社会人口素质。

一、体察咨询者的心态

由于遗传病的难治性和可遗传性，许多咨询者前来咨询时心存顾虑。这种心态源于：①一种羞耻感。正像《遗传咨询》一书作者富尔曼等指出的那样，不少家庭对出现遗传病患者就好像出了什么丑事，甚至就像犯了罪一样，想方设法隐瞒。配偶双方有时甚至为此相互指责。②一种负罪感，尤其是生育了遗传病或先天畸形患儿的父母，他们认为是自己把疾病传给了子女，给他们带来了不幸。此外，还有一种对患病情况被宣扬出去的恐惧。

因此，咨询医师应该体察这种心情，并设法减轻咨询者的羞耻感、负罪感和恐惧。通常的做法是：①强调遗传病是疾病，不是性传播疾病，不必有羞耻感；②强调不论遗传病患者本人还是他们的父母都没有任何过错；即使致病基因确由父母传递，但那是不以他们的意志为转移的；③强调患遗传病不是一种惩罚，更不是什么因果报应，父母无须与自己的任何行为或过失联系在一起，无须自责或互相指责，或有任何道德或伦理方面的思想负担。

二、遗传咨询时应遵循的伦理学原则

（一）尊重隐私权

遗传咨询不宜在有无关人员在场的环境中进行。为使个人隐私权得到充分尊重，咨询医师甚至可以与前来咨询的夫妇、亲子分别谈话。这是因为遗传病不像感染性或其他疾病，只涉及患者本人，而家系调查不可避免要涉及亲属，如父母、兄弟、姐妹。除了信任医师以外，咨询者可能不愿让其他人，甚至自己的配偶知道自己和家人的情况。如一位母亲为了自己成年儿子的生育问题，要求医师代为详细了解儿媳一家的患病情况。这说明即使在家庭内部成员之间或亲属之间，对有关遗传方面的交流仍是敏感的。因此，咨询医师除了尊重咨询人的隐私权外，同

Notes

时也应尊重有关亲属或成员的隐私权,为咨询获得的资料保守秘密,避免这些资料被他人、单位、雇主和保险公司等利用,以利于家庭的和谐与稳定。

(二)自愿和知情同意

遗传咨询本身应是自愿的。因此当咨询过程中需要对患者及其家系成员进行遗传学检查及临床化验时,应贯彻自愿,即知情同意(informed consent)的原则,以及对患者有益无害的原则。让患者及有关人员充分了解检查的目的与必要性,争取他们的主动配合。

(三)自主决定和非指令性的(non-directive)原则

遗传咨询和检查的结果有可能证实遗传病的存在,或计算出疾病的再发风险。如已证实或高度怀疑胎儿为21三体综合征患者,或父母中一方是D/G易位携带者,此时咨询医师应当向父母详细介绍疾病的原因、后果和预后;再生育时不同核型的再发风险以及胎儿产前诊断的风险;各种可能的处理办法等。咨询医师不应代替父母做出任何处理的选择或决定,包括是否继续怀孕,是否作产前诊断,或是否人工流产等。咨询医师即使提出建议,都应是非指令性的,决定权在于咨询者。至于医师应否建议和表达明显的倾向性,因国情、人情不同,目前尚无共识。

第三节　遗传检查中的伦理问题

遗传检查包括分子遗传学检查和细胞遗传学检查。按进行的时间顺序又可分为产前检查(包括胚胎着床前检查)、患者的诊断性检查和预测性检查,而按检查的目的又可分为诊断性检查和科研性检查。

目前我国广大临床医师对于能提供任何诊断或治疗信息的检查一般都持积极的态度,认为为了疾病的确诊,检查是必需的,但较少想到检查结果可能会引起伦理学方面的问题。其中一个原因是,能开展检查的项目和机构有限,当前多限于一些大的医疗机构才能提供。随着临床遗传学的需求和疾病基因组学技术的发展,基因诊断将日益普及。在一些大型的教学医院,突变基因的检测已逐渐成为常规服务。在这种情况下,检查引发的伦理问题值得重视。

医师在进行遗传检查时应遵循尊重隐私、知情同意和对咨询者及相关成员有益无害的原则。然而在临床实践中,贯彻这些原则并不容易。就知情同意而言,考虑到患者的文化水平和科学知识,这需要咨询医师极大的耐心和具有用深入浅出的语言解释复杂问题的能力。就有益无害的原则而言,需要咨询医师能抵抗各种名与利的诱惑,摒弃与患者治病防病本身非必需的各种检查。除非做遗传检查的目的是:对患者全面深入的遗传检查和临床数据积累可能加深对某种遗传病的认识,在未来有益于患者的诊治。

遗传检查除应遵循上述原则外,还有一些特别值得注意的问题。它们是:迟发遗传病的基因检查;儿童的遗传病检查;胚胎的遗传检查;家庭风险成员的遗传检查和一般个体的预测性基因检查等。

一、迟发遗传病的检查

分子遗传学技术提供了在任何年龄识别突变基因的方法,这似乎有利于疾病的预防。然而对于那些迟发遗传病如Huntington舞蹈病(Huntington chorea)和成人多囊肾病(adult polycystic kidney disease,APKD),通过检查让患者在发病前就知道其是致病基因携带者,究竟是利大于弊还是弊大于利,值得商榷。

这些迟发遗传病目前尚无有效的根治手段,甚至也无防止受累者临床发病的有效措施。如果把阳性结果告诉检查者,那么,首先可能增加检查者的思想负担,使其生活处于阴影之中。其次,迟发遗传病的致病基因携带者常常在发病前已经结婚生育,并有可能已经把致病基因传递给了下一代。如果是这样,那么阳性检查结果可能引起携带者的负罪感和其他家庭问题。再

Notes

者，如果检查结果外泄，还有可能导致携带者在婚育、升学、就业、医疗保险等方面受到歧视。

因此，在进行迟发遗传病的遗传检查时，首先应通过遗传咨询让受检人充分了解该病是否遗传、能否治疗以及传递的风险等，使之有充分思想准备接受检查结果。经过咨询后，检查者可能会改变初衷，放弃基因检查。其次，任何检查都应征得受检人的同意，咨询医师不应为了谋利或其他目的而进行指令性的检查。最后，应当为受检人的检查结果保守秘密。

二、儿童的遗传病检查

在遗传病家系中，如果风险成员是儿童，他们应否检查是一个十分困难的问题。这是因为，儿童可能由于年龄较小而无法实现知情同意的权利。而当检查的是无法治疗的疾病时，这种检查通常不仅对他们无益，还可能使他们遭受歧视。站在儿童的立场，迟发遗传病，尤其是无法治疗的遗传病的预测只能带来负面影响。对儿童遗传检查的结果可能导致家庭和社会的歧视，包括放弃治疗、不再抚养，尤其在经济困难的家庭，同时也剥夺了儿童将来自主决定的权利。

另一方面，父母可能希望对风险儿童进行预测，以便及早做出安排。在我国，这还涉及是否获准再次生育的问题。而弟弟或妹妹的出生可能使患儿更加受到忽视或歧视。是优先考虑儿童的权利，还是优先考虑家长和社会的利益？咨询医师处于两难的境地。由此可见，在涉及遗传服务，尤其是遗传检查和随之而来的遗传选择时，个体、家庭和社会的利益并不总是协调一致的。因此，一些遗传咨询医师建议，把无法治疗的遗传病的预测检查留待风险儿童成年之后，由本人自行决定是否进行检查。

三、胚胎的遗传检查

（一）着床前的遗传检查

由于试管婴儿的日益普及和遗传检查技术，特别是着床前诊断技术的提高，在将胚胎植入子宫前即可采取早期胚胎的单个或少量细胞进行染色体或基因检查，从而避免植入有染色体异常或携带致病基因的胚胎。如，一些国家已批准对有家族性腺瘤样息肉病（FPA）、遗传性乳腺癌、前列腺癌和老年性痴呆等风险家系的胚胎进行移植前检查。可以预见，此类检查项目还会不断增加，然而一些生殖伦理学人士则认为，为了保证不携带某一个致病基因而毁弃大量胚胎有悖伦理。这种筛查如果不严格限用于患有严重遗传性疾病或肿瘤的夫妇的着床前胚胎，则将导致严重的伦理困惑并可能陷入按父母意愿"定做胎儿"的误区。

（二）着床后的遗传检查

胚胎遗传检查的目的是避免患儿出生，但涉及的伦理问题更加复杂和严重。这除了涉及入选检查基因的标准外，还有一旦检查出疾病相关基因时应如何处理胚胎的问题。如①携带哪些疾病相关基因者可以人工流产；②多大胚龄的胚胎可以人工流产、弃置不用或销毁？③谁有这方面的决定权？另外一个关键的、也是难以达成共识的生命科学和伦理科学的问题是，作为一个人，其生命从何时开始？是从神经系统开始发育算起，还是神经系统发育到某一特定阶段后算起？抑或应从胚胎有感知或自我感受算起？如何得知胚胎是否有感知和感受？这些问题比医学家曾经历过的、有关死亡判定标准的辩论要复杂得多。因为判断心跳停止、呼吸停止或脑死亡要客观和科学得多。

此外，即使人的生命从何时开始的问题，能够较科学地解决或达成共识，出于政治经济、社会文化、宗教信仰等原因，人们对待胚胎的遗传检查的政策和态度也还可能不同，或不断发展改变。英、美等发达国家对待人类胚胎、胚胎细胞用于诊断、治疗和科研的政策的多次调整就是明显的例子。在一些国家，由于传统或宗教的原因，对胚胎遗传检查和人工流产持保守的态度；而在另一些国家，特别是发展中国家，由于人口的压力和许多家庭无力照看一个遗传病患儿等原因，可能对胚胎的遗传检查与人工流产持更积极的态度。

Notes

四、家庭风险成员的遗传检查

在遗传病家系中，除患者外，其他风险成员也可能自己要求检查，以了解自身是否是致病基因携带者。更多的情况是：遗传咨询尤其是家系调查时，要求未患病同胞和亲属提供标本进行染色体或基因分析。家庭风险成员遗传检查涉及的伦理学问题包括：咨询(受检)者的心理负担、对亲属的负罪感以及引起未患病同胞或其他风险成员对检查结果的恐慌，因为他们有可能被诊断为致病基因的携带者。因此，前面提到的自主决定、知情同意、保密和有益无害等原则，也完全适用于风险成员的遗传检查。对于迟发性遗传病，发现风险成员携带致病基因时，是否应将检查结果告诉本人也值得三思。因为其本人可能并未要求检查，或者对接受检查结果未做好思想准备。他有知情权，也有不知情权。

虽然家庭风险成员的遗传检查可能产生上面一些负面影响，但从家庭和社会的角度，为了预防遗传病患儿的出生，这样的检查又是有益的，甚至是必需的。例如，一个 Huntington 舞蹈病患者的成年子女如检查结果证实为致病基因携带者，他可以选择不结婚，婚后不育，或采取产前诊断、异源人工授精等措施，以避免带有致病基因的胎儿出生，这对家庭和社会都有益。

五、一般个体的预测性基因检查

近年来，由于基因组学及相关技术，如高通量 DNA 测序、基因芯片技术和生物信息学的发展，愈来愈多的基因被克隆，对这些基因功能的研究成果也日新月异。这些研究除发现或证实了不少单基因性状和疾病的基因外，还提示另一些基因可能与一些复杂疾病或性状有关。尽管目前许多关于基因和疾病相关性的研究还不够深入，仅仅表明某个基因与某种多基因病或性状有关，但这些只是可能有关的基因已被用于一般人群的复杂疾病、健康状况与寿命、生殖与发育、甚至智能与天赋的预测性检查。这种针对既非患者、也非风险个体的，关于生、老、病、死的预测性基因检测的兴起，除上述基因组科学的进步提供了技术条件外，还因为：①个人或家庭经济收入的提高，使昂贵的预测性基因检查有了市场；②媒体的报道和科普宣传在增加大众的遗传学知识的同时，常使用一些通俗易懂、但也容易误导的词汇，诸如长寿基因、智力基因、肥胖基因、糖尿病基因、高血压基因等，使人们误认为极为复杂的生命现象、多基因病或性状也可以通过上述基因的检查来预测；③生物医学公司或医疗机构的营利动机；④科研人员面临的研究成果转化压力，也起到了重要的或推波助澜的作用。然而，抛开支持和提供这类服务者的动机不说，这类基因检查的问题是科学性不足和与之有关的伦理方面的欠缺。

科学性不足表现在少数基因与复杂疾病的关联远远不足以构成诊断或预测的基础。关联只能说明两者有关，既未说明关联是直接的还是间接的(直接影响基因功能，还是仅仅与其他功能基因处于连锁不平衡状态)，也未说明其机制，更不能说明多个有正负效应的相关基因同时作用时的效应。当人们就一种代谢途径或一个通路上的几个基因尚不能阐明其相互作用、提出有根据的互作模型并用适当的算法和软件加以评估验证，又怎能就涉及众多基因的疾病或性状做出科学的预测？这种科学性不足是因为现阶段对各种复杂疾病或性状的遗传基础既不清楚，也无法估计表观遗传和环境因素的影响，仅凭少数基因关联还远不足以做出某种预测。

当前遗传咨询中对多基因病或畸形再发风险的预测，是基于对患者家系资料的经验风险率的估算，而非基于基因检测的结果。以任何一种常见的多基因病为例，无论是糖尿病、还是唇腭裂、或是精神分裂症，究竟有多少基因参与其发病？它们各自起的作用大小如何？有无主基因？作用的机制如何？这些基因间的相互关系或作用如何？除基因外，还有什么因素影响基因的表达？对于这些问题目前还无法回答。而就精神分裂症这种常见病而言，至今还没有一个可供诊断使用的基因。因此，现阶段在没有阳性家族史的情况下，用基因检测来预测入学儿童或入伍新兵是否将会罹患精神分裂症是不可能的，更何况预测其寿命、智能了。

Notes

伦理学问题：①不符合有益无害的伦理原则。因为预测本身科学性差，准确性更是可疑，提供者尚难自圆其说，难以对受检者有益；②不确定的检查结果或"阳性结果"还可能引起受检者的忧虑和恐慌，故有害无益；③目前这类检查大多收费高昂，是一种无益的经济负担；④从社会卫生资源的分配利用而言，不符合公平公正的伦理原则：一方面对许多迫切需要诊治的遗传病和肿瘤等患者因医保投入不足而不能获得应有的诊治，另一方面又将大量人力资金用于科学论据不足的昂贵检测。许多有识之士均不提倡、不赞成此类基因检查。

对待一般个体和群体的基因预测性检查的正确做法是：①任何临床基因检查项目都应对其科学性、实用性、可验证性和局限性进行充分论证；②严格审批此类检查项目进入市场服务，尤其是由非医疗机构以盈利为目的的服务；③提高媒体在涉及遗传医学、人类基因组学进展方面的报道和科普文章的科学性；④加强基因功能、表达调控、基因相互作用、基因与性状、基因与疾病，尤其是多基因性状和疾病的研究，从而为未来科学的无遗传负荷个体的预测性基因检查奠定坚实基础。

第四节 基因治疗中的伦理问题

体细胞基因治疗相对简易可行，也不会引起严重的伦理学问题，因为导入基因不致影响到下一代。不过"治愈"的患者仍是致病基因的携带者。生殖细胞基因治疗则不同，由于治疗基因导入了生殖细胞或受精卵，它可以一代一代地传下去，从而改变子孙后代的遗传结构。这就提出了一系列的社会伦理问题。其中主要是：现阶段基因治疗能否保证安全和有效，什么是生殖细胞基因治疗的适用范围或指征，而伦理问题的核心是人类应不应该改造自身的遗传结构，或者为了什么目的而进行的改造才是合理的。

一、基因治疗的安全性与有效性

一部分遗传病如 ADA 缺乏症、血友病 B、家族性高胆固醇血症，已经证明了体细胞基因治疗的有效性和安全性。但对大多数还处于实验治疗阶段的遗传病，这二者仍有待充分证明。在中国，基因治疗产品的注册审批和监管由国家食品药品监督管理局（SFDA）负责。2003 年，国家食品药品监督管理局颁布了《人基因治疗研究和制剂质量控制技术指导原则》，该指导原则规定：目前我国的基因治疗仅限于体细胞。一般来说，对肿瘤基因治疗的批准要宽松一些。但实际上除少数遗传性肿瘤以外，多数肿瘤涉及的基因众多，发病机制比较复杂。在对基因的表达调控和相互作用还不完全清楚的情况下，基因治疗在相当一段时间内还不能替代手术或放疗化疗而成为肿瘤主要的治疗手段之一。

二、生殖细胞基因治疗的伦理和社会问题

（一）生殖细胞基因治疗的优点

和体细胞基因治疗不同，生殖细胞基因治疗的优点是：①引入基因可以一代代地传下去，治疗的效果带有终身性和可遗传性；②一些基因只在胚胎发育的特定时期才表达或起作用，这些基因异常引起的遗传病只有在胚胎发育期才能防治；③一些神经系统的遗传病治疗可能由于血脑屏障等原因，只有采用生殖细胞疗法在屏障形成以前才会奏效。

（二）生殖细胞基因治疗的条件还欠成熟

目前生殖细胞基因治疗的条件还欠成熟，这既有技术上和认知上的原因，也有社会和伦理学上的原因。

1. 技术上的原因　目前人们对真核细胞基因表达的调控机制还不完全清楚，进行调控的手段还不成熟。因此，如何使导入基因能恰如其分地表达，还有待新的技术突破。

Notes

2. 认知上的原因　人们对基因之间相互作用和疾病之间的相互关系仍知之甚少。例如,导入基因是否会激活或抑制其他基因,包括肿瘤相关基因,从而引起意想不到的后果,目前还不能肯定。其次是致病基因相互关系常常出人意料。如,地中海贫血(地贫)有严重的后果,但奇怪的是引起该病的基因传播竟如此广泛,在某些地区甚至每 5 个人就有一个携带者。后来才知道,地贫的杂合子具有抗疟疾的能力,地贫和疟疾地理分布的一致性证实了这一点。同样,镰形红细胞贫血症、G6PD 缺乏症的基因携带者也具有上述优势。这些例子表明,在采取任何基因治疗措施时应十分慎重,尤其是采用生殖细胞基因治疗时。

3. 社会和伦理学方面的原因　除了治病以外,人们对应否为了其他目的而导入外源基因,从而改变或"改良"自身和后代的基因组结构尚未取得一致意见。支持者可以举出许多理由。如既然在进化过程中人类基因组是不断改变的,只不过这种改变是被动的、渐进的,那么人类为什么不能主动地、更快地改造自己的基因组结构,使人类变得更健康、更聪明或更漂亮呢?也就是说,为什么不能通过导入外源基因,达到正优生学的目的和基因组优化呢?反对者当然也有许多理由,他们对基因技术及其产品,包括转基因动植物和转基因食品等持审慎态度。首先,一部分人认为,上帝创造或安排的一切都不宜轻易去改变。这在多数不相信上帝的科学工作者看来是可笑的。然而,如果把"上帝创造的"改为"长期进化形成的一切"不宜轻率地去改变,则不无道理。因为正如前面所说,除了防病治病以外,①现阶段的技术还不够成熟,对基因组的认识还不充分,还不能保证对基因组的优化或"改良"成功而无副作用;②人们还没有公认的"优"与"劣"的标准,也就是对改造的标准,对未来理想人类的设想还无共识;③人类的遗传多样性既有生物学上的意义,同时也有社会生活的价值。一个简单的例子是,导入生长素基因可以使小鼠发育成"超级小鼠"。在一定发育阶段,补充生长素或进行体细胞基因治疗可以治疗侏儒症,也可以使普通人身高增长。但是如果为了子女长得更高而向生殖细胞导入类似的基因就会有一系列问题,包括什么高度是人类的理想高度?理想标准高度是否会随历史发展而改变?导入基因的表达是否会引起巨人症或肢端肥大症?其他的考虑还有:一个群体由于具有多样性可能更能适应自然环境的变迁,而一个社会可能由于多样性而更富生活情趣等。

三、基因治疗的指征和条件

目前,基因治疗的应用应限于:①遗传病治疗,尤其是严重的、现阶段难以治愈的遗传病,以及恶性肿瘤和艾滋病等难治性疾病;②治疗技术比较成熟,导入基因表达调控手段比较有效,且经动物实验证明治疗有效的疾病;③导入基因不会激活有害基因如原癌基因和抑制正常功能基因。基因治疗不应该用于:①促进性优生的目的,包括未经充分界定的"优化","改良"或含义尚不清楚的"遗传素质的提高";②政治或军事的目的,即通过改造遗传结构而达到控制某一个体、群体、民族的目的,或用于发展基因战争等。

第五节　辅助生殖中的伦理问题

一、辅助生殖技术

辅助生殖技术(assisted reproduction technology, ART)包括人工体内受精(artificial insemination, AI),体外受精(in vitro fertilization, IVF)和胚胎移植(即所谓试管婴儿),以及与之有关的代孕母亲和尚存争议的克隆人技术等。

各种辅助生殖技术所引起的伦理、法律和社会问题大致可以分为两类。第一类是由于采用了其他人的生殖细胞或生殖器官(如子宫)所引发的家庭伦理或法律问题。第二类是辅助

Notes

生殖手段提供的遗传选择机会所引发的选择依据、选择标准和选择后果的问题。中国卫生部于 2001 年颁布实施了《人类辅助生殖技术管理办法》、《人类精子库管理办法》和《实施人类辅助生殖技术的伦理原则》，并于 2003 年 6 月重新修订，这是我国开展辅助生殖的行政规范和依据。

二、人工授精的家庭伦理和社会问题

（一）家庭伦理问题

人工授精如果采用的是丈夫的精子，则不存在严重的伦理法律问题，最多只有性与生育分离的问题。但如果使用供体精子（artificial insemination by donor，AID）则有一系列的问题需要考虑和明确。有关精子库和人工授精的实施有明确的条例规定。而伦理方面目前已经比较明确的是：①供精者只是提供精子或遗传物质，不能成为孩子的父亲，以避免引起伦理和法律问题。②尽量维护受精者的家庭稳定和避免家庭伦理问题的发生，因而应为当事人即供精者和受精者保密并不应让孩子知道谁是供精者等，以利于孩子的健康成长。③不应过多地使用同一供体的精子。按中国规定，一名供精者最多只能提供精子给 5 名妇女受孕，一则避免产生众多的"同父异母"兄弟姐妹；二则避免同一供体精子的多次使用可能导致的群体中同一基因纯合的概率增加，后者既不利于群体的多样性，又可能使隐性遗传病发病率增高。不过，人工授精与自然受精相比始终是少数，负面影响的大小还需进一步评估。

（二）社会问题——供精者的选择

除家庭伦理问题外，另一个比较复杂和引起争议的社会问题是供精者的选择问题。希望自己的孩子健康、聪明是作为父母的普遍愿望。但认为通过选择精子供体就能生出漂亮或智力超常的儿童则是一种奢望。它并不符合遗传学原理，也未客观评价个人成长中遗传与环境因素的作用。现今"诺贝尔精子库"或"名人精子库"的宣传，大部分出于商业动机而误导了公众。

1. 诺贝尔精子库不宜提倡　遗传学观点认为，诺贝尔精子库不宜提倡的理由主要是：基因、染色体和生殖细胞的随机分离组合不能保证优良基因传递给子代。（1）精子生成过程中由于基因和染色体的重新组合，不能保障"优良"基因传递给孩子，更不能像一些报刊所宣扬的那样"精子银行让你花钱订制下一代"。总的原因是，由一个初级精母细胞经历两次减数分裂最终发育成四个精子的过程中，有多次基因和染色体的随机组合，这包括①发生在第一次减数分裂前期一对同源染色体的联会（synapsis）时染色体片段的交换（crossover）导致的基因的随机重新组合，这种交换平均多达 30～40 次，而且参与交换的染色体片段的位置、长度，即交换了哪些基因是随机的、不可预测和不可控制的；②联会时两条同源染色体形成的二价体（bivalent）在细胞分裂后期的分离是完全随机的。人类细胞有 23 对同源染色体，产生的染色体组合可高达 2^{23}（8百余万）种；而第二次减数分裂时两条染色单体的分离也是完全随机的。因此，在减数分裂中发生的一系列随机重组事件好像多次洗牌，而洗牌后的分牌结果是难以预测的。因此，要保证特定的基因，如与决定高智商有关的基因传递给孩子是困难的。（2）精卵结合的随机性也难以保证优良基因的传递。当精卵受精成为合子时，数以百万计的精子中哪一个与卵子结合，也是随机不可预测的。因此，除同卵双生子外，每一个人的基因组成都是独特的。（3）每个人都有一些"不良"基因，诺贝尔奖获得者或"名人"也不例外。每个人平均有 8～10 个突变基因。不排除诺贝尔奖获得者在某些方面有由基因或基因组合决定的天赋，如智力超群。这种超常的智力通常是多基因决定的。然而，正如普通人一样，他们也有一些"不良"基因或突变基因，如疾病易感基因或致病基因，而且同样可以传递给下一代；其次，基因的"优良"与"不良"，正如前面已经提到，还需放在特定环境和特定个体的基因组合中来判断。现阶段，基因之间的相互作用还不十分清楚，怎样的基因组合是最佳的组合也不清楚。而即使是"优良"的基因，是否在各种组合与环境条件下都"优良"，同样是一个难以回答的问题。

Notes

从哲学和社会伦理的角度来看,诺贝尔精子库不宜提倡的理由主要涉及:什么是一个人的优良素质?它是否完全是或主要是由遗传决定的?

2. 个人品质怎样才算优良　人不仅仅是生物学的人,同时也是社会的人,他不可能不与家庭和社会其他成员相处。而品质从社会伦理学的观点来看,是一个非常复杂的问题。一个人应当具有什么样的品质才算优良呢?如果把身体和精神放在一起讨论,那么常识告诉我们,一个人在某一方面突出,如智商高或会唱歌,并不能说明在其他方面也会优秀或超群。因此诺贝尔奖获得者或歌星未必都品质优良;反之,有身体或其他方面缺陷者不乏杰出人物。林肯很可能是马凡综合征患者,霍金无法用手书写,凡·高、柴可夫斯基都算不得是身心健康的人,而这样的例子还很多。因此,就连最早倡导建立诺贝尔奖获得者精子库,以实现"人的优化",本人也是诺贝尔奖获得者的穆勒也意识到:仅仅用高智商作为供精者的标准是远远不够的。于是他又对供精者的品质提出了许多补充要求,包括"友爱、仁慈、慷慨、对生活有审美情趣、充满激情又能自制和性格开朗、道德上的坚贞、思维独立、谦恭乐群、能接受他人公正的批评又能自我批评和改正错误"等。

穆勒要求的具有上述优秀品质的完人在现实中是不存在的。即使是诺贝尔奖获得者,也只能保证他们在智力方面没有问题。保证供精者身体和品格上的"优良"不是一时的表面现象,缪勒主张采精后至少要有20年的观察期,才能把他们的精子用于人工授精。这真是"试玉要烧三日满,辨材须待七年期"了。但从生物学的角度看,即便是30岁时获奖,再加上20年,那样的供精者年龄又偏大了。

在讨论基因与性状,基因与个人品格的关系时,两个具有哲学意义的问题不能回避。一是人类的各种性状与品格是否都有一一对应的基因,二是个人品格是怎样形成的。各种躯体的表现暂且称之为性状,而个人精神与心理的表现则称之为品格。

3. 两类性状　性状(包括疾病)可分为两类:一类是单基因遗传的简单性状,另一类是多基因遗传的复杂性状。但无论是哪一类性状,环境因素都起着不同程度的作用。对于单基因病,遗传因素起主要作用,环境因素的作用相对较小;而对于多基因病(包括绝大多数肿瘤在内),环境因素的作用就十分突出。因此,在讨论遗传和环境对个体发育、体质状况或疾病发生的影响时,有条件的、相对的遗传决定论是可以接受的,尽管不可忽略环境和后天因素的影响。但是对于像智力、品格这样非常复杂的非躯体性的表现,如果认为它们也都是由基因决定的,那就未免太笼统、太简单化了。虽然应当承认个人品格,尤其是智力有一定躯体的、或生理的、或遗传的基础,但把这一类非常复杂的、精神或心理的表现还原到一个个基因的作用,则是一种机械唯物论的思维方式。它不仅难以做到,而且难以令人信服。"友爱基因"、"道德基因"、"智力基因"等不过是简单化了的新闻词语罢了。

基因毕竟是一个遗传学概念,不应把它滥用来解释复杂的个人品格,更不应滥用来说明社会现象。不排除像个人品格之类的这些复杂现象背后有某些生物学因素在起作用,但环境、家庭、教育和社会等无疑对个人品格和行为模式的形成起着更大的、决定性的作用。因此认为缪勒提出的受精者所应具有的各种品质如友爱、仁慈、慷慨等都有对应的基因,而且都能按照简单的孟德尔方式遗传给下一代并发挥作用,至少目前还缺乏令人信服的证据。

(三)实施原则

出于上述伦理和家庭稳定方面的考虑,在实施人工授精中应当贯彻如下原则。①夫妇双方自愿,并提出申请;②院方严格控制指征,包括要求出具不孕症的证明等,并不应为未婚男女、寡妇、身体健康而又非不孕症患者实施人工体外受精;③供精者知情同意,有妻室者还应征得妻子同意;④供精者与受精者互盲,与后代互盲;⑤实施人工授精操作的医务人员与供精者互盲,与后代互盲。所有这些保密要求主要是保护受精者的利益,并有利于孩子的健康成长。当然受精者也应对后代保密。

三、试管婴儿的伦理问题

试管婴儿的家庭伦理问题主要是由于孩子有多个父母和利用代孕母亲引起的。所谓多个父母是指：提供精子或卵子的遗传父母、出生后的养育父母、兼有两种身份的完全父母以及提供子宫的代孕母亲。因此，试管婴儿的遗传背景为：①只与父亲有血缘关系；②只与母亲有血缘关系；③与父母均有血缘关系；④与父母双方均无血缘关系；⑤与母亲有孕产关系；⑥与母亲无孕产关系，即由代孕母亲孕产。以谁提供卵细胞、谁完成怀孕和生产、产后谁抚养可区分遗传母亲，孕产母亲和抚养母亲等。虽然传统观念认为有血缘关系，即遗传父母才是真正的父母，但从稳定家庭和有利人工授精技术的应用出发，大多数国家，包括中国在内都主张抚养教育的父母才是真正的父母，并从法律上加以确认。从同样的考虑出发，大多数国家均主张对孩子保守遗传父母是谁的秘密，但也有少数国家（如澳大利亚、瑞典等）允许了解遗传父母的情况，从而有可能引起孩子与抚育父母之间关系的不稳定。

至于代孕母亲是否符合道德与法律目前仍有争议。赞成者认为代人怀孕可以让不能怀孕妇女获得子女，应该受到欢迎；批评者则怀疑代孕者是出于商业动机而非怀着高尚的目的。从各国法律来看，除美国等少数国家在辅助生殖中允许代孕母亲存在，大多数国家都禁止代孕母亲。中国政府规定医疗机构和医务人员不得实施任何形式的代孕技术。

在提供精子和卵子时也有人为的遗传选择问题。如身心健康是对供精者、供卵者的基本要求。一些保证胎儿身心健康的特殊筛查和选择也是合理的。如，不论精子供体是丈夫或他人，都可检查其精子染色体是否存在有碍受精的微缺失等。此外还有代孕母亲的问题，因为代孕母亲提供了胚胎发育的场所或环境（子宫），她的身心健康无疑也十分重要。但不应对供精或供卵者，甚至代孕母亲提出超出生殖健康以外的要求。

四、克隆人的伦理问题

克隆（clone）又称无性繁殖细胞系和无性繁殖系，是一个细胞或个体以无性方式重复分裂或繁殖所产生的一群细胞或一群个体，在不发生突变的情况下，具有完全相同的遗传结构。克隆人技术是指将人的一个体细胞的核取出，转移到另一个去核的卵细胞内（称为核转移技术），使之发育成胚胎。如将这个胚胎植入母体子宫内，将发育成新的个体。这个新个体的细胞核内的基因组与供体细胞核内的基因组是完全相同的。按目的的不同，克隆人技术又可分为生殖性克隆和治疗性克隆两类。

（一）生殖性克隆的伦理问题

所谓生殖性克隆（reproductive cloning）是指出于生殖目的，用克隆技术制造人类胚胎，然后将胚胎置入人类子宫发育成胎儿或婴儿的过程，即用无性繁殖手段制造出与供体细胞在核遗传上完全相同的人。

生殖性克隆将引起一系列复杂的生物学、伦理学和社会问题。如有人担心克隆人大量出现，势必破坏人类遗传多样性，从而降低人类对多种环境的适应性；克隆人过程涉及人的价值和尊严问题；克隆人过程存在极大的技术风险和安全隐患；克隆人扰乱家庭关系，社会定位困难等。

欧洲理事会、美国、英国、德国等 23 个国家和地区明令禁止生殖性克隆。联合国教科文组织在 1997 年的《世界人类基因组与人权宣言》中明确规定"不允许与人类尊严相抵触的做法，比如人体的生殖性克隆"。联合国根据法国与德国的联合提议，已制定《禁止人的克隆生殖国际公约》。

（二）治疗性克隆的伦理问题

所谓治疗性克隆（therapeutic cloning），是指将克隆技术用于获得人的早期胚胎，从中分离多潜能干细胞，而后者可分化为皮肤、神经等各种组织，甚至器官，以供临床治疗和移植使用。

因此，一部分科学家反对生殖性克隆，但赞成治疗性克隆。

但即便是治疗性克隆，也不能完全回避伦理学问题。这些问题包括：人的生命从什么时候开始？从受精？从神经系统发育的某一阶段？从胎儿有感知？其次，在什么阶段或期间他人（包括父母）有权终止其生命，如进行人工流产或作其他处置，以及在什么条件下可以将这种生命体加以利用？对于这些问题，由于宗教、文化和社会背景的差异，人们可能有完全不同的认识。

包括比利时、英国、法国、日本、韩国和中国在内的许多国家主张区别对待生殖性克隆和治疗性克隆，对后者应严加管理，但禁止与否由各国自行决定。美国等国家认为，用于治疗性克隆的胚胎已是新的生命，提取胚胎干细胞后摧毁胚胎与"杀人"无异，而主张准许治疗性克隆的国家则认为，早期胚胎还不是真正意义上的人，用于研究和治疗疾病并不违背伦理，何况其目的是为了治病救人。因此，双方争论的焦点在于治疗性克隆是否仍有悖伦理，而关键问题仍是人的生命始于何时。目前国际上对治疗性克隆规定了3条原则：①取得的材料，如卵子、体细胞等必须是自愿的，不能是骗来的或是买来的，提供者有知情权；②胚胎细胞保留时间不能超过14天，超过则有克隆人之嫌；③不能将克隆的胚胎细胞植入人体子宫。

近年来干细胞研究的进展为治疗性克隆提供了新的选择。研究发现许多成体组织中存在少量多潜能干细胞，它们可能成为细胞或组织的来源，从而避免人类胚胎的利用。但干细胞研究同样存在一些伦理学问题。2004年，中国科技部和卫生部联合颁发了《人胚胎干细胞研究伦理指导原则》，原则中明确反对生殖性克隆，但支持人胚胎干细胞和治疗性克隆研究，提出了该领域的相关行为规范准则。

从有关人的克隆的讨论可以看出，遗传工程和细胞工程技术的发展既可以造福人类，也可能引起各种严重的问题。正确的态度是：①继续发展干细胞技术和治疗性克隆技术，并促进其在已达成共识，有利于人类的大多数领域内应用；②加强医学伦理学，特别是遗传伦理学和相关社会问题的研究，尽快在一些方面达成共识，制定相应的伦理道德准则和法规，并关注未来可能出现的新问题，从而促进遗传新技术的发展与应用，避免其被滥用。

此外，遗传服务中的遗传咨询、胚胎的遗传检查、新生儿遗传病筛查、迟发遗传病的检查等也是中国优生优育（healthy birth）工作的重要内容。为了促进优生优育，中国颁布了一系列法律、法规，如《中华人民共和国婚姻法》、《中华人民共和国母婴保健法》和《婚姻登记条例》等。概括起来，中国目前采取的优生优育措施主要包括：结婚管理（分为禁止结婚和暂缓结婚两种情形）、生育控制（分为禁止生育和限制生育两种情形）和生育保健（包括婚前保健和孕产期保健）。这些措施的实施，不仅降低了遗传病发生率、有利于家庭幸福、提高了人口素质，而且节约了社会资源。

本 章 小 结

遗传服务是一种医学服务，是将遗传学知识和技术用于解决人类自身的医学问题，即生、老、病、死的问题。遗传服务的内容包括：遗传咨询、遗传检查、基因治疗和辅助生殖等。提供遗传服务时，应充分考虑服务对个人、家庭甚至社会可能产生的影响。遗传服务的目的是帮助患有遗传缺陷的人们及其家庭，使他们能尽可能像正常人一样生活和生育，帮助他们在有关生育和健康的问题上做出知情选择，使他们能得到相应的医疗服务或社会保障，帮助他们适应其独特的境况，并了解有关新进展。

遗传服务除了应遵循医学伦理学的一般原则：即尊重个人的自主权、知情同意权、隐私权和保密等外，还应考虑遗传服务的特殊性，可能会引发更多的伦理问题。并应注意伦理观念的多样性以及伦理观念总是处于发展过程中。

Notes

目前生殖细胞基因治疗的条件尚欠成熟，这既有技术上和认知上的原因，也有社会和伦理学上的原因。

辅助生殖技术所引起的伦理、法律和社会问题大致可分为两类。第一类是由于采用了他人的生殖细胞或生殖器官（如子宫）所引发的家庭伦理或法律问题。第二类是辅助生殖手段提供的遗传选择机会所引发的选择依据、选择标准和选择后果的问题。

（马长艳）

参考文献

1. Report of a WHO Meeting on Ethical Issues in Medical Genetics. Proposed international guidelines on ethical issues in medical genetics and genetic services. World Health Organization，1998.
2. 陈仁彪，丘祥兴，沈铭贤. 医学遗传服务与遗传学研究的伦理问题. 医学与哲学，2000，21（9）：6-10.
3. 王丽宇. 医学伦理学. 北京：人民卫生出版社，2013.
4. 孙福川，王明旭. 医学伦理学. 北京：人民卫生出版社，2013.
5. 睢素利. 我国遗传服务和出生缺陷干预相关问题探讨. 中国医学伦理学，2013，26（2）：252-254.

中英文名词对照索引

致　谢

继承与创新是一本教材不断完善与发展的主旋律。在该版教材付梓之际，我们再次由衷地感谢那些曾经为该书前期的版本作出贡献的作者们，正是他们辛勤的汗水和智慧的结晶为该书的日臻完善奠定了坚实的基础。以下是该书前期的版本及其主要作者：

7 年制规划教材
全国高等医药教材建设研究会规划教材
全国高等医药院校教材·供 7 年制临床医学等专业用

《医学遗传学》（人民卫生出版社，2001）

　主　编　陈　竺

普通高等教育"十五"国家级规划教材
全国高等医药教材建设研究会·卫生部规划教材
全国高等学校教材·供 8 年制及 7 年制临床医学等专业用

《医学遗传学》（人民卫生出版社，2005）

　主　编　陈　竺
　副主编　傅继梁　陆振虞

普通高等教育"十一五"国家级规划教材
全国高等医药教材建设研究会规划教材·卫生部规划教材
全国高等学校教材·供 8 年制及 7 年制临床医学等专业用

《医学遗传学》（第 2 版，人民卫生出版社，2010）

　主　编　陈　竺
　副主编　陆振虞　傅松滨
　编　者（以章节出现先后为序）
　陈　竺（上海交通大学医学院）　　赵彦艳（中国医科大学）
　吴白燕（北京大学医学部）　　　　左　伋（复旦大学上海医学院）
　罗泽伟（复旦大学）　　　　　　　陆振虞（上海交通大学医学院）
　傅松滨（哈尔滨医科大学）　　　　孙树汉（第二军医大学）
　彭鲁英（同济大学生命科学部）　　张思仲（四川大学华西医学中心）
　秘　书　倪萦音（上海交通大学医学院）

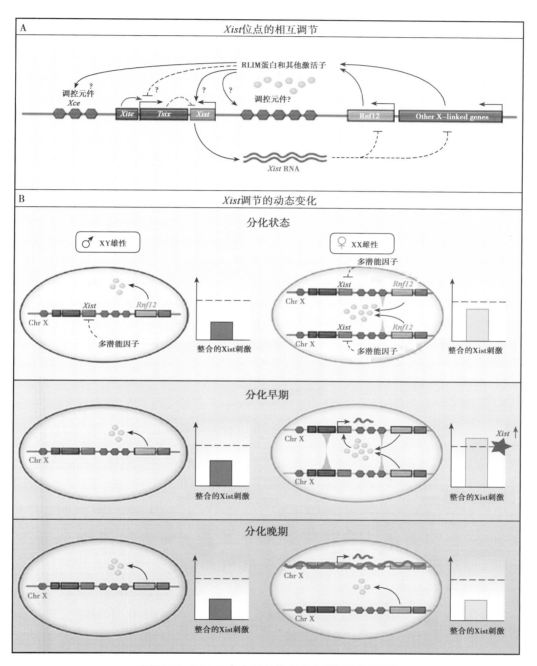

彩图 3-6　Xist 位点介导 X 染色体失活过程示意图

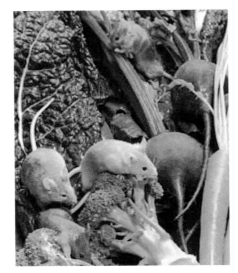

彩图 3-7   富甲基饲料对孕鼠后代表型的影响

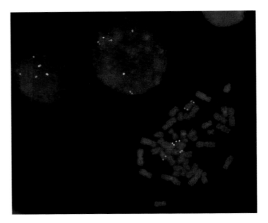

彩图 4-2   荧光原位杂交技术

聚合酶链式反应：PCR

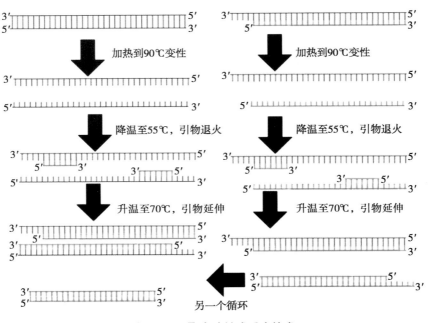

彩图 4-3   聚合酶链式反应技术

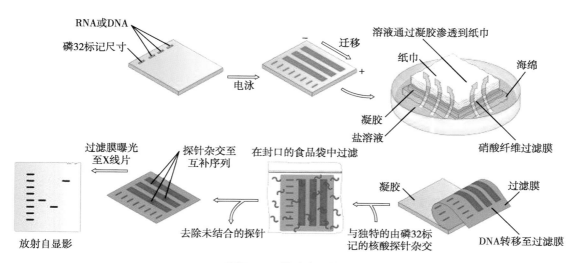

彩图 4-4　核酸杂交技术

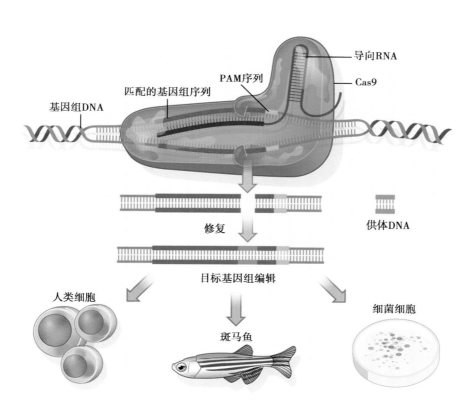

彩图 4-6　CRISPR/Cas9 技术

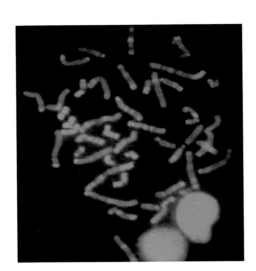

彩图 5-7a　Q 显带

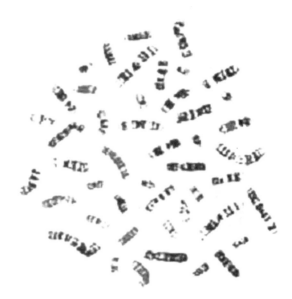

彩图 5-7b　G 显带

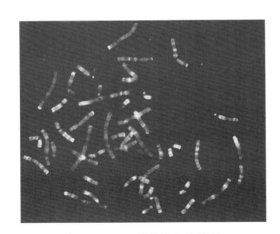

彩图 5-7c　R 显带染色体核型

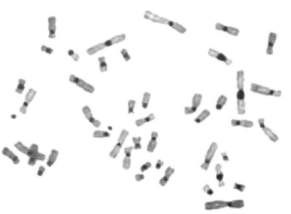

彩图 5-7d　C 显带染色体（女性）

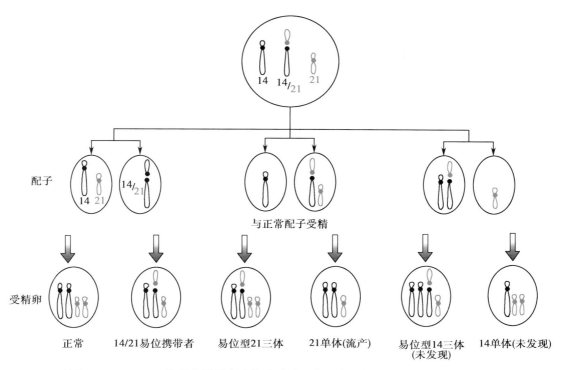

彩图 5-26　14/21 平衡易位携带者减数分裂后形成 6 种可能的配子及其后代核型图解

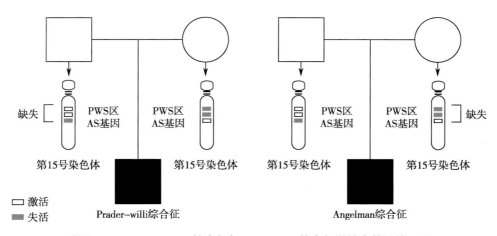

彩图 6-18　Prader-willi 综合征与 Angelman 综合征微缺失基因的不同

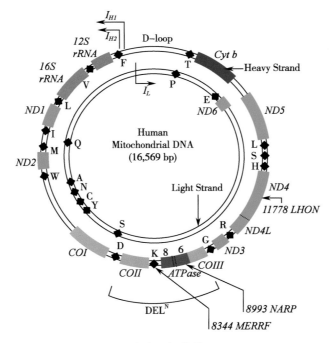

彩图 10-1　人类线粒体基因组 mtDNA

注：mtDNA 为 16 569bp。它可以由重链（H-）的两个启动子（I_{H1}，I_{H2}）或轻链（L-）的一个启动子（I_L）实行转录。所有的启动子和复制起始因子都位于 mtDNA 的唯一非编码区 D- 环。mtDNA 编码 22 个线粒体 tRNA（mt-tRNA），2 个线粒体 rRNA（mt-rRNA）和 13 个蛋白质编码基因（ND1-6；Cytb；COI-III 和 ATPase 6，8）

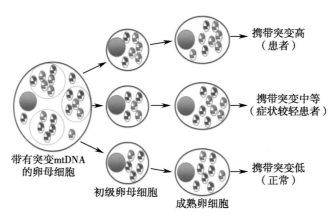

彩图 10-2　线粒体遗传瓶颈

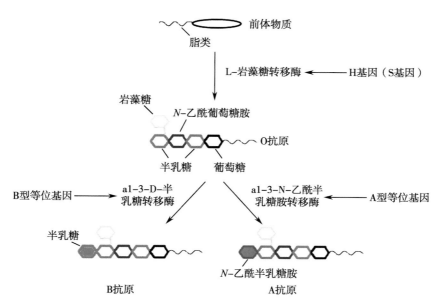

彩图 12-1　ABO 抗原的形成

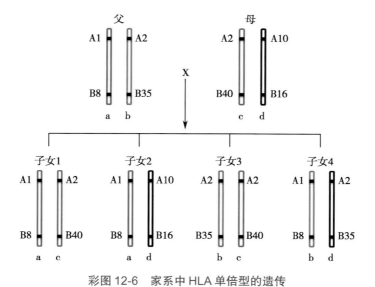

彩图 12-6　家系中 HLA 单倍型的遗传